Physical Therapist・Occupational Therapist

PT・OT自己学習
解剖学

関西福祉科学大学保健医療学部教授
渡辺正仁 著

イラストレーター・作業療法士
目崎聖子 イラスト

金芳堂

序　文

　本書は，自己学習によって，解剖学の本質を理解しようとする理学療法士や作業療法士，言語聴覚士，柔道整復師などのリハビリテーションに関連する学生のために書かれたものです．この本の原型は，金芳堂刊行の「看護学生のための自己学習シリーズ」にあります．早いもので，このシリーズの第1巻である「解剖生理学」が出版されてから20年近い年月が経過しました．この本は幸い看護師を目指す学生諸君に好評で，第4版まで改訂を加えながら版を重ねることができました．

　医学部の学生を含めて，医療系の学生が解剖学を学ぶとき，ほとんどの学生諸君は解剖学＝記憶と思っているようです．実際，解剖学は記憶しなければいけない用語もたくさんありますが，本当は理解しなければいけないことのほうが多いのです．理解がしっかりとなされていれば，記憶することも少なくなりますし，応用もきくことで，真に役に立つ解剖学になります．解剖学は臨床医学を含めて，全ての医学の基礎となります．したがって，解剖学を十分に理解していれば，感染症などは別として，かなり多くの臨床的な事柄もわかるようになります．

　どうすれば人の体の構造を理解できるのでしょうか．理学療法士・作業療法士・言語聴覚士や柔道整復師など，広くリハビリテーションの分野で活躍することを目指す学生にとって，役に立つ知識としての解剖学を学ぶ手助けになる本を作ろうと，本書の執筆に取りかかりました．自己学習と銘打っているかぎり，学習する学生の立場にたって本を作成する必要があります．そこで，完成前の原稿を，解剖学を学習しているリハビリテーションの学生に配布して，使ってもらいました．すると，「これすっごく，わかりやすーい」という反応が返ってきました．これで勉強すれば解剖学がわかりやすいので，一部分だけではなく早く全部が欲しいとねだられました．また，今は解剖学を終えて2年生になった学生からは，「1年生で解剖学を学習している時は，覚えることにだけ力を注いでいました．もう一度解剖学を勉強したいので，この本ができたら教えてください」と言われました．このように，学習する学生諸君から好評でしたので，執筆にも力が入り，比較的短時間で仕上げることができました．時間を取られたのは，本文よりもむしろ図です．わかりやすい図は解剖学理解の命だと思っ

ていますので，できるだけ多くの図を作成しました．大半の図は私自身が描き，着色したものですが，とても美しい図は私の教え子であり，作業療法士およびイラストレーターとして活躍している目崎聖子さんが描いてくれました．

　本書はもちろん国家試験対策にも使えますが，それを第1の目的として書かれたものではありません．日々の解剖学の授業を受けたあと，該当の頁を開けていただいて，問題に取りかかってほしいのです．わからなかったところは豊富にある参考図を見ながら解説を読んでほしいと思います．他の参考書を参照しなくても，本書だけで理解できるようにしっかりと解説したつもりです．本書ではあまり細かなことは，あえて取り扱わないようにしました．基本をしっかりと理解すれば，一見難しいと思うことも理解していけます．

　一人ひとりの学習者に個人授業で手を取って教えてあげることができれば本当は一番良いと思うのですが，この本が私自身に代わって，皆さんに個人授業のように教えてくれることを期待しています．この本には，筆者の40年にわたる解剖学教育のノウハウを詰め込んだつもりです．学生はどこがわからないのか，十分理解しています．なぜなら，これは解剖学を勉強しはじめたころの自分自身にとっても理解しづらかったことなのですから．

　本書はどの頁から使っていただいてもよいと思います．自己学習の本として使うだけでなく，別の利用法として，索引を利用した，図解解剖学辞典のような使い方もできると思います．何か意味のわからない解剖学用語があれば，とりあえずこの本の索引を引いてみてください．その頁には解説とその理解を助ける図が載っているはずです．

　この本を利用することで，「解剖学は難しい」から「解剖学は楽しい」というように変化して戴ければ著者の喜びです．

　最後に本書作成にあたり，図の作成に協力していただいた赤尾映美さんに感謝申し上げるとともに，本書執筆の機会を与えていただいた金芳堂のスタッフの皆様および本書の制作を担当していただいた見聞社に御礼申し上げます．

2012年7月

渡辺正仁

序文　i

解剖学用語

1　難読用語 1 …………………………………… 2
2　難読用語 2 …………………………………… 3
3　方向用語 ……………………………………… 4
4　身体の部位 …………………………………… 6
5　体腔 …………………………………………… 8

細胞と組織

6　細胞 …………………………………………… 10
7　組織の種類，上皮組織 ……………………… 12
8　組織の分類，腺 ……………………………… 14
9　結合組織，軟骨組織 ………………………… 16
10　骨組織 ………………………………………… 18
11　血液とリンパ ………………………………… 20
12　神経組織 ……………………………………… 22
13　筋組織 ………………………………………… 24

循環器系

14　肺循環と体循環 ……………………………… 26
15　心臓 1：心膜と心房・心室 ………………… 28
16　心臓 2：心臓の弁 …………………………… 30
17　心臓 3：心臓の血管と神経 ………………… 32
18　大動脈 ………………………………………… 34
19　脳の動脈 1 …………………………………… 36
20　脳の動脈 2 …………………………………… 38
21　脳の静脈 ……………………………………… 40
22　顔面と頸部に分布する動脈 ………………… 42
23　上肢帯と自由上肢に分布する動脈 ………… 44
24　胸大動脈 ……………………………………… 46
25　胸部の静脈 …………………………………… 48
26　腹大動脈 ……………………………………… 50
27　肝門脈 ………………………………………… 52

iii

28	骨盤内臓と殿部に分布する動脈	54
29	下肢に分布する動脈	56
30	上肢と下肢の静脈	58
31	胎児循環	60
32	リンパ系	62

呼吸器系

33	鼻腔，咽頭	64
34	喉頭	66
35	気管，気管支	68
36	肺	70
37	胸膜，縦隔	72

消化器系

38	消化器系の構成	74
39	口腔	76
40	舌，唾液腺	78
41	消化管の構造，食道，胃	80
42	小腸	82
43	大腸	84
44	肝臓，胆嚢	86
45	膵臓	88
46	腹膜	90

内分泌系

47	内分泌腺と内分泌器官の分布	92
48	視床下部と下垂体	94
49	甲状腺，上皮小体	96
50	副腎，膵臓	98
51	卵巣，精巣	100

泌尿器系

52	泌尿器系の構成	102
53	腎臓	104
54	尿管・膀胱・尿道	106

生殖器系

55	男性生殖器 1	108
56	男性生殖器 2	110
57	女性生殖器 1	112
58	女性生殖器 2	114

神経系

59	神経系の区分	116
60	髄膜	118
61	脳室と脳脊髄液	120
62	灰白質，白質，核，神経節	122
63	脊髄	124
64	脳	126
65	大脳 1	128
66	大脳 2	130
67	大脳基底核	132
68	間脳	134
69	中脳	136
70	橋・延髄	138
71	小脳	140
72	脊髄神経 1	142
73	脊髄神経 2	144
74	脊髄神経後枝・頸神経叢	146
75	腕神経叢	148
76	腰神経叢	150
77	仙骨神経叢	152
78	自律神経 1	154
79	自律神経 2	156
80	脳神経：第1脳神経　嗅神経	158
81	脳神経：視神経	160
82	動眼・滑車・外転神経	162
83	三叉神経 1	164
84	三叉神経 2	166
85	顔面神経	168
86	内耳神経	170

87	舌咽神経・舌下神経	172
88	迷走神経	174
89	副神経	176
90	伝導路 1	178
91	伝導路 2	180
92	伝導路 3	182
93	伝導路 4	184

感覚器系

94	外皮・固有感覚	186
95	視覚器	188
96	平衡・聴覚器	190

骨格系

97	骨学総論 1	192
98	骨学総論 2	194
99	脊柱 1	196
100	脊柱 2	198
101	上肢の骨 1	200
102	上肢の骨 2	202
103	上肢の骨 3	204
104	下肢の骨 1	206
105	下肢の骨 2	208
106	下肢の骨 3	210
107	胸郭	212
108	骨盤	214
109	頭蓋骨 1	216
110	頭蓋骨 2	218
111	頭蓋骨 3	220
112	頭蓋骨 4	222

関節・靱帯

113	骨の連結様式	224
114	関節の一般構造	226
115	関節の特殊構造と頭頸部の関節	228
116	脊柱の連結	230

117	骨盤の連結	232
118	胸鎖関節・肩鎖関節・肩関節	234
119	肘関節・橈尺関節	236
120	手関節・手の関節	238
121	股関節	240
122	膝関節	242
123	脛腓関節・足の関節	244

筋系

124	頭部の筋：表情筋と咀嚼筋	246
125	頸部の筋 1	248
126	頸部の筋 2	250
127	固有背筋と胸腰筋膜，広背筋	252
128	横隔膜	254
129	肋間筋と胸式呼吸にかかわる筋	256
130	腹部の筋	258
131	腹部と骨盤の筋	260
132	僧帽筋，肩甲挙筋，菱形筋	262
133	大胸筋，小胸筋，鎖骨下筋	264
134	ローテータカフと大円筋	266
135	三角筋，前鋸筋	268
136	上腕の筋：上腕二頭筋，烏口腕筋，上腕三頭筋	270
137	前腕の筋	272
138	手の筋	274
139	殿部および股関節の筋	276
140	大腿の筋	278
141	下腿の筋	280
142	足の筋	282

図版一覧表　285

索引　288

PT・OT自己学習
解剖学

青春　Youth

　青春とは人生のある期間を言うのではなく，心のもち方を言うのだ。状況に対応できる気力，優れた創造力，炎える情熱，物事に感動する心，安易を振り捨てる精神力．こういう心を持っていることを青春と言うのだ．

　年を重ねただけでは人は老いない．理想を捨てることで人は老いるのだ．

（サミュエル・ウルマン　Samuel Ullmann の Youth の一部．　渡辺 改訳）

1 難読用語 1

解剖学用語

□ 解剖学用語には読むのに難しい漢字が多く，注意が必要である．

1. 正中は，（①　　　）と読む．
2. 内側は，（②　　　）と読む．
3. 矢状は（③　　　）と読む．
4. 烏口突起は（④　　　）と読む．
5. 鼠径靱帯は（⑤　　　）と読む．
6. 篩骨は（⑥　　　）と読む．
7. 鋸状縫合は（⑦　　　）と読む．
8. 椎骨は（⑧　　　）と読む．
9. 舟状骨は（⑨　　　）と読む．
10. 釘植は（⑩　　　）と読む．
11. 踵骨は（⑪　　　）と読む．
12. 口蓋帆張筋は（⑫　　　）と読む．

解説

1. 体を左右に分ける線のこと．正中線は1本しかない．
2. 正中線に，より近いか遠いかを表すには内側と外側を用いる．医学では「うちがわ」，「そとがわ」とはいわない．
3. 矢状（しじょう）とは，正面から矢の飛んでくる方向から由来した用語である．
4. 「うこうとっき」はその形が烏（カラス）のくちばしに似ていることから付けられた名称．
5. 「鼠径」は「ネズミ」の走る道．「ネズミ」にたとえられたのは，精巣である．
6. 篩骨の「篩」は細かな網の目が開いた「ふるい」のこと．篩骨の一部には神経を通す網の目のような孔が開いている．
7. 「鋸状」は「ノコギリの刃」に似た状態．同じ漢字で前鋸筋（ぜんきょきん）や後鋸筋（こうきょきん）がある．
8. 脊柱（せきちゅう）を構成する一つ一つの骨のこと．
9. 手や足にある舟（ふね）の形に似た骨．「せんじょうこつ」と読まないように．
10. 板に釘（くぎ）を打ち付けたような形で骨が連結している．
11. 踵骨の「踵」は「かかと」．すなわち足のかかとにある骨．
12. 口蓋とは口の天井のことで，そこに帆（ほ）を張ったような形で存在する筋．

答
① せいちゅう ② ないそく ③ しじょう ④ うこうとっき ⑤ そけいじんたい ⑥ しこつ
⑦ きょじょうほうごう ⑧ ついこつ ⑨ しゅうじょうこつ ⑩ ていしょく ⑪ しょうこつ
⑫ こうがいはんちょうきん

2 難読用語 2

解剖学用語

□ うっかりと読み方を間違えないようにしよう．

1. 嗅神経は，（①　　　）と読む．
2. 三叉神経は，（②　　　）と読む．
3. 蝸牛神経は（③　　　）と読む．
4. 鰓弓は（④　　　）と読む．
5. 睾丸は（⑤　　　）と読む．
6. 眼瞼は（⑥　　　）と読む．
7. 鋤骨は（⑦　　　）と読む．
8. 鵞足は（⑧　　　）と読む．
9. 鶏冠は（⑨　　　）と読む．
10. 嗄声は（⑩　　　）と読む．
11. 癒合は（⑪　　　）と読む．
12. 尺骨は（⑫　　　）と読む．

解説

1. 嗅覚(きゅうかく)を司る神経で，「しゅうしんけい」と読まないように．
2. 「さんさ」であり「さんしゃ」ではない．
3. 内耳にある器官で，「カタツムリ」に似ているのでこの名がある．
4. 胎生期にはヒトでも首に当たる所に「エラ」のような構造がある．
5. 「睾丸」は男性の精子を作る「精巣」のこと．
6. いわゆるまぶたのこと．
7. 「鋤骨」は鼻中隔を構成する骨で，農機具の「すき」に似ている．
8. 「がちょう」の足に似ていることから名付けられた名称．
9. 鶏(にわとり)の「トサカ」に似た骨の部分に付けられた名称．
10. いわゆる「しゃがれ声」のこと．
11. 骨と骨がひっついてしまった場合，「骨が癒合した」というふうに用いる．
12. 前腕にある2本の骨のうち，小指側の骨．

答

① きゅうしんけい　② さんさしんけい　③ かぎゅうしんけい　④ さいきゅう　⑤ こうがん
⑥ がんけん　⑦ じょこつ　⑧ がそく　⑨ けいかん　⑩ させい　⑪ ゆごう　⑫ しゃっこつ

3 解剖学用語 方向用語

1 方向を示す用語は解剖学的姿勢を基準とする．

1. 解剖学的姿勢とは，（①　　　）を前に向け，直立した姿勢をいう．
2. ヒトの身体を左右に真半分に分ける線を，（②　　　）線という．
3. 正中線でヒトの体を左右に分けた面を（③　　　）面という．
4. ヒトの身体のより正中面に近い部位（場所）を（④　　　）側という．
5. ヒトの身体の正中面からより離れた部位（場所）を（⑤　　　）側という．
6. 手の母指は小指より（⑥　　　）側に位置する．
7. 鼻は口の（⑦　　　）方に位置する．
8. 口は鼻の（⑧　　　）方に位置する．
9. ヒトの身体の前方を前というが，お腹が前にあるので（⑨　　　）側ともいう．
10. ヒトの身体の後方を後というが，背中が後ろにあるので（⑩　　　）側ともいう．

2 上肢や下肢では近位，遠位という用語が用いられる．

11. 上肢や下肢では，より胴体に近い方を（⑪　　　）位という．
12. 上肢や下肢では，胴体からより離れた方を（⑫　　　）位という．
13. 肘は手首より（⑬　　　）位にある．
14. 膝関節は股関節より（⑭　　　）位にある．

解説

1. 手掌を前に向けることで，手の母指と小指の位置関係が決まる．
2. 正中線は1本しかない．
3. 正中線に沿って身体を左右に切り分けてできた面を正中面という．これも1つしかないが，これに平行な面は無数にある．これを矢状面という．矢状とは，正面から矢の飛んでくる方向から由来した用語である．
   正中線に沿って身体を真二つに切ることを，正中断するという
4, 5, 6. 2つの部位（場所）を比較する場合，より正中面（正中線）に近い方を内側，遠い方を外側という．手の指については解剖学的姿勢で手掌を正面（前方）に向けているため，親指は小指より外側に位置する．
7, 8. 解剖学的姿勢では直立しているため，頭に近い方は上，足に近い方は下となる．上方は

答 ①手掌 ②正中 ③正中 ④内 ⑤外 ⑥外 ⑦上 ⑧下 ⑨腹（ふく） ⑩背（はい）
⑪近 ⑫遠 ⑬近 ⑭遠

頭方，下は尾方と言い換えてもよい．

11〜14. 近位や遠位という用語は，上肢と下肢だけで使われる用語である．

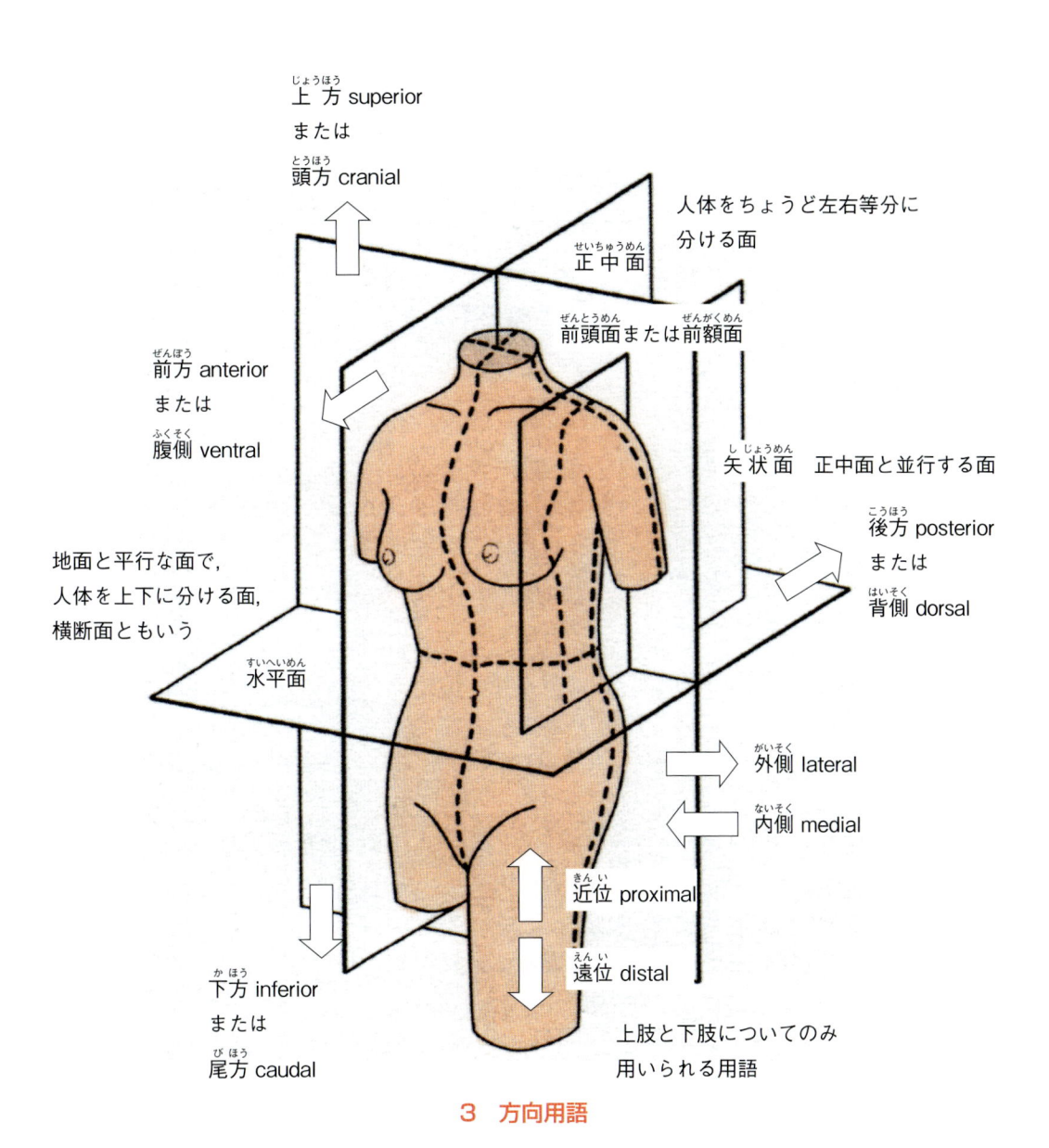

上方 superior
または
頭方 cranial

人体をちょうど左右等分に分ける面
正中面

前頭面または前額面

前方 anterior
または
腹側 ventral

矢状面　正中面と並行する面

後方 posterior
または
背側 dorsal

地面と平行な面で，人体を上下に分ける面，横断面ともいう
水平面

外側 lateral

内側 medial

近位 proximal

遠位 distal

下方 inferior
または
尾方 caudal

上肢と下肢についてのみ用いられる用語

3　方向用語

解剖学用語

4 解剖学用語 身体の部位

1 医学では手首より先を手，足首より先を足という．

1. 肩から肘までを，（①　　）という．
2. 肘から手首までを，（②　　）という．
3. 肩から手までを含めて（③　　）という．
4. 下肢は，大腿，（④　　），足からなる．
5. 膝の後部の凹みを（⑤　　）という．
6. 肘の前部の凹みを（⑥　　）という．
7. 腋の下の凹みを（⑦　　）という．
8. 手の平のことを（⑧　　）という．

2 頭・顔面・頸部の部位の名称を確認しよう．

9. 図の⑨は？
10. 図の⑩は？
11. 図の⑪は？
12. 図の⑫は？

解説

1，2，3．一般には医学でいう上肢を手と呼んでいるが，医学用語で手という場合，手関節より先だけを指す．

　胴体と上肢の境目は，上肢帯あるいは肩甲帯といわれるが，はっきりと定義できるものではない．

4．上肢と同様に，一般には医学でいう下肢を足と呼んでいるが，医学用語で足という場合，足関節より先だけを指す．胴体と下肢の境目は，下肢帯といわれるが，これもはっきりと定義できるものではない．

5，6，7．窩とは凹んだ部分に付けられる名称である．

8．手のひらは，手掌と呼ばれ，手の後面は手背という．足の場合，足の上面は足背，底面は足底という．

9．頭部は前頭部，頭頂部，後頭部，側頭部の4部に分けられる．

10．この部の皮下には，唾液を分泌する耳下腺や物を噛みしめるときに働く咬筋がある．

答　①上腕　②前腕　③上肢　④下腿　⑤膝窩　⑥肘窩　⑦腋窩　⑧手掌　⑨前頭部　⑩耳下腺咬筋部　⑪オトガイ部　⑫小鎖骨上窩

11. いわゆる「顎」の部分．
12. 胸鎖乳突筋の鎖骨と胸骨に付着する部分の間．

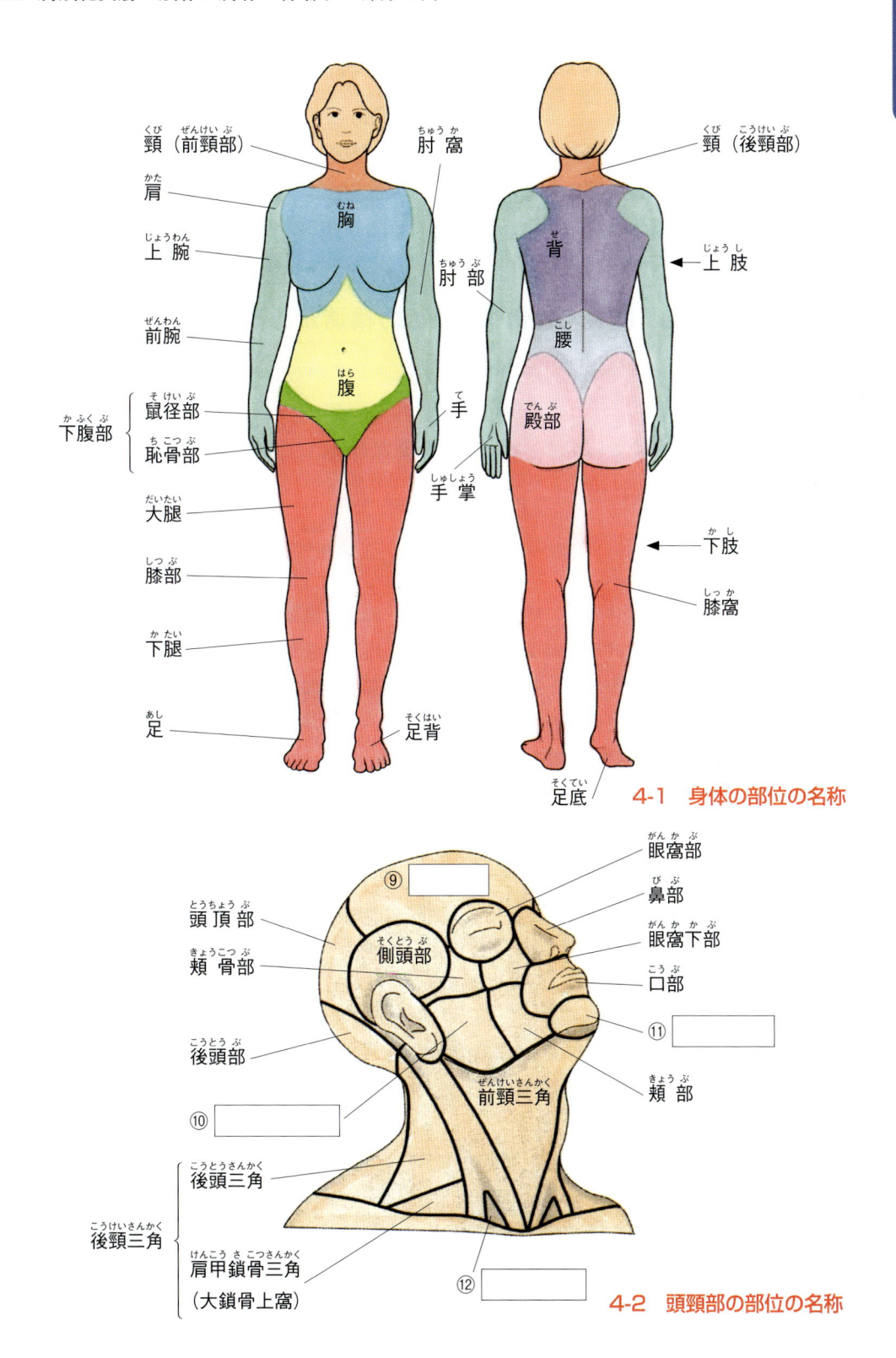

解剖学用語

図中ラベル（4-1 身体の部位の名称）：
- 頸（前頸部）
- 肩
- 上腕
- 前腕
- 下腹部｛鼠径部／恥骨部｝
- 大腿
- 膝部
- 下腿
- 足
- 胸
- 肘窩
- 肘部
- 腹
- 手
- 手掌
- 足背
- 足底
- 頸（後頸部）
- 背
- 上肢
- 腰
- 殿部
- 下肢
- 膝窩

4-1　身体の部位の名称

図中ラベル（4-2 頭頸部の部位の名称）：
- 頭頂部
- 頬骨部
- 後頭部
- ⑩
- 後頸三角｛後頭三角／肩甲鎖骨三角（大鎖骨上窩）｝
- ⑨
- 側頭部
- 前頸三角
- ⑫
- 眼窩部
- 鼻部
- 眼窩下部
- 口部
- ⑪
- 頬部

4-2　頭頸部の部位の名称

7

5 解剖学用語　体腔

1 人体には外部から大切な臓器を守るため，体腔がある．

1. 脳は頭蓋骨で守られた（①　　　）腔の中に収められている．
2. 脊髄は，椎骨が重なって作られた（②　　　）管の中に収められている．
3. 肺や心臓は肋骨などで囲まれた（③　　　）腔の中に収められている．
4. 肝臓や腎臓，膵臓や小腸などは（④　　　）腔の中に収められている．
5. 膀胱や子宮，卵巣，直腸などは（⑤　　　）腔の中に収められている．

2 体腔以外にも，臓器を保護するための構造がある．

6. 眼球や涙腺などは（⑥　　　）窩の中に収められている．
7. 内耳や中耳は（⑦　　　）骨の中に収められている．
8. 鼓膜の奥には耳小骨を収める（⑧　　　）室がある．

解説

　カニやエビなど甲殻類は体の外に硬い骨格を持ち，内部の臓器を守っている．これを外骨格という．ヒトでは軟らかい皮膚や筋肉などが外にあり，内部に骨があるため内骨格といわれる．上肢や下肢などは，内部に骨がある．しかしながら，頭部や胸部，骨盤などは中に大切な臓器を入れて保護しているため，外骨格的な性格を持っている．これらはいわゆる体腔を作っており，体腔には頭蓋腔，脊柱管，胸腔，腹腔，骨盤腔がある．

1. 頭蓋骨は大切な脳を入れて守るため，頭蓋腔を作っている．体腔には含まれないが，鼻腔や口腔，眼窩などが頭蓋に付属しており，重要な臓器を保護している．
2. 脊柱管は脊柱を作っている多くの椎骨が重なり合って作られた細長い管で，脊髄を入れて保護している．
3. 胸腔は胸骨，肋骨，脊柱で囲まれた胸の空所で心臓や肺などの臓器を入れて保護している．胸腔と腹腔は横隔膜で仕切られている．
4. 腹腔の上部は肋骨で守られており，下部は腹壁の筋で囲まれている．その空所に胃や小腸，大腸をはじめ，肝臓，膵臓，腎臓，脾臓などが収められている．
5. 骨盤で囲まれた空所である骨盤腔には膀胱や生殖器，大腸に属する直腸などが収められている．
6. 眼窩と呼ばれる頭蓋骨前面にある大きなくぼみは，眼球や眼球を動かす眼筋，涙を分泌する

答　①頭蓋　②脊柱　③胸　④腹　⑤骨盤
　　　⑥眼　⑦側頭　⑧鼓

涙腺など，視覚の受容器を入れて保護している．
7. 平衡覚や聴覚の受容器は，側頭骨に見られる大きな骨の塊（側頭骨の錐体）の中に収められている．
8. 鼓膜の振動を内耳に向かって伝えるツチ骨，キヌタ骨，アブミ骨は側頭骨の錐体の中に作られた空洞である鼓室に収められている．

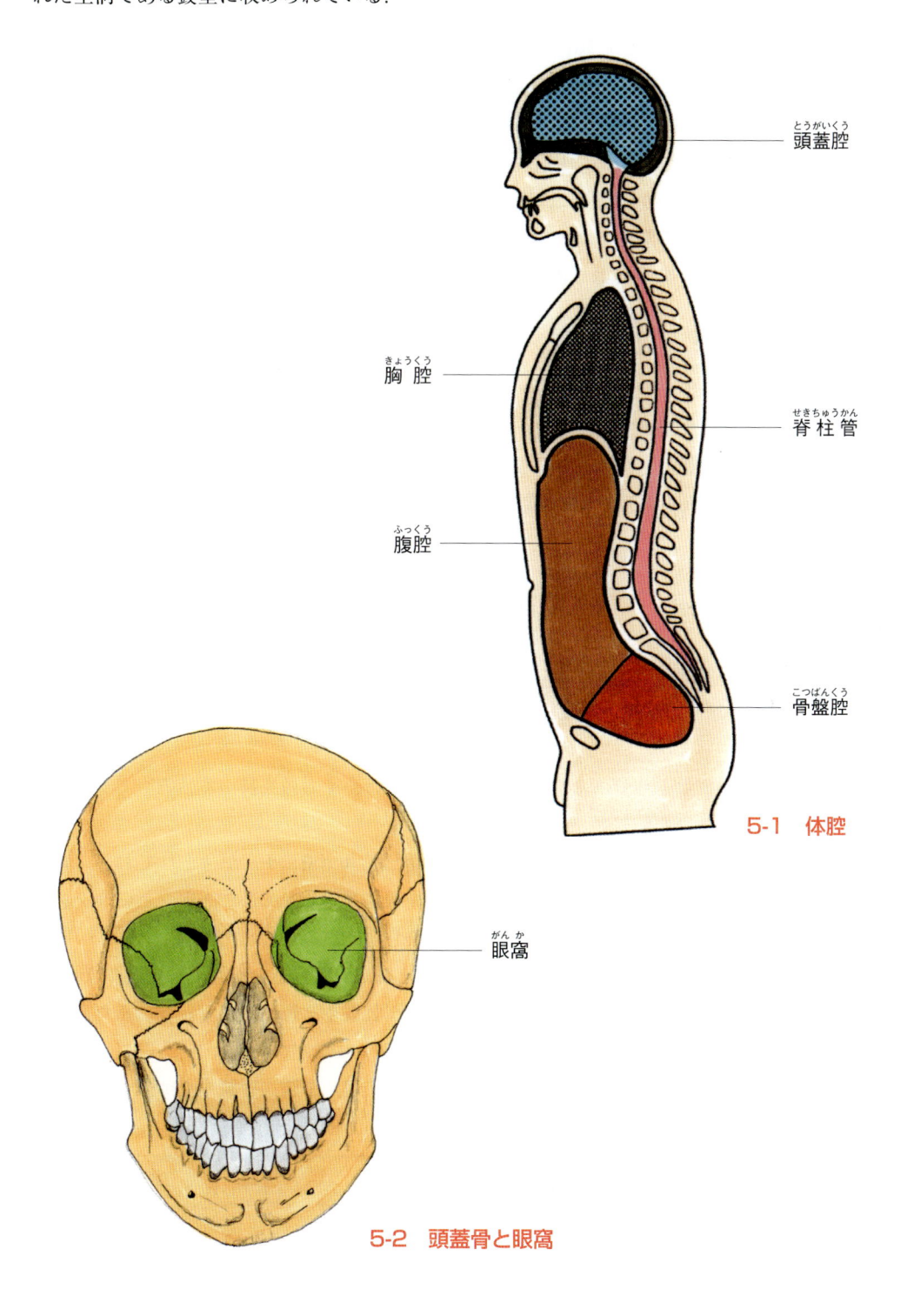

5-1　体腔

5-2　頭蓋骨と眼窩

6 細胞と組織　細胞

1 ヒトの体は機能的な最小単位としての細胞の集合体である．

1. 人体を構成する最小単位は（①　　）である．
2. 細胞は周囲を（②　　）膜に囲まれている．
3. 細胞内には（③　　）と，コロイド状の細胞質がある．
4. 遺伝情報を持つDNAは核の（④　　）質にある．
5. 細胞質には特別な役割をもつ構造物である（⑤　　）器官がある．
6. エネルギー産生にかかわるのは（⑥　　）である．
7. タンパク質の合成に関与するのは（⑦　　）である．
8. 脂質の合成に関与するのは（⑧　　）小胞体である．

2 細胞 → 組織 → 器官．

9. 同種の細胞が集まったものを（⑨　　）という．
10. いくつかの組織が集まって（⑩　　）が作られる．
11. 内部が空洞の臓器を（⑪　　）臓器という．
12. 内部が組織で満たされている臓器を（⑫　　）臓器という．

解説

1. 人体を構成する機能的な最小単位は細胞である．
2. 細胞膜は脂質で作られており，膜には細胞の内外を連絡するさまざまな受容体やチャネルなどが存在する．
3. 核は通常の細胞では1個であるが，骨格筋細胞などは多くの核を持つ多核細胞であり，成熟した赤血球は核を持たない．
4. 核に含まれるDNA（デオキシリボ核酸）には，遺伝情報（遺伝子）が含まれており，人体を構成するタンパク質の設計図としての働きを持つ．染色質はDNAとヒストンというタンパク質が結合したもので，細胞分裂の際には凝集して染色体となる．
5〜8. 細胞質には，独自の働きを持つ細胞内小器官と呼ばれる構造物がある．設問のほかには，タンパク質に糖を結合させ，分泌物を形成するゴルジ装置や，細胞外からとりこんだもの，あるいは細胞内の不要物を分解する水解小体（ライソゾーム）などがある．
10. 器官とは一つの働きを持つもので，例えば舌，食道，胃，肝臓，腎臓，一つ一つの骨や筋な

答　①細胞　②細胞　③核　④染色　⑤細胞内小　⑥ミトコンドリア　⑦リボゾーム　⑧滑面　⑨組織　⑩器官　⑪中空　⑫実質

どが器官である．これらの多くは一般に臓器とも呼ばれる．
11, 12. 血管や腸などは中空臓器であり，肝臓や腎臓などは実質臓器である．

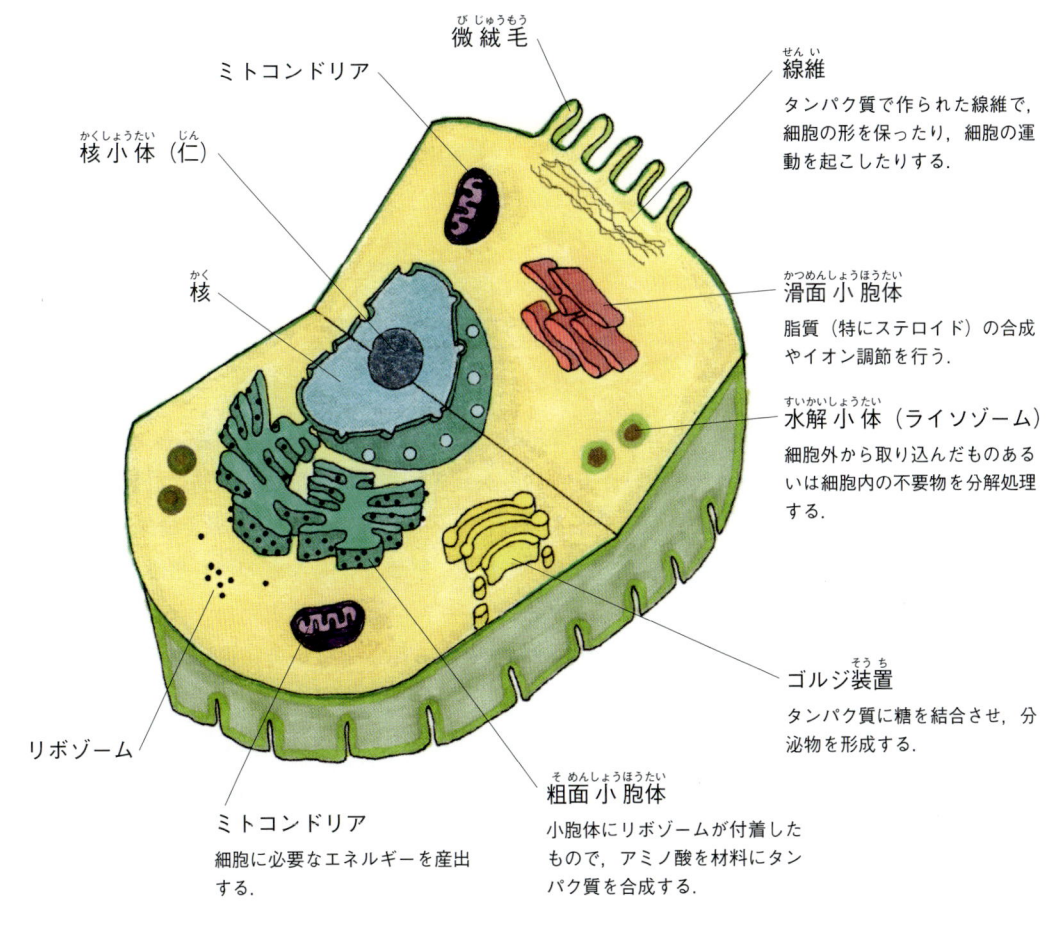

細胞と組織

微絨毛

ミトコンドリア

核小体（仁）

線維
タンパク質で作られた線維で，細胞の形を保ったり，細胞の運動を起こしたりする．

核

滑面小胞体
脂質（特にステロイド）の合成やイオン調節を行う．

水解小体（ライソゾーム）
細胞外から取り込んだものあるいは細胞内の不要物を分解処理する．

ゴルジ装置
タンパク質に糖を結合させ，分泌物を形成する．

リボゾーム

ミトコンドリア
細胞に必要なエネルギーを産出する．

粗面小胞体
小胞体にリボゾームが付着したもので，アミノ酸を材料にタンパク質を合成する．

6　細胞

11

7 組織の種類，上皮組織

細胞と組織

1 組織は上皮組織，支持組織，筋組織，神経組織の4種類に分類される．

1. 身体や臓器の外表面および内表面を覆う組織を（①　　）組織という．
2. 細胞と細胞の間，器官と器官の間にある組織を（②　　）組織という．
3. 筋組織には横紋筋と（③　　）筋がある．
4. 神経組織を構成するものとしては神経細胞や（④　　）細胞がある．

2 上皮組織は身体や臓器の外表面および内表面を覆う組織である．

5. 身体の表面を覆う皮膚の表皮は（⑤　　）組織である．
6. 肺や肝臓の外表面を覆う上皮組織を（⑥　　）という．
7. 胃や腸の内面にある粘膜の表面も（⑦　　）組織で覆われている．
8. 血管の内面を覆う上皮組織を（⑧　　）という．
9. 上皮由来の悪性腫瘍を（⑨　　）と呼ぶ．

解説

2. 支持組織はさらに結合組織，軟骨組織，骨組織，血液とリンパに分けられる．
3. 筋組織を顕微鏡でみた場合，縞模様が見られるかどうかで，横紋筋と平滑筋に分類される．横紋筋には骨格筋と，心臓を作っている心筋がある．平滑筋は多くの内臓を構成している．胃や小腸などの消化管の壁，動脈や静脈などの血管壁，膀胱や子宮などの壁も平滑筋で作られている．
4. 神経組織は神経細胞（ニューロン）と神経細胞を助ける働きを持つ神経膠細胞（グリア細胞）からなる．
5. 身体の表面を覆うのは皮膚であるが，皮膚の表面は表皮という上皮組織で覆われている．
6. 肺の表面を覆う胸膜や心臓の表面を覆う心膜，肝臓や胃などの腹部内臓を覆う腹膜などは上皮組織に分類されるが，これらは特に中皮と呼ばれる．胸膜，心膜，腹膜はいずれも袋状の構造で，それぞれ胸膜腔，心膜腔，腹膜腔を作っている．
7. 体の外表面は口や肛門から消化管の内表面へと連続している．消化管の内表面を覆うのは粘膜で，粘膜の表面は上皮組織で覆われている．
8. 血管やリンパ管の内面を覆っている上皮を，特に内皮という．
9. 病理学では上皮由来の悪性腫瘍を癌と呼び，非上皮由来の悪性腫瘍を肉腫と呼ぶ．

答　①上皮　②支持　③平滑　④神経膠（グリア）
⑤上皮　⑥中皮　⑦上皮　⑧内皮　⑨癌

細胞と組織

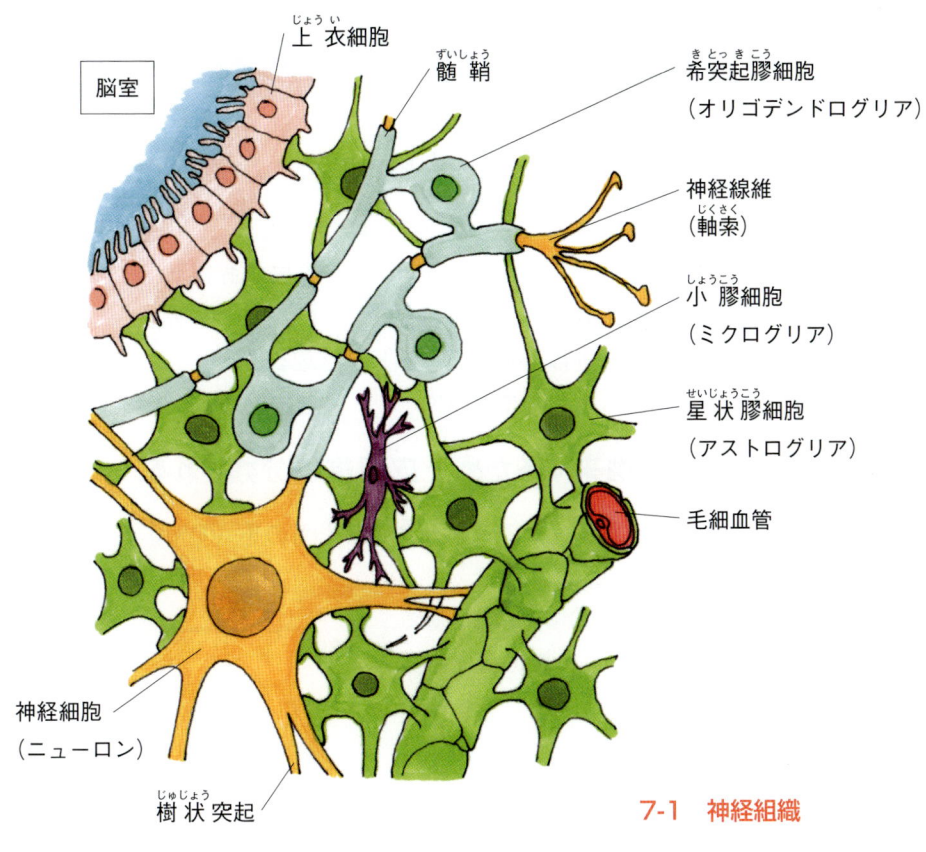

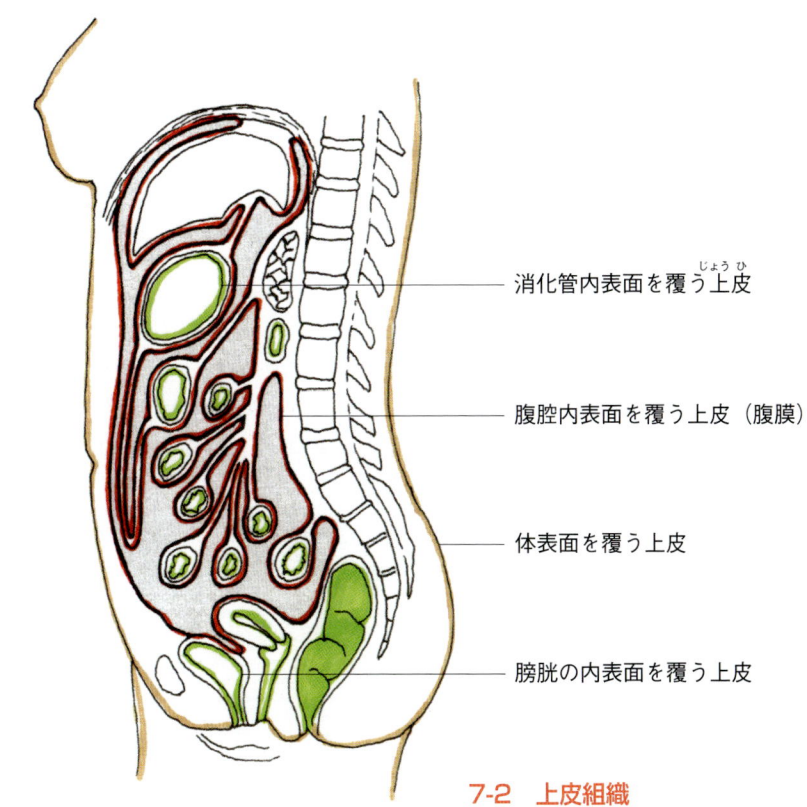

7-1 神経組織

7-2 上皮組織

8 細胞と組織 — 組織の分類，腺

1 上皮組織は構成する細胞の形から分類される．

1. 胸膜や腹膜などに見られる上皮は（①　　　）上皮である．
2. 胃や腸の粘膜表面などに見られる上皮は（②　　　）上皮である．
3. 鼻腔や気管の粘膜表面などに見られる上皮は（③　　　）上皮である．
4. 尿管や膀胱などに見られる上皮は（④　　　）上皮である．
5. 皮膚の表皮や食道などに見られる上皮は（⑤　　　）上皮である．

2 腺は発生的に上皮に由来するため上皮組織に分類される．

6. 分泌する能力を持つ細胞，あるいはそれらが集まったものを（⑥　　　）という．
7. 腺には外分泌腺と（⑦　　　）腺がある．
8. ホルモンを分泌するのは（⑧　　　）腺である．
9. 唾液腺や汗腺などは（⑨　　　）腺に属する．
10. 外分泌腺は分泌物を運ぶ（⑩　　　）管を持つ．

解説

1. 単層扁平上皮は平たい細胞が1層で繋がって，膜状の構造を示す．血管内皮も単層扁平上皮である．
2. 単層円柱上皮は円柱状の細胞からなる．円柱状の細胞の先端に線毛を持ったものは，卵管や気管支などに見られる．線毛はその動きによって，上に乗った物質を移動させる働きがある．
3. 多列線毛（円柱）上皮は線毛を持った，高さが異なる円柱上皮細胞が並んだ上皮．
4. 尿が充満すると，伸展できるような構造となっている．
5. 機械的な刺激に強い上皮である．
  その他，腎臓の遠位尿細管などに見られる単層立方上皮がある．

6〜10. 分泌する能力を持つ細胞，あるいはそれらが集まったものを腺という．分泌物が導管を通って一定の場所に分泌されるものを外分泌腺という．内分泌腺は導管を持たず，分泌物は毛細血管に取り込まれ，血液によって分泌物が運ばれる．

9. 唾液腺は分泌される唾液の性質から，さらっとした唾液を分泌する細胞からなる漿液腺（耳下腺），ねばねばした粘液を分泌する粘液腺（舌下腺），漿液細胞と粘液細胞が混在する混合腺（顎下腺）がある．汗腺には分泌される汗の種類からアポクリン汗腺とエクリン汗腺に分けられるが，通常の汗を出すのはエクリン汗腺である．

答 ①単層扁平　②単層円柱　③多列線毛（円柱）　④移行　⑤重層扁平　⑥腺　⑦内分泌　⑧内分泌　⑨外分泌　⑩導

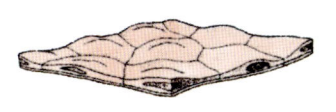

単層扁平上皮

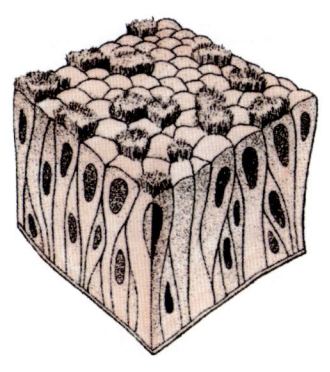

多裂円柱上皮

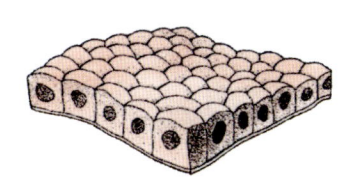

単層立方上皮

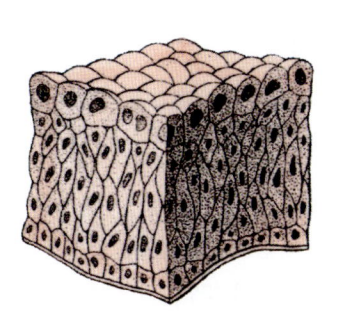

移行上皮

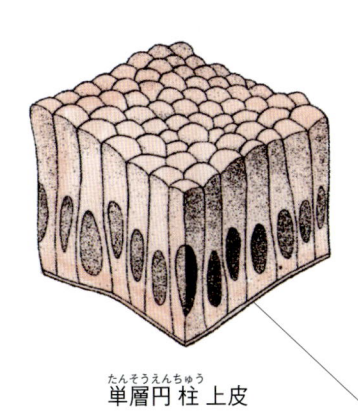

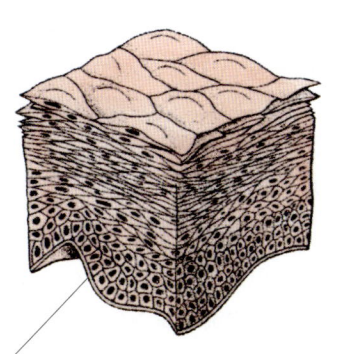

単層円柱上皮

重層扁平上皮

基底膜

8　上皮組織

細胞と組織

9 結合組織，軟骨組織

細胞と組織

1 支持組織は結合組織，軟骨組織，骨組織，血液とリンパに分類される．

1. 結合組織は数種の細胞と（①　　　）間質からなる．
2. 結合組織の細胞間質は種々の線維と（②　　　）からなる．
3. 結合組織を作る線維には（③　　　）線維と弾性線維がある．
4. 線維を多く含む結合組織を（④　　　）結合組織という．
5. 腱や靱帯は（⑤　　　）結合組織である．

2 軟骨組織や骨組織は，他の支持組織に比べて細胞間質が硬い．

6. 軟骨組織は，軟骨細胞と軟骨（⑥　　　）からなる．
7. 軟骨には硝子軟骨，（⑦　　　）軟骨および弾性軟骨がある．
8. 肋軟骨は硝子軟骨，椎間板は（⑧　　　）軟骨で作られている．

解説

1. 結合組織は大食細胞（マクロファージ），リンパ球，形質細胞，肥満細胞，線維を作る線維芽細胞などの細胞と，細胞間質からなる．
2, 3. 細胞間質は水やゼリーに似た均質無構造の基質と，膠原線維（コラーゲン線維）やゴムのような性質を持つ弾性線維が混じった構造を持つ．
4, 5. 膠原線維を多く含む結合組織を線維性結合組織と呼ぶ．線維の量が多いのを密性結合組織といい，線維が少なく「わた」のような状態のものを疎性結合組織という．
5. 腱や靱帯は膠原線維がロープのように密に束ねられた密性結合組織である．一方，皮膚とその下の深筋膜の間にあって，両者を結合する働きを持つ皮下組織は，まばらな線維の隙間の中に小さな空所を作り，その中に脂肪細胞などを容れている疎性結合組織である．
6. 軟骨基質は軟骨細胞が分泌したものである．硬いゼリーのような構造で，プロテオグリカン（中心となるタンパク質にグリコサミノグリカンという糖類が多く結合したもの．このグリコサミノグリカンの一つがコンドロイチン硫酸である）が主成分である．
7. 軟骨基質の中に含まれる線維の種類と量によって，軟骨は硝子軟骨（少量の膠原線維を含む），線維軟骨（多量の膠原線維を含む）および弾性軟骨（弾性線維を含む）に分類される．
8. 関節面を覆う軟骨の大部分は硝子軟骨．椎間板や関節円板などは強度を必要とするため，線維軟骨で作られている．

答 ①細胞 ②基質（マトリックス） ③膠原 ④線維性 ⑤密性 ⑥基質（マトリックス） ⑦線維 ⑧線維

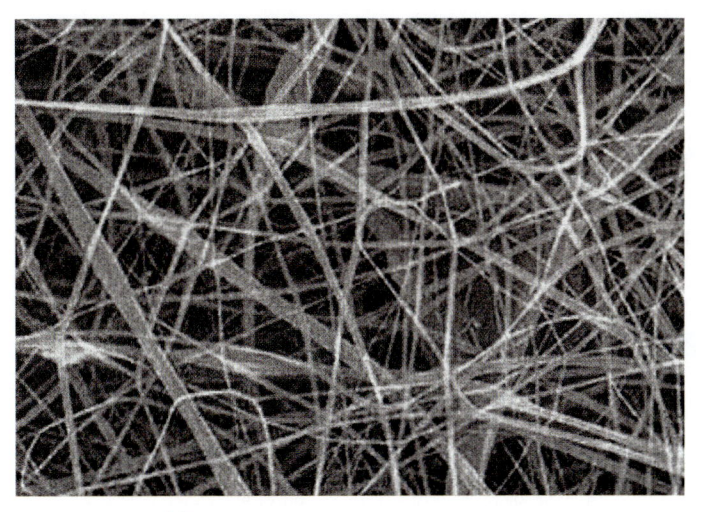

9-1 疎性結合組織（コラーゲン線維の配列）

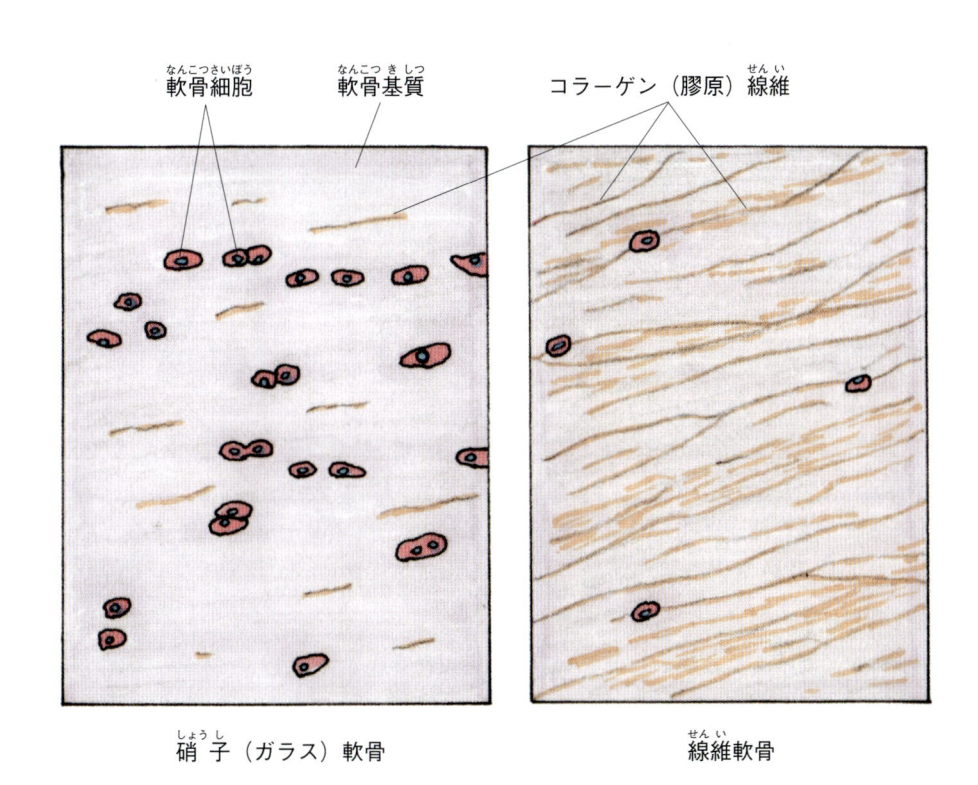

軟骨細胞　軟骨基質　　コラーゲン（膠原）線維

硝子（ガラス）軟骨　　線維軟骨

9-2 軟骨組織

細胞と組織

10 骨組織

細胞と組織

1 骨にはタンパク質も多く含まれ，わずかな弾力性もある．

1. 骨組織は，骨細胞と骨（①　　）からなる．
2. 骨の乾燥重量の4分の3は無機成分で，残りの4分の1が（②　　）成分である．
3. 骨の表面を覆う骨膜からは（③　　）線維が出て骨としっかり結合している．
4. 骨の内表面は（④　　）膜で覆われている．
5. 骨膜の中には骨芽細胞が，骨内膜の骨側には（⑤　　）細胞がある．

2 骨は緻密骨と海綿骨とに分けられる．

6. 骨の表面は（⑥　　）骨からなる．
7. 緻密骨に見られるハバース管の中には（⑦　　）管が走っている．
8. 骨表面とハバース管を結ぶ管を（⑧　　）管という．
9. 骨の中に見られる骨小腔内には（⑨　　）細胞がある．

解説

1. 骨基質は骨細胞が作り出したもので，カルシウム塩を多量に含むため非常に硬い．石灰化の進んでいない発生初期の骨を類骨という．
2. 無機成分では特にカルシウム，リンが多くある．有機成分のほとんどはタンパク質であるコラーゲン線維である．
3. 骨は軟骨で覆われている関節面を除いて表面を骨膜で覆われている．骨膜からはシャピー線維と呼ばれる太いコラーゲン線維が出て，骨の深部に入り込んでおり，骨膜をしっかりと骨につなぎ止めている．
5. 骨膜の中には骨芽細胞 osteoblast が，骨内膜の骨側には破骨細胞 osteoclast があり，骨の発生，成長，再生に働いている．
6. 緻密骨は骨の表在部を構成し，海綿骨は内部を構成している．緻密骨は象牙のような骨で長骨の骨幹でよく発達しているが，骨端では薄い．海綿骨は長骨の骨端の内部を占めるほか，短骨や扁平骨では中心部に見られる．
7. 緻密骨の横断切片では多数の縦走する小管が見られる．これはハバース管と呼ばれ，この中に血管が通っている．ハバース管の周囲には樹木の年輪状に取り巻く骨層板が配列しており，このハバース管を中心とした一つの単位をハバース系またはオステオンと呼ぶ．海綿骨には血

答 ①基質（マトリックス）②有機 ③シャピー ④骨内 ⑤破骨
⑥緻密 ⑦（毛細）血 ⑧フォルクマン ⑨骨

管を通すハバース管がなく，海綿骨の中の骨細胞は骨細管を通して栄養を受けている．

8．ハバース管同士，あるいはハバース管と髄腔，ハバース管と骨表面はフォルクマン管と呼ばれる多数の小管で結ばれている．

9．骨の中には多くの小さな腔所，すなわち骨小腔が見られる．これらの小腔は細い骨細管によって互いに連絡され，緻密骨ではハバース管ともつながっている．この骨小腔内には骨細胞が存在する．

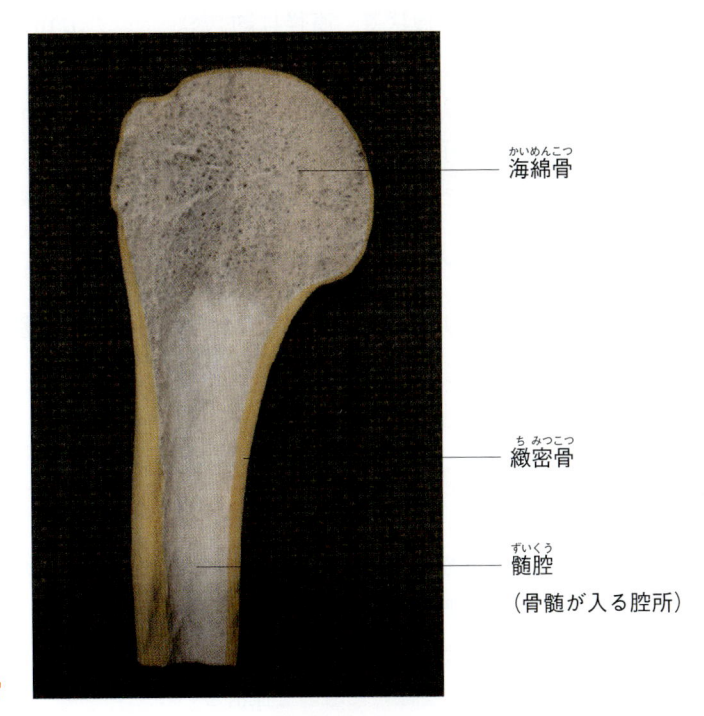

10-1　海綿骨と緻密骨

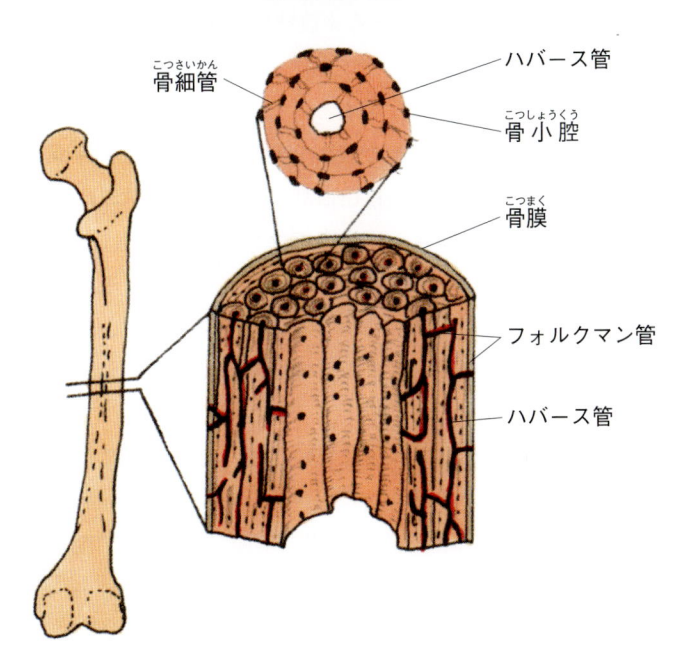

10-2　骨の構造

11 血液とリンパ

細胞と組織

1 血管の中にある血液を末梢血という．

1. 血液は血漿の中に（①　　　）が浮遊したものである．
2. 血漿からフィブリノーゲンを除いたものを（②　　　）という．
3. 赤血球は中央が凹んだ円板状で，直径は約（③　　　）μm（ミクロン）である．
4. 赤血球は酸素と結び付く（④　　　）を持っている．
5. 白血球は顆粒白血球とリンパ球，（⑤　　　）球に分類される．
6. 顆粒白血球は好中球，好酸球，（⑥　　　）球に分けられる．
7. 血液凝固と関連のある（⑦　　　）は骨髄にある巨核球の細胞質がちぎれたものである．

2 リンパは組織液がリンパ管に吸収されたもので，リンパ漿とリンパ球からなる．

8. リンパ球は機能的にTリンパ球と（⑧　　　）リンパ球に区別される．
9. Tリンパ球は（⑨　　　）免疫に関与する．

解説

1. 血液はいろいろなものが溶け込んでいる淡黄色の液体の中に血球が浮遊したものである．この液体を血漿という．血球細胞には赤血球と白血球がある．
2. 血漿には凝固しうる性質を持ったフィブリノーゲンというタンパク質が含まれているが，血漿からこのフィブリノーゲンを除いたものを血清という．
3. 血管中の血液（末梢血）に見られる赤血球は中央が凹んだ円板状で，直径は約7～8μm（ミクロン）である．
4. 赤血球には核がなく，ほとんどが水とヘモグロビンである．ヘモグロビンは酸素と結びつく性質を持っており，肺で受け取った酸素を全身に運ぶ役割を持つ．
5. 白血球は核を持った細胞で，顆粒白血球とリンパ球，単球に分類される．単球は運動性を持ち，血管の外に出ることができ，組織内でマクロファージになる．
6. 顆粒白血球は運動性を持ち，血管の外に出ることができる．単球，好中球は組織に炎症が生じるとその部位に集合して細菌の毒素や組織片を貪食して処理する．好酸球は喘息などのアレルギー疾患や寄生虫感染で増加する．好塩基球はヒスタミンを放出し，アレルギー反応を悪化させる．
7. 血小板は直径約1～2μmで，核はない．破れた血管壁に集合して出血を止める働きや，そ

答 ①血球　②血清　③7～8　④ヘモグロビン　⑤単　⑥好塩基　⑦血小板
⑧B　⑨細胞性

の中に含まれる血小板第3因子と呼ばれる物質を放出して血液を凝固させる働きを持つ．

8，9. リンパ球は機能的にBリンパ球とTリンパ球に区別されるが，これらは免疫に関与する．Bリンパ球は抗体（免疫グロブリン）を産生し，身体に侵入した抗原（身体にとって異物となるタンパク質）を処理する（液性免疫）．Tリンパ球は感染細胞，癌細胞などを直接攻撃して破壊する（細胞性免疫）．

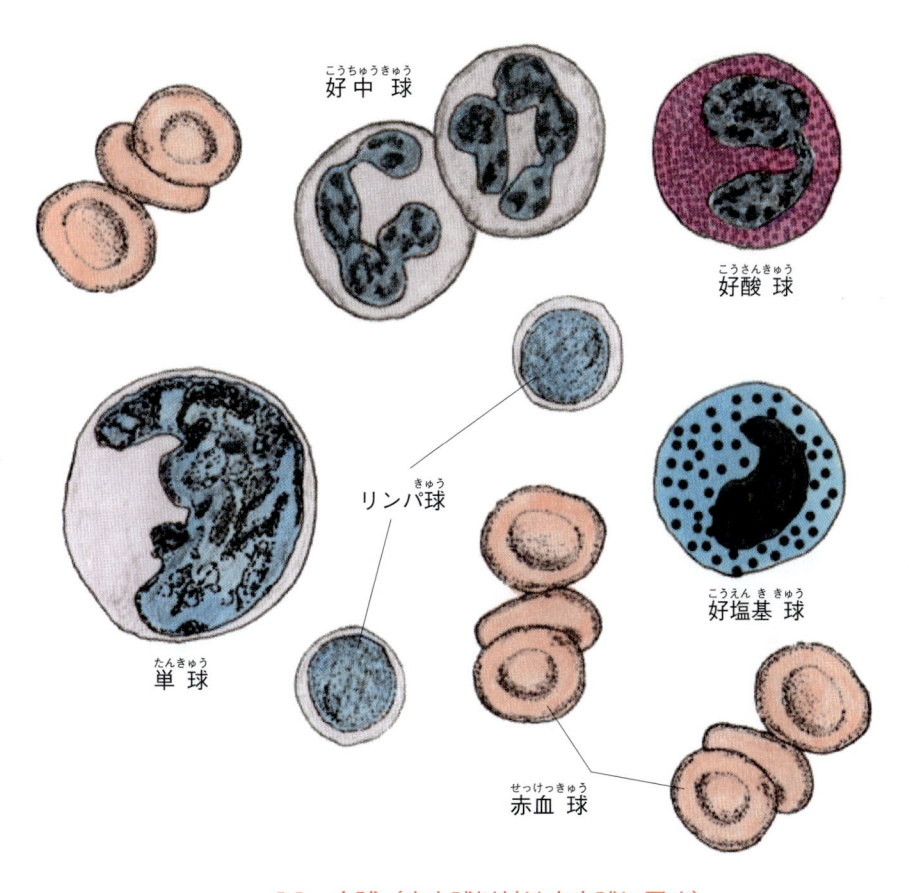

11　血球（赤血球以外は白血球に属す）

12 神経組織

細胞と組織

□ 神経系を構成する細胞には神経細胞と神経膠細胞がある．

1. 神経細胞は（①　　　）とも呼ばれる．
2. 神経細胞は，細胞体と細胞体から出る（②　　　）突起からなる．
3. 細胞体から離れた方向にインパルスを伝える突起は（③　　　）である．
4. 神経突起が長い場合，特に神経（④　　　）といわれる．
5. ニューロンは（⑤　　　）突起の数によって分類される．
6. 神経膠細胞は（⑥　　　）とも呼ばれる．
7. 中枢神経系で髄鞘を作るのは（⑦　　　）細胞である．
8. 末梢神経系で髄鞘を作っているのは（⑧　　　）細胞である．
9. ニューロンとニューロンの接続部を（⑨　　　）という．

解説

1. 神経細胞はニューロン neuron とも呼ばれる．
2. 神経細胞は細胞体と，細胞体から出る突起（神経突起）からなる．神経突起には，樹状突起と軸索がある．
3. 細胞体から離れた方向にインパルスを伝える突起を軸索という．途中で側枝を出すことはあるが，細胞体から出る軸索は必ず1本である．軸索が細胞体から出る部分を軸索小丘または起始円錐という．インパルスの伝達方向は一定で，樹状突起はインパルスを細胞体に向かって伝え，軸索は細胞体から離れる方向に伝える．
4. 神経細胞体から出る突起（神経突起）には，樹状突起と軸索がある．普通，樹状突起は短く，軸索が長いが，長い樹状突起を持つニューロンもある．神経突起が長い場合，神経線維という．神経線維の長いものは1mにも及ぶ．
5. ニューロンは樹状突起の数によって分類されている．中枢神経系の大部分のニューロンは多極性である．脊髄神経節や脳神経の感覚神経節に見られるニューロンは，偽単極性である．
6. グリア細胞，あるいは単にグリアと呼ばれる細胞はニューロンの支持成分である．
7. 希（乏）突起膠細胞は中枢神経系で髄鞘を作る．小膠細胞は神経系の細胞が死んだときなどに働いてそれを掃除する働きがある．星状膠細胞（アストログリア）はニューロンの支持，保護および栄養補給などを司っている．中枢神経系では1個のニューロンに対して，10個のグリアが取り囲んでいるが，グリアは小さく，神経組織全体の約半分しか占めていない．（グリ

答 ①ニューロン ②神経 ③軸索 ④線維 ⑤樹状 ⑥グリア（細胞） ⑦希（乏）突起膠 ⑧シュワン ⑨シナプス

アに関しては7-1．神経組織の図を参照）

8．中枢神経系で髄鞘を作るのは希突起膠細胞であるが，末梢神経系で髄鞘を作っているのはシュワン細胞と呼ばれる細胞で，これもグリア細胞の仲間である．

9．神経系では，膨大な数のニューロンが互いに連絡し合っている．1つのニューロンに発生したインパルスは，軸索を伝わって次のニューロンに伝えられる．この伝達部をシナプスという．

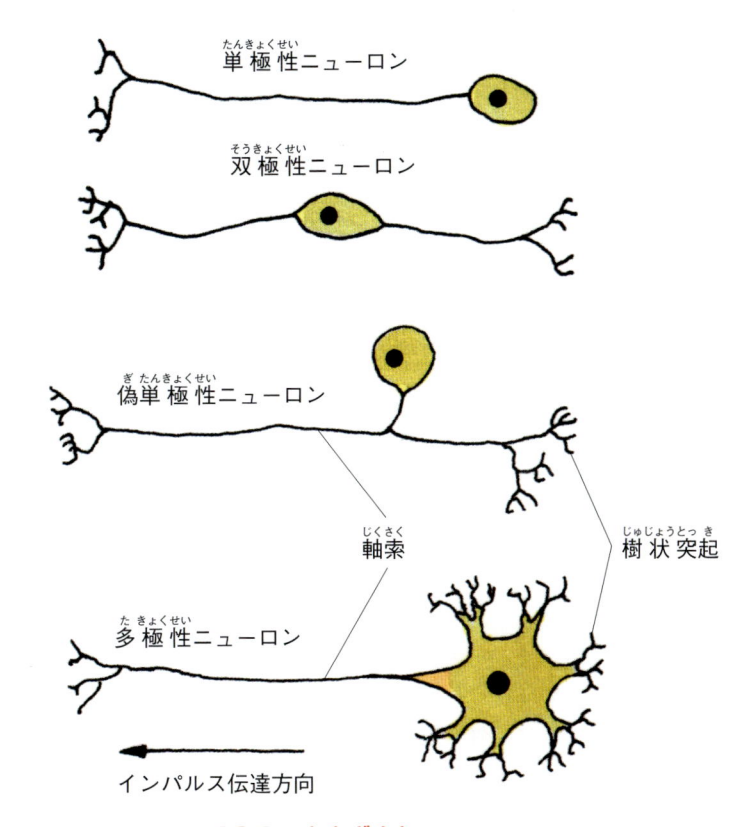

12-1　さまざまなニューロン

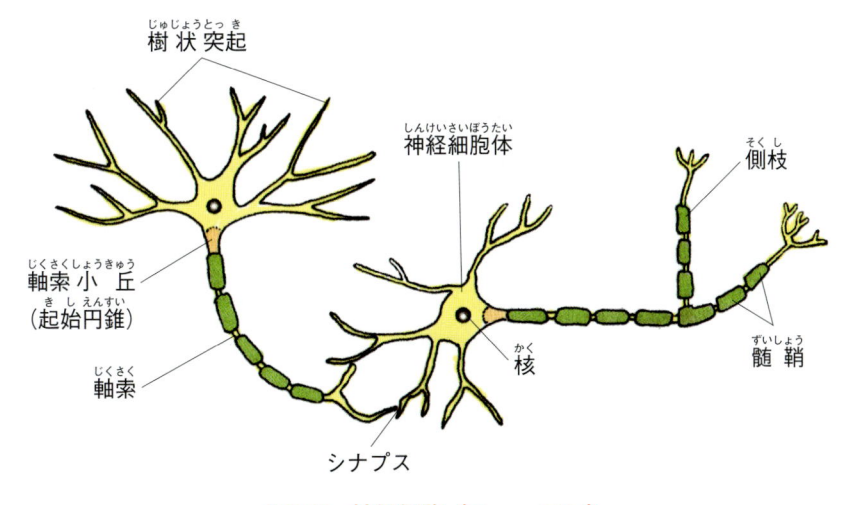

12-2　神経細胞（ニューロン）

13 筋組織

細胞と組織

1 筋は組織学的に横紋筋と平滑筋に分けられる．

1．血管の壁や小腸の壁を作っている筋は（①　　　　）筋である．
2．骨格筋や心筋は（②　　　　）筋である．
3．骨格筋細胞は細長いことから，（③　　　　）と呼ばれる．
4．意識的に収縮させることのできる筋を（④　　　　）筋という．

2 骨格筋細胞の内部には収縮要素である筋原線維がある．

5．筋原線維には，アクチンでできた細いフィラメントと（⑤　　　　）でできた太いフィラメントがある．
6．骨格筋の縞模様は明るいⅠ帯と，暗い（⑥　　　　）帯からなる．
7．筋原線維は内腔にCaイオンを蓄えた（⑦　　　　）体で包まれている．
8．骨格筋線維の細胞膜から細胞内部に続く管を（⑧　　　　）管という．

解説

1．平滑筋線維は細長い紡錘形をした細胞で，1つの核が細胞の中心部に位置している．消化管壁の筋，血管壁の筋，立毛筋，瞳孔や毛様体の筋などは平滑筋で構成されている．

2．横紋筋は平滑筋と異なり，顕微鏡で観察すると筋線維の長軸に直交して規則正しく縞紋様が見られるのを特徴とする．これには骨格筋と心筋が属する．

3．骨格筋細胞は細長い円柱状で，長さ数cm，太さは20〜100μmくらいである．細長いことから筋線維といわれる．

4．筋は機能的に，運動神経で支配されている随意筋と，自律神経で支配されている不随意筋に分けられる．随意筋とは，意識的に収縮させられる筋という意味である．

5．光学顕微鏡で観察される筋原線維は，電子顕微鏡で見ると，さらに細かいフィラメントの集まりである．これをミオフィラメントと呼ぶ．フィラメントにはアクチンというタンパク質からなる細いフィラメントとミオシンからなる太いフィラメントの2種がある．2種のフィラメントが交互に配列することで縞模様（横紋）ができる．

6．光の屈折の差異により筋線維全体の縦断切片で明暗の横紋構造が顕微鏡で見える．暗調に見える部分はA帯，明調に見える部分はⅠ帯と呼ばれる．Ⅰ帯の中央にZ線と呼ばれる線状構造があり，A帯の中央部にH帯と呼ばれるやや明るい部分がある．A帯はアクチンとミオシンの

答　①平滑　②横紋　③筋線維　④随意
　　　⑤ミオシン　⑥A　⑦筋（形質）小胞　⑧T細

両フィラメントが並ぶ所で，H帯は太いミオシンフィラメントのみから，I帯は細いアクチンフィラメントだけからなる．

7. それぞれの筋原線維は管状をした筋小胞体で包まれている．この管は筋原線維の方向に走っている．筋小胞体はT細管に接する部分では拡張しており，終末槽を形成する．
8. 終末槽には筋細胞の細胞膜から続く管である何本かのT細管がきて，互いに連絡して筋原線維をとりまいている．

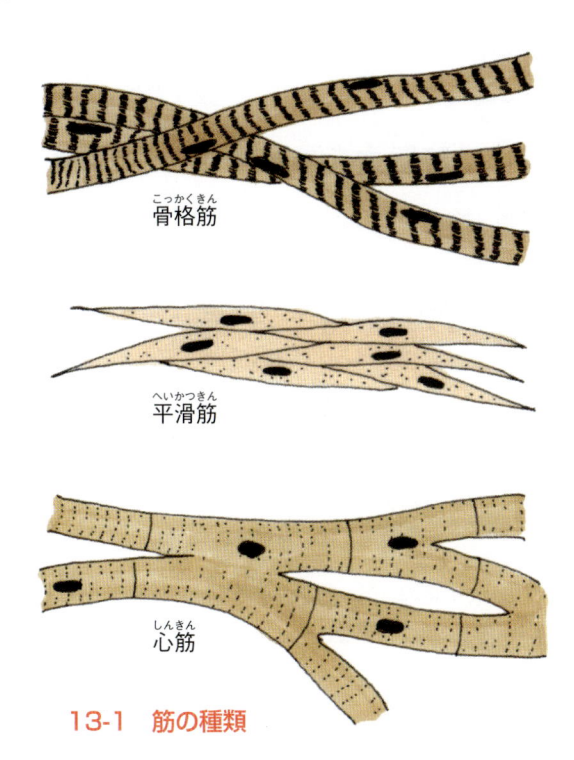

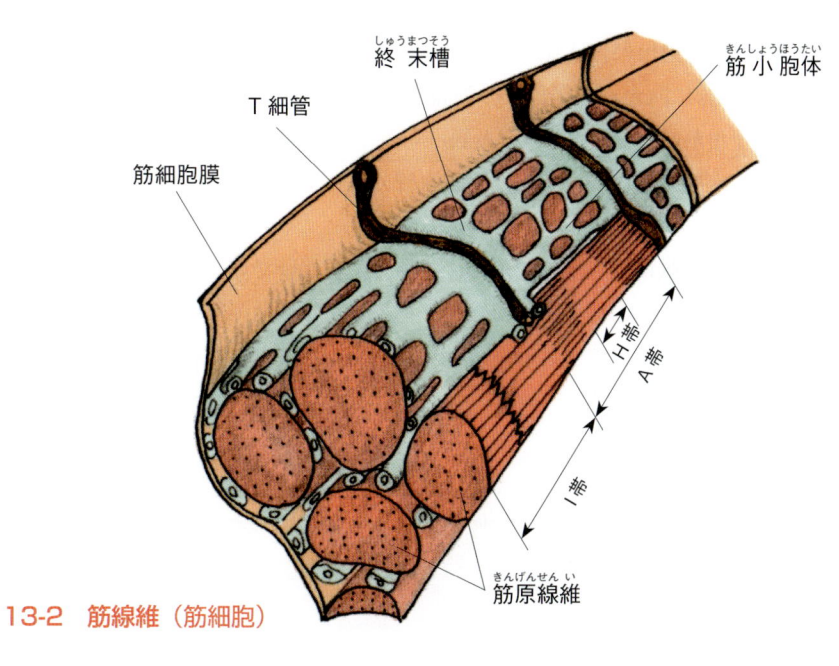

13-1 筋の種類

13-2 筋線維（筋細胞）

14 循環器系　肺循環と体循環

1 動脈と動脈血の定義をきちんとしよう．

1. 心臓に血液を帰す血管を（①　　　）という．
2. 心臓から血液を送り出す血管を（②　　　）という．
3. 血液中の物質と組織液中の物質の交換は（③　　　）血管で行われる．
4. 動脈壁は心臓の圧力に耐えるため（④　　　）膜が発達していて静脈より厚い．

2 肺循環（小循環）は静脈血を動脈血に変える働きがある．

5. 肺で二酸化炭素を捨て，酸素をもらった血液を（⑤　　　）血という．
6. 右心室より出た肺動脈は（⑥　　　）血を肺に送る．
7. 肺からの（⑦　　　）血は肺静脈を通って左心房に帰る．

解説

1，2．血液を心臓から送りだす血管を動脈 artery と呼び，血液を心臓に返す血管を静脈 vein という．

3．毛細血管は1層の内皮細胞からなる．毛細血管を流れる血液と組織との間でガス（酸素，二酸化炭素）や栄養分のやり取りをするために内皮細胞には孔をもつものもある（有窓型毛細血管）．特に肝臓・脾臓では大きな孔をもつので，洞様毛細血管という．

4．動脈と静脈の壁は内膜，中膜，外膜の3層構造である．中膜は平滑筋と弾性線維からなる．動脈は静脈よりも中膜の発達がよいため，壁が厚く弾力がある．心臓に近い大動脈（上行大動脈など）では心臓の血液拍出に伴う血圧に対応するために特に弾性線維に富んでいる（弾性動脈）．また，末梢の臓器に向かう中径以下の動脈（橈骨動脈など）では収縮して血液を送るために弾性線維よりも平滑筋線維が多い（筋性動脈）．

5．出生後は，静脈血が肺に運ばれ，肺内の毛細血管でガス交換を行って，動脈血となった血液が心臓にもどされる．

6．右心室の静脈血を肺動脈によって肺に運び，肺内の毛細血管でガス交換を行って，動脈血となった血液を肺静脈により左心房に導く血管系を小循環あるいは肺循環という．

7．肺でもらった酸素は赤血球に含まれるヘモグロビンと結び付き，あざやかな赤色をした動脈血となる．

答　①静脈　②動脈　③毛細　④中　⑤動脈　⑥静脈　⑦動脈

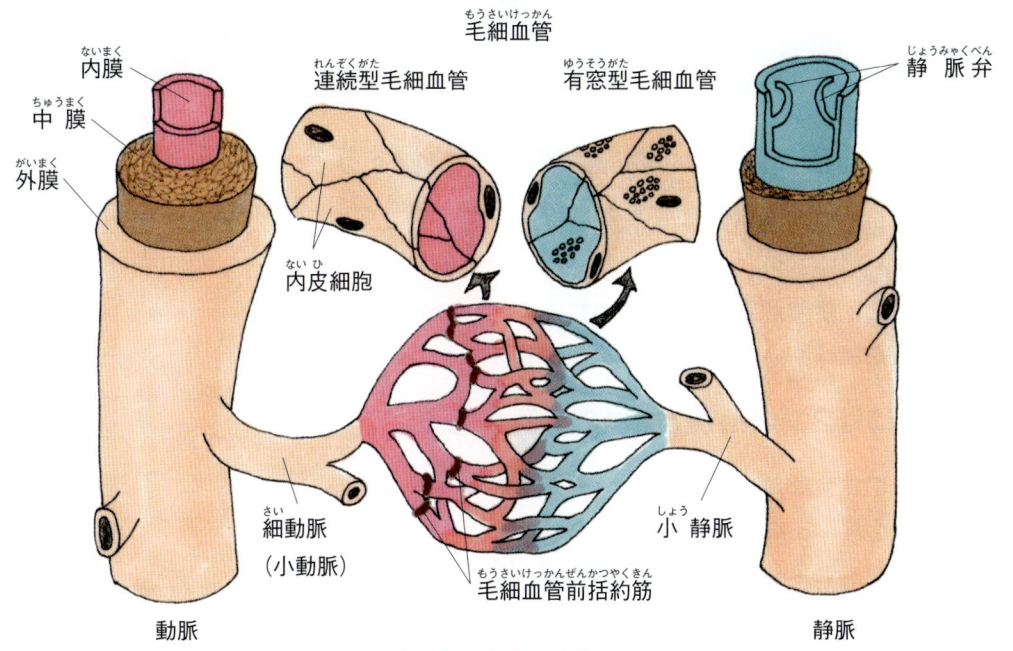

14-1　血管の構造

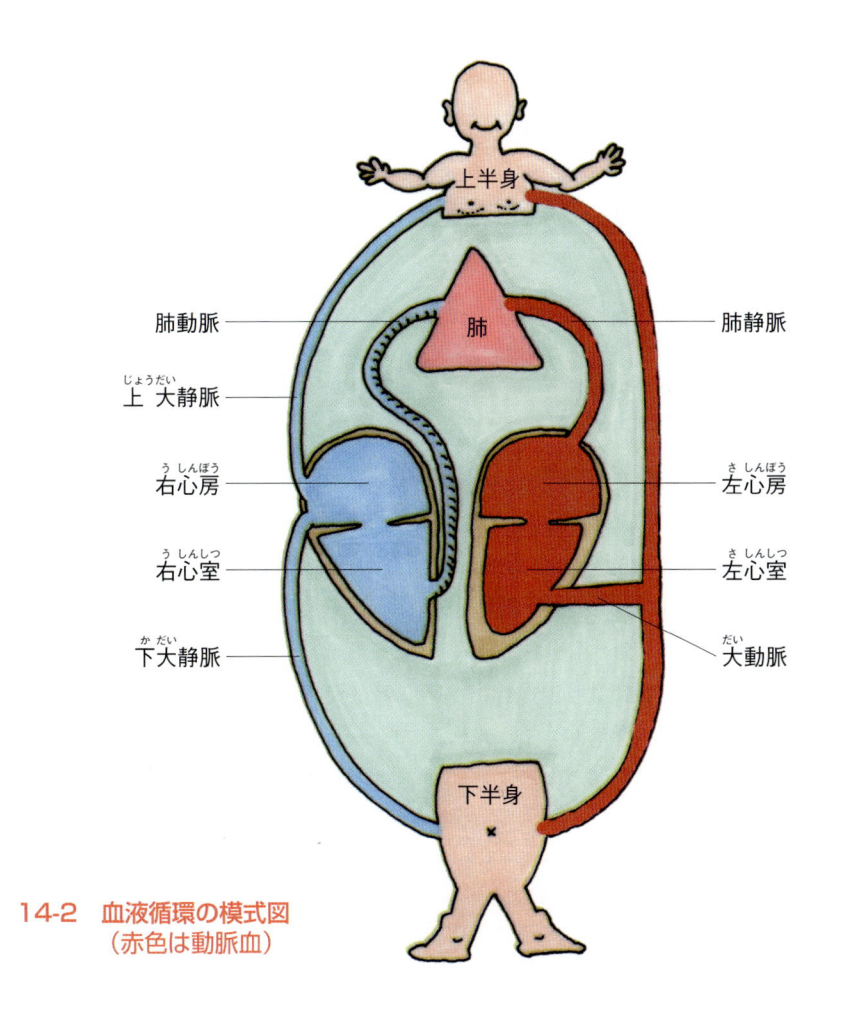

14-2　血液循環の模式図
（赤色は動脈血）

循環器系

15 循環器系　心臓 1：心膜と心房・心室

1 心臓は心膜に包まれ，横隔膜の上に位置する．

1. 心臓を包む膜を（①　　　）膜という．
2. 漿膜性心膜のうち心臓を直接包む膜を，（②　　　）膜という．
3. 心膜腔には漿液が入っており，（③　　　）を軽減している．
4. 漿膜性心膜は厚い（④　　　）心膜で補強されている．

2 心臓には2つの心房と2つの心室がある．

5. 右心房には全身からの（⑤　　　）血が戻る．
6. 本来の心房は左右の（⑥　　　）の部分である．
7. 左心室からは全身に動脈血を送り出す（⑦　　　）動脈が出る．
8. 左心室から出て，右心房に戻る循環系を（⑧　　　）循環という．

解説

1. 心膜は，心臓と心臓に出入りする大血管の基部を包む袋で，外側の線維性心膜と内側の漿膜性心膜よりなる．
2. 漿膜性心膜は，単層扁平上皮からなる漿膜であり，壁側板と心臓を直接包む臓側板（心外膜）からなる．
3. 漿膜性心膜壁側板と漿膜性心膜臓側板（心外膜）の間の腔所を心膜腔といい，心膜から分泌された少量の漿液（心膜液）が入っており，摩擦を防いでいる．
4. 線維性心膜は結合組織性の厚い膜で，内側の漿膜性心膜（壁側板）と密着しており，合わせて心嚢という．
5. 心臓は4つの部屋，左右の心房と左右の心室からなる．右心房には上大静脈，下大静脈および冠状静脈洞が開口する．
6. 左右の心房の内面の大部分は平滑であるが，上方の一部には筋線維が網目状の部分がある（櫛状筋）．この部分を心耳といい，本来の心房にあたる．左右の心耳は，心臓外面からはふくれた部分として認められる．
7. 心室の壁は心房に比べて非常に厚い．特に左心室壁は大動脈に向かって力強く血液を送り出すために厚く，右心室壁の約3倍ある．
8. 肺からの動脈血は左心房から左心室に入り，左心室の収縮によって大動脈から全身に送り出される．

答　①心　②心外　③摩擦　④線維性
　　　⑤静脈　⑥心耳　⑦大　⑧大（体）

15-1　心膜

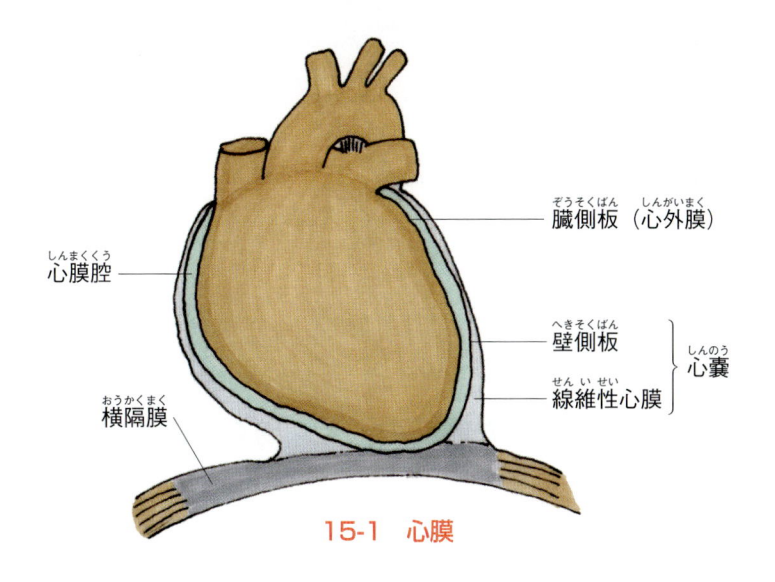

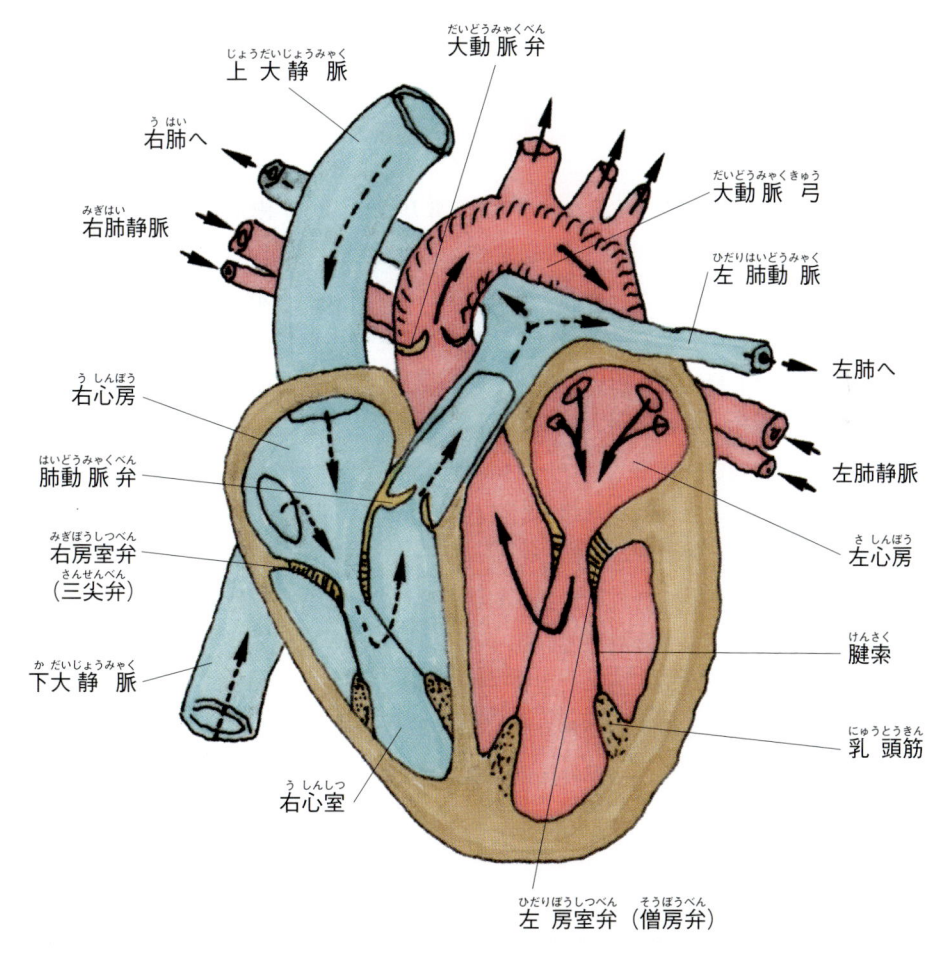

- 臓側板（心外膜）
- 心膜腔
- 壁側板
- 線維性心膜
- 心嚢
- 横隔膜

15-2　心臓の内腔

- 上大静脈
- 大動脈弁
- 右肺へ
- 右肺静脈
- 大動脈弓
- 左肺動脈
- 左肺へ
- 右心房
- 左肺静脈
- 肺動脈弁
- 右房室弁（三尖弁）
- 左心房
- 下大静脈
- 腱索
- 乳頭筋
- 右心室
- 左房室弁（僧房弁）

破線の矢印は静脈血の流れ，実線の矢印は動脈血の流れを示す．
心臓と血管の赤い部分は動脈血が，青色の部分は静脈血が流れる．

循環器系

16 循環器系 心臓 2：心臓の弁

1 心房と心室の間には房室弁がある．

1. 房室弁は尖弁であり，右は三尖弁，左は（①　　　）尖弁である．
2. 左房室弁は（②　　　）弁と呼ばれる．
3. 房室弁の先端には腱索が着いており，これは（③　　　）筋の収縮により引っ張られる．
4. 房室弁は（④　　　）収縮時に閉じる．

2 動脈の出口には送り出した血液の逆流を防ぐ動脈弁がある．

5. 右心室から出る肺動脈の基部には（⑤　　　）弁がある．
6. 左心室から出る大動脈の基部には（⑥　　　）弁がある．
7. 動脈弁は（⑦　　　）拡張時に閉じる．
8. 大動脈弁の所から左右の（⑧　　　）動脈が出る．

解説

1，2．心房と心室の間（房室口）にあるものを房室弁という．右房室口にあるものを右房室弁（三尖弁）といい，左房室口にあるものを左房室弁（僧帽弁）という．

3．房室弁はパラシュートに似た形で，その遊離端には多くの腱索がついており，乳頭筋と連絡している．心室が収縮すると心室内の血液は動脈に押し出されると同時に，心房にも逆流しようとする．房室弁は心室から心房への逆流を防ぐ働きがある．心室の収縮によって心室内の圧力が上がり，房室弁が心房側にめくれ返らないようにするため，心室の収縮と同時に乳頭筋も収縮し，房室弁の先端を腱索でしっかりと引っ張る．

4．左右の心房と左右の心室は，それぞれが交互にほぼ同時に収縮する．したがって左右の房室弁は，心室が収縮するときに同時に閉じる．

5，6．動脈弁は動脈口にある3枚のポケット状の半月弁である．肺動脈口にあるものを肺動脈弁，大動脈口にあるものを大動脈弁という．

7．動脈弁は心室が拡張するときに閉じる．

8．大動脈弁の直上には，心臓を栄養する左・右冠状動脈の出口がある．心室が収縮しているときには冠状動脈の血流は悪く，心室の拡張に合わせて，大動脈弁に向かって血液が逆流する力で冠状動脈に血液が流れ込む．

答 ①二 ②僧帽 ③乳頭 ④心室
⑤肺動脈 ⑥大動脈 ⑦心室 ⑧冠状

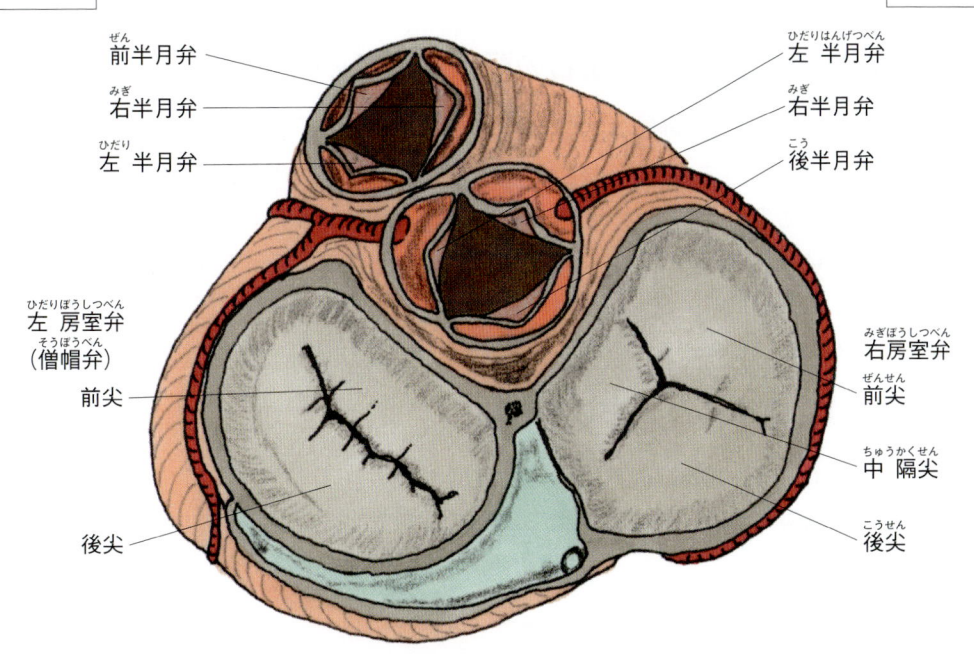

16-1　心臓の弁（心室収縮時）

心房を取り除いて，上から見た図

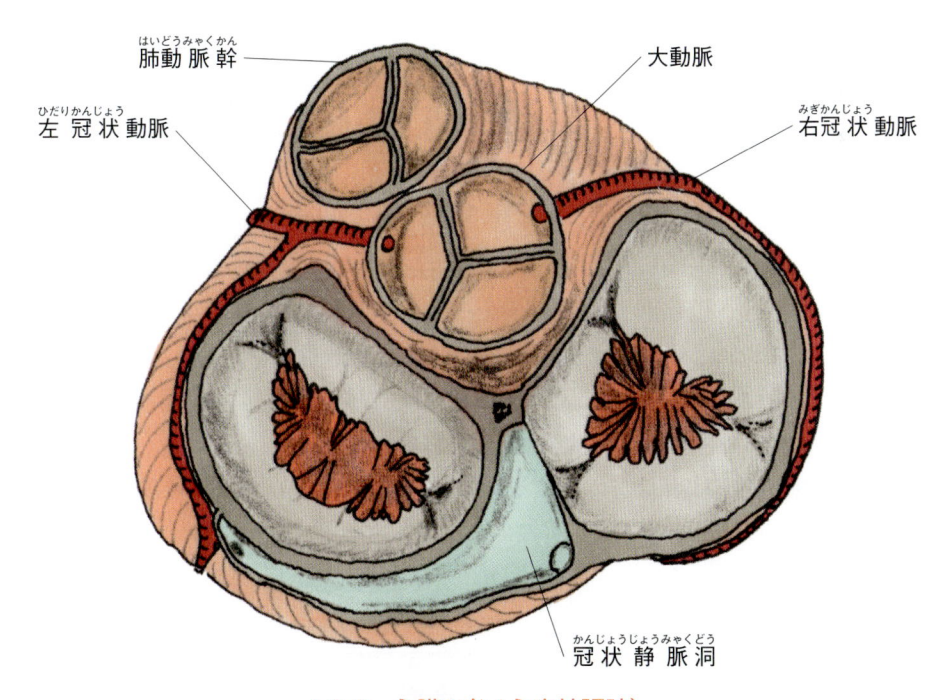

肺動脈弁
- 前半月弁
- 右半月弁
- 左半月弁

大動脈弁
- 左半月弁
- 右半月弁
- 後半月弁

左房室弁（僧帽弁）
- 前尖
- 後尖

右房室弁
- 前尖
- 中隔尖
- 後尖

16-2　心臓の弁（心室拡張時）

- 肺動脈幹
- 大動脈
- 左冠状動脈
- 右冠状動脈
- 冠状静脈洞

循環器系

17 循環器系 心臓 3：心臓の血管と神経

1 心臓自身を栄養するのは左右の冠状動脈である．

1. 冠状動脈は（①　　）動脈の基部から出る．
2. 左冠状動脈は前室間枝（前下行枝）と（②　　）枝に分かれる．
3. 前室間枝は左右の（③　　）および心室中隔の前部に分布する．
4. 右冠状動脈は，左右の心室および心室（④　　）の後部に分布する．
5. 洞房結節と房室結節には主に（⑤　　）冠状動脈の枝が分布している．
6. 心臓からの静脈は（⑥　　）洞に集まる．

2 心臓には自律神経が分布している．

7. 心拍数は（⑦　　）神経の作用により増加する．
8. 冠状動脈は（⑧　　）神経の作用により拡張する．

解説

1. 心臓内には血液が入っているが，心臓はこの血液から栄養を受けているのではない．心臓自身を養う血管系がある．冠状動脈は上行大動脈の基部より左右1本ずつ出る．

2, 3. 左冠状動脈はすぐに前室間枝（前下行枝）と回旋枝に分かれる．前室間枝は左右の心室および心室中隔の前部に分布する．回旋枝は心臓後面に至り，左心房および左心室後部に分布する．

4. 右冠状動脈は，心臓後面に至り，後室間枝となって左右の心室および心室中隔の後部に分布する．

5. 心臓のペースメーカーである洞房結節と房室結節には主に右冠状動脈の枝が分布している．

6. 心臓各部からの静脈（大心静脈，小心静脈，前心静脈）は，心臓の後部にある冠状静脈洞に集まったのち右心房に注ぐ．

7, 8. 心臓には自律神経が分布している．交感神経は心臓の機能を亢進し，副交感神経（迷走神経）は抑制する．これは主として，これら自律神経が次に述べる洞房結節や房室結節に作用することで行われる．自律神経は心臓の血管にも分布している．

8. 冠状動脈は交感神経により拡張し，副交感神経により収縮する．また，心筋の収縮力は副交感神経により弱まり，交感神経によって強められる．

答 ①（上行）大　②回旋　③心室　④中隔　⑤右　⑥冠状静脈　⑦交感　⑧交感

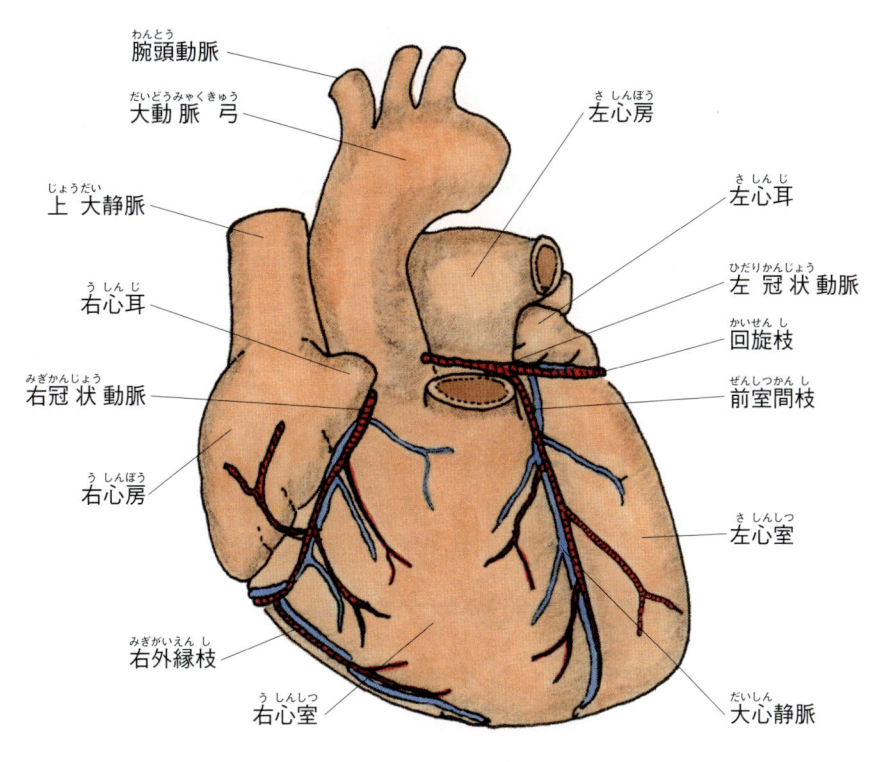

17-1　心臓（前面）

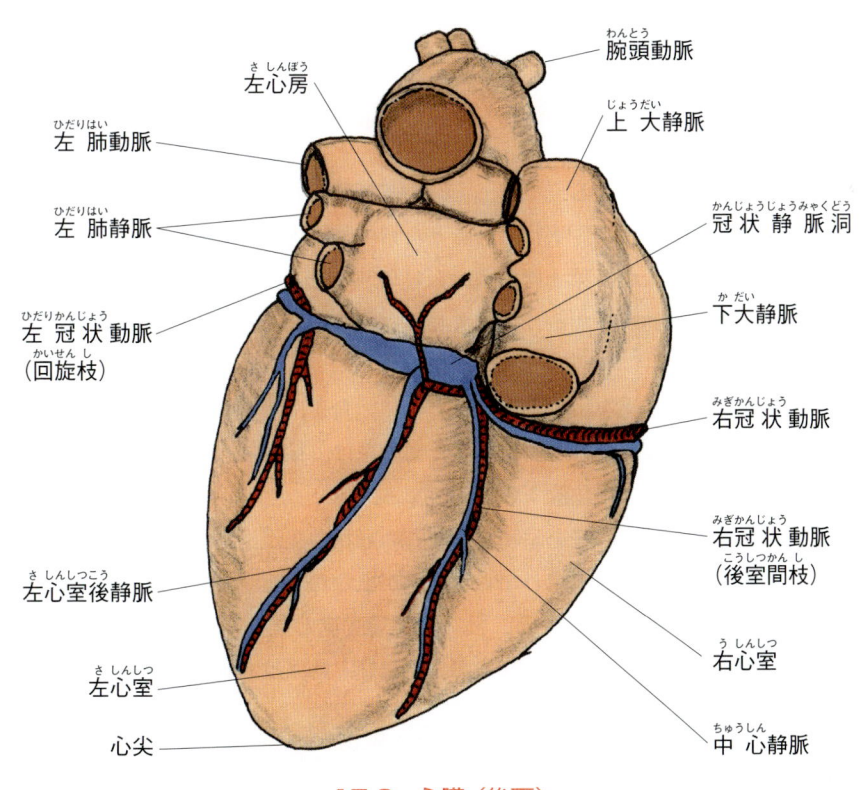

17-2　心臓（後面）

循環器系

18 循環器系 大動脈

1 動脈血は，左心室から出る大動脈を通って全身に運ばれる．

1. 大動脈は心臓の（①　　）心室から出る．
2. 大動脈はまず，上に行く（②　　）大動脈となる．
3. 上に向かった大動脈は（③　　）弓を作った後，下に向かう．
4. 大動脈弓は脊柱の（④　　）側に位置する．
5. 大動脈弓は，気管と（⑤　　）の左側に位置する．
6. 下行大動脈は（⑥　　）膜を境に，胸大動脈と腹大動脈に分けられる．
7. 腹大動脈は脊柱の（⑦　　）側に位置する．
8. 下行大動脈は第（⑧　　）腰椎の高さで左右の総腸骨動脈に分かれる．

2 大動脈弓から頭頸部と上肢に分布する動脈が分かれる．

9. 上行大動脈からは左右の（⑨　　）動脈が出る．
10. 大動脈弓からは（⑩　　）本の動脈が枝分かれしている．
11. 大動脈弓から最初に腕頭動脈が出て，次いで（⑪　　）動脈が出る
12. 腕頭動脈は右総頸動脈と（⑫　　）動脈に分かれる．
13. 左鎖骨下動脈は（⑬　　）弓から直接出る．

解説

1〜8．大動脈は左心室より始まる．まず，上行して上行大動脈となり，ついで左後方に弓状に曲がって大動脈弓を作る．次に，下行大動脈となって胸腔内で脊柱の左側を下り，横隔膜の大動脈裂孔を通って腹腔に入り，第4腰椎（L4）の高さで左右の総腸骨動脈に分かれる．総腸骨動脈に分かれるまでが大動脈である．下行大動脈は胸腔内にある胸大動脈と腹腔内にある腹大動脈に分けられる．

5．大動脈弓と左気管支が食道を圧することによって，食道に狭窄部ができる．

7．大動脈弓と胸大動脈では脊柱の左側にあった大動脈は，徐々に脊柱の前方に向かい，大動脈裂孔から下部では脊柱の前方に位置するようになる．

9．上行大動脈の基部からは，心臓を栄養する左右の冠状動脈が出る．

10, 11, 12．大動脈弓からは総頸動脈と鎖骨下動脈が出るが，心臓がやや左寄りにあるため，右の総頸動脈と鎖骨下動脈は約5cmの間，1本の腕頭動脈となっている．

13．右の鎖骨下動脈は腕頭動脈から分かれるが，左鎖骨下動脈は大動脈弓から直接，分かれる．

答 ①左 ②上行 ③大動脈 ④左 ⑤食道 ⑥横隔 ⑦前 ⑧4 ⑨冠状 ⑩3 ⑪左総頸 ⑫右鎖骨下 ⑬大動脈

18-1 大動脈

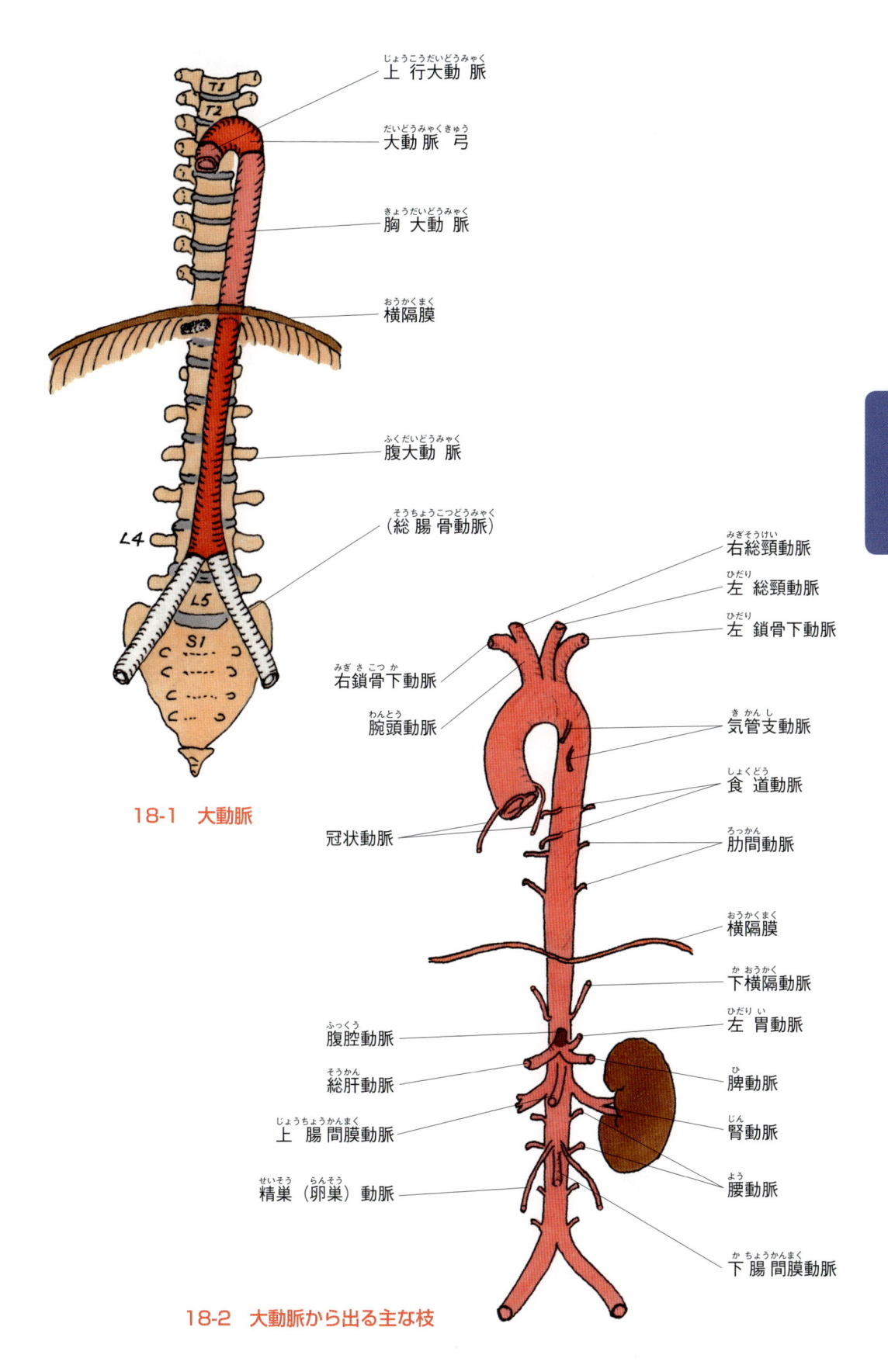

18-2 大動脈から出る主な枝

循環器系

19 循環器系 脳の動脈 1

1 脳には総頸動脈から分かれる内頸動脈と，鎖骨下動脈から分かれる椎骨動脈が分布する．

1. 総頸動脈は右総頸動脈と（①　　）総頸動脈がある．
2. 右総頸動脈は（②　　）動脈から分かれる．
3. 左総頸動脈は（③　　）から出る．
4. 総頸動脈は舌骨の高さで外頸動脈と（④　　）動脈に分かれる．
5. 鎖骨下動脈は右鎖骨下動脈と（⑤　　）鎖骨下動脈がある．
6. 椎骨動脈は（⑥　　）動脈から分かれる．

2 内頸動脈と椎骨動脈は脳底部で吻合し，大脳動脈輪（ウイリス動脈輪）を形成する．

7. 脳に分布する動脈は，内頸動脈と（⑦　　）動脈である．
8. 左右の椎骨動脈は，頭蓋腔内で1本の（⑧　　）動脈となる．
9. 内頸動脈は，頭蓋腔内で（⑨　　）サイフォンを作る．
10. 内頸動脈は，頭蓋腔内で中大脳動脈と（⑩　　）動脈に分かれる．
11. 左右の前，中，後大脳動脈が交通し（⑪　　）動脈輪を作る．

解説

1，2，3．脳に分布する内頸動脈は総頸動脈から分かれるが，左と右の総頸動脈は動脈弓からの出方が異なる．右の総頸動脈は大動脈弓から出る腕頭動脈から出る．左の総頸動脈は大動脈弓から直接出る．

4．内頸動脈は総頸動脈から分かれて上行し，頸動脈管を通って頭蓋腔内に入る．

5，6．右鎖骨下動脈は腕頭動脈から出る．左の鎖骨下動脈は大動脈弓から直接出る．椎骨動脈は鎖骨下動脈から分かれたあと，頸椎の横突孔を通り，後頭骨の大（後頭）孔を通って頭蓋腔に入る．

8．左右の椎骨動脈は頭蓋腔に入ったのち，延髄の下面（腹側面）で合流し，1本の脳底動脈となる．

9．内頸動脈は，頸動脈管を通って頭蓋腔内に入り，前方に向かう．眼動脈を出した後，後上方にUターンする部分を頸動脈サイフォンという．

10．後大脳動脈は椎骨動脈 → 脳底動脈の続きである．

答 ①左 ②腕頭 ③大動脈弓 ④内頸 ⑤左 ⑥鎖骨下
⑦椎骨 ⑧脳底 ⑨頸動脈 ⑩前大脳 ⑪大脳（ウイリス）

11. 大脳動脈輪はウイリス（Willis）の動脈輪ともいう．左右の前大脳動脈は交通枝で連絡されている．また，左右の中大脳動脈はそれぞれ後交通枝によって後大脳動脈と連絡する．

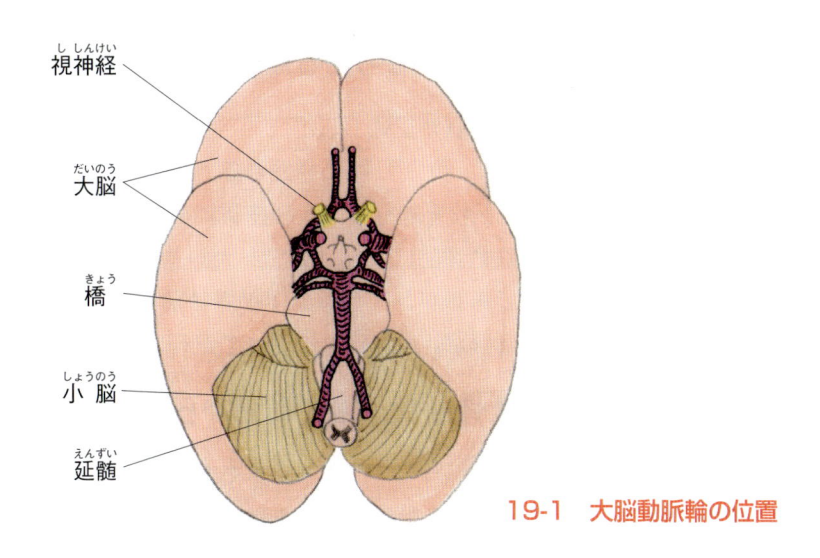

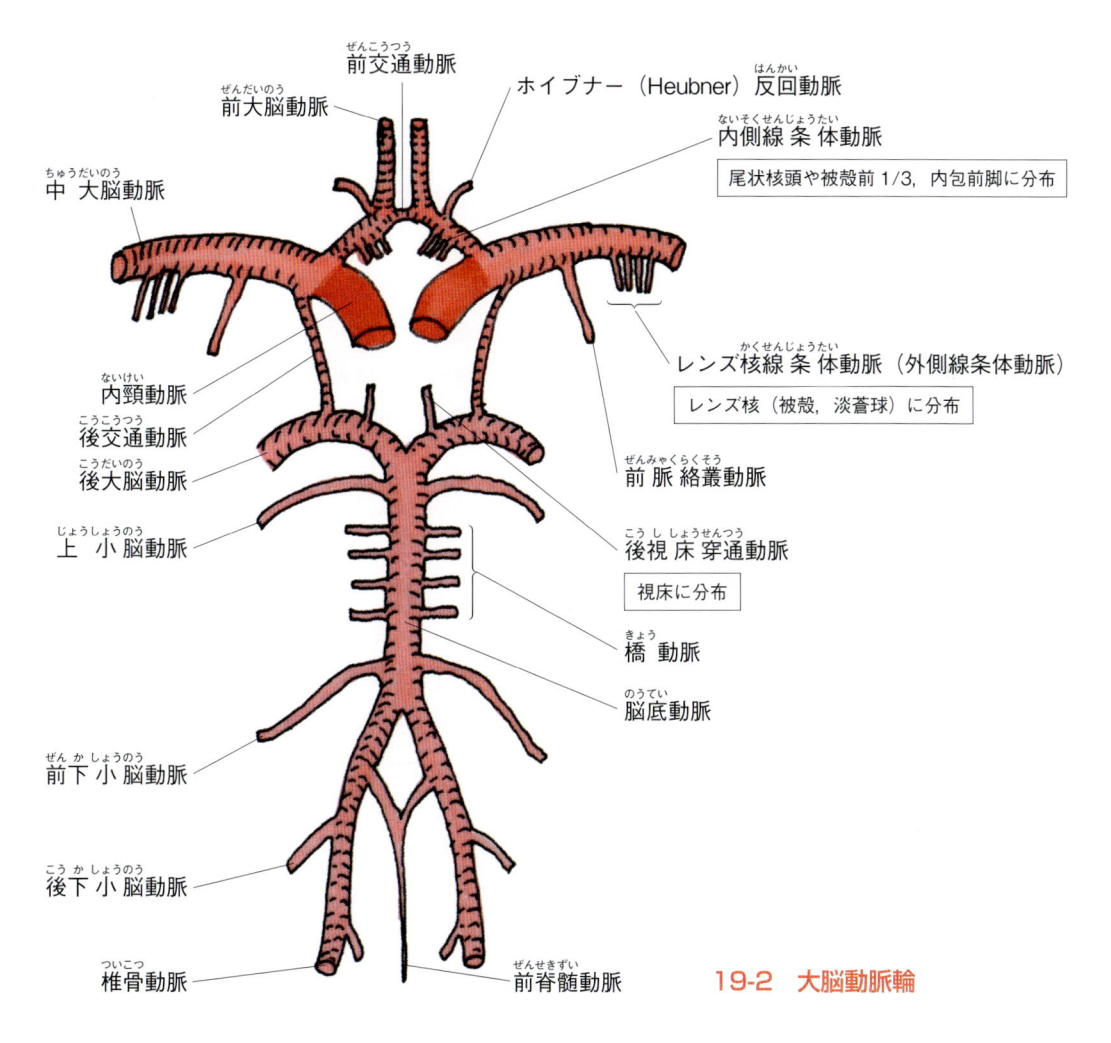

19-1 大脳動脈輪の位置

19-2 大脳動脈輪

20 循環器系 脳の動脈 2

1 大脳にはウイリス動脈輪から出る動脈が分布する．

1. 左右の前，中，後大脳動脈が交通し（①　　　）動脈輪を作る．
2. 脳の動脈は皮質枝と（②　　　）枝に分かれる．
3. 皮質枝は（③　　　）下腔を走行し，大脳皮質に分布する．
4. 中心枝は脳底部から脳の深部に入り，間脳，大脳基底核や（④　　　）に分布する．
5. 中大脳動脈の中心枝であるレンズ核線条体動脈は別名（⑤　　　）動脈ともいう．
6. 中大脳動脈の皮質枝は（⑥　　　）溝に沿って走行する．

2 脳幹や小脳には椎骨動脈，脳底動脈から出る動脈が分布する．

7. 椎骨動脈は2本，脳底動脈は（⑦　　　）本である．
8. 橋の正中部には（⑧　　　）動脈から出る数本の橋動脈が分布する．
9. 小脳には後下小脳動脈，前下小脳動脈と（⑨　　　）小脳動脈が分布する．
10. 小脳への動脈は，脳底動脈や（⑩　　　）動脈から出る．
11. 中脳には（⑪　　　）動脈の枝が分布する．

解説

1. 脳の底部で前・中・後大脳動脈は交通枝によって吻合し，トルコ鞍の周囲で動脈輪を作る．これを大脳動脈輪（ウイリス動脈輪）という（図19-2を参照）．
2, 4. 中心枝は脳の底部に作られた動脈輪から，脳の深い所に侵入する枝のことをいう．
5. 中大脳動脈の中心枝は大脳半球深部に入り，大脳基底核（線条体）と内包に分布する（レンズ核線条体動脈）．脳出血の70%はこの動脈に起因している．内包膝に分布していることから，この動脈の出血は随意運動の錐体路を遮断するため半身不随となる．レンズ核線条体動脈は，高血圧性脳血管腫の原因血管で，出血しやすいのでシャルコー（Charcot）の脳卒中動脈ともいう．
6. 中大脳動脈の皮質枝は大脳半球外側面（前頭葉，頭頂葉，側頭葉）の皮質に分布する．前大脳動脈の皮質枝は大脳半球内側面（前頭葉，頭頂葉）の皮質に分布する．また中心枝は視床下部にも分布する．後大脳動脈の皮質枝は大脳半球後部の皮質に分布するほか，中心枝は視床にも分布している．
8. 橋の外側部には，上小脳動脈と前下小脳動脈が分布する．

答 ①ウイリス（大脳）②中心 ③クモ膜 ④内包 ⑤（シャルコーの）脳卒中 ⑥外側（シルビウス）⑦1 ⑧脳底 ⑨上 ⑩椎骨 ⑪後大脳

9, 10. 小脳には椎骨動脈や脳底動脈から出る動脈が分布するが，これらの出方には個体差が大きい．

11. 脳幹に属す中脳は，後大脳動脈の枝が分布する．延髄には椎骨動脈の枝が分布する．

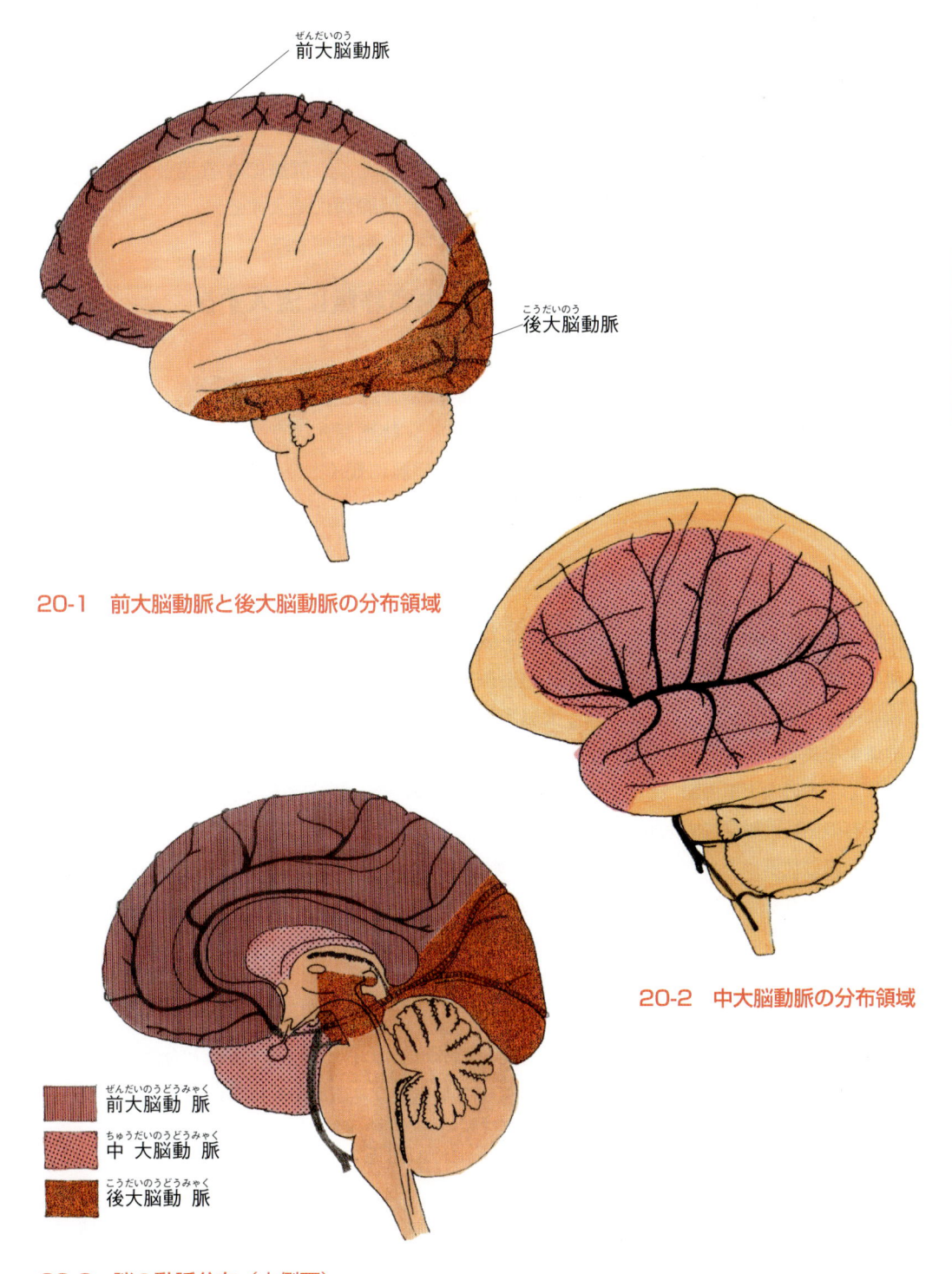

20-1 前大脳動脈と後大脳動脈の分布領域

20-2 中大脳動脈の分布領域

20-3 脳の動脈分布（内側面）

21 循環器系 脳の静脈

1 脳の静脈には浅静脈と深静脈があり，いずれも硬膜静脈洞に注ぐ．

1. 大脳表面からの静脈は（①　　　）静脈に集まる．
2. 浅静脈は，上矢状静脈洞や（②　　　）静脈洞に流入する．
3. 大脳半球内部の静脈血は，（③　　　）静脈に集まる．
4. 深静脈は左右の内大脳静脈になり，合流して（④　　　）静脈になる．
5. ガレンの静脈は，硬膜静脈洞である（⑤　　　）静脈洞に流入する．
6. 前大脳静脈と深中大脳静脈は合流して（⑥　　　）静脈となる．

2 硬膜静脈洞に集まった脳の静脈は，内頸静脈に流入する．

7. 脳の硬膜は（⑦　　　）枚からなっている．
8. 脳硬膜の2枚が分かれた所に（⑧　　　）静脈洞が作られる．
9. 大脳鎌の上縁に沿って走る静脈洞を（⑨　　　）静脈洞という．
10. S状静脈洞は頸静脈孔に向かい，（⑩　　　）静脈に続く．

解説

1，2．浅静脈（浅大脳静脈）は上矢状静脈洞，海綿静脈洞，横静脈洞，錐体静脈洞に流入する（図60-2参照）．浅静脈には上大脳静脈，下大脳静脈，浅中大脳静脈，上吻合静脈，下吻合静脈がある．

3，4，5．深静脈（深大脳静脈）は，大脳半球内部の視床や線条体，脈絡叢，海馬などからの静脈血を集め，左右の視床の間で内大脳静脈となる．左右の内大脳静脈は脳梁膨大の下部で合流し，1本の大大脳静脈（ガレンGalenの静脈）となる．

6．左右の脳底静脈は，大大脳静脈（ガレンの静脈に注ぐ）．

7，8．脳の硬膜は2葉からなっており，外葉は本来，頭蓋骨内面を覆う骨膜である．大部分では外葉と内葉が合して1枚となっているが，特定の部分では2葉が分かれ，その間に硬膜静脈洞を作っている．硬膜静脈洞には，脳の静脈が注ぐ．硬膜静脈洞の血液は横静脈洞から続くS状静脈洞に集まり，頸静脈孔から出て内頸静脈に行く．

9．"じょうしじょう"と読む．

10．頸静脈孔を出ると内頸静脈となる．内頸静脈は頸部を下行して鎖骨下静脈と合流して左右で腕頭静脈を作り，左右の腕頭静脈は合流して上大静脈となり右心房に帰る．

答 ①浅 ②海綿 ③深 ④大大脳 ⑤直 ⑥脳底 ⑦2 ⑧硬膜 ⑨上矢状 ⑩内頸

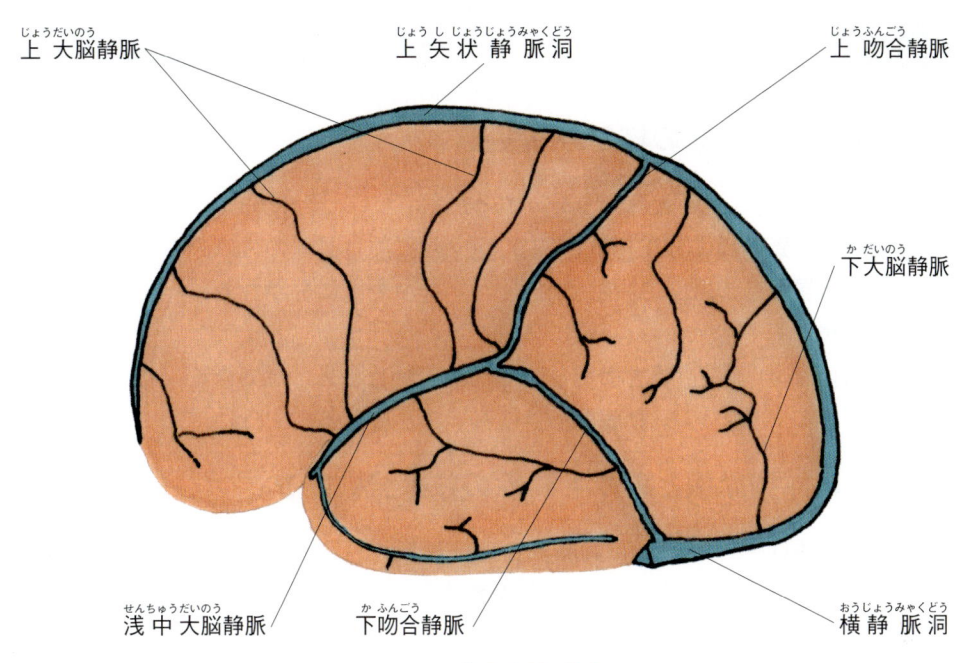

21-1 浅大脳静脈系

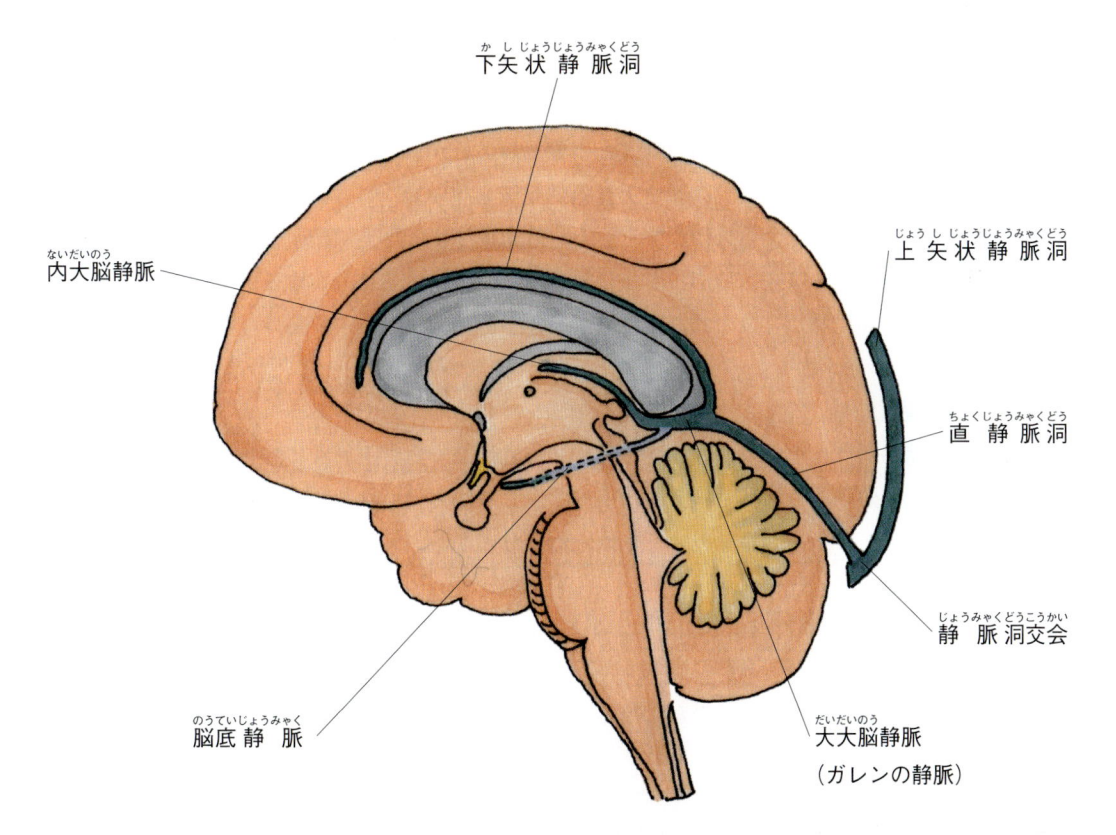

- 上大脳静脈（じょうだいのう）
- 上矢状静脈洞（じょうしじょうじょうみゃくどう）
- 上吻合静脈（じょうふんごう）
- 下大脳静脈（かだいのう）
- 浅中大脳静脈（せんちゅうだいのう）
- 下吻合静脈（かふんごう）
- 横静脈洞（おうじょうみゃくどう）

21-2 深大脳静脈系

- 下矢状静脈洞（かしじょうじょうみゃくどう）
- 内大脳静脈（ないだいのう）
- 上矢状静脈洞（じょうしじょうじょうみゃくどう）
- 直静脈洞（ちょくじょうみゃくどう）
- 静脈洞交会（じょうみゃくどうこうかい）
- 脳底静脈（のうていじょうみゃく）
- 大大脳静脈（だいだいのう）（ガレンの静脈）

循環器系

22 循環器系 顔面と頸部に分布する動脈

1 顔面には外頸動脈の枝が分布する．

1. 外頸動脈は（①　　　）動脈から分かれる．
2. 内頸動脈は頭蓋内部に分布するが（②　　　）動脈は頭蓋の外に分布する．
3. 外頸動脈は顎関節の近くで顎動脈と（③　　　）動脈に分かれる．
4. 顎動脈の枝は歯や（④　　　）腔に分布する．
5. 顔面動脈は（⑤　　　）骨を横切る所で拍動を触れることができる．
6. 舌に分布する（⑥　　　）動脈は，外頸動脈の枝である．

2 頸部には外頸動脈と鎖骨下動脈の枝が分布する．

7. 上甲状腺動脈は，（⑦　　　）動脈から分かれる．
8. 上喉頭動脈は（⑧　　　）動脈から分かれる．
9. 甲状頸動脈は（⑨　　　）動脈から分かれる．
10. 下甲状腺動脈は（⑩　　　）動脈から分かれる．

解説

1. 左右の総頸動脈は，それぞれ内頸動脈と外頸動脈に分かれる．
2, 6. 脳硬膜に分布する中硬膜動脈や上行咽頭動脈を除いて，外頸動脈は頭蓋腔の外に分布する．外頸動脈は総頸動脈から分かれて上行し，舌動脈，顔面動脈，顎動脈，浅側頭動脈を出す．内頸動脈は，眼窩内や鼻腔の前部にも枝は出すが，大部分は脳に分布する．
4. 鼻腔には，内頸動脈から分かれた眼動脈の枝が鼻腔前部に分布する他は，顎動脈の枝が分布する．
5. 頭部では顔面動脈以外に，浅側頭動脈の拍動を触れることができる．
7, 8. 上甲状腺動脈は甲状腺に分布する前に胸鎖乳突筋や舌骨下筋群に分布する．また，喉頭に分布する上喉頭動脈や輪状甲状動脈は上甲状腺動脈から分かれる．上喉頭動脈は上喉頭神経の内枝とともに，甲状舌骨膜を貫いて喉頭内面に分布する．輪状甲状動脈は細い枝で，輪状甲状筋を栄養する．
9, 10. 甲状頸動脈は鎖骨下動脈の枝である．甲状頸動脈は変異が多い（どの動脈から出るのか，あるいはどのように分かれるのか，変化が多いという意味）動脈であるが，頸部にいくつかの枝を出す．下甲状腺動脈は甲状頸動脈から出る．喉頭に分布する下喉頭動脈は下甲状腺動脈から分かれる．

答
①総頸　②外頸　③浅側頭　④鼻　⑤下顎　⑥舌
⑦外頸　⑧上甲状腺　⑨鎖骨下　⑩甲状頸

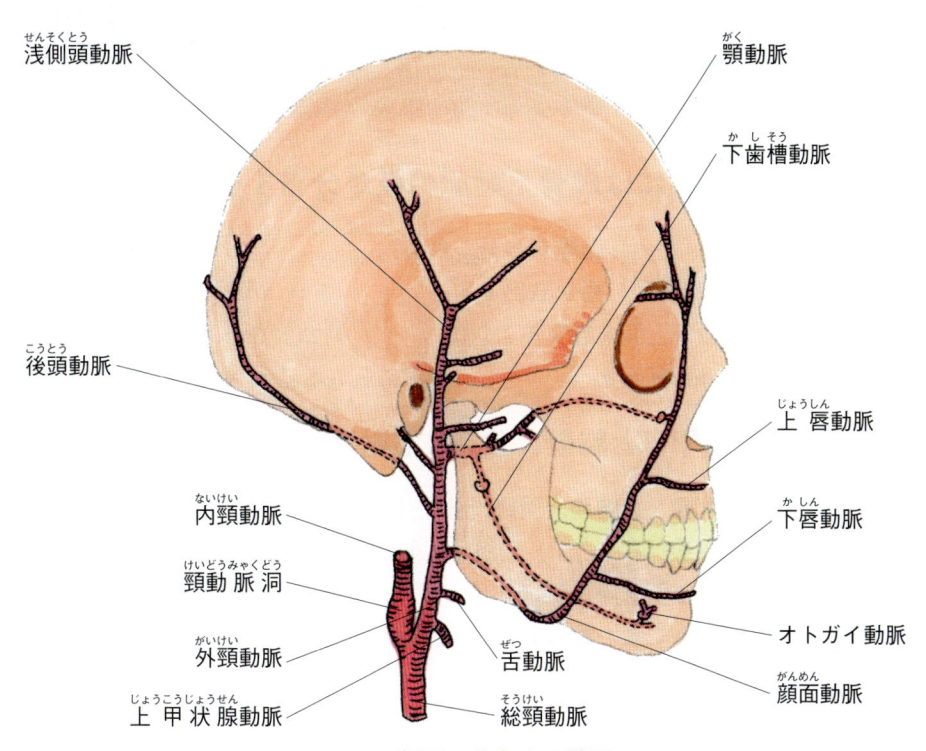

22-1　顔面に分布する動脈

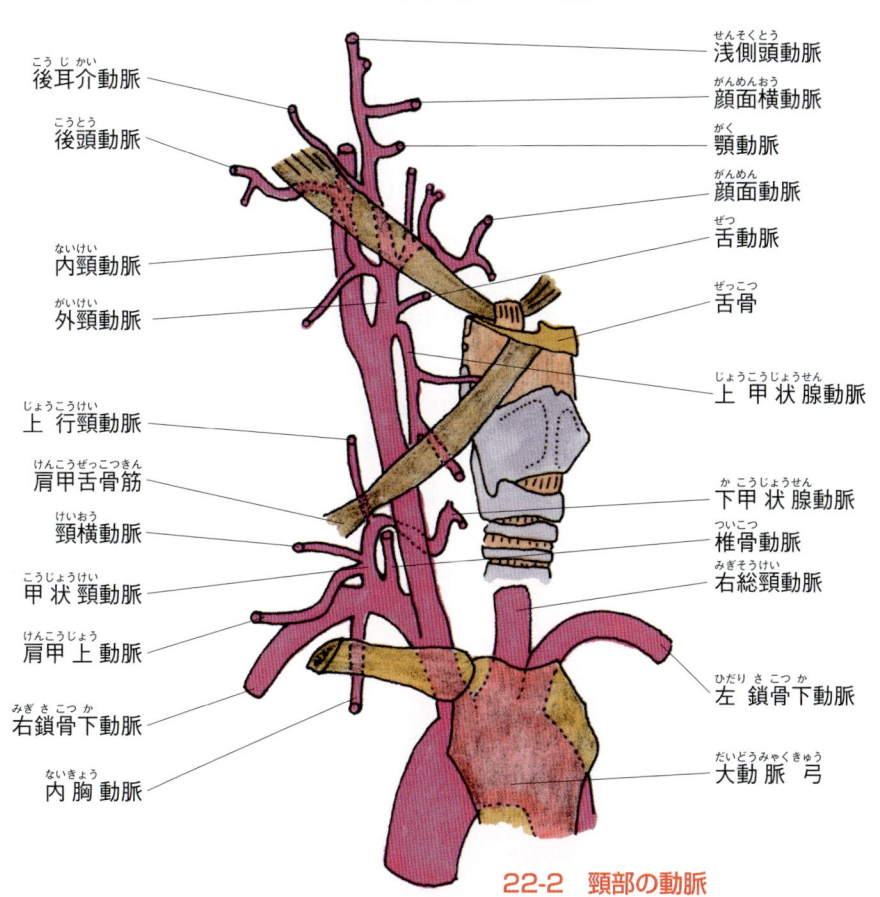

22-2　頸部の動脈

23 循環器系 上肢帯と自由上肢に分布する動脈

1 上肢帯や自由上肢には鎖骨下動脈の枝が分布する.

1. 右鎖骨下動脈は（①　　　）動脈から分かれる.
2. 左鎖骨下動脈は（②　　　）弓から出る.
3. 鎖骨下動脈は第1肋骨上面を超えると（③　　　）動脈となる.
4. 上腕動脈は肘窩で橈骨動脈と（④　　　）動脈に分かれる.

2 腋窩動脈は，肩甲部と胸壁に分布する動脈を出す.

5. 腋窩動脈からは三角筋，大胸筋，肩峰に分布する（⑤　　　）動脈が出る.
6. 腋窩動脈から分かれる（⑥　　　）動脈は，腋窩神経とともに四角隙を通る.
7. 上腕動脈から分かれる上腕深動脈は，（⑦　　　）神経とともに上腕骨後面に行く.
8. 橈骨動脈と尺骨動脈は手掌で吻合し，（⑧　　　）弓を作る.
9. 尺骨動脈は前腕骨間膜の前面に沿って走る（⑨　　　）動脈を出す.

解説

1，2，3．右鎖骨下動脈は腕頭動脈，左鎖骨下動脈は大動脈弓より直接分かれ，第1肋骨上面を通りすぎると，腋窩動脈と名前を変える.

5．腋窩動脈は，肩甲部と胸壁に分布する最上胸動脈（小円筋，前鋸筋に分布），胸肩峰動脈（三角筋，大胸筋，肩峰に分布），外側胸動脈（前鋸筋，乳腺に分布），肩甲下動脈（広背筋，前鋸筋，肩甲骨背面に分布），前・後上腕回旋動脈（肩関節とその周囲に分布）などの枝を出す.

6．後上腕回旋動脈は腋窩神経に伴って上腕骨，小円筋，大円筋，上腕三頭筋長頭で囲まれる四角隙を通る．四角隙は外側腋窩隙ともいう.

7．上腕深動脈は橈骨神経とともに上腕骨の後面に至る．三角筋と上腕の筋（上腕二頭筋，上腕骨，上腕三頭筋）に分布する．また肘関節動脈網に至る枝を出す.

8．橈骨動脈と尺骨動脈は手掌で吻合し，浅掌動脈弓と深掌動脈弓を作る．動脈弓からは指に行く動脈が出る.

9．尺骨動脈は前腕骨間膜の前面に分布する前骨間動脈や，後面に分布する後骨間動脈を出す.

答　①腕頭　②大動脈　③腋窩　④尺骨　⑤胸肩峰　⑥後上腕回旋　⑦橈骨　⑧動脈　⑨前骨間

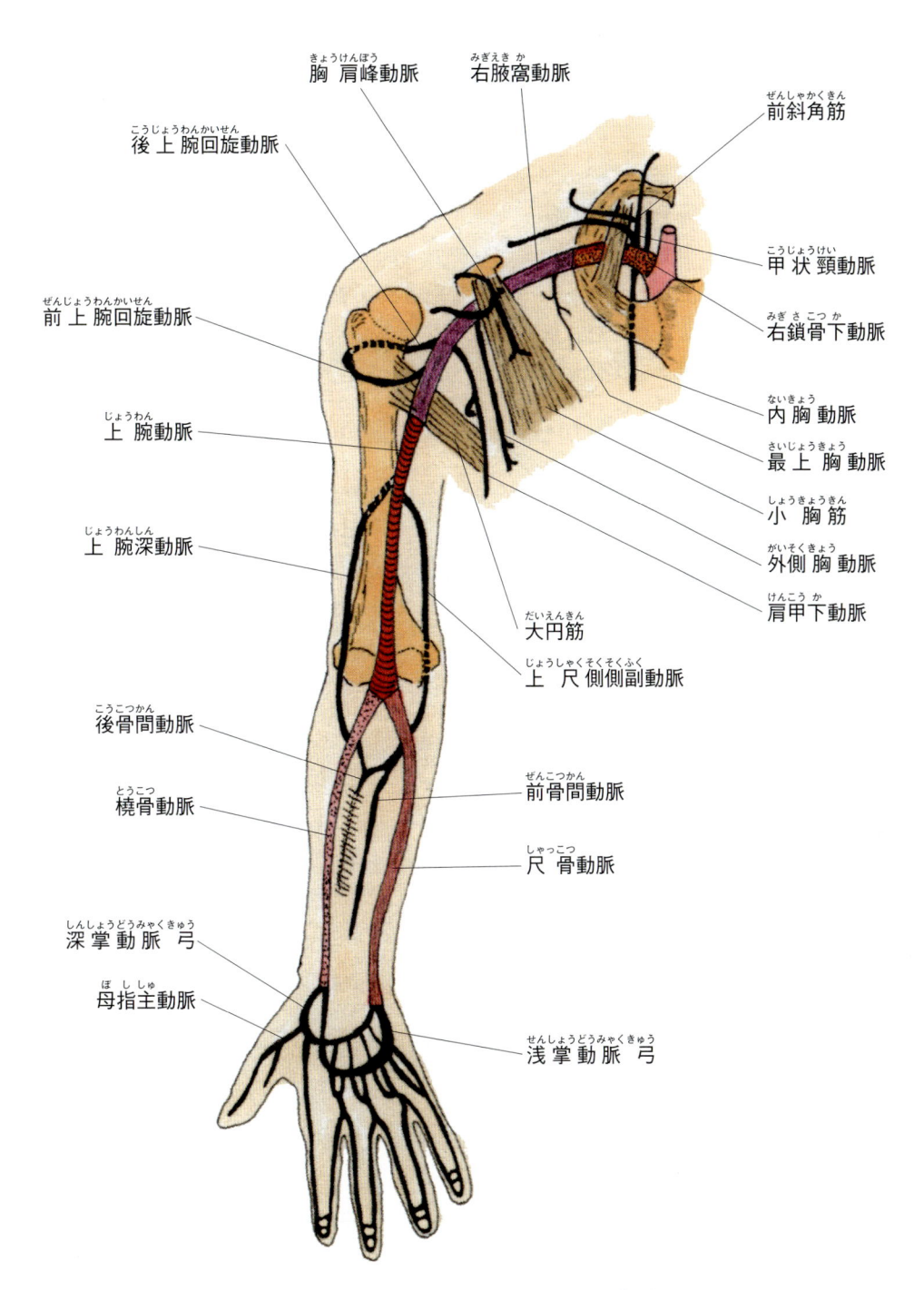

23 上肢帯と自由上肢に分布する動脈

24 循環器系 胸大動脈

1 胸大動脈は心臓を除いた胸部内臓と胸壁に分布する枝を出す．

1. 胸大動脈は（①　　　）弓の続きである．
2. 胸大動脈は胸腔内で脊柱の（②　　　）側を下行する．
3. 胸大動脈は気管支に分布する（③　　　）動脈を出す．
4. 胸大動脈は食道に分布する（④　　　）動脈を出す．
5. 胸壁に分布する動脈として（⑤　　　）動脈と肋下動脈が出る．
6. 気管支動脈は（⑥　　　）を栄養する．
7. 胸部内臓である心臓は，大動脈起始部から出る（⑦　　　）動脈で栄養される．

2 前胸壁には鎖骨下動脈から出る内胸動脈が分布する．

8. 内胸動脈は胸郭上口から胸腔に入り，（⑧　　　）骨の両側を下行する．
9. 内胸動脈は前肋間枝を出し，（⑨　　　）動脈から出る肋間動脈と吻合する．
10. 第1と第2肋間動脈は，（⑩　　　）動脈から出る肋頸動脈から分かれる．

解説

1. 大動脈弓を過ぎると，大動脈は下に向かう下行大動脈となるが，横隔膜を貫くまでは胸腔内を走行するので，胸大動脈という．
2, 3, 4, 5. 大動脈弓の続きである胸大動脈は，胸腔内で脊柱の左側を下行し，横隔膜の大動脈裂孔に至る．この過程で胸部内臓に分布する気管支動脈と食道動脈，および胸壁に分布する肋間動脈と肋下動脈を出す．
3. 左気管支動脈は通常2本あり，右気管支動脈は1本である．
　　左気管支動脈は胸大動脈から直接出るが，右は胸大動脈から直接ではなく，肋間動脈から出ることもある．
4. 食道には大動脈から直接出る数本の小さな食道動脈が分布する．
5. 第3肋間（隙）から第11肋間（隙）を走る肋間動脈は，胸大動脈から出る．第1肋間動脈と第2肋間動脈は，鎖骨下動脈から出る肋頸動脈から分枝する．肋下動脈は第12肋骨の下を走る動脈である．
6. 気管支動脈は気管支や肺，肺胸膜（肺の臓側胸膜）を栄養する血管である．
8, 9, 10. 胸大動脈からでる肋間動脈は左右9対で，第3から第11肋間隙を後ろから前に走り，

| 答 | ①大動脈 ②左 ③気管支 ④食道 ⑤肋間 ⑥肺（気管支または肺胸膜） ⑦冠状 ⑧胸 ⑨胸大 ⑩鎖骨下 |

後胸壁から側胸壁に分布した後，内胸動脈の前肋間枝（前肋間動脈）と吻合する．第1と第2肋間動脈は，鎖骨下動脈から出る肋頸動脈から分かれる．

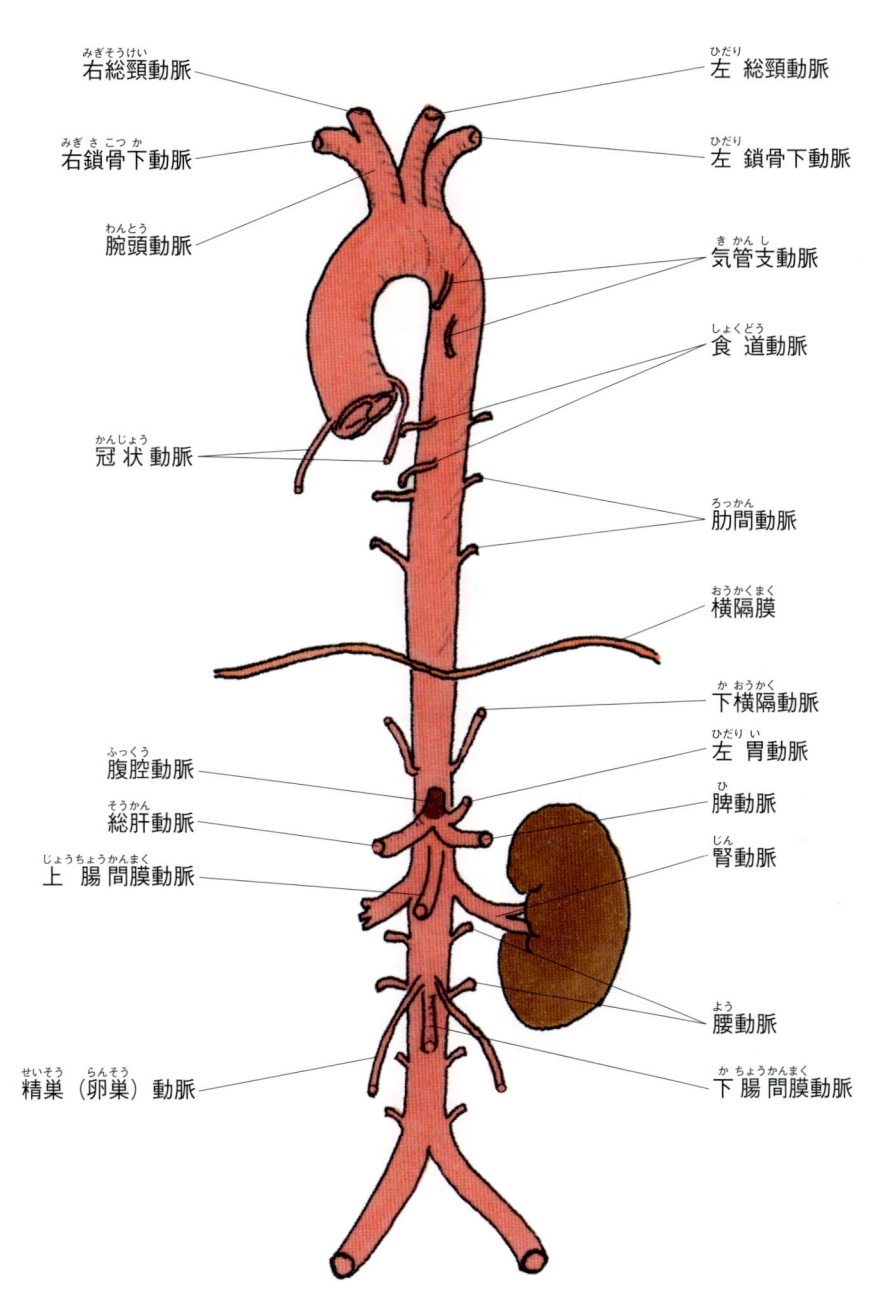

24　大動脈から出る主な枝

25 循環器系 胸部の静脈

1 心臓を除いた胸部内臓と胸壁からの静脈は奇静脈系に注ぐ．

1. 奇静脈は（①　　　）静脈に注ぐ．
2. 半奇静脈や副半奇静脈は（②　　　）静脈に注ぐ．
3. 奇静脈系には胸部内臓である肺や（③　　　）からの静脈が注ぐ．
4. 奇静脈系には（④　　　）壁からの静脈が注ぐ．
5. 奇静脈系は下大静脈と（⑤　　　）静脈を結ぶ．
6. 奇静脈は腹部では右（⑥　　　）静脈に続いている．

2 奇静脈は肝門脈の側副循環路となる．

7. 食道下部の静脈は胃の静脈と（⑦　　　）合している．
8. 肝門脈の通過障害では，胃 → 食道の静脈から（⑧　　　）静脈が側副循環路の一つとなる．

解説

1. 奇静脈は胸椎の右側にあり，右総腸骨静脈から出る右上行腰静脈の続きで，上大静脈に注ぐ．
2. 胸椎の左側にある半奇静脈は左総腸骨静脈から出る左上行腰静脈の続きであり，脊柱を横切って奇静脈に注ぐ．副半奇静脈は形がさまざまで，半奇静脈と合流して奇静脈に注いだり，左腕頭静脈に注いだりする．左右の上行腰静脈と奇静脈，半奇静脈，副半奇静脈を合わせて，奇静脈系という．
4. 右肋間静脈は奇静脈に，左肋間静脈は半奇静脈や副半奇静脈に注ぐ．
5. 左右の総腸骨静脈は合わさって下大静脈になるので，奇静脈系は下大静脈と上大静脈を，心臓を迂回して結ぶ側副循環路（バイパス）となっている．
6. 腹部では左右の上行腰静脈が，横隔膜を超えて胸腔に入ると，奇静脈と名前を変える．上行腰静脈には腹壁からの静脈（腰静脈）が注ぐ．
7. 血管同士がつながりを持つことを吻合という．動脈間，静脈間，あるいは小動脈と小静脈間で吻合がみられる．毛細血管では豊富な吻合がある．
8. 肝門脈系の静脈には，肝臓を経ないで下大静脈あるいは上大静脈に行くいくつかの側副循環路（バイパス）がある．これらのバイパスは正常ではほとんど機能していないが，肝門脈の通過障害（門脈圧亢進症）が起こると肝門脈系の静脈には弁がないため，バイパスの血流が多くなり，症状が現れるので臨床的に重要である．

答 ①上大 ②奇 ③食道 ④胸 ⑤上大 ⑥上行腰 ⑦吻 ⑧奇

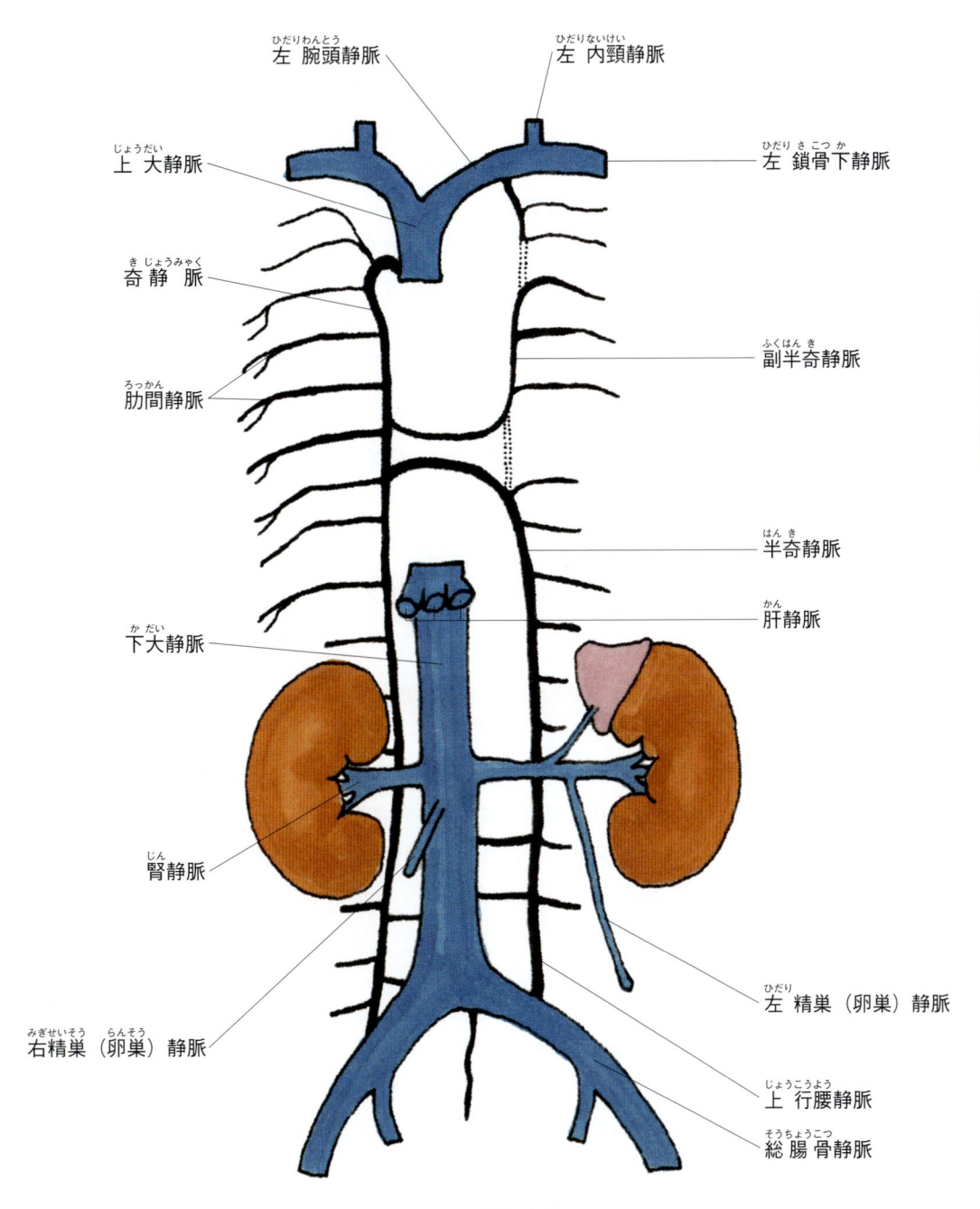

25 奇静脈系

- 左腕頭静脈（ひだりわんとう）
- 左内頸静脈（ひだりないけい）
- 上大静脈（じょうだい）
- 左鎖骨下静脈（ひだりさこつか）
- 奇静脈（きじょうみゃく）
- 副半奇静脈（ふくはんき）
- 肋間静脈（ろっかん）
- 半奇静脈（はんき）
- 肝静脈（かん）
- 下大静脈（かだい）
- 腎静脈（じん）
- 左精巣（卵巣）静脈（ひだり）
- 右精巣（卵巣）静脈（みぎせいそう らんそう）
- 上行腰静脈（じょうこうよう）
- 総腸骨静脈（そうちょうこつ）

循環器系

26 循環器系 腹大動脈

1 腹大動脈は腹部内臓に分布する枝を出す．

1. 胸大動脈は横隔膜の（①　　）裂孔を貫いて腹大動脈となる．
2. 腹大動脈は左右の（②　　）動脈に分かれて終わる．
3. 腹腔動脈は腹大動脈の枝で，脾動脈，左胃動脈，（③　　）動脈に分かれる．
4. 脾動脈は脾臓や（④　　）臓に分布する．
5. 総肝動脈は肝臓のほか，胃や（⑤　　）腸にも分布する．
6. 上腸間膜動脈は小腸では空腸と（⑥　　）腸に分布する．
7. 上腸間膜動脈は大腸では盲腸から（⑦　　）結腸に分布する．
8. 下腸間膜動脈は下行結腸から（⑧　　）腸上半部までに分布する．
9. 左右の腎動脈は（⑨　　）動脈から出る．

2 腹大動脈は精巣（卵巣）および腹壁に分布する枝を出す．

10. 腹大動脈から男性では精巣動脈が，女性では（⑩　　）動脈が出る．
11. 精巣動脈は，（⑪　　）管を通り，精巣に行く．
12. 腹大動脈から腹壁に分布する（⑫　　）動脈が出る．

解説

1. 横隔膜は胸腔と腹腔の間にある膜状の骨格筋で，胸腔と腹腔の間を連絡する2つの裂孔と1つの孔がある．大動脈は大動脈裂孔を通過して胸腔から腹腔に入る．
2. 第4腰椎の高さで左右の総腸骨動脈に分かれる．総腸骨動脈に分かれるまでが大動脈である．
3. 腹大動脈から1本の腹腔動脈が出るが，長さは1〜2 cmで，すぐに左胃動脈，総肝動脈，脾動脈の3本に分かれる．
4. 脾動脈は，左胃大網動脈を出して胃にも分布する．
5. 総肝動脈は胃や十二指腸に分布する胃十二指腸動脈と肝臓を栄養する固有肝動脈に分かれる．胆嚢に分布する胆嚢動脈は固有肝動脈から出る．
8. 直腸下部（肛門周囲）には，内腸骨動脈の枝である内陰部動脈が分布している．
9. このほか，腹大動脈からは横隔膜や副腎に分布する動脈が出る．
10. 精巣の動脈や静脈は鼠径管を通って精巣に出入りする．
12. 左右とも4本の腰動脈が出る．これらの動脈は胸大動脈から出る肋間動脈や肋下動脈に相当する．

答 ①大動脈 ②総腸骨 ③総肝 ④膵 ⑤十二指 ⑥回 ⑦横行 ⑧直 ⑨腹大 ⑩卵巣 ⑪鼠径 ⑫腰

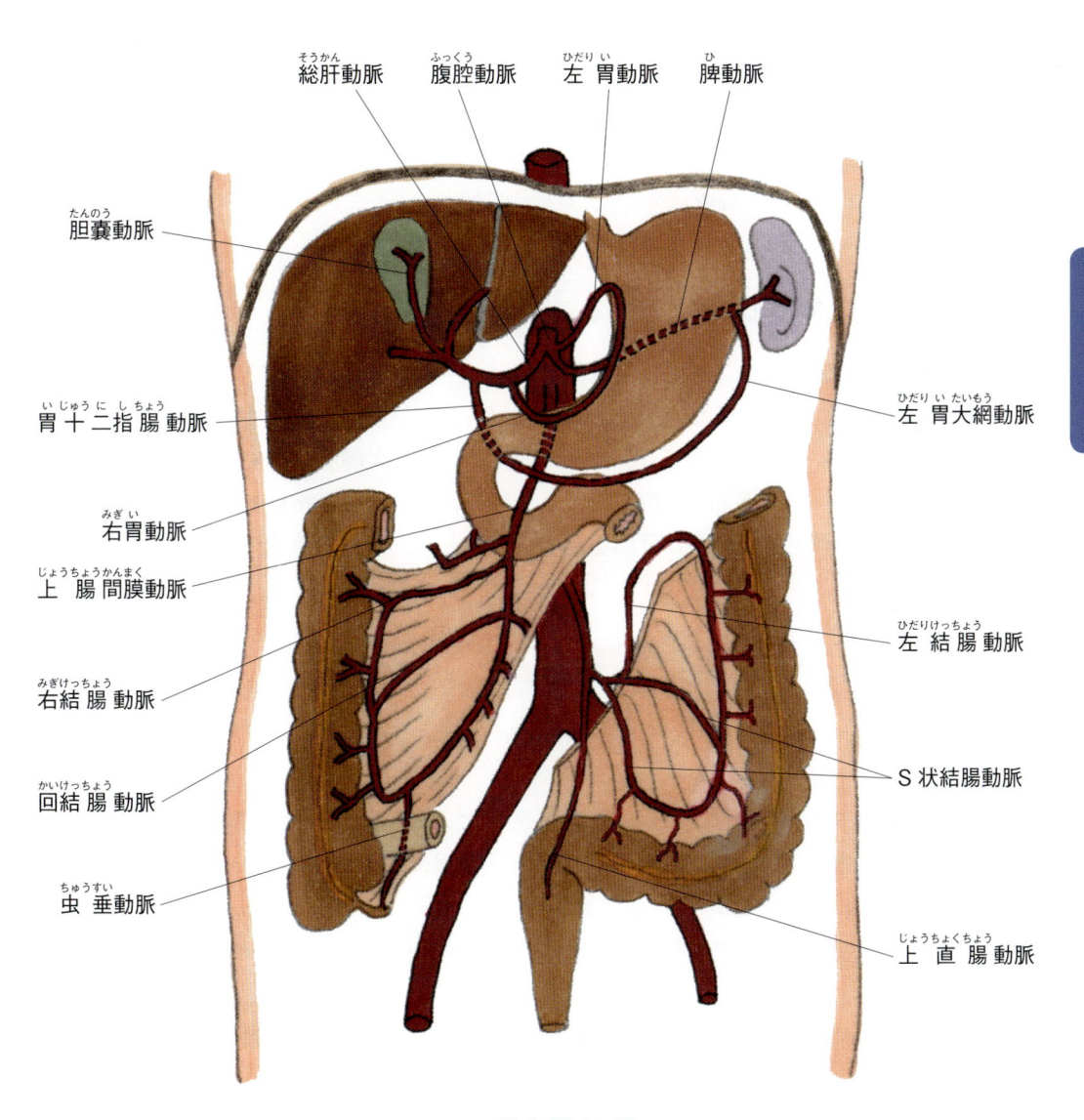

26 腹大動脈の枝
腎動脈と精巣〈卵巣〉動脈は描かれていない

27 循環器系 肝門脈

1 肝門脈は腹腔動脈，上・下腸間膜動脈の分布領域からの静脈血を集める．

1. 肝門脈は胃，腸，膵臓，（①　　）臓からの静脈血を集める．
2. 肝門脈は（②　　）門から肝臓に入る．
3. 肝門脈は肝臓内で毛細血管となり，数本の（③　　）静脈となる．
4. 肝静脈は（④　　）静脈に注ぐ．
5. 腎静脈は肝門脈に注がず，直接（⑤　　）静脈に流入する．

2 肝門脈には側副循環路がある．

6. 肝門脈に通過障害が起こると血液は（⑥　　）循環路に向かう．
7. 側副循環路は，肝臓を経ないで上大静脈か（⑦　　）静脈に行く．
8. 左胃静脈から食道下部を経て（⑧　　）静脈から上大静脈へ行く経路がある．
9. 下腸間膜静脈から直腸下部を経て（⑨　　）静脈へ行く経路がある．
10. 臍の周囲の静脈を経る経路は肝門脈から（⑩　　）静脈を通る．

解説

1. 肝門脈は単に門脈あるいは門静脈とも呼ばれる．肝門脈は腎臓を除くほとんどの腹部内臓の静脈が集まった静脈である．
2，3，4．消化管から吸収されたものは，リンパ管に入る脂肪を除いて肝臓に運ばれる．
5. 腎臓や副腎の静脈は肝門脈に入らず，直接，下大静脈に注ぐ．
6〜10．側副循環路は正常では，ほとんど機能していない．
8. 食道下部の細い静脈が破裂すると吐血を起こす．（参考図　肝門脈と側副循環路の番号1で示されている径路）
9. 直腸下部の細い静脈が破裂すると下血を起こす．（参考図　肝門脈と側副循環路の番号2で示されている径路）
10. 臍周囲の腹壁の静脈が怒張した状態を「メズサの頭」という．（参考図　肝門脈と側副循環路の番号3で示されている径路）

答
①脾　②肝　③肝　④下大　⑤下大
⑥側副　⑦下大　⑧奇　⑨下大　⑩臍傍

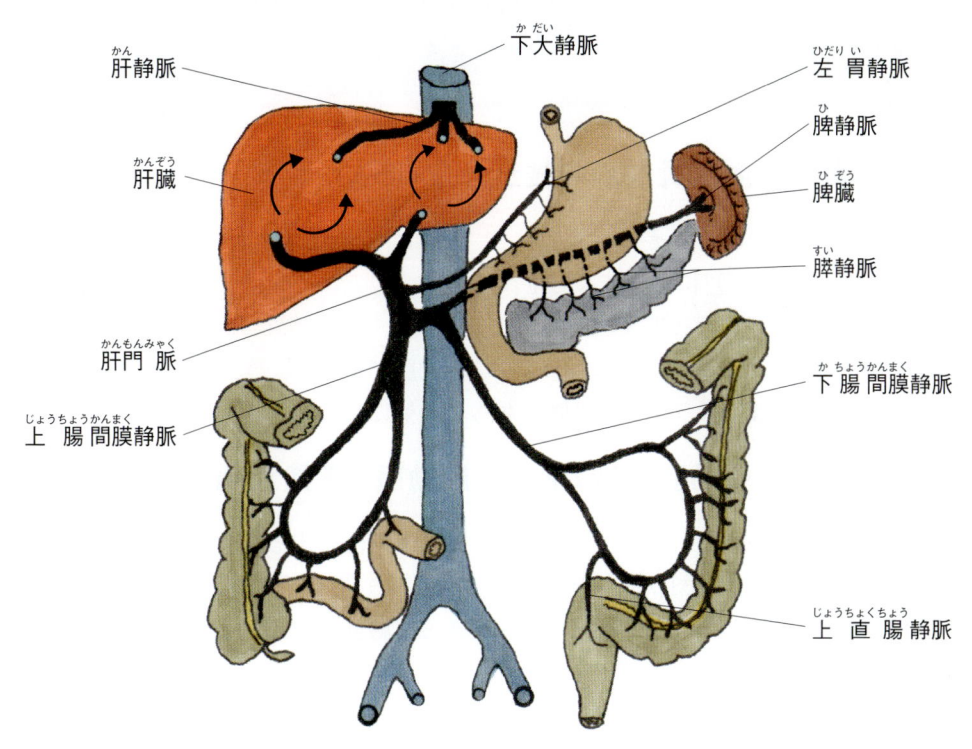

27-1 肝門脈

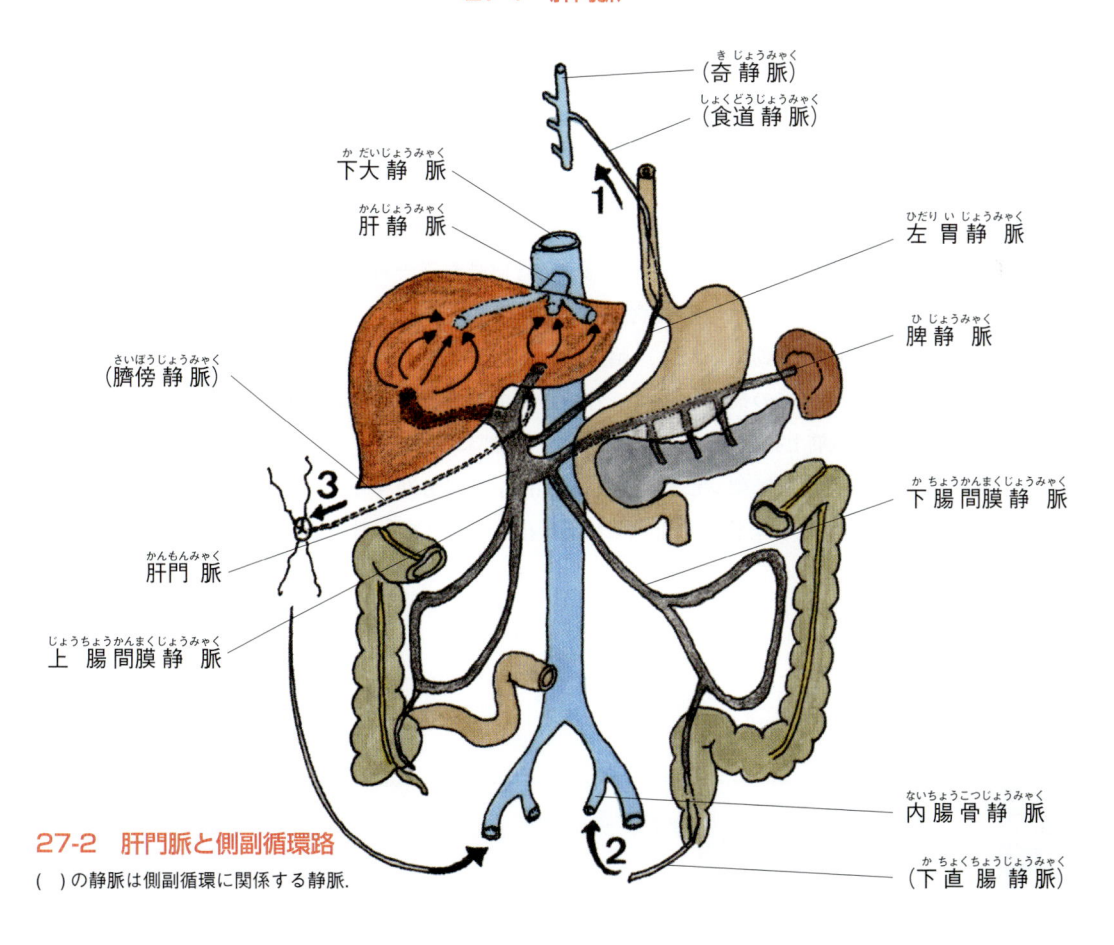

27-2 肝門脈と側副循環路
(　)の静脈は側副循環に関係する静脈.

53

28 循環器系 骨盤内臓と殿部に分布する動脈

1 骨盤内臓には内腸骨動脈の枝が分布する．

1. 左右の総腸骨動脈はそれぞれ（①　　　）動脈と内腸骨動脈に分かれる．
2. 臍動脈は（②　　　）に分布する枝を出す．
3. 閉鎖動脈は閉鎖管を通って大腿内側に出て，（③　　　）筋群に分布する．
4. 肛門や外生殖器に分布するのは（④　　　）動脈である．
5. 胎児では臍動脈は（⑤　　　）動脈となって胎盤に行く．

2 殿部には内腸骨動脈の枝である上殿動脈，下殿動脈が分布する．

6. 上殿動脈は大坐骨孔の（⑥　　　）上孔を通って殿部に出る．
7. 下殿動脈は骨盤腔内で梨状筋，尾骨筋，（⑦　　　）筋に分布する．
8. 下殿動脈は大坐骨孔の（⑧　　　）下孔を通って殿部に出る．

解説

1. 総腸骨動脈は腹大動脈から分かれる左右1対の動脈で，内・外腸骨動脈に分かれる．
2. 骨盤腔内で膀胱に枝を出す．また，男性では精管に枝を出す．胎児ではこの動脈は臍帯動脈となり，胎盤に行くが，生後では臍動脈索となる．
3. 閉鎖動脈は骨盤腔内では，腸骨や腸骨筋に枝を出す．閉鎖管を通って大腿内転筋群（外閉鎖筋，恥骨筋，大腿内転筋群，薄筋），股関節の寛骨臼や大腿骨頭靱帯を通って大腿骨頭に分布する．
4. 内陰部動脈は大坐骨孔を梨状筋の下を通って骨盤腔から一旦，殿部に出て，すぐに小坐骨孔から坐骨直腸窩に入り，肛門や外生殖器に分布する．
5. 胎児では臍動脈は臍帯動脈となり，胎盤に行くが，生後ではヒモ状の臍動脈索となる．
6. 上殿動脈は内腸骨動脈の最大の枝で，骨盤腔内では梨状筋や内閉鎖筋に分布する．大坐骨孔を梨状筋の上（梨状筋上孔）を通って骨盤腔から殿部に出る．
7. 下殿動脈は骨盤腔内では梨状筋や尾骨筋，肛門挙筋に分布する．
8. 下殿動脈は大坐骨孔を梨状筋の下（梨状筋下孔）を通って骨盤腔から殿部に出る．殿部では主に大殿筋に分布する．

答 ①外腸骨　②膀胱　③大腿内転　④内陰部　⑤臍帯
　　　⑥梨状筋　⑦肛門挙　⑧梨状筋

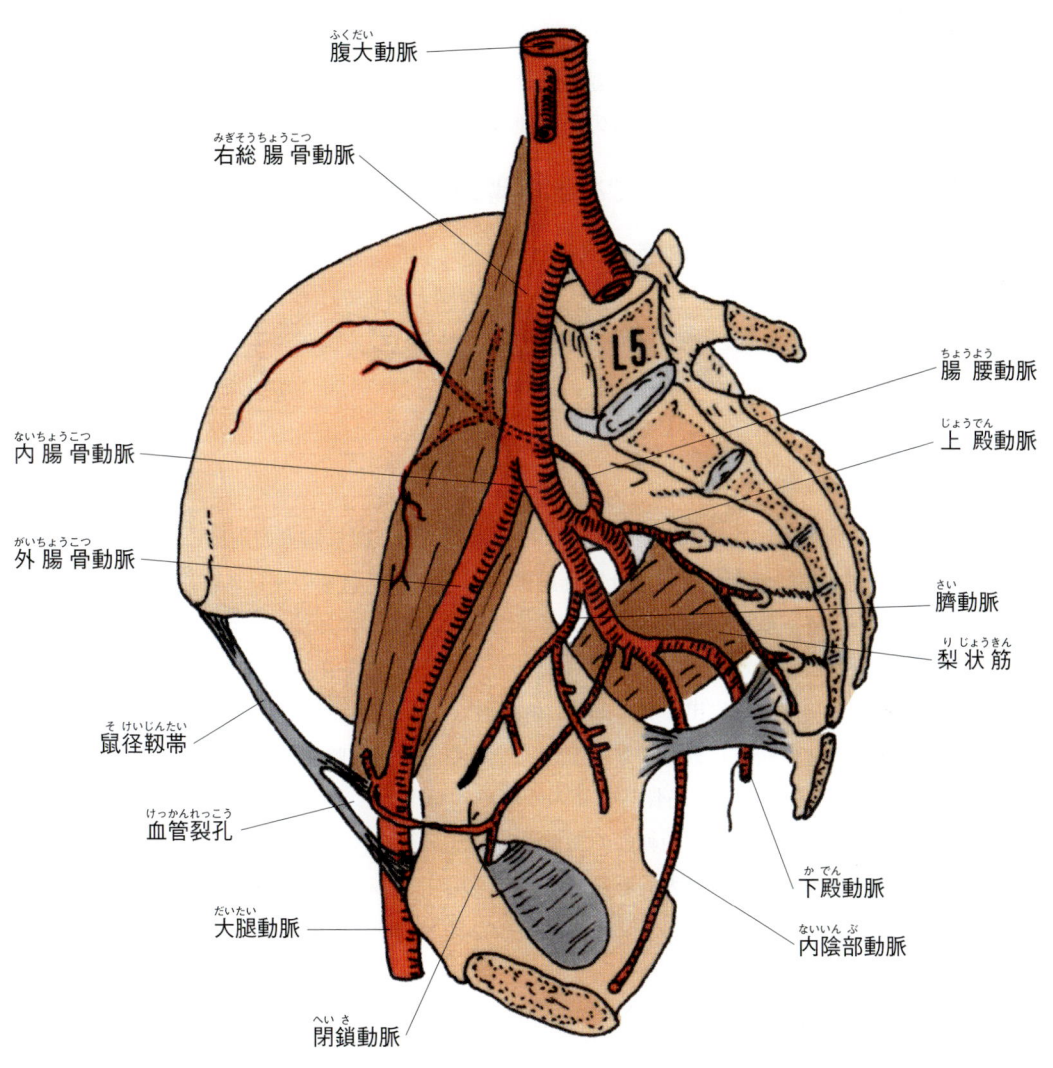

28　総腸骨動脈の枝

29 循環器系 下肢に分布する動脈

1 下肢には閉鎖動脈と大腿動脈の枝が分布する．

1. 外腸骨動脈は（①　　　）靱帯の下を通過すると大腿動脈となる．
2. 大腿の内側部を除いて下肢には（②　　　）動脈の枝が分布する．
3. 大腿動脈は大腿三角から内転筋管を通り膝の後ろに出ると，（③　　　）動脈となる．
4. 大腿深動脈は3本の（④　　　）動脈を出し，大腿後面の筋に分布する．
5. 大腿回旋動脈は（⑤　　　）動脈の枝である．

2 下腿には大腿動脈の続きである膝窩動脈の枝が分布する．

6. 前脛骨動脈は下腿骨間膜の前面を下行して（⑥　　　）動脈となり足指に分布する．
7. 後脛骨動脈は下腿後面を下行し，足底に行き，内側と外側の（⑦　　　）動脈に分かれる．
8. 足指に分布する動脈は（⑧　　　）弓から出る．

解説

1. 総腸骨動脈から分かれた外腸骨動脈は，鼠径靱帯に至るまでに腹壁の前部に分布する下腹壁動脈と腹壁の後下部に分布する深腸骨回旋動脈を出し，鼠径靱帯の下（血管裂孔）を通過すると大腿動脈となって下肢に分布する（図28を参照）．
2, 3. 大腿動脈は外腸骨動脈の続きで，鼠径靱帯の下から始まり，大腿前面を下内側に進み，内転筋管を通った後，膝窩に出て膝窩動脈に移行する．主に，鼠径部と大腿に分布する．
4. 大腿深動脈は大腿の筋群に分布する主な動脈である．大腿動脈の最大の枝で鼠径靱帯の下3〜5cmの所から出る．最初，恥骨筋と長内転筋の間を下行し，次いで長内転筋と短内転筋の間を通る．続いて長内転筋と大内転筋の間を下行し，最後は大内転筋を貫く．大腿深動脈からは普通3本の貫通動脈が出る．大内転筋を貫いて，大殿筋の一部や，大腿後面の筋に分布する．また，大腿骨に入る栄養動脈を出す．大腿深動脈自身も最後は大内転筋を貫くが，これを第4貫通動脈という．
5. 内側・外側大腿回旋動脈は大腿深動脈の最初の枝で，大腿骨の頸や大転子の回りを取り巻くように分布している．外側大腿回旋動脈の下行枝は大腿直筋の深部を下り，膝関節に至る．
6. 膝窩動脈は前脛骨動脈と後脛骨動脈に分かれる．前脛骨動脈は下腿骨間膜の前面を下行して足背に至り，足背動脈となり足指に分布する．この過程で下腿前面の筋に分布するほか，膝関節動脈網に加わる枝を出す．足背動脈は足背部で脈を触れることができる．

答　①鼠径　②大腿　③膝窩　④貫通　⑤大腿深　⑥足背　⑦足底　⑧足底動脈

7. 後脛骨動脈は下腿後面を下行し，内果の後面から足底に至り，内側と外側足底動脈に分かれる．この過程で下腿後面の筋に分布するほか，膝窩動脈の近くで外果の方に向かう腓骨動脈を出す．内側足底動脈は母指に分布する．
8. 外側足底動脈は足背動脈の枝と交通して足底動脈弓を作った後，足指に分布する．

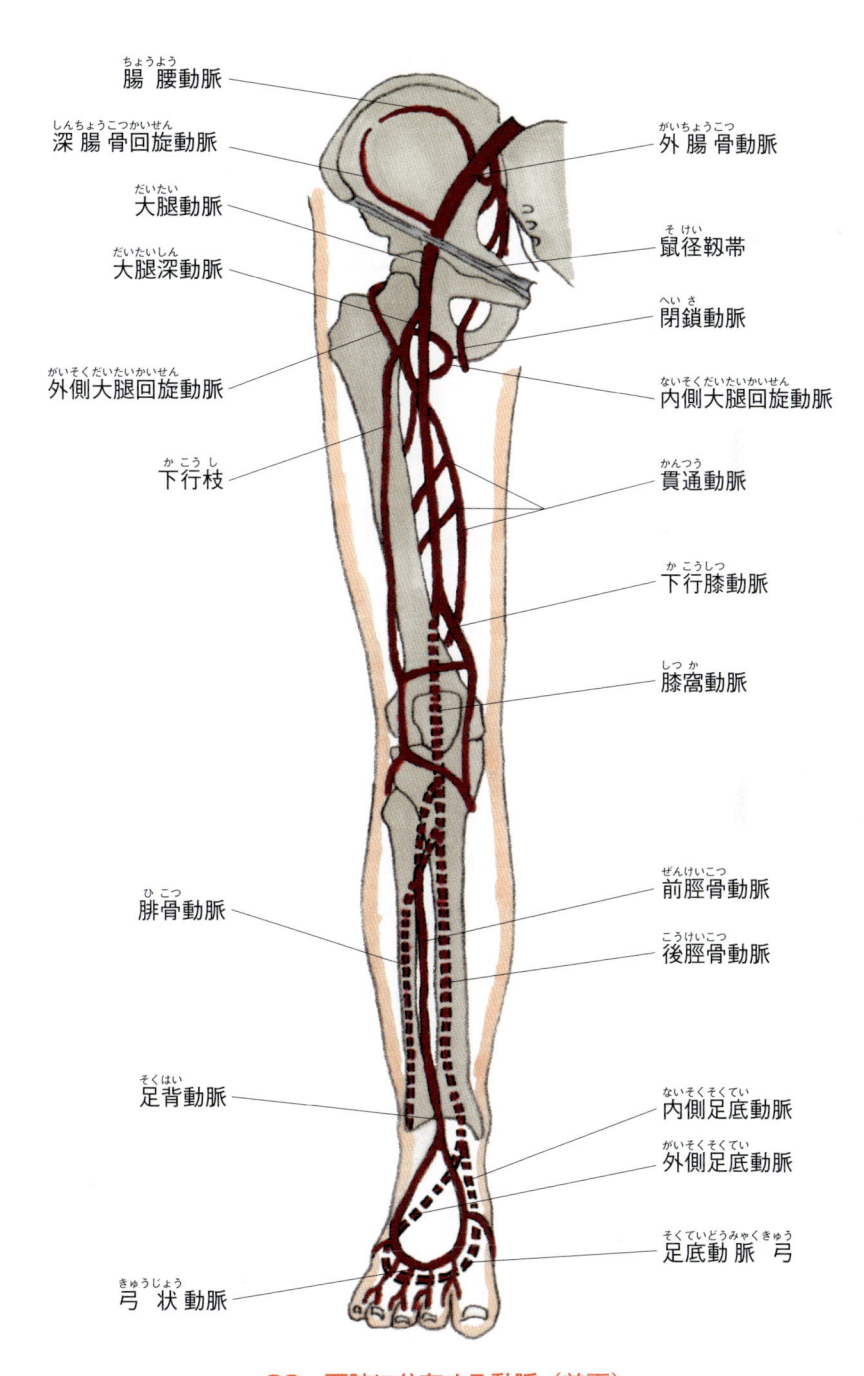

29　下肢に分布する動脈（前面）

30 循環器系 上肢と下肢の静脈

1 静脈には深静脈と皮静脈がある．

1．深静脈は多くの場合，（①　　　）脈と伴行する．
2．橈骨静脈は動脈に伴行し，（②　　　）動脈に沿って2本ある．
3．橈側皮静脈は（③　　　）静脈に注ぐ．
4．尺側皮静脈は（④　　　）静脈に注ぐ．
5．橈側皮静脈は尺側皮静脈と（⑤　　　）皮静脈で結ばれている．

2 上肢や下肢の皮静脈には静脈弁が発達している．

6．下肢の皮静脈には大伏在静脈と（⑥　　　）静脈がある．
7．大伏在静脈は（⑦　　　）孔を通って大腿静脈に注ぐ．
8．小伏在静脈は下腿後側を上行し，（⑧　　　）静脈に注ぐ．

解説

1．静脈系は体の深部を走る深静脈と皮下（皮下組織の中）を走る皮静脈の2種類に区別される．深静脈は一般に同じ名前の動脈と伴行して走り，特に上肢や下肢の深静脈は1本の動脈に対して2本あるいは3本以上ある．これに対し，皮静脈は動脈と伴行せず，単独に走る．

2．橈骨動脈や尺骨動脈と伴行する橈骨静脈や尺骨静脈は動脈に比べて非常に細く，動脈のそばに2本，動脈を挟むように走行している．

3，4，5．上肢の皮静脈は手背静脈網から起こり，前・上腕の前面で橈側を上行する橈側皮静脈と尺側を上行する尺側皮静脈がある．橈側皮静脈は尺側皮静脈と肘正中皮静脈で結ばれている．肘正中皮静脈は静脈注射や採血に使用される．橈側皮静脈は腋窩静脈，尺側皮静脈は上腕静脈に注ぐ．

6，7，8．下肢の皮静脈には大伏在静脈と小伏在静脈がある．いずれも足背および足底静脈網から起こり，大伏在静脈は下肢の内側を上行し，伏在裂孔を通って大腿静脈に注ぐ．小伏在静脈は下腿後側を上行し，膝窩静脈に注ぐ．

6．大腿の筋は深筋膜である大腿筋膜によって包まれているが，皮静脈は深筋膜と皮膚の間にある皮下組織（浅筋膜）の中を走っている．従って，皮静脈は心臓に帰る前に深筋膜を貫いて深静脈に注ぐ．大腿筋膜には大伏在静脈やリンパ管が通過する大きな孔である伏在裂孔が開いている．

答　①動　②橈骨　③腋窩　④上腕　⑤肘正中
　　　⑥小伏在　⑦伏在裂　⑧膝窩

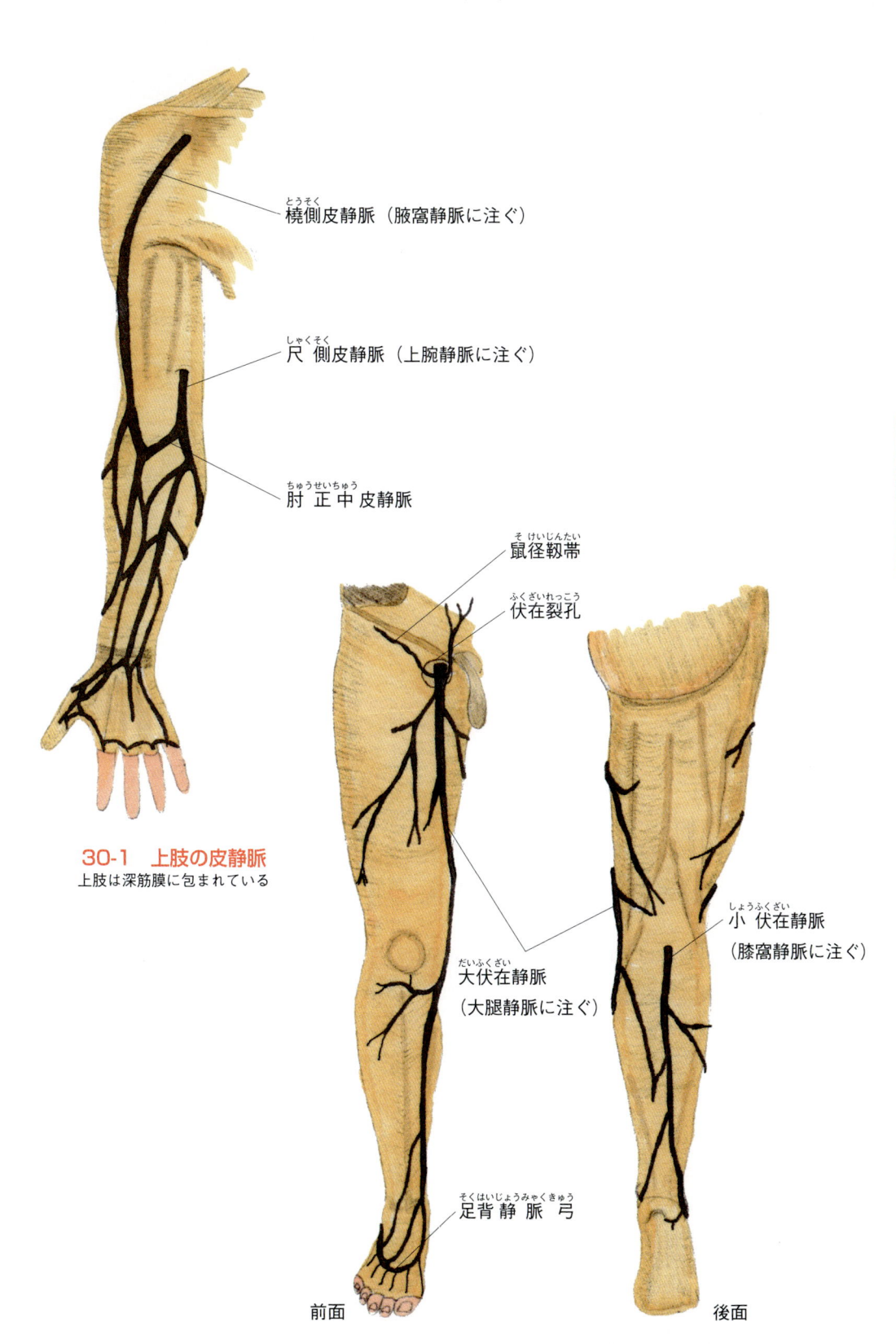

30-1　上肢の皮静脈
上肢は深筋膜に包まれている

- 橈側皮静脈（腋窩静脈に注ぐ）
- 尺側皮静脈（上腕静脈に注ぐ）
- 肘正中皮静脈

30-2　下肢の皮静脈
下肢は深筋膜に包まれている

- 鼠径靱帯
- 伏在裂孔
- 大伏在静脈（大腿静脈に注ぐ）
- 小伏在静脈（膝窩静脈に注ぐ）
- 足背静脈弓

前面　　後面

循環器系

31 循環器系 胎児循環

1 胎児期には肺は働かず，胎盤がガス交換の場である．

1. 胎児の血液が酸素をもらう場は，肺ではなく（①　　）である．
2. 胎児の血液は胎盤で（②　　）血となる．
3. 胎盤からの動脈血は1本の（③　　）静脈で胎児に運ばれる．
4. 臍静脈は胎児に入ると（④　　）と合流する．
5. 臍静脈の大部分の血液は肝門脈から（⑤　　）管を通って下大静脈に行く．

2 胎児期には肺循環は機能していない．

6. 胎児の右心房と左心房の間には（⑥　　）孔がある．
7. 胎児の肺動脈と大動脈の間には（⑦　　）管がある．
8. 臍静脈は出生後閉じて（⑧　　）となる．
9. 卵円孔は出生後（⑨　　）となる．
10. 動脈管は出生後10日ほどで閉じて（⑩　　）となる．

解説

1. 胎児は羊水の中に浸かった状態であり，肺は使われていない．
2. 炭酸ガスを捨て，酸素をもらった血液を動脈血という．胎児期には，母体の血液中の酸素を胎盤を通して受け取る．生後，静脈血が動脈血に変わるのは肺である．
3. 心臓に向かって血液を運ぶ血管を，静脈という．臍静脈には動脈血が流れていることに注意しよう．
4. 胎児の肝臓は大量動脈血を受けているため発育が良く，活発に活動している．
5. 肝門脈から肝臓に入り切れなかった残りの血液は静脈管（アランチウス Arantius 管）を通って下大静脈に注ぎ，右心房に入る．
6. 下大静脈を通って心臓に帰った混合血（下大静脈の静脈血と，静脈管を通ってきた動脈血が混じっている）は，心房中隔の卵円孔を通って左心房に運ばれ，左心室から大動脈で心臓から送り出される．
7，10. 上大静脈を通って心臓に帰った胎児の上半身からの静脈血は，右心房から右心室に入り，肺動脈（幹）に送り出される．肺が働いていないため，静脈血は動脈管（ボタロー Botallo）管を通って，下行大動脈の起始部に流れ込む．胎児の上半身に分布する動脈は大動脈弓から出る．大動

答 ①胎盤 ②動脈 ③臍 ④肝門脈 ⑤静脈（アランチウス）
⑥卵円 ⑦動脈（ボタロー） ⑧肝円索 ⑨卵円窩 ⑩動脈管索

脈弓までは卵円孔を通ってきた混合血が流れているため，胎児の上半身は下半身に比べて発育が良い．ボタロー管は生後閉じて、動脈管索となる．

8. 臍静脈は生後，全く違った名称となるので注意が必要である．
9. 卵円孔は閉じて卵円窩となるが，左右の心房を仕切る膜は，上（二次中隔）と下（1次中隔）の2枚の膜からなり，その2枚の膜の間が卵円孔である．1次中隔は卵円孔弁とも呼ばれる．卵円孔の閉鎖は2枚の膜が癒着することによって起こる．

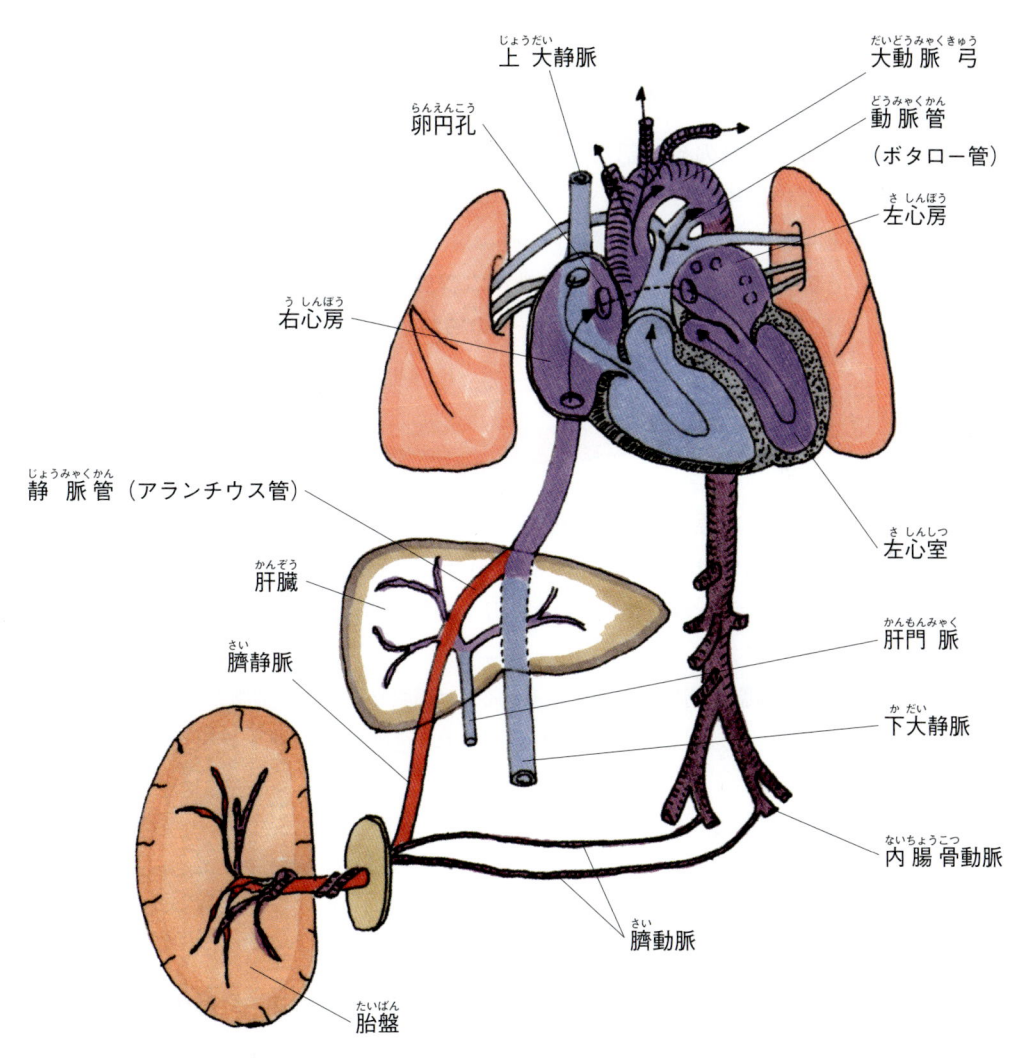

31　胎児循環

32 循環器系 リンパ系

1 細胞は細胞外液に不要物質を放出するが，これらは静脈とリンパ管によって運ばれる．

1. 細胞は細胞周囲の液，すなわち（①　　　）液に不要な物質を放出する．
2. 組織液を汲み上げるのは毛細血管と毛細（②　　　）管である．
3. リンパ管内の液，すなわちリンパは最終的に（③　　　）に注ぐ．
4. 静脈に注ぐ前に，リンパ管はいくつかの（④　　　）節を通過する．
5. リンパ節に入るリンパ管を（⑤　　　）リンパ管という．

2 下半身と左上半身からのリンパ管は胸管に集まり，左静脈角に注ぐ．

6. 内頸静脈と鎖骨下静脈の合流部を（⑥　　　）角という．
7. リンパ管はしだいに集まり，太いリンパ（⑦　　　）となる．
8. 下半身と左上半身からのリンパ管は（⑧　　　）というリンパ本幹となる．
9. 右上半身からのリンパ本幹である右リンパ本幹は（⑨　　　）角に注ぐ．
10. 脾臓では，リンパ球の生産や（⑩　　　）の破壊が行われる．

解説

1. 細胞は液体に囲まれた状態にあり，細胞を取り巻く組織液に動脈から必要な物質が運ばれる．細胞が放出した不要な物質は静脈によって運び去られるが，もう一つのシステムであるリンパ系によっても運び去られる．細胞の死骸などもリンパ管に吸収される．また，腸管から吸収された脂肪はリンパ管中に入る．
2. 細胞の外は液体で，細胞は周囲の液（組織液あるいは細胞外液）とは細胞膜で仕切られている．細胞は必要な物は細胞膜を通して組織液から取り入れ，不要な物は細胞膜を通して組織液中に排出する．
4，5．リンパ管の途中には，米粒大から大豆大のリンパ節があり，リンパ中の異物がマクロファージ（大食細胞）によって取り除かれる．リンパ節ではリンパ球の生産も行われる．リンパ節から出るリンパ管は輸出リンパ管という．
6，9．左の静脈角には胸管が，右の静脈角には右リンパ本幹が合流する．
10．リンパ球の生産は白脾髄で行われ，老化した赤血球の破壊は赤脾髄で行われる．赤血球の寿命は約120日である．

答

①細胞外（組織）　②リンパ　③静脈　④リンパ　⑤輸入
⑥静脈　⑦本幹　⑧胸管　⑨右静脈　⑩赤血球

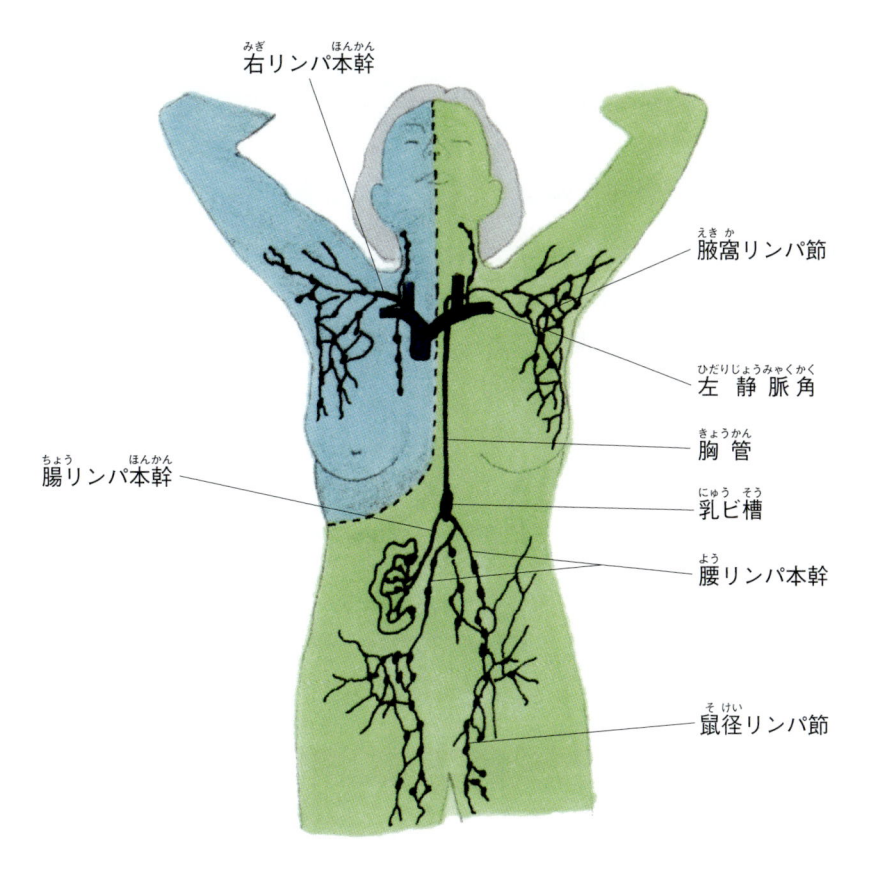

32-1 リンパ系
青色部分からのリンパは右リンパ本管に注ぐ

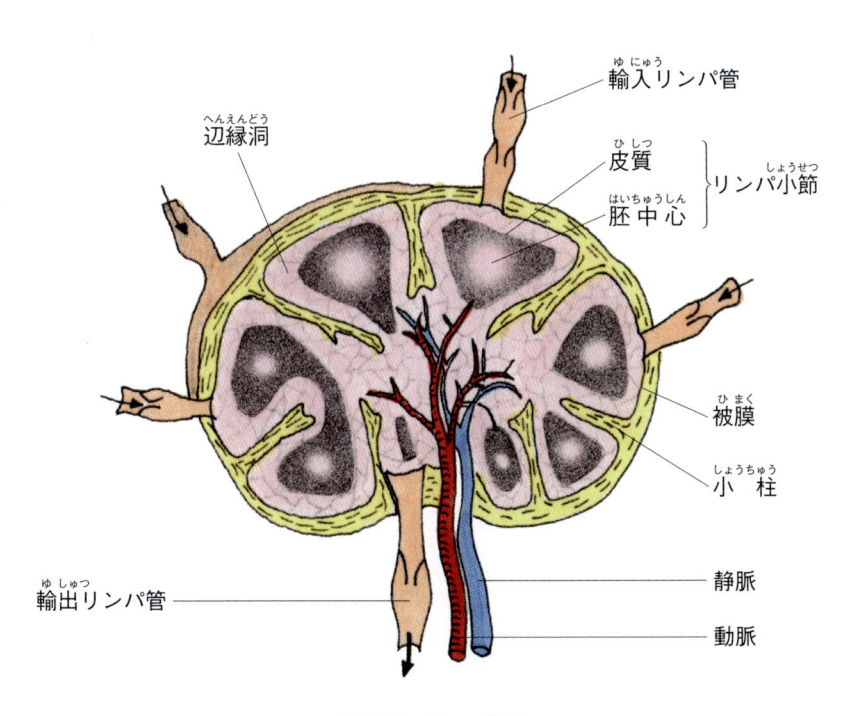

32-2 リンパ節

33 呼吸器系 鼻腔，咽頭

1 呼吸器系は鼻，咽頭，喉頭，気管，気管支，および肺から構成される．

1. 鼻から気管支までは空気の通り道であるため（①　　　）道と呼ばれる．
2. 鼻腔は（②　　　）隔により左右に仕切られている．
3. 下鼻道には眼から涙を鼻に運ぶ（③　　　）管が開口している．
4. 鼻腔上部の粘膜は嗅覚を受け取る所で，（④　　　）皮と呼ばれる．
5. 鼻中隔前下部は鼻出血がよく起こる所で，（⑤　　　）部位と呼ばれる．
6. 鼻腔を取り囲む骨は中に空気を含む（⑥　　　）腔と呼ばれる空洞がある．

2 咽頭は上咽頭，中咽頭，下咽頭の3部に分けられる．

7. 咽頭鼻部の側壁には（⑦　　　）口が開いている．
8. 下咽頭は喉頭の後ろで，下は（⑧　　　）に続く．

解説

1. 鼻腔，咽頭，喉頭，気管，気管支は空気の通り道をなすので気道という．気道は外鼻孔（鼻の穴）より喉頭までの上気道と，喉頭より下の，気管からの下気道に分けられる．
2. 空気は外鼻孔を通って鼻の中，すなわち鼻腔に入る．鼻腔は鼻中隔により左右に仕切られている．
3. 鼻腔の外側壁からは上・中・下鼻甲介が棚状に突出し，鼻甲介の下に上・中・下鼻道という通路を作っている．下鼻道には眼から涙を鼻に運ぶ鼻涙管が開口している．
4. 鼻腔上部の粘膜には嗅覚を受け取る嗅細胞があり，この部の粘膜は特に嗅上皮と呼ばれる．
5. 鼻中隔前下部はキーゼルバッハ部位と呼ばれ，血管に富むとともに外力を受けやすいため，鼻出血がよく起こる．
6. 鼻腔を取り囲む前頭骨，上顎骨，篩骨，蝶形骨は中に空気を含む空洞があるため，含気骨と呼ばれる．これらの空洞（前頭洞，上顎洞，篩骨洞，蝶形骨洞）は鼻腔と交通しており，まとめて副鼻腔という．
7. 咽頭は，上から鼻部（上咽頭），口部（中咽頭），喉頭部（下咽頭）の3部に分けられる．上咽頭には鼓室（鼓膜の奥にある空洞）と連絡する耳管が開口する耳管咽頭口がある．
8. 咽頭の喉頭部（下咽頭）は喉頭の後ろに相当する部分で，前は喉頭，下は食道へ通じる．

答　①気　②鼻中　③鼻涙　④嗅上　⑤キーゼルバッハ　⑥副鼻
　　　⑦耳管咽頭　⑧食道

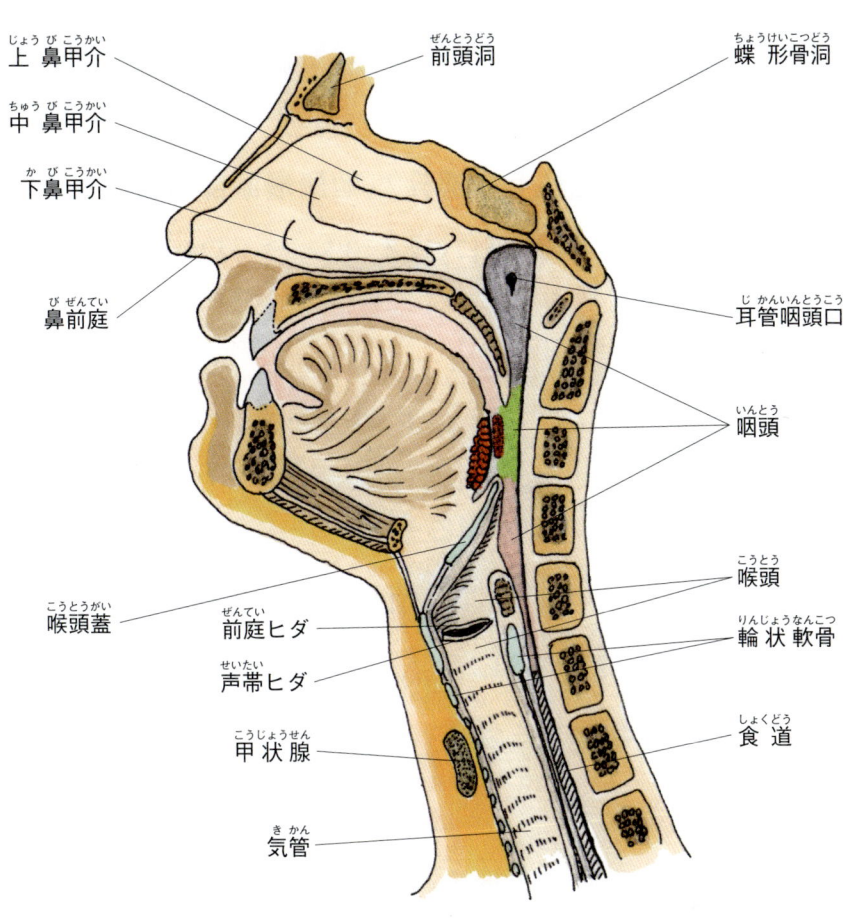

33-1 頭頸部の正中断面

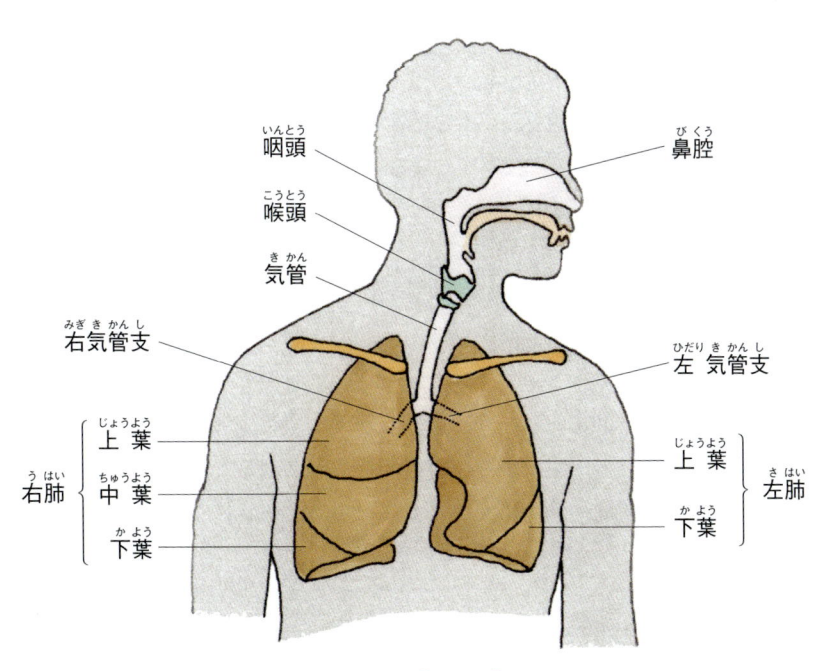

33-2 呼吸器系

呼吸器系

34 呼吸器系 喉頭

1 喉頭は，いわゆる「のど仏」の部分で，咽頭喉頭部の前に位置している．

1. 咽頭喉頭部に来た空気は，喉頭の入口である（①　　　）口から喉頭に入る．
2. 喉頭は喉頭蓋軟骨，甲状軟骨，（②　　　）軟骨，披裂軟骨などの軟骨が骨組となっている．
3. 喉頭の内部を（③　　　）腔という．
4. 喉頭内部の両側壁には（④　　　）ヒダと声帯ヒダと呼ばれる2組のヒダが見られる．
5. 左右の声帯ヒダの間の狭くなった所を（⑤　　　）裂という．

2 喉頭は発声器としての役割がある．

6. 発声の調節は（⑥　　　）裂の開閉により行われる．
7. 前庭ヒダと声帯ヒダの間はポケット状になっており，これを（⑦　　　）室という．
8. 喉頭の筋は第Ⅹ脳神経である（⑧　　　）神経によって支配されている．

解説

1. 鼻腔から咽頭鼻部，口部を通って咽頭喉頭部の上部に来た空気は，喉頭の入口である喉頭口から喉頭に入る．
2. 喉頭は喉頭蓋軟骨，甲状軟骨，輪状軟骨，披裂軟骨などの軟骨が骨組となっている．甲状軟骨の中央部は特に成人男子で著しく前方に突出し，これを喉頭隆起（のど仏，アダムのリンゴ）という．
3. 喉頭の内部，すなわち喉頭腔は次の3部に分けられる．
   喉頭前庭：喉頭口から前庭ヒダ（室ヒダ）まで
   喉頭室：前庭ヒダと声帯ヒダの間
   喉頭下腔：声帯ヒダから気管の上端まで
4. 喉頭内部の両側壁には前庭ヒダ（室ヒダ）と声帯ヒダと呼ばれる2組のヒダが見られる．
5. 左右の前庭ヒダの間を，喉頭前庭裂という．左右の声帯ヒダの間の狭くなった所を声門裂という．
6. 声帯ヒダと声門裂を合せて声門という．声帯ヒダが空気によって震え，口腔や鼻腔と共鳴することで声となる．声門裂の開閉により発声の調節が行われる．
7. 前庭ヒダと声帯ヒダの間は，外側に向かって浅いポケット状になっており，これを喉頭室と

答　①喉頭　②輪状　③喉頭　④前庭（室）　⑤声門
　　　⑥声門　⑦喉頭　⑧迷走

いう．喉頭室の前方は前上方に少し伸びており，それを喉頭小囊という．

8. 喉頭の筋は，左右の迷走神経から分かれる左右の上喉頭神経と下喉頭神経によって支配されている．従って，迷走神経が障害されると，いわゆる「しゃがれ声」嗄声となる．

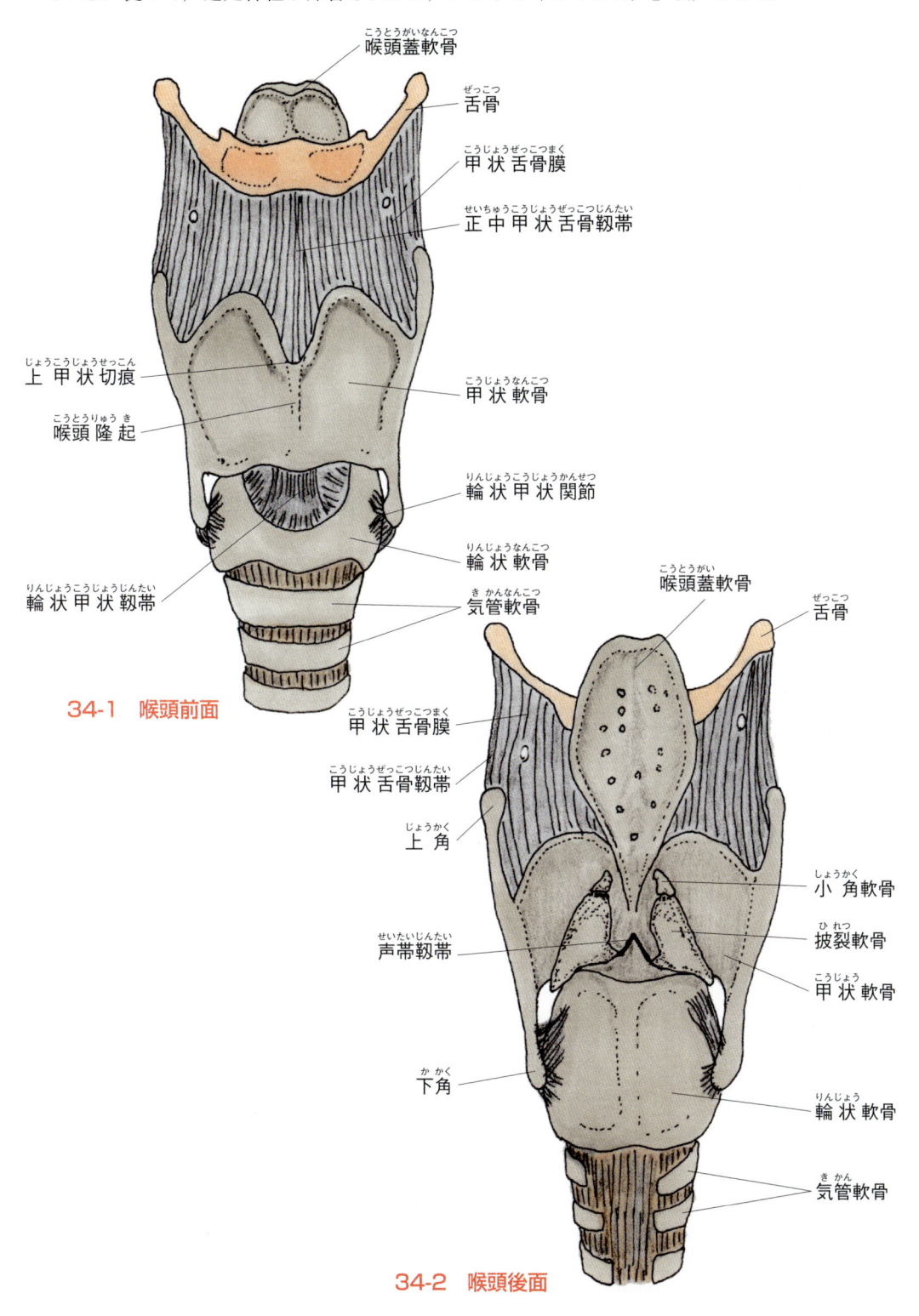

34-1 喉頭前面

34-2 喉頭後面

呼吸器系

35 呼吸器系 気管，気管支

1 気管は喉頭の下方に連なる長さ約10cmの管で，軟骨で形を保たれている．

1. 喉頭は第（①　　）頸椎のレベルで気管に続く．
2. 気管は第（②　　）胸椎の高さで左右気管支に分かれる．
3. 気管はその形を保つためU字型の（③　　）軟骨を持つ．
4. 左右の気管支を比べると，太く短いのは（④　　）気管支である．
5. 左右の気管支は（⑤　　）門を通り，肺の中に入る．
6. 葉気管支は右では3本，左では（⑥　　）本である．

2 細気管支は軟骨を持たない．

7. 細気管支はさらに分枝して細くなり，最後は（⑦　　）となる．
8. 気管・気管支の粘膜上皮は（⑧　　）上皮である．

解説

1. 喉頭は第6頸椎のレベルで気管に続く．気管は長さ約10cmの管で，食道の前を下る．
2. 第5胸椎の高さで左右気管支に分かれる．ここを気管分岐部（気管カリーナ）という．
3. 気管および気管支はU字形の軟骨（気管軟骨）が一定の間隔をおいて並び，気管後壁は膜性壁と呼ばれ平滑筋層（気管筋）からなる．上部の気管軟骨は，のど仏（甲状軟骨）の下方で，皮下に触れることができる．
4. 気管が分れて左右の気管支（主あるいは一次気管支という）に分かれる．主気管支は，肺に入るまで斜め下方に向かって走行するが，左右の気管支では違いがある．右気管支は左気管支より太く，短く，また垂直に近く傾斜する．このため，右気管支は左気管支に比べ異物が入りやすい．
5. 肺門から肺に入った主気管支は，肺の中で樹木の枝のように分かれて，次第に細くなっていく．その順番は主気管支 ⇒ 葉気管支（二次気管支）⇒ 区域気管支（三次気管支）⇒ 細気管支である．
6. 葉気管支は右では3本，左では2本．区域気管支は左右とも10本ある．区域気管支はさらに枝分かれを繰り返し，太さ1mm以下となると細気管支と呼ばれる．細気管支になると周囲に軟骨は見られない．
7. 細気管支はさらに分枝して細くなり，終末細気管支 ⇒ 呼吸細気管支 ⇒ 肺胞管 ⇒ 肺胞嚢

答 ①6 ②5 ③気管 ④右 ⑤肺 ⑥2 ⑦肺胞 ⑧多列線毛

⇒肺胞となる．肺胞は，呼吸細気管支の所から見られる．肺胞はガス交換が行われる所であるため，呼吸細気管支からは気管支の呼吸部と呼ばれる．呼吸細気管支の手前，終末細気管支までは，気管も含めて導管部と呼ばれる．肺胞嚢は，一つの肺胞管よりも広がった空所の周りに肺胞が集まった構造をさす．

8．気管と気管支の構造は，区域気管支までは内腔から上皮，粘膜固有層，粘膜下組織，軟骨，外膜でできている．上皮は多列線毛上皮で，管腔に向かって多数の線毛を持つ円柱状の線毛細胞と，粘液を分泌する杯（さかずき）細胞からなる．粘液に付着した異物は線毛の動きによって外に向かって排出される．気管では杯細胞の代わりに，粘膜固有層内に粘液を分泌する気管腺があり，導管によって粘液が気管内腔に分泌される．

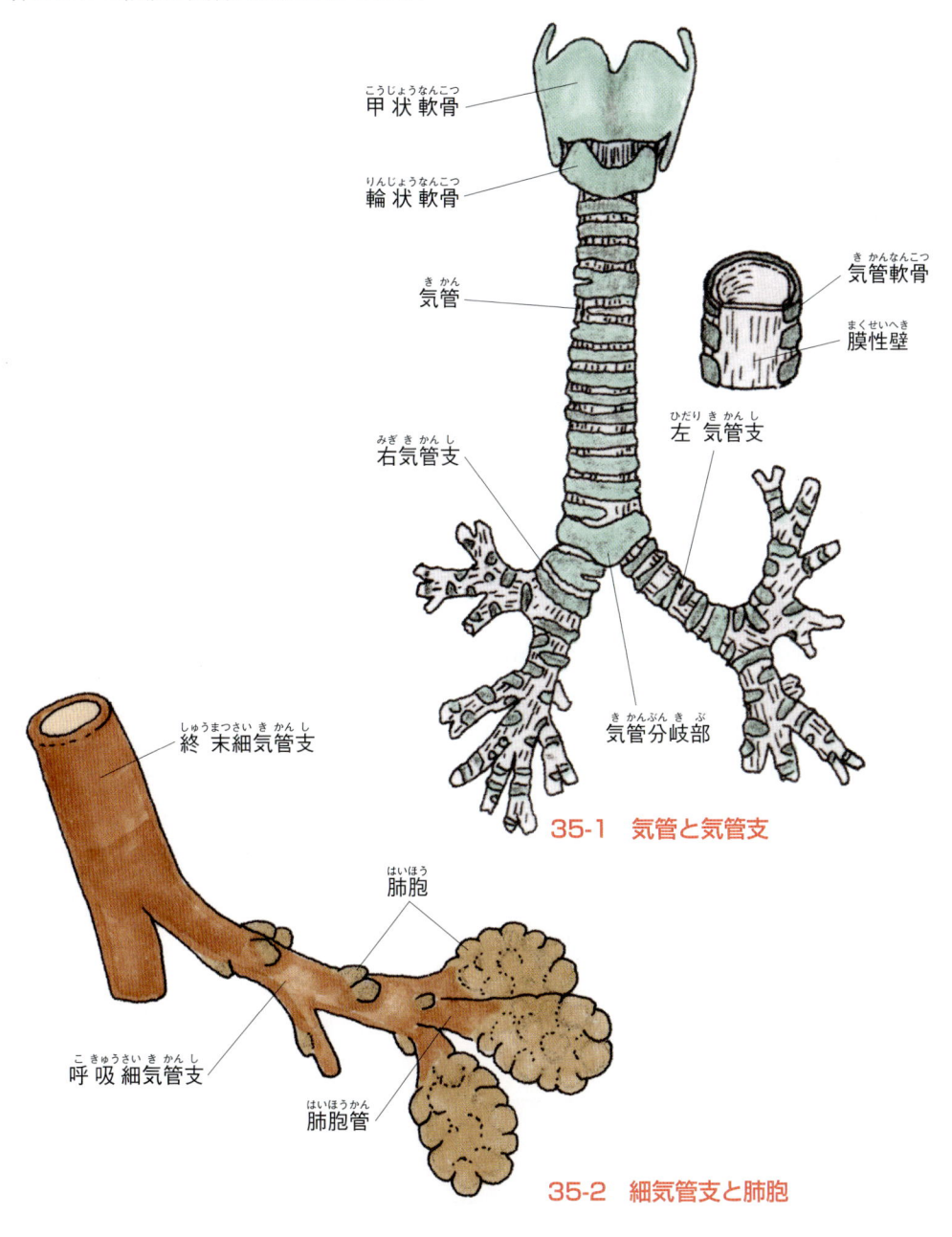

35-1　気管と気管支

35-2　細気管支と肺胞

36 呼吸器系 肺

1 右肺は3葉，左肺は2葉である．

1. 右肺の上葉と中葉は水平裂によって，中葉と下葉は（①　　　）裂によって分けられている．
2. 肺門の所で，肺に出入りする構造物が結合組織で束ねられたものを（②　　　）という．
3. 肺底は横隔膜の上にあるが，肺尖は鎖骨の上約（③　　　）cmにある．
4. 肺の表面にはほぼ四角をした区画が見られるが，これを（④　　　）という．

2 肺の栄養血管は気管支動脈，機能血管は肺動脈である．

5. 肺に行く肺動脈は中に（⑤　　　）血を含んでおり，肺胞の周囲で毛細血管となり，ガス交換を行う．
6. 肺組織を栄養しているのは（⑥　　　）動脈から直接出る細い気管支動脈である．
7. 肺には交感神経と（⑦　　　）神経からの副交感線維が分布している．
8. 肺胞を作っているⅡ型肺胞上皮細胞は，（⑧　　　）を分泌する．

解説

1. 右肺は上・中・下の3葉からなる．3つの葉は裂と呼ばれる深い切れ込みで分けられる．上葉と中葉は水平裂によって，中葉と下葉は斜裂によって分けられている．左肺は斜裂によって分けられる上・下の2葉からなる．
2. 肺の内側面（縦隔面）の中央には主気管支，肺動・静脈，気管支動・静脈，神経などが出入りする部分があり，これを肺門という．肺門の所で，肺に出入りする構造物が結合組織で束ねられたものを肺根という．
3. 肺の上端（肺尖）は首の付け根まで達しており，鎖骨の上2～3cmにある．
4. 1本の細気管支から肺胞に至る構造は，細気管支を頂点とした四角錐（ピラミッド型）をしており，四角錐の底部が肺の表面に現れている．この一つの単位を肺小葉という．
5. 肺に行く肺動脈は中に静脈血（酸素の少ない血液）を含んでおり，肺胞の周囲で毛細血管となり，ガス交換を行った動脈血（酸素の多い血液）が，肺静脈として心臓に帰る．これが肺の役割（機能）であるので，肺動脈は肺の機能血管といわれる．
6. 気管支動脈は肺を構成する細胞に酸素を送る動脈で，肺の栄養血管といわれる．気管支動脈の数や出るところは人によって違いが大きいが，多くの場合胸大動脈から左2本，右1本出る．

答　①斜　②肺根　③2～3　④肺小葉　⑤静脈　⑥大　⑦迷走　⑧サーファクタント

7. 交感神経と迷走神経からの副交感線維が肺の血管や分泌腺に分布している．
8. 肺胞を作っている細胞にはⅠ型肺胞上皮細胞とⅡ型肺胞上皮細胞がある．Ⅱ型肺胞上皮細胞は，サーファクタントを分泌する．サーファクタントは肺胞内の表面張力を減少させ，より少ない力で肺胞が開くようにする表面活性物質．リン脂質，コレステロール，タンパク質からできている．サーファクタントが欠乏すると，肺胞が十分膨らまないため，肺が小さくなる．終末細気管支に見られるクララ細胞もサーファクタントを分泌する．

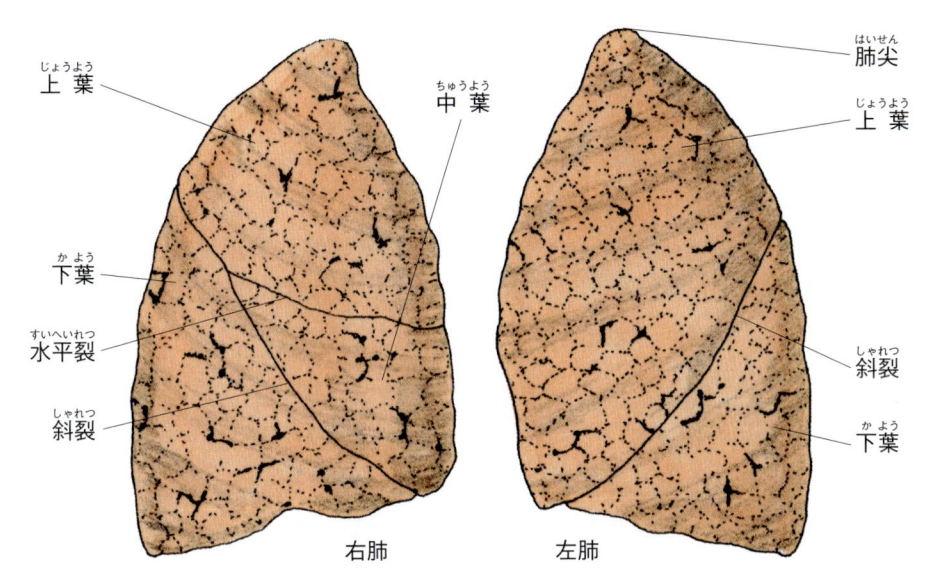

36-1 肺（外側面）

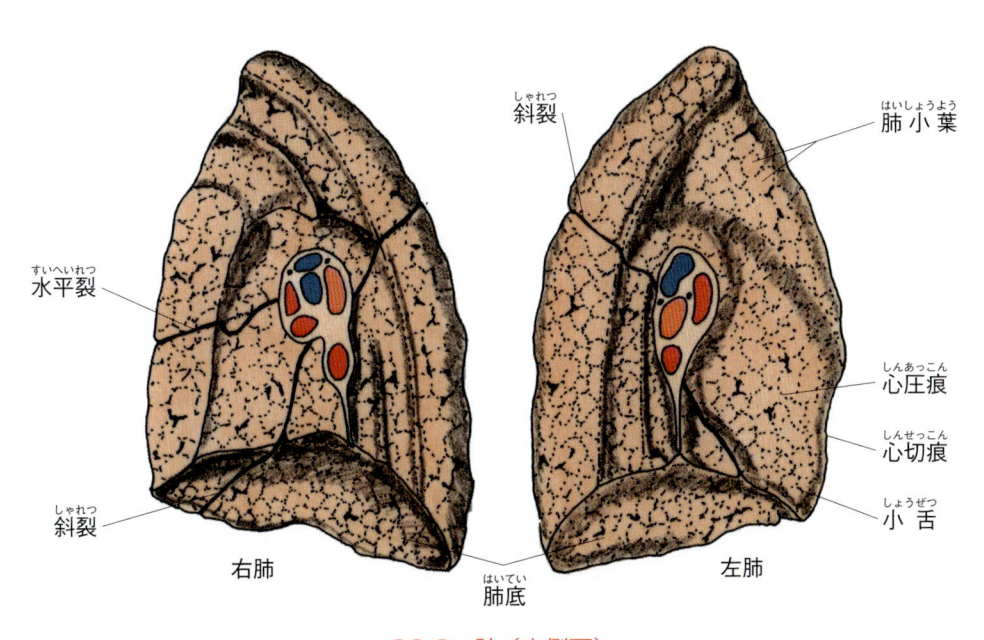

36-2 肺（内側面）

37 呼吸器系 胸膜，縦隔

1 肺は胸膜で包まれている．

1. 胸膜は臓側胸膜（肺胸膜）と，（①　　　）胸膜の2葉からなる．
2. 2葉の胸膜の間の腔を（②　　　）腔という．
3. 左右の肺や心臓は（③　　　）腔内に存在する．
4. 胸膜は上皮組織に分類されるが，特に（④　　　）皮と呼ばれる．

2 左右の肺の間にある構造物を縦隔という．

5. 縦隔の両側は肺，前壁は胸骨，後壁は脊柱，下壁は（⑤　　　）膜である．
6. 縦隔の上部は（⑥　　　）口となっている．
7. 縦隔を作る最も大きなものは（⑦　　　）臓で，その他，食道や気管支などがある．
8. 縦隔はT4，T5の間と（⑧　　　）角を結んだ線で上縦隔と下縦隔に分けられる．

解説

1. 胸膜は肺の表面を覆う臓側胸膜（肺胸膜）と，胸郭の内面を覆う壁側胸膜の2葉からなる．
2. 肺胸膜と壁側胸膜は間に胸膜腔を作る．胸膜腔内には潤滑油としての働きを持つ少量の漿液性（さらさらとした液）の胸膜液が入っている．胸膜腔は陰圧に保たれている．胸膜腔が特に広くなった所を胸膜洞という．
3. 胸腔と胸膜腔を混同しないようにしよう．胸腔は横隔膜より上で，肋骨，胸骨，胸椎で囲まれた腔所である．
4. 胸膜は上皮組織に分類されるが，特に中皮と呼ばれる．胸膜にできた腫瘍を中皮腫というが，良性と悪性がある．特に悪性中皮腫は石綿（アスベスト）との関連が知られている．
5. 縦隔の両側は胸膜で包まれた肺，前壁は胸骨，後壁は脊柱，下壁は横隔膜である．
6. 縦隔の上の壁は存在せず，胸郭上口という孔になっている．
7. 縦隔には，心臓や心臓に出入りする血管，気管，食道などが存在する．
8. 縦隔は胸骨角（胸骨柄と胸骨体の間にできる角）とT4，T5の間を結んだ平面で上縦隔と下縦隔に分ける．下縦隔はさらに3つに区分される．胸骨と心臓との間を前縦隔，心臓と心臓を包む膜を合わせて中縦隔（縦隔中部），心臓と脊柱の間を後縦隔という．

答　①壁側　②胸膜　③胸　④中
　　⑤横隔　⑥胸郭上　⑦心　⑧胸骨

37-1 肺胸膜

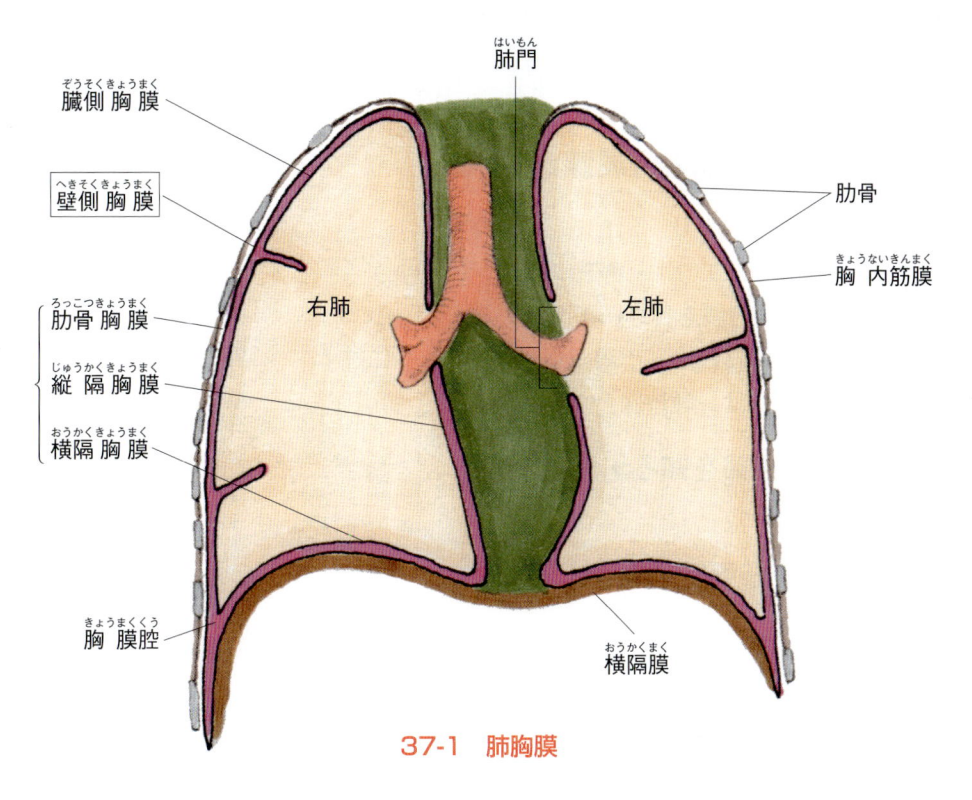

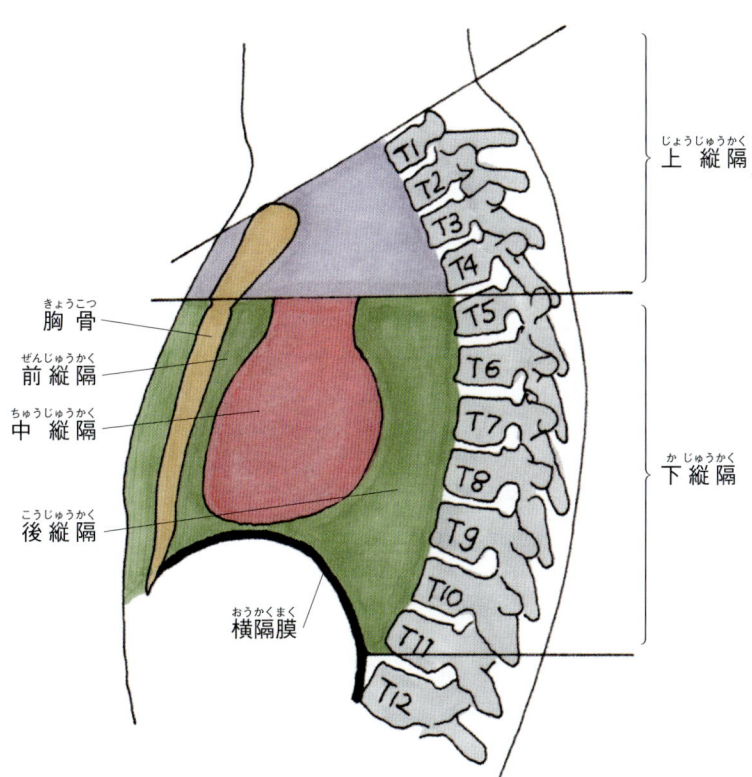

37-2 縦隔

呼吸器系

38 消化器系の構成

1 消化器系は消化管と付属腺からなる．

1. 消化管は口腔から始まり，（①　　　）に終る．
2. 口腔からは，（②　　　）→ 食道に続く．
3. 食道は（③　　　）膜を貫き，腹腔に入る．
4. 食道は腹腔内で胃に続き，小腸から（④　　　）に続く．
5. 消化管の付属腺には，唾液腺，（⑤　　　）臓，膵臓がある．

2 消化器系の各部を知ろう．

6. 右図の⑥は？
7. 右図の⑦は？
8. 右図の⑧は？
9. 右図の⑨は？
10. 右図の⑩は？

解説

1，5．消化器系は栄養物を消化，吸収し，残渣を糞便として排泄する器官系である．消化器系は口腔から肛門に続く管状の消化管と，これらの付属腺である唾液腺，肝臓，膵臓からなる．

2，3，4．消化管は，部位によって膨らんだり，細くなったり，曲がりくねったりした一続きの管で，部位によって分けると次のようになる．

　　　口腔 → 咽頭 → 食道 → 胃 → 小腸 → 大腸

5．消化管の外に付属する腺として唾液腺，肝臓，膵臓がある．

6．咽頭は気道であり，また食物の通路でもある．咽頭は筋肉で作られた管で，鼻腔，口腔，喉頭の後ろにある．咽頭は，上から鼻部（上咽頭），口部（中咽頭），喉頭部（下咽頭）の3部に分けられる．一般にいう「のど」は，咽頭口部にあたる．

7．十二指腸は胃の幽門に続き，膵臓を取り囲むようにC字形をなす長さ約25cmの管である．ここに膵臓と肝臓からの分泌液が流れ込む．

8．大腸は，盲腸，虫垂，結腸，直腸に分けられる．結腸はさらに上行結腸，横行結腸，下行結腸，S状結腸に分けられる．

9．膵臓は消化酵素を含んだ膵液を十二指腸に分泌する．

10．消化管の最終部は肛門である．

答　①肛門　②咽頭　③横隔　④大腸　⑤肝
　　　⑥咽頭　⑦十二指腸　⑧盲腸　⑨膵臓　⑩肛門

こうくう
口腔

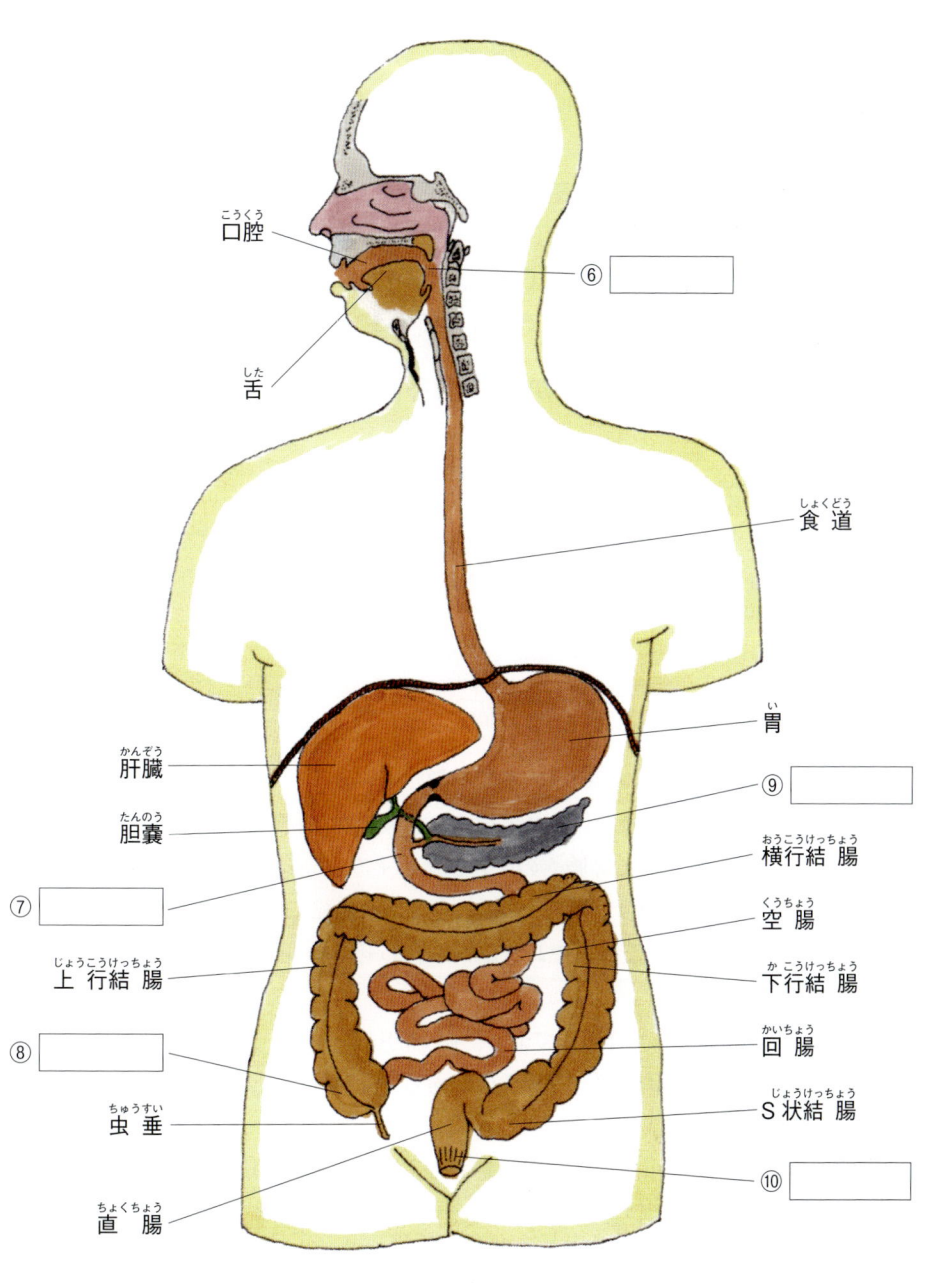

した
舌

⑥ □

しょくどう
食道

かんぞう
肝臓

い
胃

たんのう
胆囊

⑨ □

おうこうけっちょう
横行結腸

⑦ □

くうちょう
空腸

じょうこうけっちょう
上行結腸

かこうけっちょう
下行結腸

⑧ □

かいちょう
回腸

ちゅうすい
虫垂

じょうけっちょう
S状結腸

ちょくちょう
直腸

⑩ □

38 消化器系

消化器系

39 消化器系 口腔

1 口腔は消化器系の初部であると同時に，発声においても重要な機能を持つ．

1. 口腔は歯列弓によって口腔前庭と（①　　　）口腔に分けられる．
2. 口腔の天井を，（②　　　）という．
3. 口蓋は硬口蓋と（③　　　）口蓋に分けられる．
4. 口蓋舌弓と口蓋咽頭弓の間には（④　　　）がある．
5. 舌は（⑤　　　）筋でできた器官である．
6. 舌の背面は4種類の（⑥　　　）で覆われている．

2 口腔では歯と舌により咀嚼が行われる．

7. 永久歯の数は（⑦　　　）本である．
8. 上顎骨にはまり込んだ1列の歯を（⑧　　　）弓という．
9. 舌は咀嚼運動とともに（⑨　　　）に際しても重要な働きを持つ．
10. 舌の筋肉は随意筋であり（⑩　　　）神経で支配されている．

解説

1. 口腔前庭と固有口腔は上下の歯列弓の奥で交通している．
2, 3. 硬口蓋は上顎骨と口蓋骨で作られているため硬いが，軟口蓋には骨がない．軟口蓋は嚥下（物を飲み込む動作）に際して鼻腔への交通を遮断する．
4. 扁桃はリンパ組織で，舌の付け根（舌根）にもリンパ組織である舌扁桃がある．これらに咽頭鼻部（上部）に見られる咽頭扁桃や耳管扁桃を合わせてワルダイエル（Waldeyer）の咽頭輪といい，免疫反応に関与している．
5, 10. 舌は横紋筋（骨格筋）で作られており，随意的に動かすことができる．
6. 糸状乳頭，茸状乳頭，葉状乳頭，有郭乳頭がある．糸状乳頭以外は味覚の受容器である味蕾を持つ．
7. 永久歯には切歯，犬歯，小臼歯，大臼歯がある．乳歯の数は20本である．
8. 下顎骨にはまり込んだ1列の歯を下歯列弓という．上歯列弓と下歯列弓にそれぞれ16本の永久歯がある．しかし，第3大臼歯（いわゆる親知らず）は生涯，見られない人が多くなっている．
9. 舌は本来，食物を食べるときにかき混ぜて，食物を歯と歯の間に送り込む働きをしている．

答　① 固有　② 口蓋　③ 軟　④ 口蓋扁桃（扁桃腺）　⑤ 横紋（骨格）　⑥ 舌乳頭
⑦ 32　⑧ 上歯列　⑨ 発声　⑩ 舌下（第12脳神経）

しかし，言語を話すヒトにおいては発音に重要な役割を持つようになった．
10. 舌の筋肉は横紋筋であり，運動神経で支配される随意筋である．

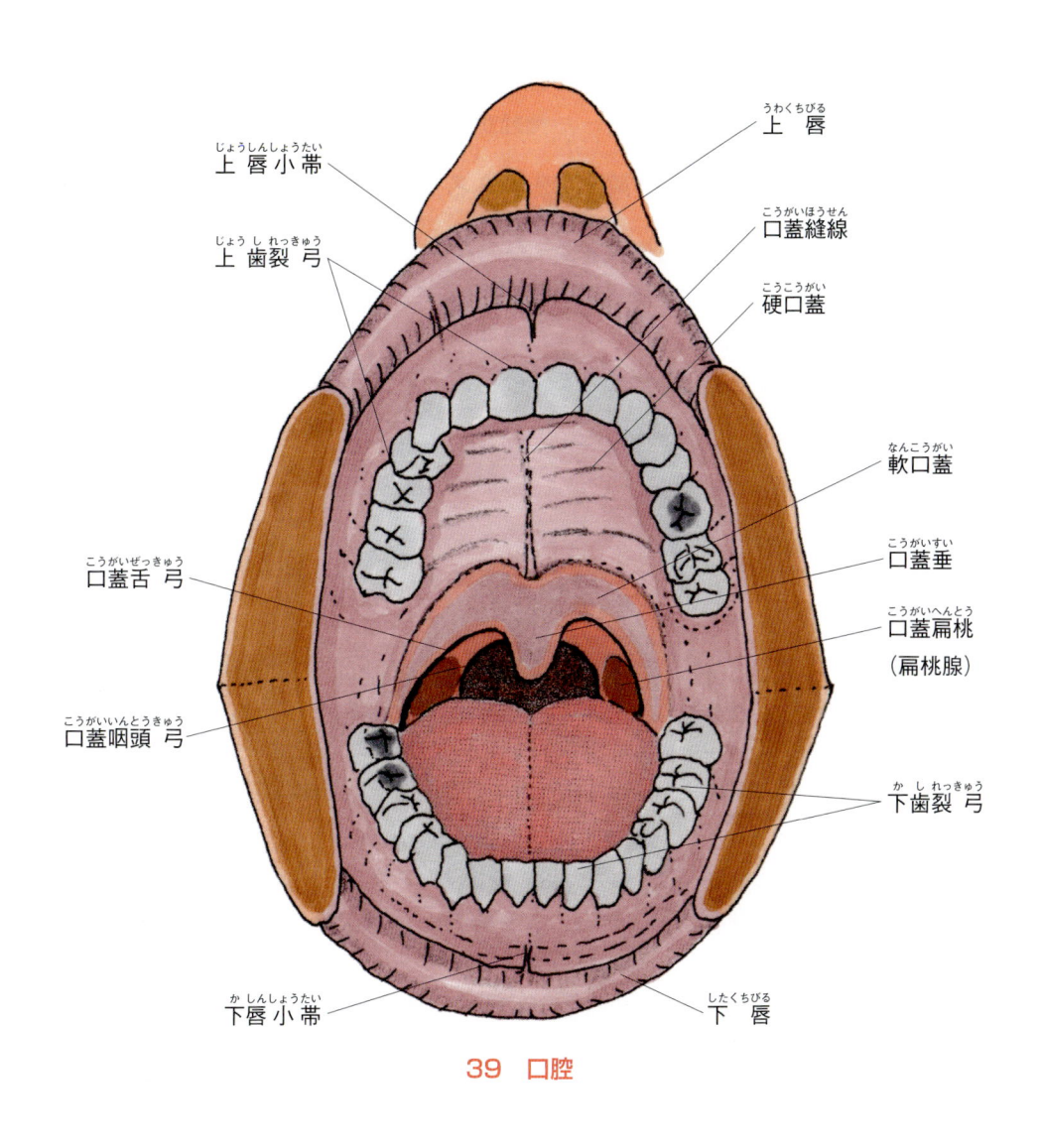

39 口腔

40 消化器系 舌，唾液腺

1 舌には咀嚼や嚥下，発声の役割とともに，味覚の受容器がある．

1. 舌は前3分の2の舌体と，後ろ3分の1の（①　　　）に分けられる．
2. 舌体の上面は舌背で，その前端は（②　　　）と呼ばれる．
3. 舌背には糸状乳頭，茸状乳頭，葉状乳頭，（③　　　）乳頭といった舌乳頭が見られる．
4. 糸状乳頭以外の乳頭には味覚の受容器である（④　　　）が見られる．
5. 舌前3分の2の味覚は（⑤　　　）神経が司る．
6. 舌後ろ3分の1の味覚は（⑥　　　）神経が司る．

2 唾液腺には大唾液腺と小唾液腺がある．

7. 口腔の粘膜中に散在している唾液腺を（⑦　　　）腺という．
8. 大唾液腺には，耳下腺，顎下腺，（⑧　　　）腺の3つがある．
9. 耳下腺の導管は口腔前庭の（⑨　　　）乳頭に開口する．
10. 耳下腺はさらっとした唾液を分泌する（⑩　　　）腺である．

解説

1. 前3分の2を舌体，後ろ3分の1を舌根といい，分界溝という逆Vの字型の溝が両者の境界となっている．
2，3. 舌体の上面は舌背で，その前端は舌尖と呼ばれる．舌背には糸状乳頭，茸状乳頭，葉状乳頭，有郭乳頭といった舌乳頭が見られる．有郭乳頭は舌乳頭の中でも最も大きく，数は最も少なく，分界溝の前に1列に8～12個並ぶ．茸状乳頭は白っぽく見える糸状乳頭の間に散在し，赤い点状に見える．葉状乳頭は舌背の後部外側縁に線条に見られ，小児では比較的よく見られるが，成人では発達が悪い．
4. 味覚の受容器は味蕾といい，ほとんどは舌の糸状乳頭を除く，茸状乳頭，葉状乳頭および有郭乳頭中にある．味蕾は味覚を司る味細胞と支持細胞からなる卵形の小体で，味孔により舌表面に開いている．
5. 味覚は特殊感覚で，舌前3分の2の味覚は顔面神経の枝である鼓索神経が司る．
6. 舌後3分の1の味覚は第Ⅸ脳神経の舌咽神経が司る．
7，8. 唾液を分泌する腺には小唾液腺と大唾液腺がある．小唾液腺は口腔の粘膜中に散在している．大唾液腺には，耳下腺，顎下腺，舌下腺の3つがある．唾液の分泌は1日平均，1000

答 ①舌根 ②舌尖 ③有郭 ④味蕾 ⑤顔面（鼓索） ⑥舌咽
⑦小唾液 ⑧舌下 ⑨耳下腺 ⑩漿液

〜1500mLである.
9. 耳下腺は最大の唾液腺で，耳介の前下方にある．導管を耳下腺管といい，口腔前庭に開口している．開口部を耳下腺乳頭といい，上顎第二大臼歯の向かい側にある．
10. サラサラした漿液性の唾液を分泌する漿液腺である．

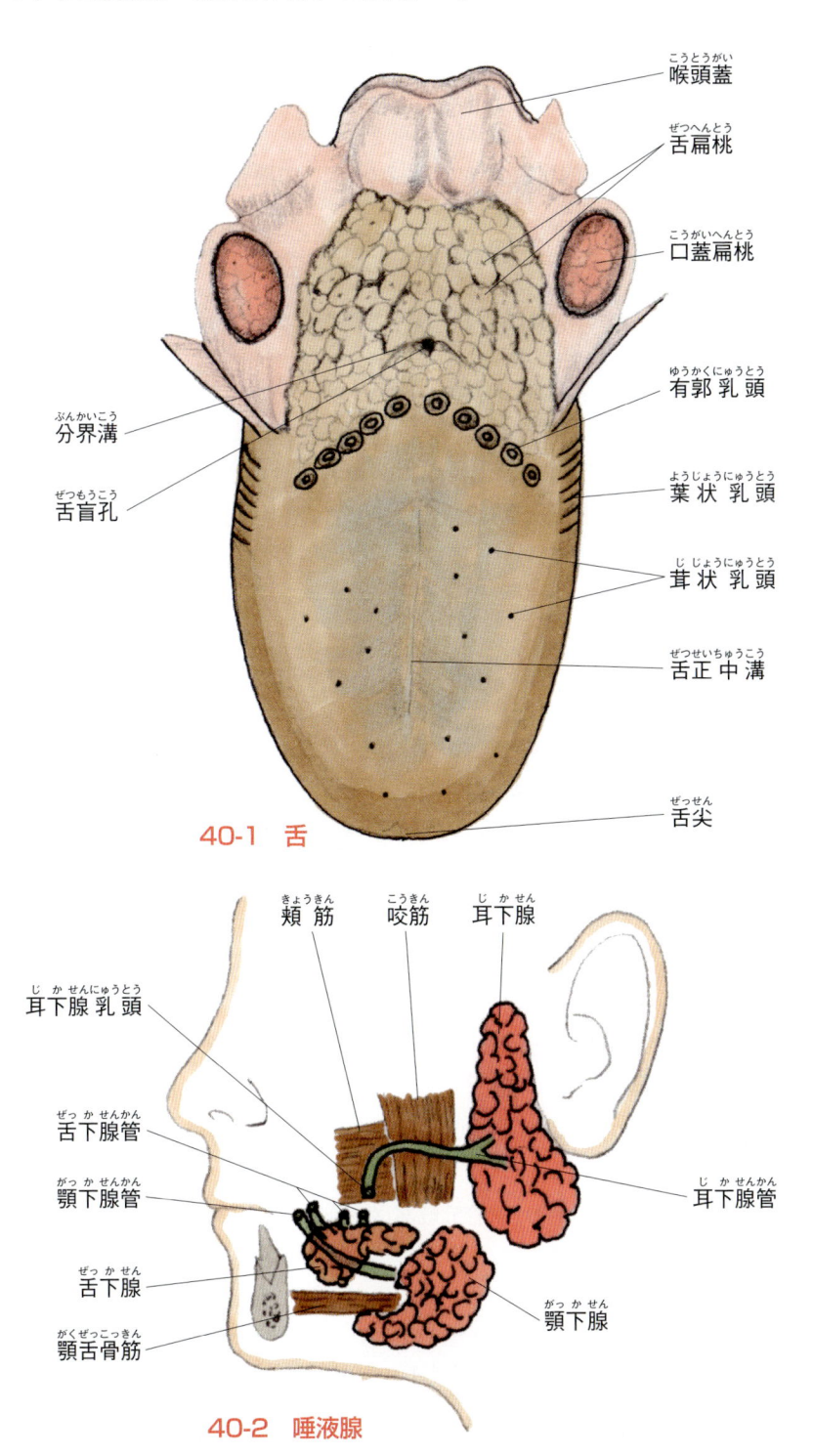

40-1 舌

40-2 唾液腺

41 消化管の構造，食道，胃

消化器系

1 消化管は中空臓器で，その壁は4層からなる．

1. 消化管の壁の基本構造は4層で，内から外に（①　　　）膜，粘膜下組織，筋層，漿膜となっている．
2. 粘膜下組織には自律神経が網の目状に分布する（②　　　）神経叢がある．
3. 平滑筋である筋層は基本的に2層をなしていて，内層は輪走筋で外層は（③　　　）筋である．
4. 2層の筋層間には（④　　　）神経叢がある．

2 食道は横隔膜を貫き，腹腔内で胃に続く．

5. 食道は（⑤　　　）と胃を結ぶ長さ約25cmの管である．
6. 食道には喉頭の後，気管分岐部，（⑥　　　）貫通部の3箇所の生理的狭窄部位がある．
7. 胃の入口を（⑦　　　）門といい，胃の出口を幽門という．
8. 胃の筋層の中輪走筋は幽門部で特に発達し，（⑧　　　）筋となっている．
9. 胃壁の固有胃腺にある（⑨　　　）細胞からは塩酸が分泌される．

解説

1. 消化管は管状で大きな内空を持つので中空臓器と呼ばれる．消化管の壁の基本構造は4層で，内から外に向かって粘膜，粘膜下組織，筋層，漿膜となっている．食道と直腸は漿膜を持たない．
2. 粘膜下組織は疎性結合組織で，血管や自律神経が多くある．ここの自律神経は網の目状に分布しており，粘膜下神経叢（マイスナー Meissner 粘膜下神経叢）という．マイスナー粘膜下神経叢の自律神経は主に腺分泌を司る．
3. 平滑筋は基本的に2層をなしていて，内層は輪走筋で外層は縦走筋である．胃では最内層に斜めに走る筋層がある（斜走筋）．
4. 2層の筋層間に分布するアウエルバッハ Auerbach 筋間神経叢から出る自律神経が，消化管のリズミカルな運動を調節している．
5. 咽頭に続く長さ約25cmの管で，脊柱の前を下行し，横隔膜の食道裂孔を通って腹腔に入り，胃の噴門に連なる．
6. 食道には喉頭の後（輪状軟骨の後），気管分岐部（大動脈との交叉部），横隔膜貫通部（食道裂孔）の3箇所の生理的狭窄部位がある．

答 ①粘 ②マイスナー（粘膜下） ③縦走 ④アウエルバッハ筋間
⑤咽頭 ⑥横隔膜 ⑦噴 ⑧幽門括約 ⑨壁

7. 胃の入口を噴門といい，噴門より上部を胃底，胃の中央部を胃体，胃の出口を幽門という．
8. 幽門括約筋は，胃と十二指腸の境界にあって，開閉することで胃の内容物を十二指腸に送るのを調節している．
9. 固有胃腺は胃に特有のもので，主細胞，壁細胞，副細胞から構成される．主細胞はペプシノーゲン，壁細胞は塩酸と内因子，副細胞は粘液を分泌する．

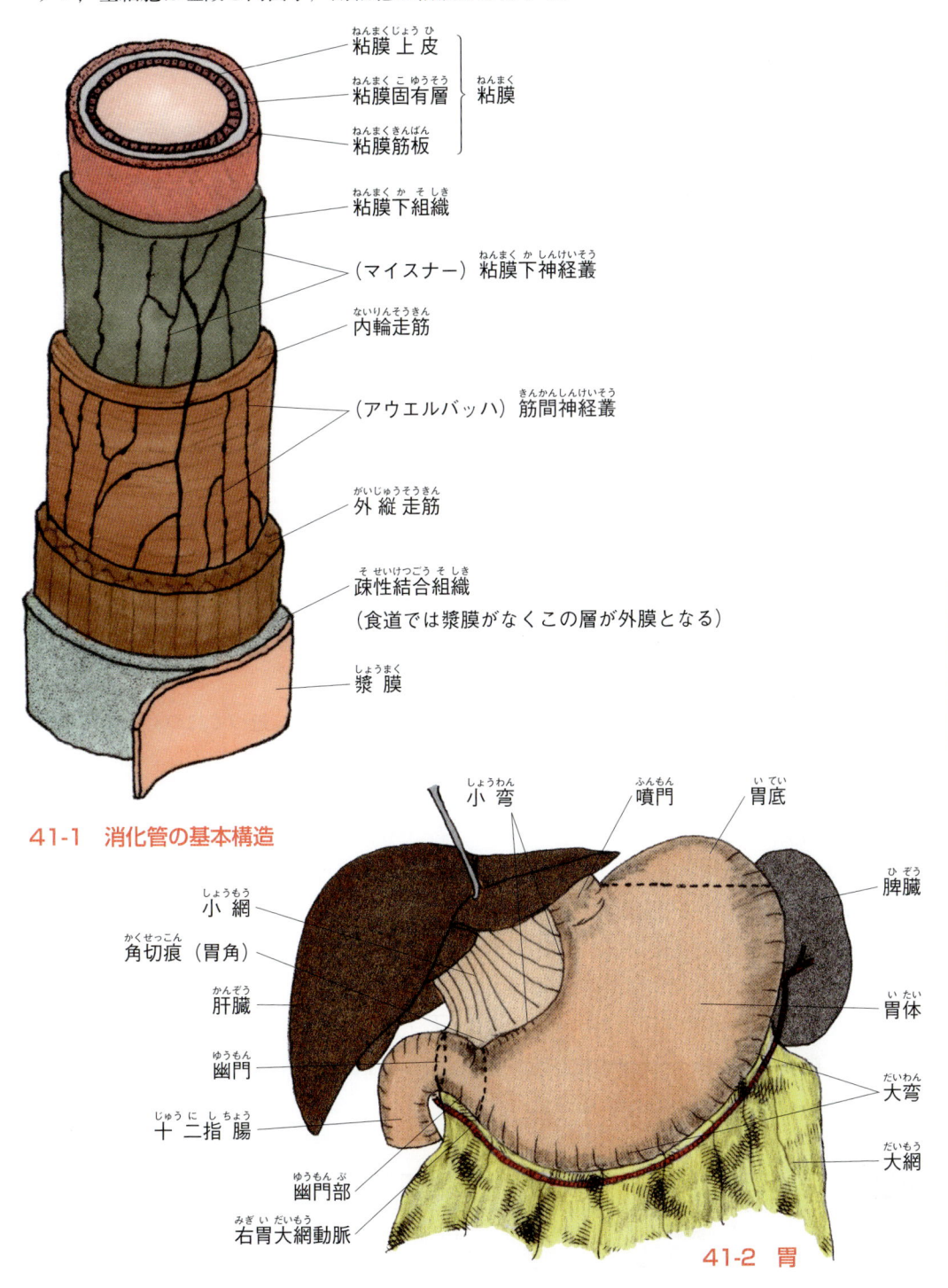

41-1 消化管の基本構造

粘膜上皮 ┐
粘膜固有層 ├ 粘膜
粘膜筋板 ┘
粘膜下組織
（マイスナー）粘膜下神経叢
内輪走筋
（アウエルバッハ）筋間神経叢
外縦走筋
疎性結合組織（食道では漿膜がなくこの層が外膜となる）
漿膜

41-2 胃

小弯，噴門，胃底，脾臓，小網，角切痕（胃角），肝臓，幽門，十二指腸，幽門部，右胃大網動脈，胃体，大弯，大網

消化器系

42 消化器系 小腸

1 小腸は**十二指腸，空腸，回腸**からなる．

1. 胃に続く小腸は十二指腸，（①　　），回腸に分けられる．
2. 十二指腸の長さは約（②　　）cm である．
3. 空腸の起始部は（③　　）靱帯で固定されている．
4. 小腸の粘膜は（④　　）ヒダを作っている．
5. 空腸と回腸は（⑤　　）膜を持っている．
6. 回腸には集合リンパ小節である（⑥　　）板が見られる．

2 **十二指腸には胆汁や膵液が流れ込む．**

7. 胆汁は（⑦　　）管によって十二指腸に運ばれる．
8. 膵液は膵管によって（⑧　　）腸に運ばれる．
9. 総胆管と膵管は合流して（⑨　　）乳頭に開口する．
10. ファーター乳頭には（⑩　　）括約筋がある．

解説

2. 一横指（一本の指の巾）は約2cm．十二指腸は十二横指の長さがあることで名付けられた．
3. トライツ Treitz 靱帯は十二指腸堤筋ともいわれ，十二指腸空腸曲を吊り上げるように固定している．
4. 吸収面積を広げるため，粘膜がヒダを作っている．回腸の末端に近づくにつれて発達が悪くなる．
5. 腸間膜を持つため，空腸と回腸は可動性がある．十二指腸は腹膜の後方にあり，腸間膜を持たない．
6. 小腸の粘膜内には多数のリンパ小節がある．リンパ小節には孤立リンパ小節とリンパ節が多く集まった集合リンパ小節がある．
7. 胆汁は肝臓から分泌され，一旦，胆囊に蓄えられ，濃縮される．必要に応じて胆囊から胆囊管を通り，総胆管によって十二指腸に運ばれる．
8. 膵管には大（主）膵管と小（副）膵管がある．大（主）膵管は大十二指腸乳頭に開口するが，小（副）膵管がある場合，大十二指腸乳頭上部にある小十二指腸乳頭に開口する．
9. 総胆管と合流するのは大膵管（主膵管）である．

答 ①空腸 ②25 ③トライツ ④輪状 ⑤腸間 ⑥パイエル
⑦総胆管 ⑧十二指腸 ⑨大十二指腸（ファーター） ⑩オッディ（Oddi）

10. 大十二指腸乳頭はファーター Vater 乳頭とも呼ばれる．胆汁を十二指腸に流し出すとき以外は，括約筋によって出口は閉じられている．

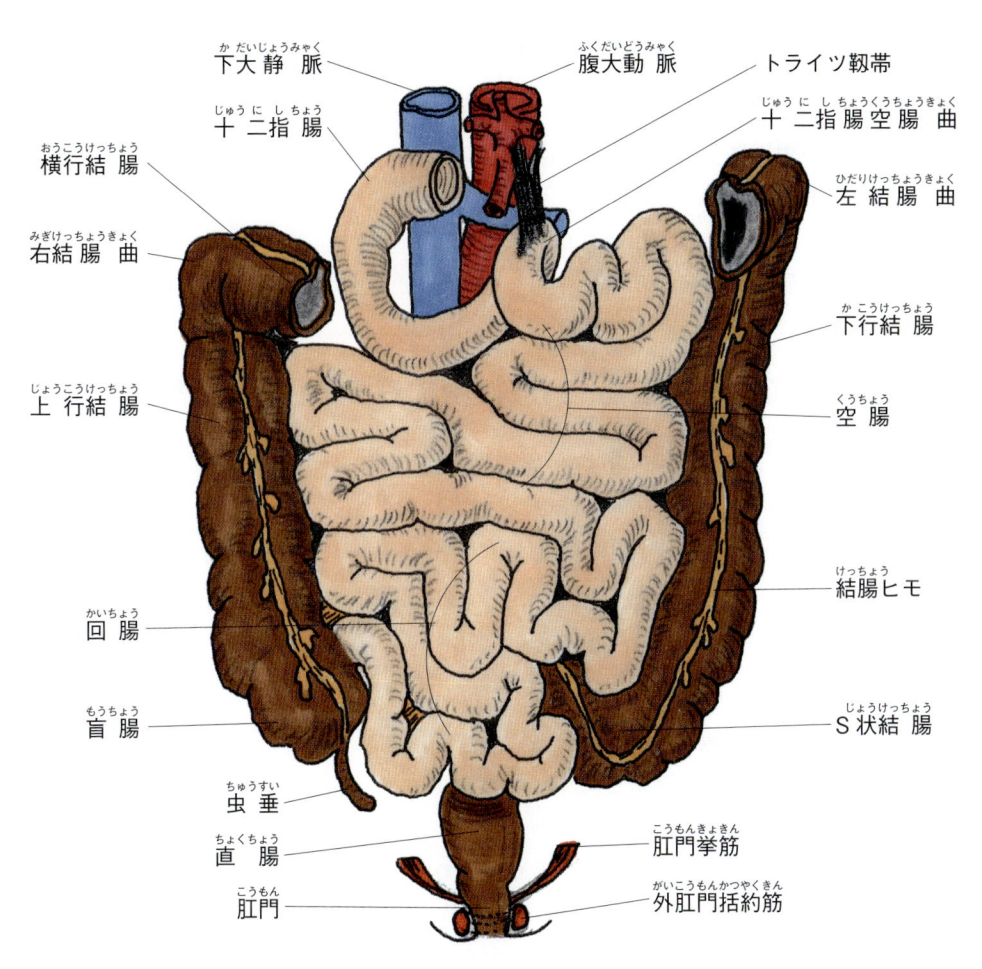

42-1 腹部消化管

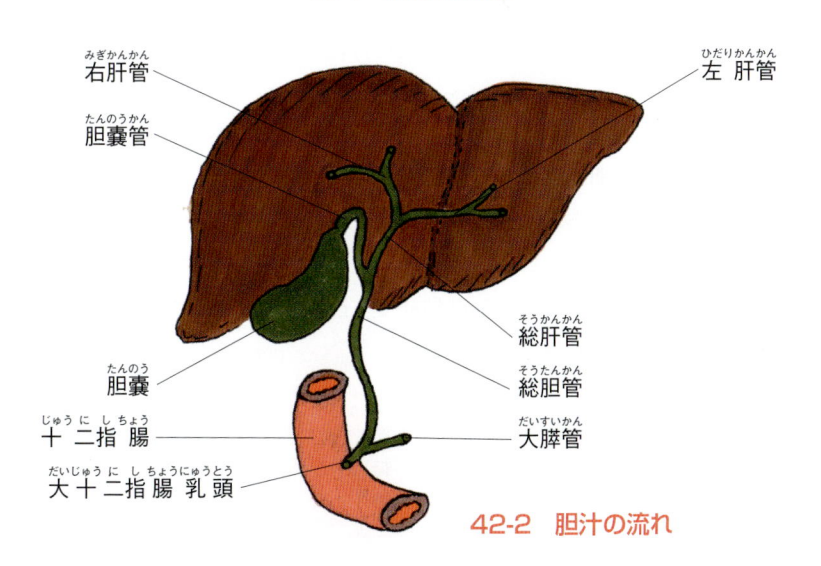

42-2 胆汁の流れ

消化器系

43 消化器系 大腸

1 大腸は盲腸，虫垂，結腸，直腸からなる．

1. 回腸に続くのは，大腸に属す（①　　）腸である．
2. 回腸と盲腸の間には（②　　）弁がある．
3. 盲腸からは小指ほどの（③　　）が出ている．
4. 結腸の内面には（④　　）ヒダが見られる．
5. 結腸には縦走筋の遺残である（⑤　　）ヒモが見られる．
6. 横行結腸と（⑥　　）結腸は腸間膜を持つ．

2 肛門には内肛門括約筋と，外肛門括約筋の2種類の括約筋がある．

7. 直腸は（⑦　　）腔内にある．
8. 肛門周囲にある内肛門括約筋は（⑧　　）筋である．
9. 外肛門括約筋は骨格筋であり（⑨　　）神経で支配されている．

解説

1. 回腸から大腸である盲腸に続く．
2. 大腸の内容物の小腸側への逆流を防ぐ．
3. 虫垂の長さや位置はまちまちで個人差が大きい．
4. 結腸にはくびれが見られるが，くびれとくびれの間の膨らみを結腸膨起という．くびれに一致して筋層を巻き込んだ半月状ヒダがあり，（結腸）半月ヒダという．
5. 消化管の筋層は原則，外縦走筋と内輪走筋からなるが，結腸では一部を残して特に外縦走筋の発達が悪く，ヒモ状となっている．
6. 大腸のうち盲腸，上行結腸，下行結腸は間膜を持たず，後腹壁に固定されている．虫垂は虫垂間膜を持っている．
7. 直腸は骨盤腔内で仙骨の前面に沿って位置する骨盤内臓である．
8. 輪状の筋で，収縮すると開口部を閉じる働きをする筋を，括約筋という．骨格筋だけではなく平滑筋にも使われる用語である．肛門周囲には2種類の括約筋がある．内肛門括約筋は平滑筋であり，自律神経で支配されていることから，意思とは関係なく調節されている．
9. 外肛門括約筋は骨格筋であるため，運動神経で支配されている．外肛門括約筋を支配する神経は陰部神経で主にS4（第4仙髄節）から出る．

答　①盲　②回盲（バウヒン Bauhin）　③虫垂　④（結腸）半月　⑤結腸　⑥S状
　　⑦骨盤　⑧平滑　⑨運動

43-1　回盲部と結腸

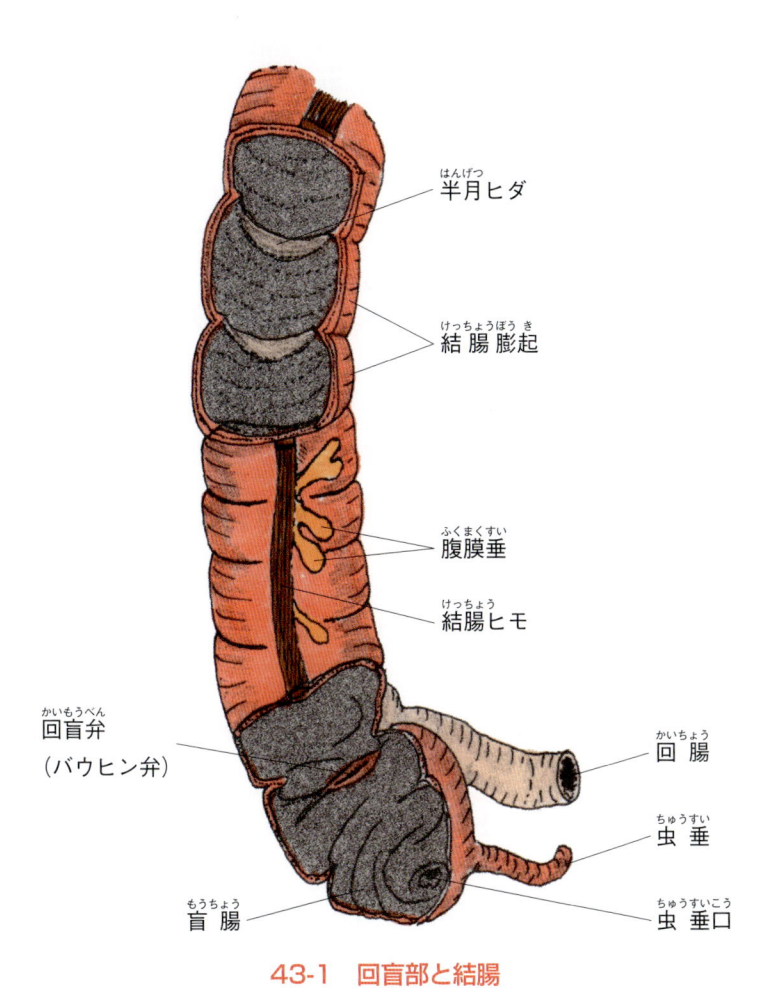

43-2　肛門

44 消化器系 肝臓，胆嚢

1 肝臓は右上腹部で横隔膜の直下にある．

1．肝臓は（①　　　）間膜により，大きい右葉と小さい左葉に分けられる．
2．血管，肝管，神経などが肝臓に出入りする所を（②　　　）という．
3．肝臓の栄養血管は（③　　　）動脈で，機能血管は門脈である．
4．肝臓は（④　　　）鞘という結合組織により六角形をした無数の肝小葉に分けられる．
5．肝細胞索と肝細胞索の間に管腔の広がった（⑤　　　）が作られている．
6．肝臓からの静脈は集まって2～3本の肝静脈となって（⑥　　　）静脈に入る．

2 肝臓で作られた胆汁は胆嚢で濃縮・貯蔵される．

7．毛細胆管に分泌された胆汁は肝管から（⑦　　　）管を通って胆嚢へ運ばれる．
8．胆嚢内の胆汁は（⑧　　　）管によって十二指腸に運ばれる．

解説

1．肝臓は肝鎌状間膜により，大きい右葉と小さい左葉に分けられる．また右葉の下面の一部は方形葉と尾状葉に分けられる．
2．下面中央部は肝門と呼ばれ，ここから血管，肝管，神経などが肝臓に出入りする．
3．腹大動脈 → 腹腔動脈 → 総肝動脈 → 固有肝動脈と続く．門脈（肝門脈）は腹部消化管と膵臓，脾臓からの静脈血を集めて肝臓に運ぶ静脈である．この静脈血は肝細胞と接触して，肝細胞のさまざまな働き（機能）を受けるため，門脈は肝の機能血管といわれる．
4．肝臓はグリソン Glisson 鞘という結合組織により六角形をした無数の肝小葉に分けられる．肝小葉は肝臓の構造単位である．肝小葉の中央には中心静脈が走り，それを中心に肝細胞が放射状に並ぶ（肝細胞索）．
5．肝細胞索と肝細胞索の間に洞様毛細血管（類洞）が作られている．洞様毛細血管壁には食作用を有するクッパー Kupffer の星細胞が存在する．洞様毛細血管と肝細胞索の間にはディッセ Disse 腔（類洞周囲隙）という隙間があり，ここに伊東細胞が存在し，ビタミンAを貯蔵している．
6．肝門に入った固有肝動脈と門脈はグリソン鞘の中でそれぞれ小葉間動脈と小葉間静脈になる．この両者の血液は混合して洞様毛細血管を流れ，中心静脈に注ぐ．中心静脈は次第に合流して肝静脈となり，下大静脈へと注ぐ．

答　①肝鎌状　②肝門　③固有肝　④グリソン　⑤洞様毛細血管（類洞）　⑥下大　⑦胆嚢　⑧総胆

7．胆汁の流れ（図42-2）を参照．
8．胆嚢で濃縮，貯蔵された胆汁は，再び胆嚢管を通り，総胆管を通って十二指腸に運ばれる．

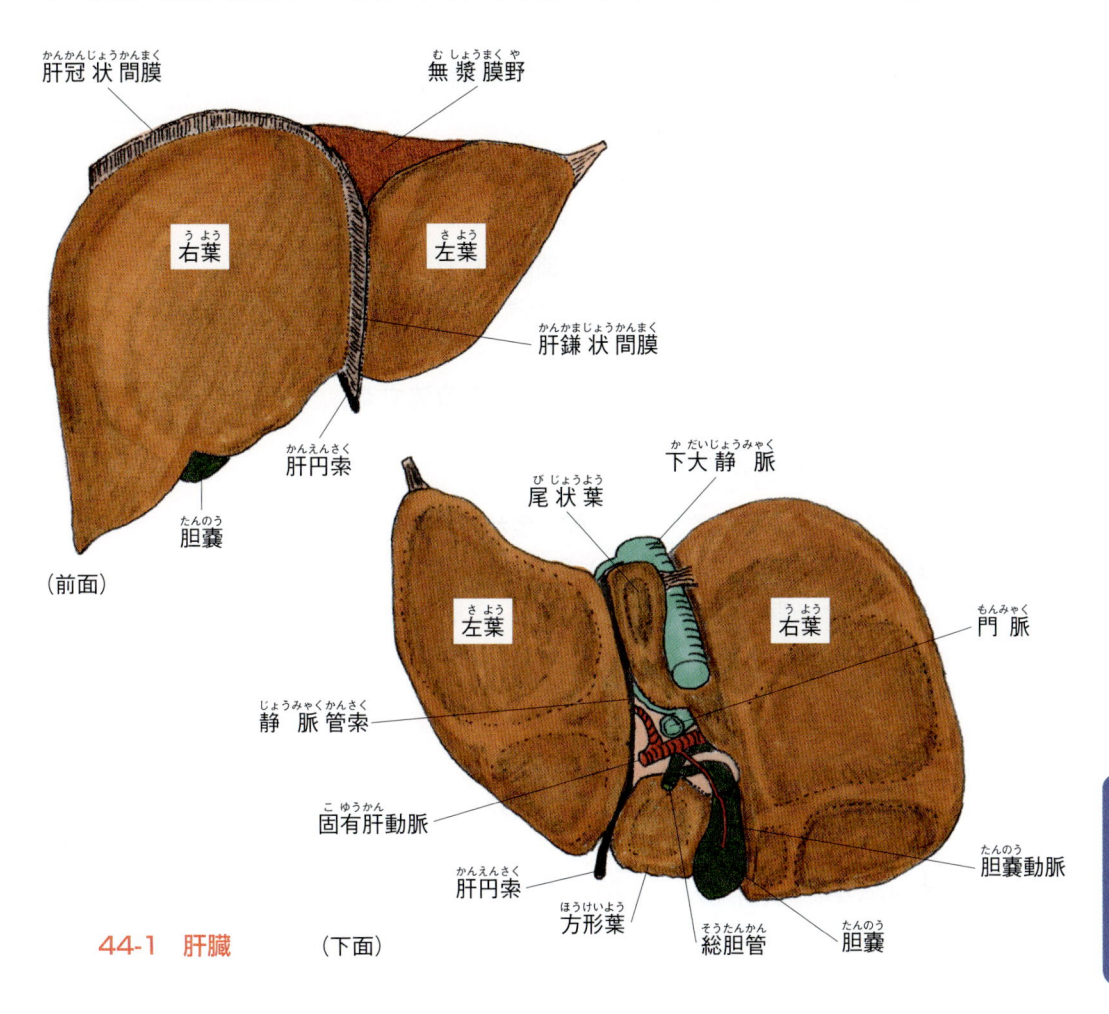

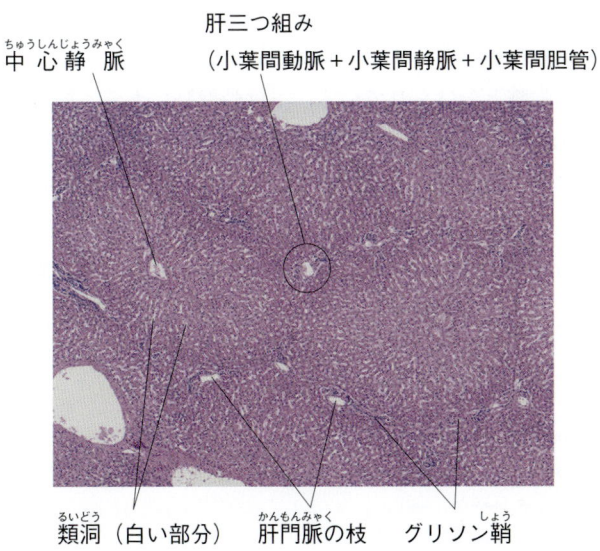

44-1　肝臓　　（下面）

44-2　肝小葉

45 消化器系 膵臓

1 膵臓は胃の後方に位置する横に長い臓器で，頭部は十二指腸に接している．

1. 膵臓は十二指腸側より頭，（①　　），および尾の3部に分けられる．
2. 膵臓の尾部は（②　　）臓と接している．
3. 膵臓は構造上，外分泌部と（③　　）部に分けられる．
4. 外分泌部は消化酵素を含んだ液を，膵管を通して十二指腸の（④　　）乳頭より分泌する．
5. 膵管は十二指腸に開口する前で（⑤　　）管と合流する．

2 膵臓は腹膜後器官である．

6. 膵臓は十二指腸とともに（⑥　　）膜に覆われている．
7. 膵臓には腹腔動脈の枝と，（⑦　　）動脈の枝が分布している．
8. 膵臓から分泌される膵液は糖質，（⑧　　）質および脂肪の消化酵素を含んでいる．

解説

1. 膵臓は十二指腸側より頭，体，尾の3部に分けられる．頭部は十二指腸に取り囲まれており，尾部は脾臓と接している．
2. 内分泌部は小さな細胞集団（ランゲルハンス Langerhans 島）として散在している．
3. 外分泌部は消化酵素を含んだ液を，膵管（ウィルスン Wilsung 管）を通して十二指腸の大十二指腸乳頭（ファーター Vater 乳頭）より分泌する．発生的に起源の異なる副膵管（サントリーニ Santorini 管）が見られる場合，副膵管は大十二指腸乳頭上部の小十二指腸乳頭に開口する．
4，5. 膵管は大十二指腸乳頭に開口する前で総胆管と合流する．
6. 腹腔の上は横隔膜で胸腔と分けられている．下は骨盤腔である．腹腔内の臓器は，腹膜で覆われているが，腹腔の後部（背部）にある臓器は，腹腔の後ろ（後腹壁）に付着しており，前方を腹膜で覆われている（図46を参照）．膵臓は腎臓や大動脈，下大静脈などと共に，後腹壁にある臓器である．
7. 膵臓は，腹腔動脈の枝で脾臓に行く脾動脈，腹腔動脈の枝の総肝動脈および，上腸間膜動脈の枝から血液供給を受けている．膵臓からの静脈は肝臓に入る門脈に注ぐ．
8. 膵液は三大栄養素の消化酵素のすべてを含んでいる．

答 ①体 ②脾 ③内分泌 ④大十二指腸（ファーター） ⑤総胆
⑥腹 ⑦上腸間膜 ⑧タンパク

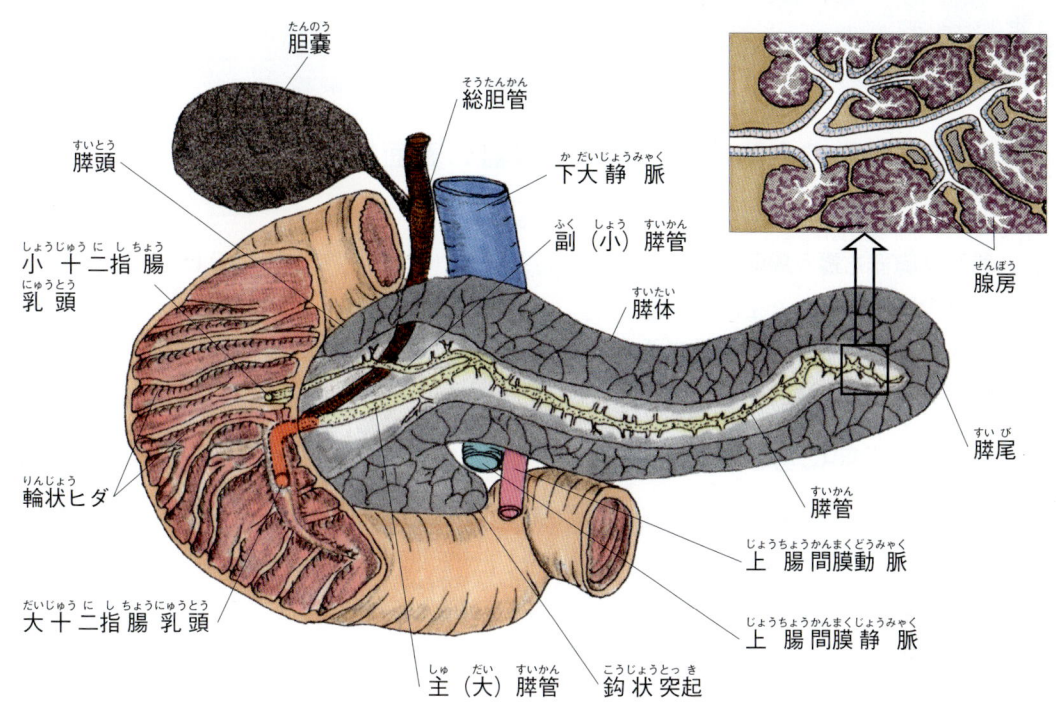

45-1　十二指腸と膵臓

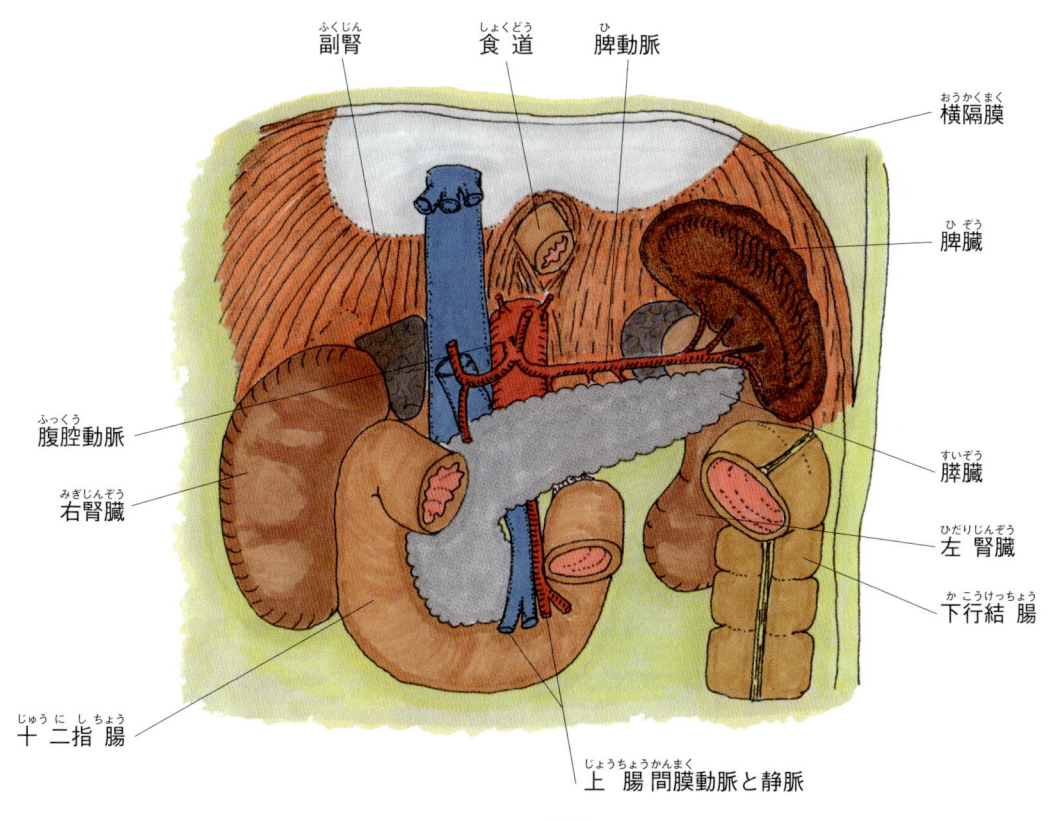

45-2　膵臓

46 消化器系 腹膜

1 腹膜は腹腔の内面および腹腔内臓器の表面を覆う上皮である．

1. 腹膜は組織的には（①　　　）上皮である．
2. 腹膜は臓器を覆う臓側腹膜と体壁の内面を覆う（②　　　）腹膜に分けられる．
3. 腹膜の間に作られた空間を（③　　　）腔という．
4. 胃を包んでいる腹膜は下方で垂れ下がっているが，これを（④　　　）という．
5. 肝臓と胃の間で腹膜が2枚重なった所を（⑤　　　）という．

2 腹膜の後部にある臓器を腹膜後器官という．

6. 後腹壁から腹膜が伸び出して空腸や回腸を包む腹膜と連絡する部分を（⑥　　　）膜という．
7. 後腹壁を覆う壁側腹膜より後方にある腹腔臓器をまとめて（⑦　　　）器官と呼ぶ．
8. 骨盤内臓の上面は（⑧　　　）膜で覆われる．

解説

1. 腹膜は腹腔の内面および腹腔内臓器の表面を覆う単層扁平上皮で，さらっとした液（漿液）を分泌する漿膜である．
2, 3. 腹部内臓を容れる腹腔と腹膜の間隙である腹膜腔を混同しないように注意する．腹膜腔には腹膜から分泌された漿液があるため，表面が滑らかで，臓器同士の摩擦の軽減に役立っている．
4. 胃を包んでいる腹膜は下方で垂れ下がっている．これを大網という．胃と横行結腸は癒着し，それに伴って大網を構成する4枚の腹膜も癒着するため，1枚のように見える．腹腔内に炎症が生じると，大網は炎症部位を囲い込み，炎症が腹腔内に波及するのを防ぐ．
5. 肝臓を包んだ腹膜は次に胃を包んでいる．肝臓と胃の間で腹膜が2枚重なった所を小網という．
6. 腹膜腔内に突出した臓器と腹壁を結ぶ腹膜は間膜を形成する．間膜のうち，腸と関係があるものを腸間膜という．腸間膜を持つのは，空腸，回腸，虫垂，横行結腸，S状結腸である．腸間膜を持つ腸管は，後腹壁に固定されていないため可動性がある．
7. 壁側腹膜の後面は後腹壁を覆っているが，この壁側腹膜より後方にある腹腔臓器（腹大動脈や下大静脈，腎臓や腎臓からでる尿管，腎臓の上にある副腎，膵臓など）をまとめて腹膜後器官と

答 ①単層扁平　②壁側　③腹膜　④大網　⑤小網
　　　⑥腸間　⑦腹膜後　⑧腹

呼ぶ．十二指腸は発生初期，腹膜に包まれているが，二次的に後腹壁に癒着するため，腹膜後器官に入れられる．
8. 膀胱や子宮，卵巣などは腹膜で覆われている．これらは骨盤臓器であり，腹膜後器官とはいわない．

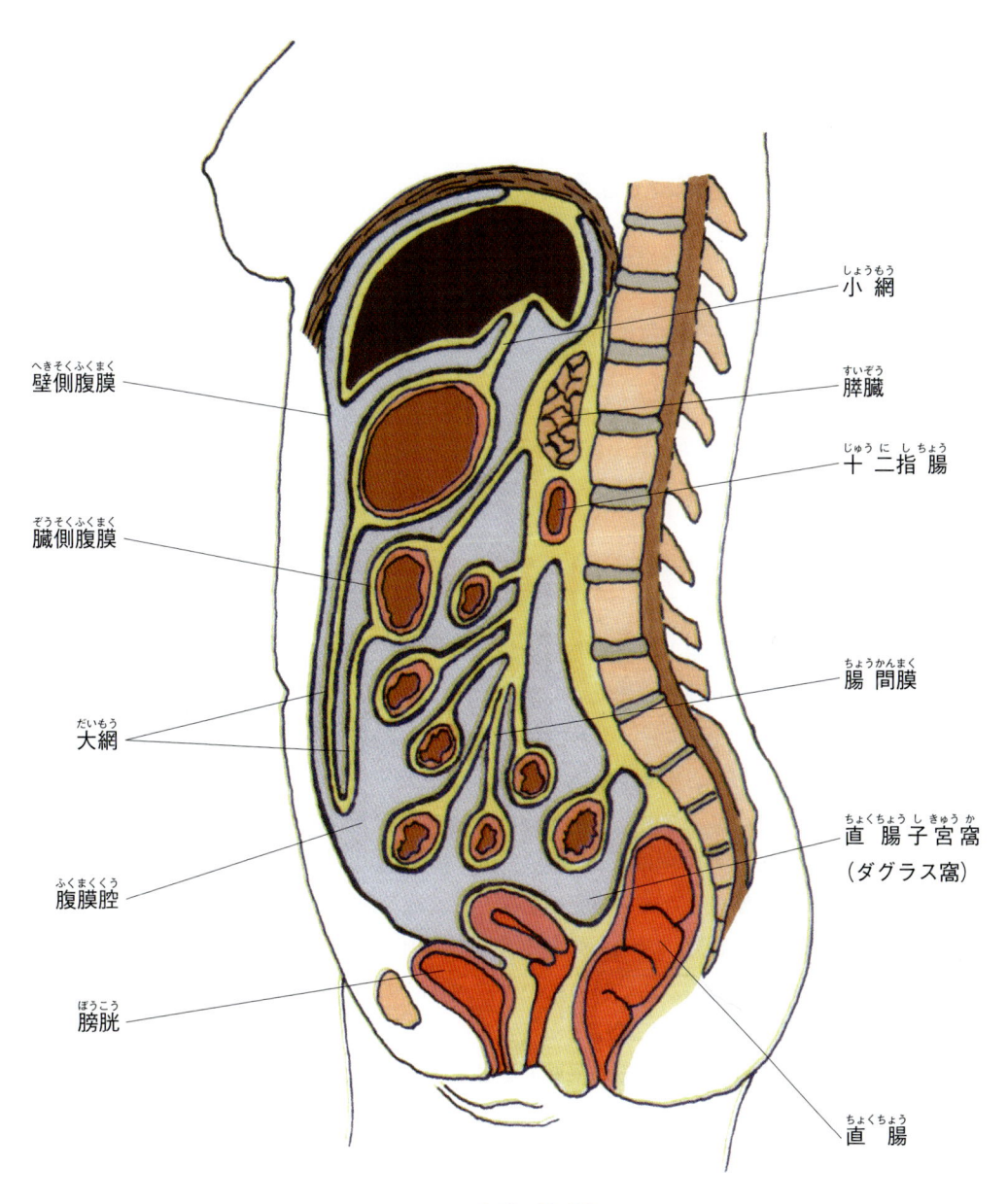

46 腹膜（女性）

47 内分泌腺と内分泌器官の分布

内分泌系

1 内分泌腺は特定の作用をもつホルモンを産生・分泌する器官である．

1. 内分泌腺は外分泌腺と違って，（①　　　　）管を持たない．
2. ホルモンは（②　　　　）血管に入り，血流により運ばれるため，離れた器官に作用することができる．
3. あるホルモンにより作用を受ける器官を（③　　　　）器官とよぶ．
4. ホルモンは細胞膜あるいは細胞の核にある（④　　　　）に結合して作用を発揮する．

2 主な内分泌器官を確認しよう．

5. 図の⑤は？
6. 図の⑥は？
7. 図の⑦は？
8. 図の⑧は？
9. 図の⑨は？
10. 図の⑩は？

解説

1，2．内分泌腺には外分泌腺とは異なり，導管がない．内分泌腺から分泌されたホルモンは毛細血管に入り，血流により運ばれるため，離れた器官に作用することができる．

3，4．ホルモンにより作用を受ける器官を標的器官と呼ぶ．標的器官の細胞は細胞表面もしくは核に特定のホルモンと結合する受容体（レセプター）を有する．

5．松果体は脳のほぼ中央に1つある．松果体は間脳の一部で，中脳の四丘体の直前に位置するあずき大の器官である．松果体は松果体細胞と神経膠細胞（グリア細胞）からなる．松果体細胞は思春期より変性が始まり，その過程で脳砂と呼ばれる石灰沈着が起こる．松果体ホルモンはメラトニンと呼ばれ，性腺の発達を抑制し，また体内時計（日内リズムの調節）として働く．メラトニン分泌は夜間に高く，明け方に低いという日内リズムを示す．

6．甲状腺の後面（背側）に通常4個ある．

7．胸腺は縦隔上部で胸骨のすぐ後ろに位置する器官で，右葉と左葉に分けられる．胸腺は新生児では重さ約8〜15g，その後2〜3歳で最大重量30gに達する．しかし思春期以後は退縮し，大部分が脂肪組織に置き換えられる．胸腺は，骨髄で産生され胸腺に集まってきた未熟なT細

答　①導　②毛細　③標的　④受容体（レセプター）
⑤松果体　⑥上皮小体（副甲状腺）　⑦胸腺　⑧副腎（腎上体）　⑨卵巣　⑩精巣

胞を選別し，自己抗原と反応しないT細胞を成熟させ，分化させる役割を担っている．胸腺はサイモシン，サイモポエチンなどのホルモンを分泌し，T細胞を成熟・分化させる．

8. 腎臓の上に存在するが，腎臓とはつながっていない．
9. 卵巣内で発育する卵胞や，排卵した後の卵胞がホルモンを分泌する．
10. 精巣内の間細胞（ライディッヒ Leydig 細胞）が内分泌細胞である．

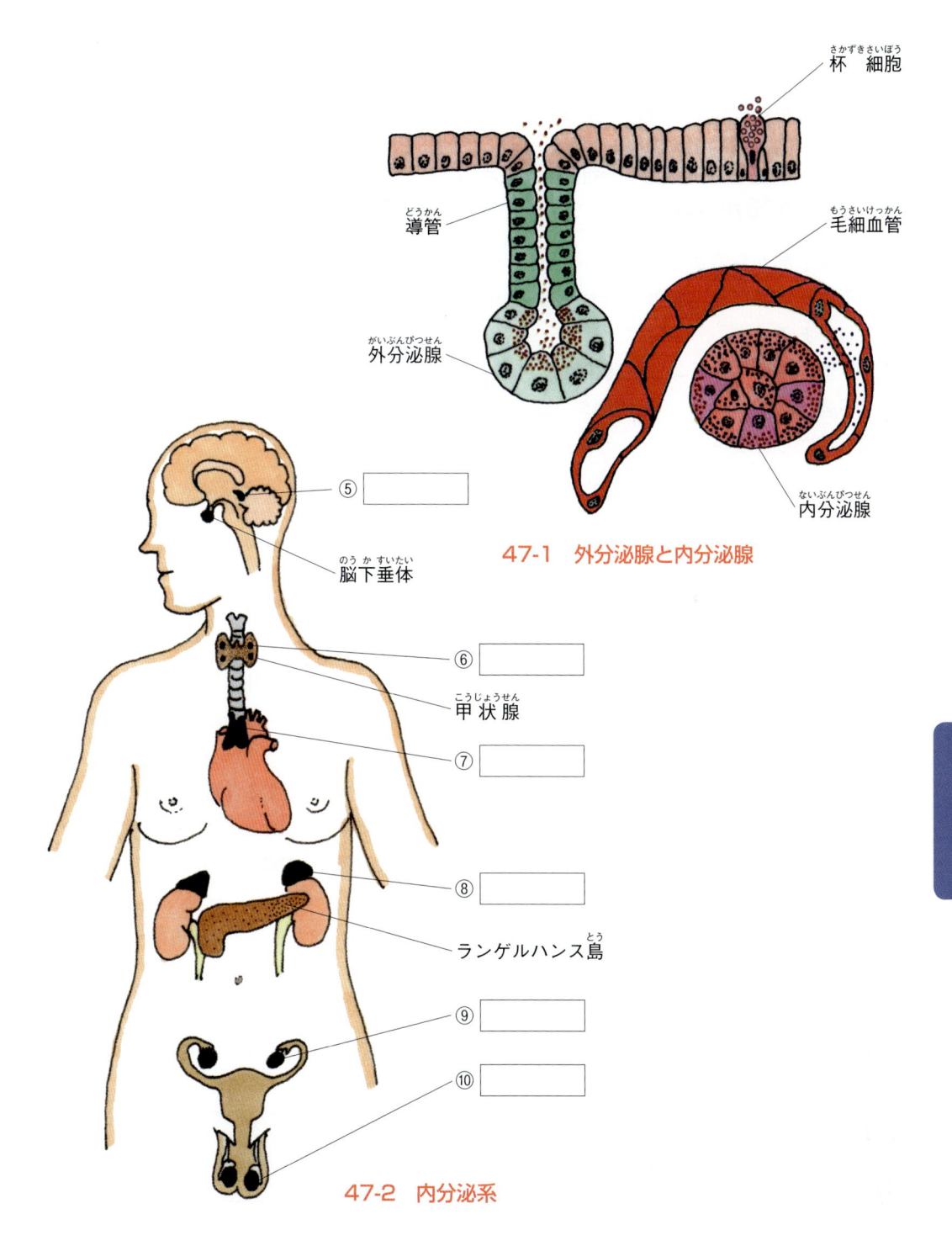

47-1　外分泌腺と内分泌腺

47-2　内分泌系

48 視床下部と下垂体

1 視床下部の神経細胞はホルモンを分泌するものがある．

1. 神経細胞がホルモンを分泌することを（①　　　）内分泌という．
2. 下垂体は蝶形骨の（②　　　）窩の中に位置する．
3. 下垂体は神経性下垂体と（③　　　）性下垂体とに分けられる．
4. 下垂体後葉は視床下部と下垂体（④　　　）によってつながっている．

2 下垂体前葉の内分泌細胞の働きは，視床下部からのホルモンで調節されている．

5. 視床下部からのホルモンは，下垂体（⑤　　　）によって前葉に運ばれる．
6. 下垂体前葉には，酸好性細胞，塩基好性細胞および（⑥　　　）性細胞などの内分泌細胞がある．
7. 下垂体後葉ホルモンは視床下部の（⑦　　　）細胞で作られる．
8. 下垂体後葉ホルモンは下垂体（⑧　　　）内を走る軸索を通って，下垂体後葉で軸索の末端から分泌される．

解説

1. 神経細胞は神経伝達物質を放出して，他のニューロンにある神経伝達物質の受容体に結合して作用を及ぼす．
　内分泌細胞はホルモンを放出して，他の細胞にあるホルモンの受容体に結合して作用を及ぼすことから，神経細胞と内分泌細胞は互いによく似た細胞と言える．神経細胞と内分泌細胞の中間的な細胞も存在する．
2. 下垂体は蝶形骨の下垂体窩（蝶形骨トルコ鞍のくぼみ）の中に位置する器官で，その重さは約0.6gである．
3. 下垂体は外胚葉から発生するが，腺性下垂体（前葉，中間部および隆起部）は咽頭粘膜に由来し，神経性下垂体（後葉）は中枢神経に由来する．
4. 神経性下垂体（下垂体後葉）は脳から発生したことで，視床下部と下垂体漏斗でつながっている．
5. 視床下部の毛細血管（第一次毛細血管網）と下垂体前葉の毛細血管（第二次毛細血管網）は，数本の小静脈（下垂体門脈）によって結ばれており，下垂体門脈によって視床下部の隆起核や

答　①神経　②下垂体　③腺　④漏斗　⑤門脈　⑥色素嫌　⑦神経　⑧漏斗

弓状核の神経細胞から分泌されたホルモンは下垂体前葉に達する．
6．前葉はホルモンを分泌する腺細胞の集まりで，染色性の違いにより，酸好性細胞，塩基好性細胞および色素嫌性細胞に分類される．
7．後葉ホルモンは視床下部の視索上核および室傍核にある神経細胞で作られる．
8．後葉ホルモンは下垂体漏斗内を走る軸索を通って，下垂体後葉で軸索の末端から分泌され毛細血管に入る．後葉ホルモンにはオキシトシンとバソプレッシンがある．

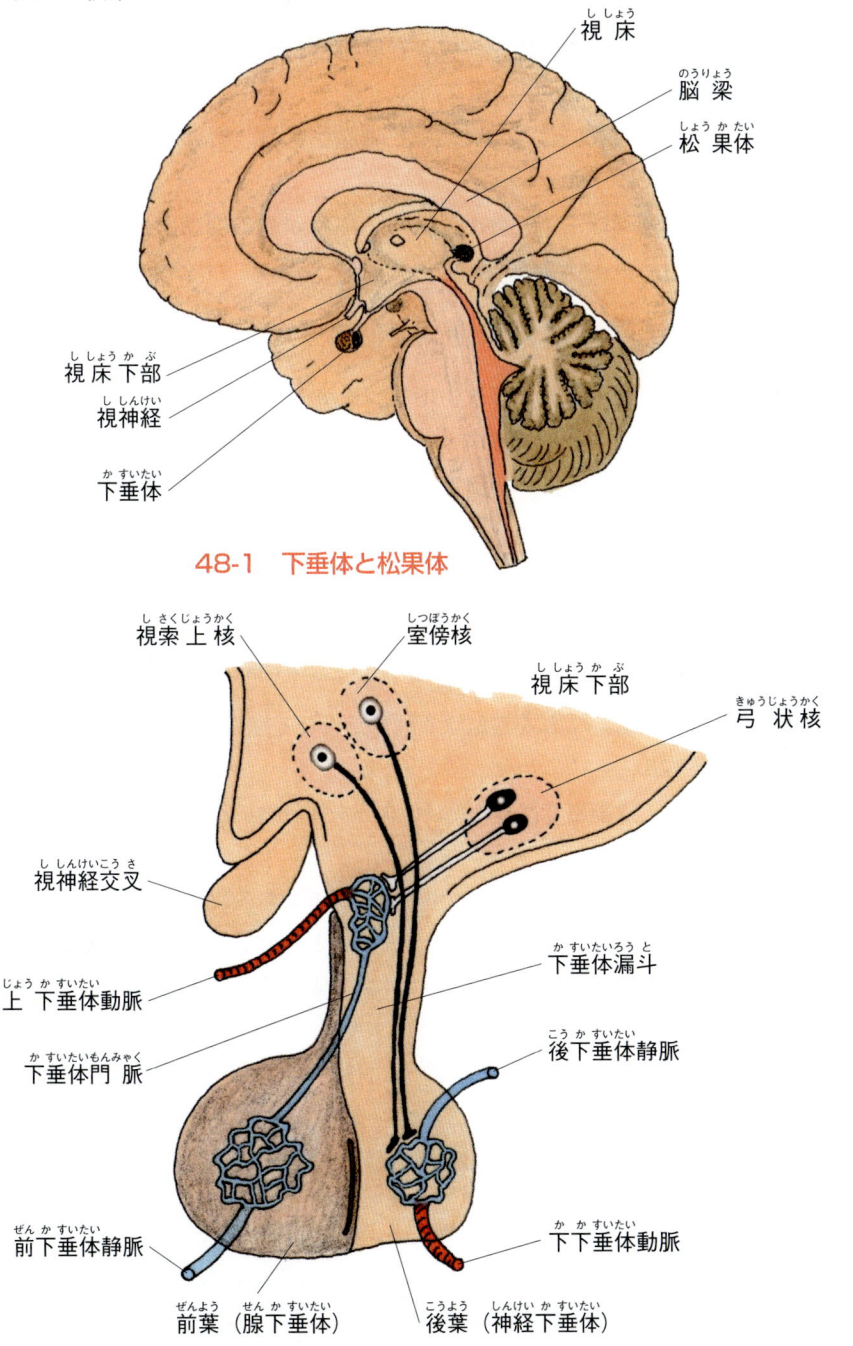

48-1 下垂体と松果体

48-2 視床下部と下垂体

内分泌系

49 内分泌系 甲状腺，上皮小体

1 甲状腺はのど仏（甲状軟骨）のすぐ下にある内分泌器官である．

1. 甲状腺は右葉，左葉およびこれを連結する（① 　　）部からなる．
2. 甲状腺の小葉内にはコロイドで満たされた大小さまざまな（② 　　）が存在する．
3. コロイドには（③ 　　）細胞で合成された甲状腺ホルモンの前駆体であるサイログロブリンが貯えられる．
4. 甲状腺の濾胞と濾胞の間には（④ 　　）細胞があり，カルシトニンというホルモンを分泌する．
5. 甲状腺ホルモンの分泌は，下垂体（⑤ 　　）葉からの甲状腺刺激ホルモンにより促進される．

2 上皮小体は甲状腺の背側に通常4個ある．

6. 上皮小体の（⑥ 　　）細胞はパラソルモンを分泌する．
7. 上皮小体の機能低下では全身の筋肉が（⑦ 　　）を起こす．
8. 甲状腺には（⑧ 　　）動脈から出る上甲状腺動脈と甲状頸動脈の枝としての下甲状腺動脈が分布する．

解説

1. 甲状腺は右葉，左葉およびこれを連結する峡部からなる．重さは約15〜20gである．内部は多くの小葉に分けられる．
2. 甲状腺濾胞は，濾胞上皮細胞で作られた袋のような構造物で，甲状腺ホルモンは濾胞上皮細胞で作られる．
3. コロイドには濾胞上皮細胞で合成された甲状腺ホルモンの前駆体であるサイログロブリンが貯えられる．サイログロブリンはコロイド内でヨードと結合し，必要に応じ再び濾胞上皮細胞内に取り込まれ，分解されてトリヨードサイロニンおよびサイロキシンという甲状腺ホルモンとなり，毛細血管中に分泌される．
4. カルシトニンは骨（破骨細胞の活性を抑制）と腎臓（Ca^{2+}排泄を促進）に作用して，血中のCa^{2+}を低下させる．上皮小体ホルモンのパラソルモンの作用と拮抗する．
5. 甲状腺ホルモンの合成・分泌は下垂体前葉から分泌される甲状腺刺激ホルモンにより促進される．

答 ①峡 ②濾胞 ③濾胞上皮 ④傍濾胞 ⑤前
⑥主 ⑦痙攣（テタニー） ⑧外頸

甲状腺刺激ホルモンは基礎代謝を亢進し，身体の発達を促進する．

6. 主細胞は上皮小体ホルモン（パラソルモン）を分泌する．パラソルモンは骨（破骨細胞の活性を上昇）と腎臓（Ca^{2+}の再吸収を促進）に作用して，血中のCa^{2+}を上昇させる．カルシトニンの作用と拮抗する．
7. 血中のカルシウム濃度が低下すると痙攣（テタニー）が起る．
8. 甲状腺には外頸動脈から出る上甲状腺動脈と鎖骨下動脈から出る甲状頸動脈の枝としての下甲状腺動脈が分布する．上皮小体には主に下甲状腺動脈が分布する．甲状腺も上皮小体もその大きさに比べて血液循環量は非常に大きく，分布する血管同士の吻合も発達している．

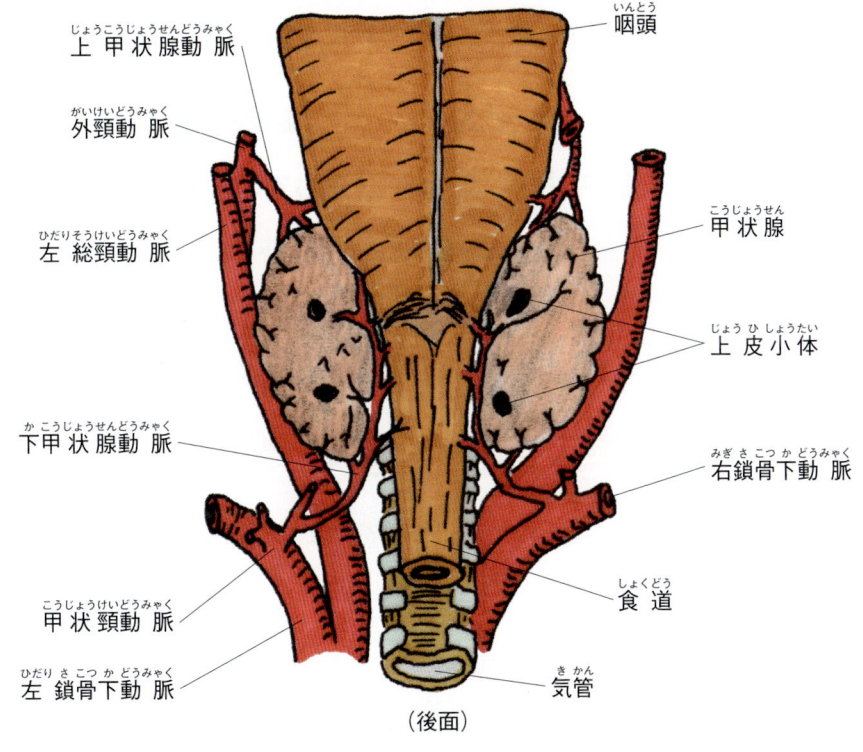

49-1　甲状腺と上皮小体（背側から見た図）

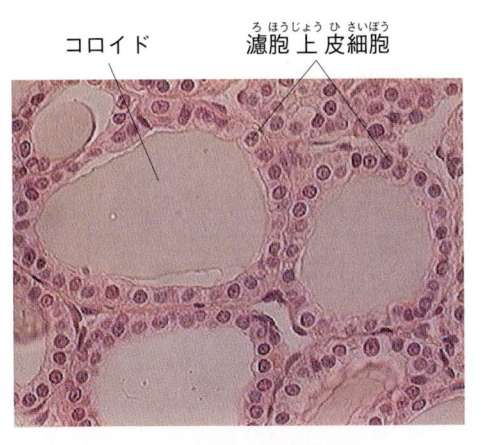

49-2　甲状腺の顕微鏡写真

内分泌系

50 内分泌系 副腎，膵臓

1 副腎は中胚葉性の皮質と外胚葉性の髄質に分けられる．

1. 皮質は表層から球状帯，束状帯，（①　　）状帯の三層に分かれる．
2. 電解質（ミネラル）コルチコイドを分泌するのは皮質の（②　　）帯である．
3. 皮質のうち最も厚い層で，糖質（グルコ）コルチコイドを分泌するのは（③　　）帯である．
4. 髄質細胞は，クローム塩により褐色に染まる顆粒を細胞内に含むため（④　　）細胞ともいう．
5. 副腎への動脈は下横隔動脈，腹大動脈，（⑤　　）動脈から出る．

2 膵臓には内分泌細胞の小さな集合が散在している．

6. 膵臓内には（⑥　　）島といわれる内分泌細胞の集合が散在する．
7. 膵臓の内分泌細胞にはA（α）細胞，B（β）細胞，（⑦　　）細胞の3種類がある．
8. インスリンを分泌するのは（⑧　　）細胞である．

解説

1. 皮質は表層から球状帯，束状帯，網状帯の三層に分かれる．皮質からはステロイドホルモンが分泌される．
2. 球状帯：電解質（ミネラル）コルチコイドを分泌する．最も重要な電解質コルチコイドはアルドステロンである．分泌過剰により高血圧を起こす．
3. 束状帯は皮質のうち最も厚い層で，糖質（グルコ）コルチコイドを分泌する．糖新生を促進して血糖値を上昇させる．糖質コルチコイドのうち，コルチゾールは抗炎症作用を有し，生体で炎症の拡大を抑制している．

    網状帯は性ホルモンを分泌する．主にアンドロゲンで，少量のエストロゲンも含む．
4. 髄質を構成する細胞は交感神経の節後ニューロンが変化したものである．髄質細胞は，クローム塩により褐色に染まる顆粒を細胞内に含むためクローム親性細胞ともいう．
5. 副腎への血液供給は大きい．普通，下横隔動脈から分かれる上副腎動脈，腹大動脈から直接出る中副腎動脈，腎動脈から出る下副腎動脈が分布する．
6. 内分泌部の細胞は膵臓内に散在するが，膵尾部に多い．この細胞群をランゲルハンス島（膵島）という．

答 ①網 ②球状 ③束状 ④クローム親性 ⑤腎
⑥ランゲルハンス（膵） ⑦D（δ） ⑧B（β）

7，8． ランゲルハンス Langerhans 島を構成する細胞は3種類あり，A（α）細胞はグルカゴン，B（β）細胞はインスリン，D（δ）細胞はソマトスタチンを分泌する．B細胞が最も多く，70%を占め，A細胞が20%，D細胞は10%を占める．グルカゴンは血糖値を上昇させ，インスリンは血糖値を低下させ，ソマトスタチンはA細胞とB細胞の分泌調節を行う．

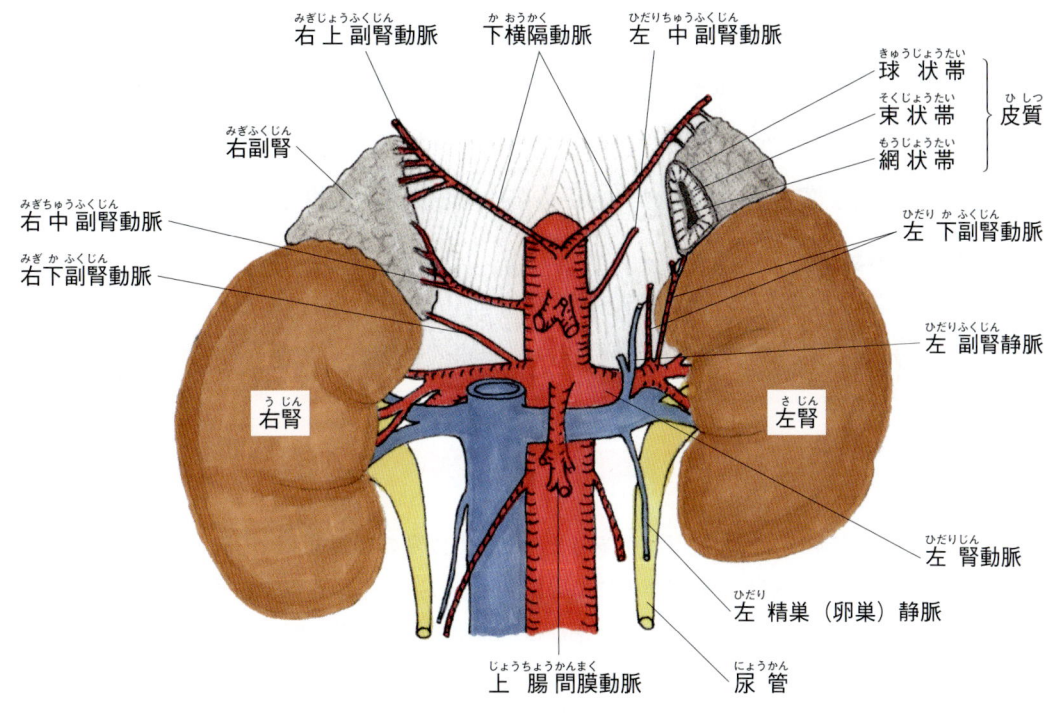

50-1 副腎

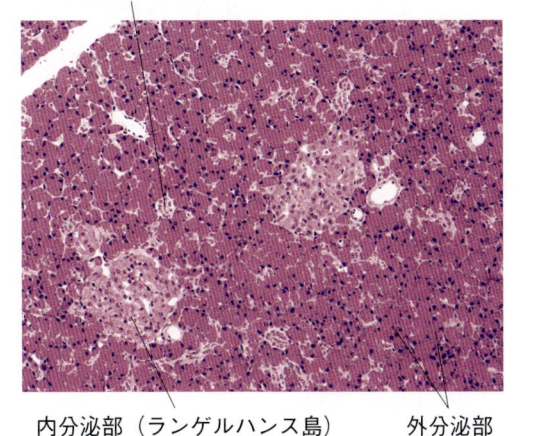

50-2 膵臓（顕微鏡写真）

51 卵巣, 精巣

1 卵巣からは妊娠に関与するホルモンが分泌される.

1. 卵巣内では卵子を育てるさまざまな成長段階の（①　　　）胞がある.
2. 卵胞を包む（②　　　）膜から卵胞ホルモン（エストロゲン）が分泌される.
3. 排卵後の卵胞は赤体から（③　　　）体に変化する.
4. 卵巣から分泌されるホルモンは（④　　　）粘膜を増殖させる.
5. 着床後の黄体ホルモン維持には（⑤　　　）盤からのホルモンが必要である.

2 精巣には男性ホルモンを分泌する内分泌細胞が散在している.

6. 精巣内に無数にある精細管はその中で，（⑥　　　）を育てる.
7. 精細管の間には（⑦　　　）細胞と呼ばれる内分泌細胞が散在する.
8. 精巣下降が上手くいかないと男性ホルモンは分泌されず，（⑧　　　）性徴は起らない.

解説

1，2．原始卵胞が発育し，卵胞上皮が多層化してきた段階の卵胞を二次卵胞という．次いで二次卵胞の卵胞上皮が増殖し，卵胞腔内に卵胞液が溜まり，卵子は周辺に寄せられる．この段階のものを胞状卵胞と呼ぶ．さらに発育が進むと，卵胞腔内は多量の卵胞液で満たされ，卵子は透明帯で包まれ，卵胞の外側には卵胞膜が発達する．

3．排卵後の卵胞は卵胞内に血液が充満して赤く見えることから赤体と呼ばれる．数日で血液は吸収され，卵胞細胞は大型の黄体細胞（ルテイン細胞）となり，黄色の脂質顆粒を含み，黄色に見えることから黄体と呼ばれ，黄体ホルモン（プロゲステロン）を分泌する．

4．卵胞からは卵胞ホルモン（エストロゲン），黄体からは黄体ホルモン（プロゲステロン）が分泌され，子宮粘膜の機能層の増殖が起こり，受精卵の着床を待つ．排卵された卵子が受精しなかった場合，黄体ホルモンの分泌が低下するため，子宮粘膜の機能層（エストロゲンやプロゲステロンの作用で増殖した子宮粘膜の部分）は剥がれ落ちる．これが月経である．

5．受精卵が着床すると胎盤が形成され，胎盤から分泌されるゴナドトロピンに反応して，卵巣の黄体は次第に大きくなり，妊娠黄体となる．ゴナドトロピンはヒト絨毛性性腺刺激ホルモン（hCG）と呼ばれる．

6．精細管内で精子の産生が行われる．精細管の内腔には数層の精子に分化する円形の細胞群があり，総称して精上皮という．精子の発生過程は，精祖細胞 ⇒ 精母細胞 ⇒ 精子細胞 ⇒ 精子

答　①卵　②卵胞　③黄　④子宮　⑤胎
⑥精子　⑦ライディッヒ（間）　⑧二次

である.
7. 精細管と精細管の間の結合組織内にはライディッヒ（間）細胞が散在しており，男性ホルモンであるテストステロンを分泌する．これにより，精子形成を促し，二次性徴をもたらす．
8. 精巣は腎臓の近くで発生し，胎生4〜5カ月頃より下降し始め，胎生8カ月には陰嚢内におさまる．まれに精巣が下降せず腹腔内に留った状態を精巣停滞（停留睾丸）といい，二次性徴が生じないとともに，男性不妊の原因となる．

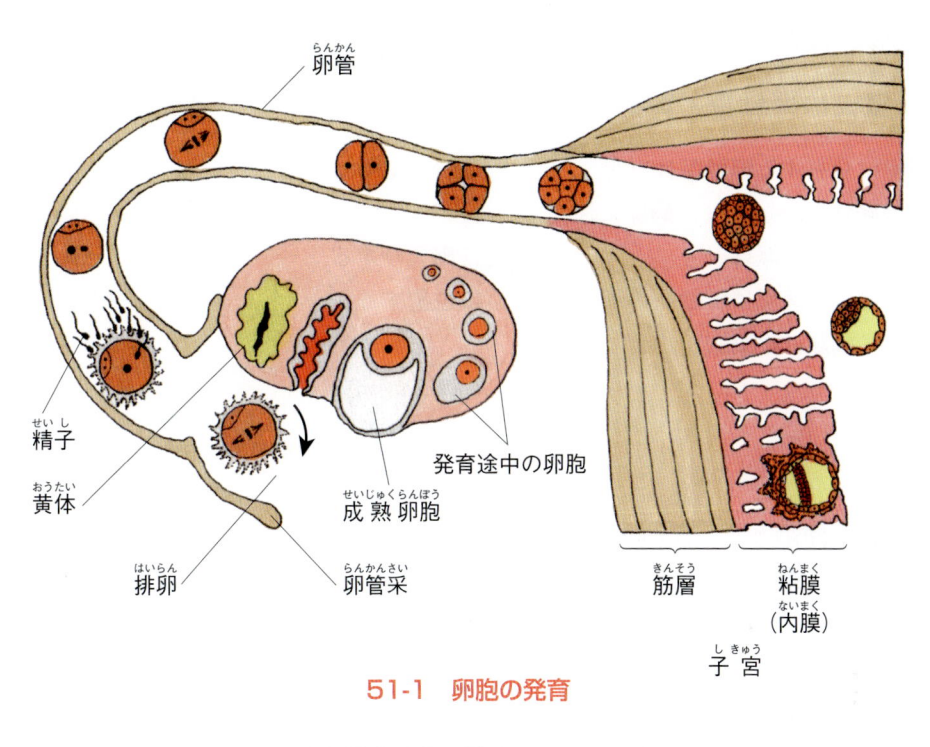

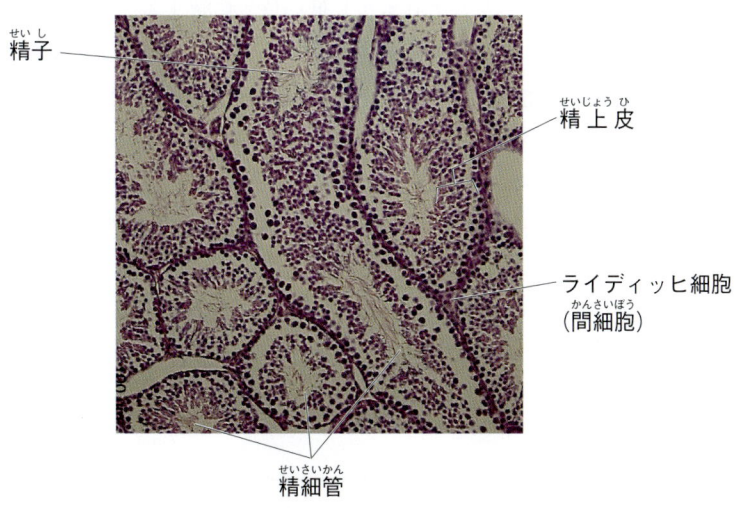

51-1　卵胞の発育

51-2　精巣（顕微鏡写真）

52 泌尿器系の構成

1 泌尿器系は，腎臓，尿管，膀胱，尿道からなる．

1. 腎臓は腹腔内で，（①　　）膜の後ろに位置する．
2. 右の腎臓は左の腎臓より（②　　）位置にある．
3. 腎臓で作られた尿は腎盤から（③　　）を通って膀胱に運ばれる．
4. 膀胱に貯蔵された尿は（④　　）を通って排泄される．

2 腎臓には腎動脈と腎静脈が分布する．

5. 腎臓に分布する腎動脈は（⑤　　）動脈の枝である．
6. 腎静脈は，（⑥　　）静脈に注ぐ．
7. 腎動脈と腎静脈は（⑦　　）から腎臓に出入りする．
8. 腎門で，腎静脈は腎動脈の（⑧　　）に位置する．
9. 腎臓の動脈は小動脈が吻合しない（⑨　　）動脈である．

解説

1. 腎臓は脊柱の両側で，腰椎の上方に左右1対あるそら豆状の器官である．重さは約150gである．腎臓は腹膜の後ろ（背側）に位置する腹膜後器官である．後腹壁には脂肪組織や腎筋膜で保持されているだけであるので，やせ型の人や急激なダイエットなどで脂肪組織が減少し，腎が下垂したり（下垂腎），動いたり（遊走腎）することがある．
2. 腎臓は胎児期に骨盤腔内で発生し，その後，上昇する．しかし，右には肝臓があるため，最終的な位置は右腎のほうが，左腎よりも少し低い位置に留まる．
3. 尿管は腎盤に続き，尿を膀胱に導く長さ約30cmの細長い管である．尿管は次の3箇所に狭窄部があり，しばしば尿路結石が停滞する．① 腎盤から尿管への移行部　② 総腸骨動脈・静脈との交叉部　③ 膀胱壁の貫通部
3，4. 尿管と尿道は名称が似ているため，間違えやすいので注意が必要．
5. 腹大動脈から出る上腸間膜動脈の少し下方から左右1本ずつの腎動脈が出る．腎臓は過剰な動脈を持っている場合がしばしば見られる．
6. ほとんどの腹腔内臓器からの静脈は肝門脈に合流して肝臓に行き，肝臓で毛細血管となった後，再び集まって肝静脈を経て下大静脈に注ぐが，腎静脈は直接，下大静脈に注ぐ．
7，8. 腎臓に動静脈などが出入りする所を，腎門という．腎門では前方から順に静脈，動脈，

答　①腹　②低い　③尿管　④尿道
　　　⑤腹大　⑥下大　⑦腎門　⑧前方（腹側）　⑨終

腎盤（腎盂）の順に並んでいる．

9. 左右の腎動脈は腎門の所で5本の区域動脈になる．それぞれの区域動脈の間には吻合がないため，終動脈である．区域動脈間に吻合がないため，腎臓は区域に従って外科的切除が可能である．区域動脈は葉間動脈となって腎柱（腎錐体と腎錐体の間）を走り，次に皮質と髄質の間を弓状動脈となって走る．さらに弓状動脈から小葉間動脈が出て，そこから輸入細動脈が分枝し，糸球体に入る．

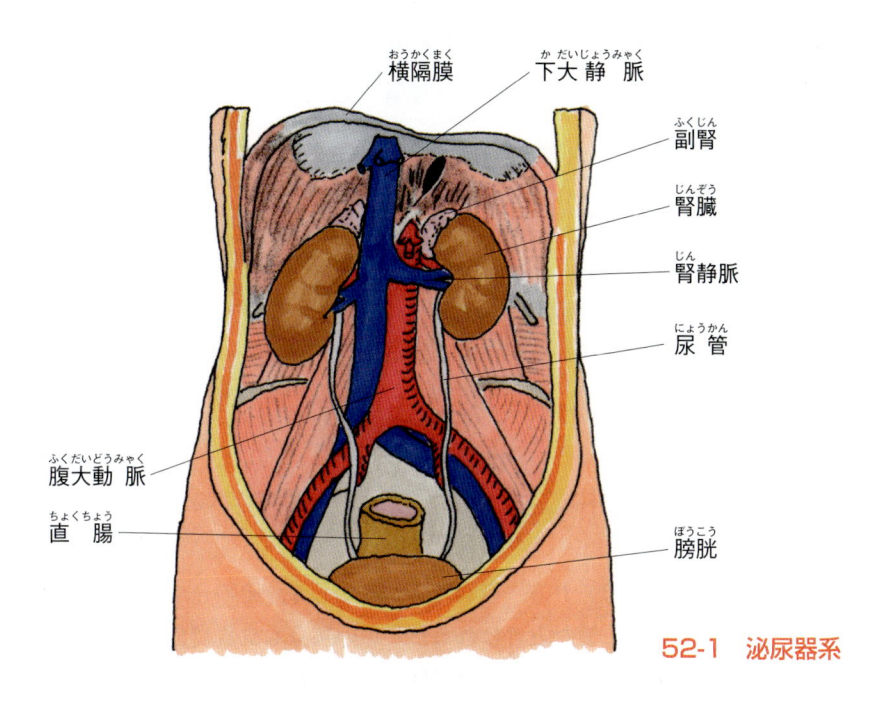

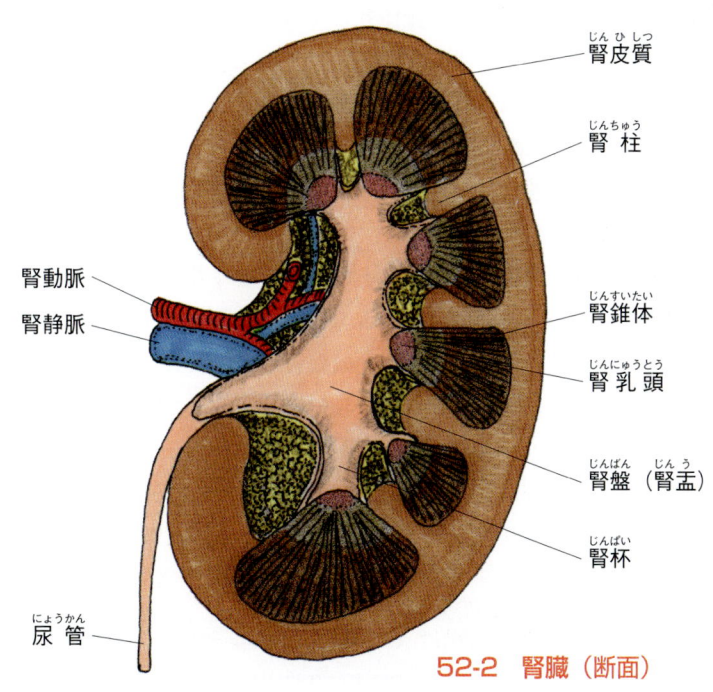

52-1　泌尿器系

52-2　腎臓（断面）

53 泌尿器系 腎臓

1 腎臓は皮質と髄質に分けられるが，髄質はいくつかの腎錐体からなる．

1. 腎臓の髄質は，十数個の円錐状をした（①　　　）からなる．
2. 腎錐体と腎錐体の間は皮質に属し，（②　　　）と呼ばれる．
3. 腎錐体の先端を（③　　　）といい，腎杯にはまり込んでいる．
4. 腎杯は集まって（④　　　）となり，尿管へと続く．

2 腎臓の基本単位はネフロンで，腎小体と尿細管からなる．

5. ネフロンは腎小体と（⑤　　　）からなる．
6. 腎小体は，糸球体とこれを包む（⑥　　　）からなる．
7. 糸球体で，腎動脈の血液成分が濾過された液を（⑦　　　）という．
8. 尿細管は近位尿細管，（⑧　　　），遠位尿細管に分けられる．
9. 尿細管は集合管に集まり，腎乳頭の先端から（⑨　　　）に流れ出す．

解説

1. 腎臓は皮質と髄質に分けられる．髄質は分かれており，その一つ一つを腎錐体という．
2. 腎錐体と腎錐体の間は，腎柱と呼ばれるが，この部分も皮質に含まれる．
3. 腎錐体の先端にある腎乳頭から，腎臓で作られた尿が腎杯（小腎杯）に受け取られる．
4. 腎乳頭からの尿を受け取る腎杯は小腎杯という．いくつかの小腎杯が集まって大腎杯となり，さらに腎盤（腎盂）に続く．
5. ネフロンは腎単位とも呼ばれる腎臓の機能的な基本構造で1つの腎臓に約100万個ある．
6. 腎小体はマルピーギ小体 Malpighian corpuscle ともいう．糸球体は特殊な毛細血管で，腎動脈が次第に枝分かれして輸入細動脈となり，糸くずがまるまったような糸球体といわれる状態となる．腎小体は腎の皮質に存在する．
7. 腎動脈によって運ばれた血液に含まれる小さな分子量のもの，水やミネラル，糖やアミノ酸，さまざまな老廃物質などが糸球体で流れ出る．これを原尿という．
8. 原尿に含まれる必要な成分が必要な量だけ尿細管から再吸収される．尿細管には糸球体から出た輸出細動脈の続きである毛細血管が分布している．従って腎動脈は2回，毛細血管となって腎静脈に続く．
9. 腎錐体の中を多くの集合管が腎乳頭に向かって走っている．遠位尿細管は，この集合管につながる．腎乳頭の先端から流れ出る尿は，腎杯に受け止められ腎盤へと流れていく．

答 ①腎錐体 ②腎柱 ③腎乳頭 ④腎盤（腎盂）
⑤尿細管 ⑥糸球体嚢（ボウマン嚢） ⑦原尿 ⑧ヘンレのループ（ヘンレ係蹄） ⑨腎杯

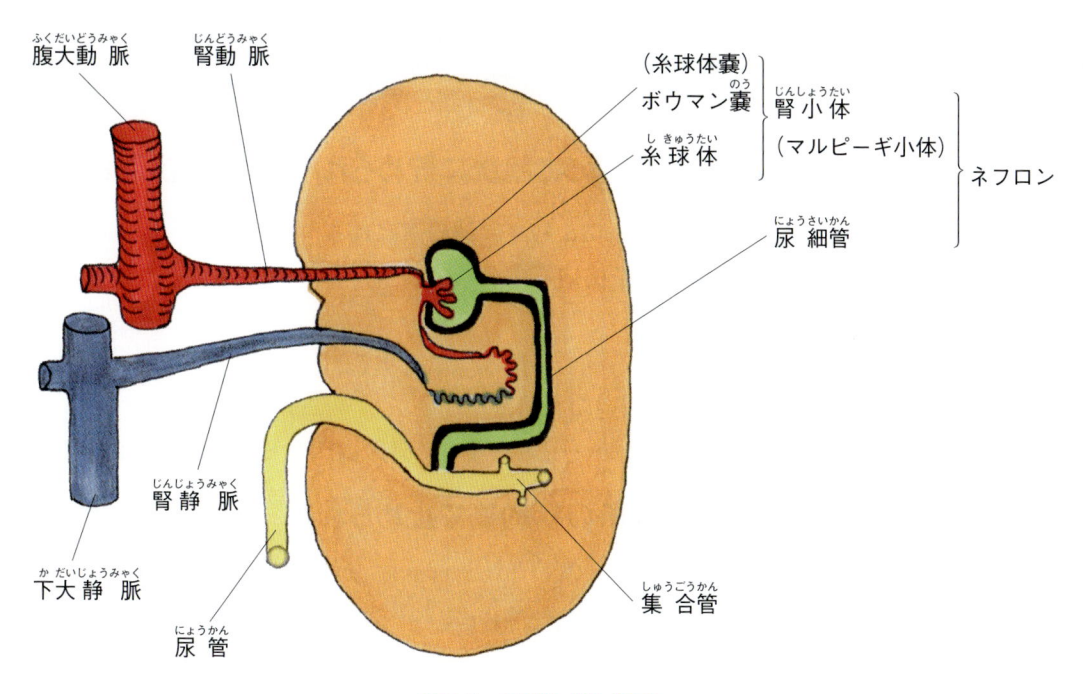

53-1 腎臓（模式図）

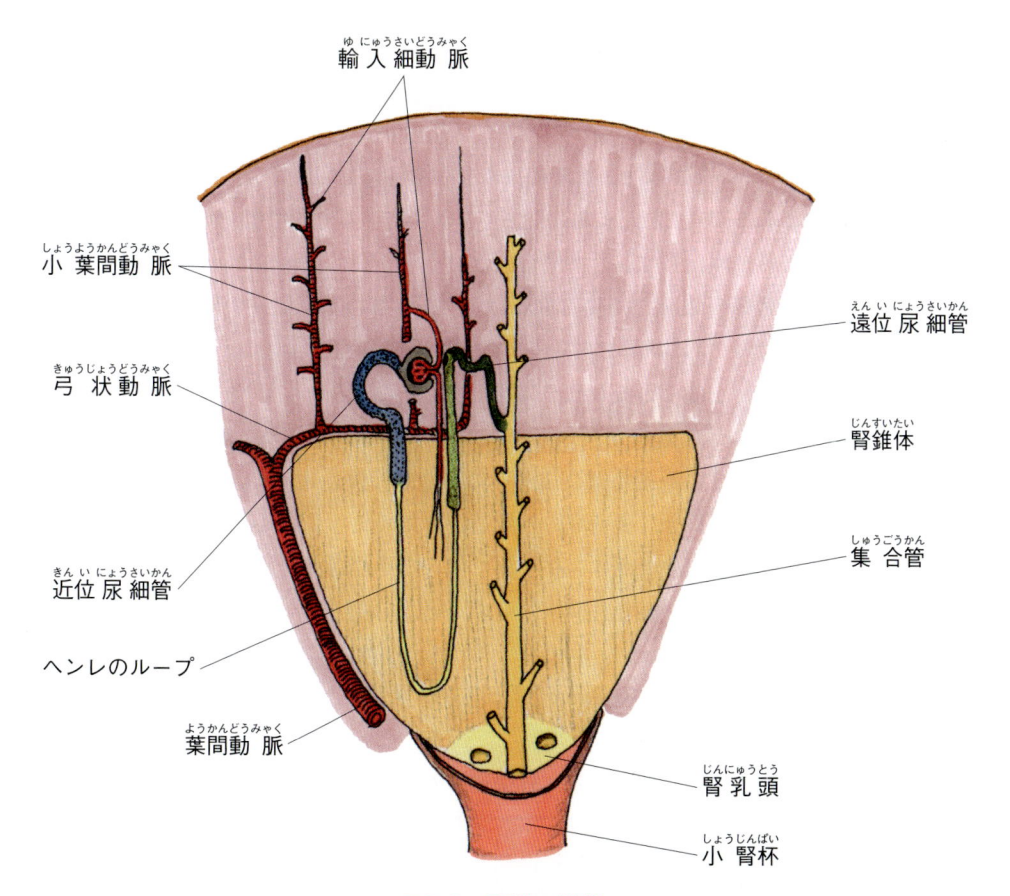

53-2 腎臓の構造

泌尿器系

105

54 泌尿器系 尿管・膀胱・尿道

1 腎臓で作られた尿は，尿管を通って膀胱に貯められ，尿道から排泄される．

1. 腎盤に集められた尿は（①　　）によって膀胱に運ばれる．
2. 尿管には，起始部，総腸骨動脈を横切る部分，（②　　）を貫く部分と，狭い部分が3箇所ある．
3. 空の膀胱は骨盤腔内で（③　　）結合の後ろに位置する．
4. 膀胱内部には左右の尿管口と内尿道口を結んだ（④　　）三角が見られる．
5. 内尿道口から膀胱を出た尿は，（⑤　　）を通って外尿道口から体外に排泄される．

2 膀胱からの尿の排泄は2箇所の括約筋で止められる．

6. 内尿道口の周囲には平滑筋でできた（⑥　　）括約筋がある．
7. 尿道が尿生殖隔膜を貫く所に骨格筋でできた（⑦　　）括約筋がある．
8. 男性の尿道は，膀胱と尿生殖隔膜の間で（⑧　　）腺を貫く．
9. 女性の尿道は（⑨　　）前庭に開口する．

解説

1，2．尿管の長さは約30cm．途中3箇所の狭窄部がある．
3．膀胱は骨盤腔内にあるが，尿がたまるに従って，恥骨結合の上縁を超えて腹腔側に膨れだす．
4．膀胱には左右の尿管が開口しており，尿管口という．左右の尿管口と，膀胱から尿道が出る内尿道口を結んだ三角形の領域を膀胱三角といい，この部の粘膜は尿の貯留の有無（膀胱の収縮・伸展）にかかわらず，常に平坦である．
3，4．尿管と尿道は名称が似ているため，間違えやすいので注意が必要．
5．男性の尿道は16〜18cm，膀胱から尿道が出る内尿道口に始まり，前立腺と尿生殖隔膜を貫き，さらに陰茎を構成する尿道海綿体の中を通過して，陰茎亀頭先端の外尿道口に終わる．女性の尿道は尿生殖隔膜を貫き，腟前庭の外尿道口までの長さ3〜4cmである．
6．膀胱の出口である内尿道口の周囲は，平滑筋でできた括約筋で普段，閉じられている．
7．尿生殖隔膜は恥骨結合の下，恥骨弓に張る膜で，男性では尿道が，女性では尿道と腟が貫いている．
8．男性では膀胱の下に，前立腺があり，尿道は前立腺を貫く．老齢で前立腺肥大が起こると，尿道が狭くなり，排尿困難となる．
9．腟前庭は小陰唇で囲まれた部分である．外尿道口の下には腟が開口する．

答　①尿管　②膀胱　③恥骨　④膀胱　⑤尿道
　　　⑥膀胱（内尿道）　⑦尿道　⑧前立　⑨腟

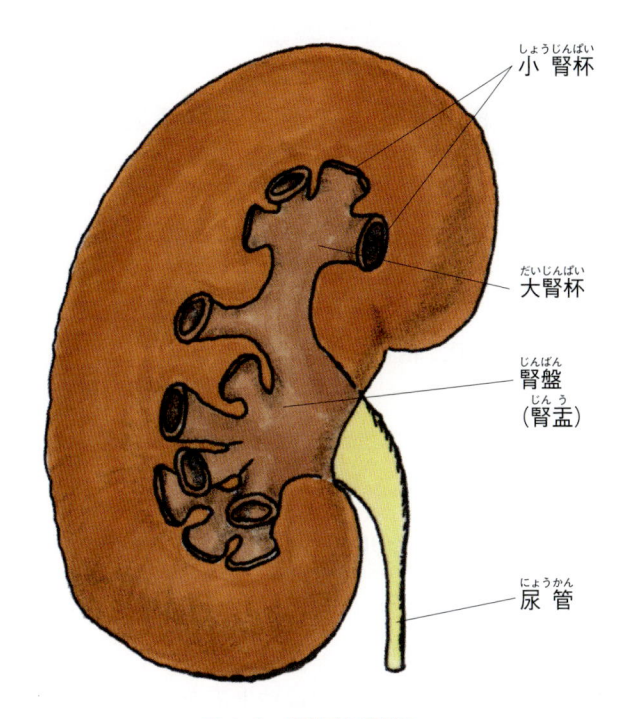

54-1　腎杯と腎盤

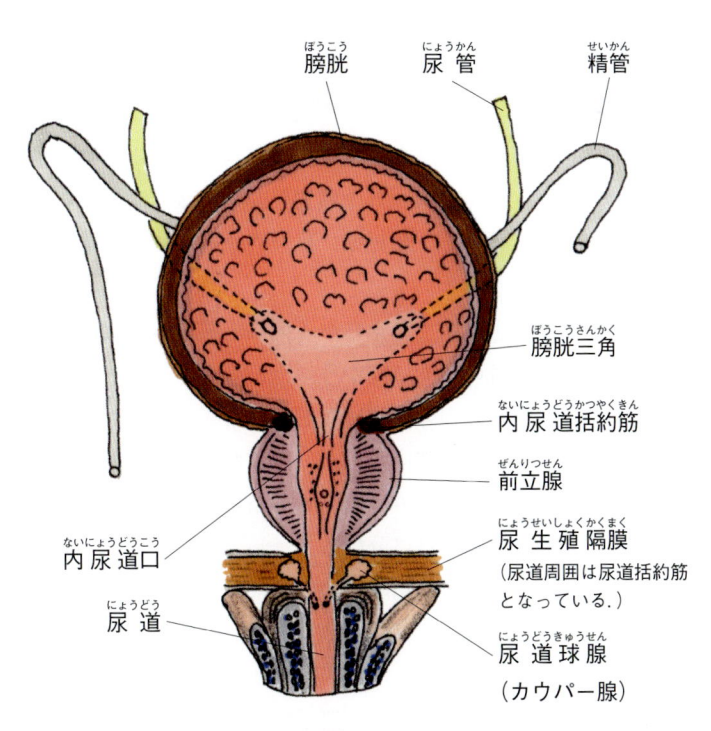

54-2　尿管・膀胱・尿道

泌尿器系

55 男性生殖器 1

1 男性生殖器は精巣，精巣上体，精管，精嚢，前立腺，尿道球腺，陰茎からなる．

1. 精巣は精子を作る器官で（①　　　）内にある．
2. 精巣で作られた精子は，（②　　　）で成熟する．
3. 精巣上体で貯蔵され，成熟した精子は（③　　　）管を通って膀胱の後面に運ばれる．
4. 精管の終末部は膨らんで，精管膨大部となるが，ここに（④　　　）の導管が開口している．
5. 精管膨大部から先は急に細くなって前立腺内を走る（⑤　　　）管となる．
6. 射精管は前立腺内で（⑥　　　）に続いている．

2 精巣は精子形成と男性ホルモンの分泌を行う．

7. 精巣表面は強靱な線維性被膜の（⑦　　　）膜で覆われている．
8. 精子形成は（⑧　　　）管の精上皮で行われる．
9. 精細管の内壁にある（⑨　　　）細胞は精上皮を支持し，栄養を与える．
10. 精細管と精細管の間には男性ホルモンを分泌する（⑩　　　）細胞がある．

解説

1. 男性生殖器系は，精子を産生する精巣，精子を運ぶ精路である精巣上体や精管，その途中の付属腺として精嚢，前立腺，尿道球腺，外生殖器として陰茎，陰嚢から構成されている．精巣は睾丸とも呼ばれ，腹腔内で発生し，胎児期に鼠径管を通って皮下に出る．精巣を入れる袋を陰嚢という．
2. 精子は精巣で作られ，精巣上体内で蓄えられる間に成熟する．
3. 精管は，骨盤腔に入り，膀胱の後面に向かう．
4. 膀胱の後ろに1対ある精嚢からの分泌液は左右の精管膨大部の下方に流れ出る．
5, 6. 左右の射精管は別々に，前立腺内に入り，後方から尿道に開口する．
7. 白膜は精巣後面から精巣内に入り込み，肥厚して精巣縦隔を作る．精巣縦隔から放射状に精巣中隔が出て，精巣実質内を精巣小葉に分ける．
8. 精細管内で精子の産生が行われる．精細管の内腔には数層の精子に分化する円形の細胞群があり，総称して精上皮という．

答 ①陰嚢 ②精巣上体 ③精 ④精嚢 ⑤射精 ⑥尿道
⑦白 ⑧精細 ⑨セルトリ ⑩間（ライディッヒ）

9. 精子になる精上皮以外に精細管の内壁にはセルトリ Sertoli 細胞という大型の細胞がある．セルトリ細胞は精上皮を支持し，栄養を与え，精上皮の成熟を助け，また精子発生過程で死滅した細胞を貪食する．
10. 精細管と精細管の間の結合組織内には間細胞（ライディッヒ細胞）が散在しており，男性ホルモンであるテストステロンを分泌する．これにより，精子形成を促し，二次性徴をもたらす．

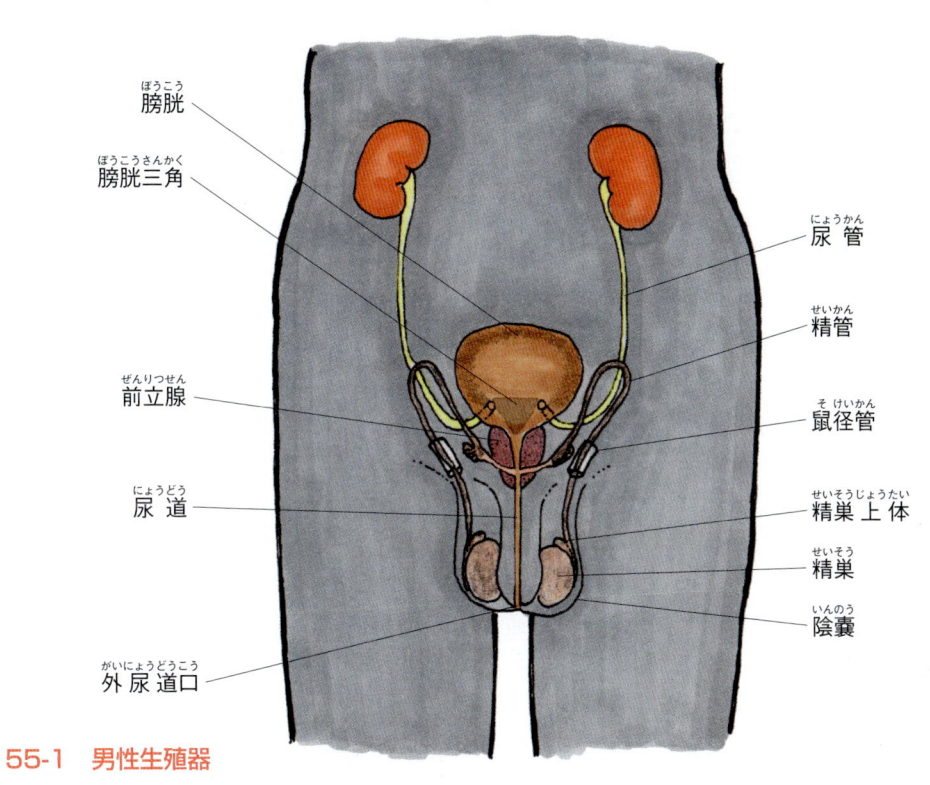

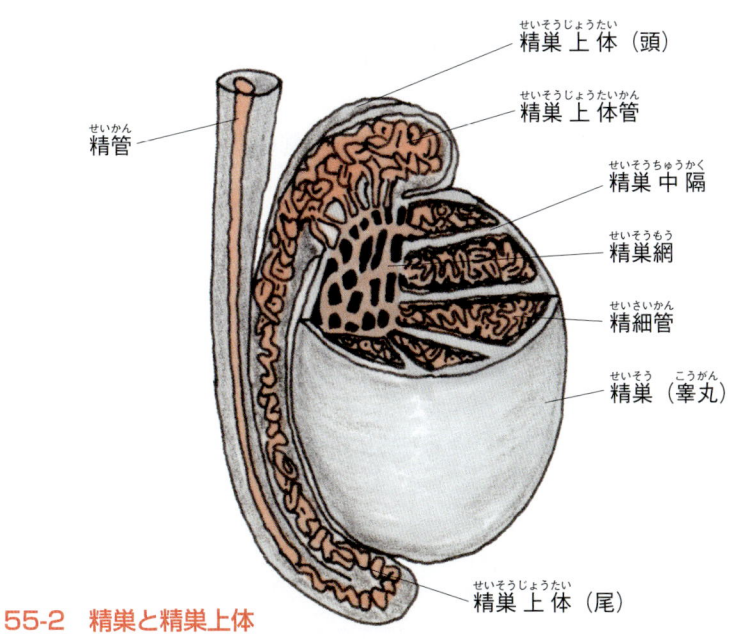

55-1　男性生殖器

55-2　精巣と精巣上体

56 男性生殖器 2

生殖器系

1 精管は鼠径管を通り骨盤腔内に入る．

1. 精巣は（①　　）動脈から出る精巣動脈で栄養されている．
2. 左の精巣静脈は（②　　）に注ぐ．
3. 精管は精巣動静脈とともに包まれた（③　　）索として鼠径管から骨盤腔に入る．
4. 鼠径管の皮下の開口部を（④　　）輪という．
5. 前立腺からの分泌液は（⑤　　）道に流れ出る．

2 精嚢，前立腺，尿道球腺からの分泌物は精液を作る．

6. 尿道は恥骨弓に張る（⑥　　）膜を通過する．
7. 女性の大前庭腺に相当する（⑦　　）腺からの分泌液は射精に先立ち分泌される．
8. 陰茎は2つの陰茎海綿体と1つの（⑧　　）海綿体から作られている．
9. 男性の尿道は尿道海綿体の先端である（⑨　　）の先端に開口する．

解説

1. 精巣は腹腔内で発生し，胎児期に鼠径管を通って皮下に出たため，精巣を栄養する動脈も精巣とともに下降する．
2. 左の精巣静脈は左の腎静脈から下大静脈に注ぐ．右は直接，下大静脈に注ぐ．
3. 精管がこれに伴う血管（精巣および精管動・静脈），神経（腸骨鼠径神経），リンパ管，筋（精巣挙筋）とともに被膜に包まれた構造物を精索という．
4. 鼠径管は腹部の3枚の筋，外腹斜筋，内腹斜筋，腹横筋を斜めに貫く管で，皮下の出口を浅鼠径輪という．
5. 前立腺は男性だけにある栗の実の大きさの腺で，膀胱のすぐ下で，膀胱から出る尿道の初部を取り囲んでいる．
6. 尿生殖隔膜は恥骨弓を閉じるように張っている膜状構造物で，2枚の膜の間に骨格筋がサンドイッチ状に挟みこまれている．この膜を，男性では尿道が，女性では尿道と腟が通過する．筋の大部分は深会陰横筋であるが，尿道を輪状に取り囲む筋は尿道括約筋となっている．
7. カウパー Cowper 腺は尿生殖隔膜の中にある．分泌物はアルカリ性，透明で粘稠性があり，尿道に分泌される．発生学的に女性の大前庭腺（バルトリン Bartholin 腺）に相当する．
8. 陰茎は尿道海綿体および左右1対の陰茎海綿体からなる．海綿体は強靱な結合組織の白膜で

答 ①腹大 ②左腎静脈 ③精 ④浅鼠径 ⑤尿
⑥尿生殖隔 ⑦尿道球（カウパー） ⑧尿道 ⑨亀頭

覆われている．尿道海綿体の中を尿道が通る（尿道海綿体部）．陰茎前端の膨大部を亀頭といい，外尿道口が開く．陰茎の皮膚は薄く，亀頭を包む部分を包皮という．陰茎は女性の陰核に相当する．海綿体はスポンジ状の構造で，空所に血液が流れ込むことで大きく硬くなり，勃起することで性交を可能にする．尿道海綿体の中を，尿道が通過している．

9．男性の尿道の長さは16〜18cmで，側方からみると全体としてSの字に走行する．前立腺を貫き（前立腺部），前立腺部で射精管が開く．この後，尿道は骨盤底をなす尿生殖隔膜を貫き（隔膜部），尿道海綿体内を走行し（海綿体部），陰茎先端の開口部（外尿道口）に開く．亀頭は亀の頭に似ているところからこの名がある．

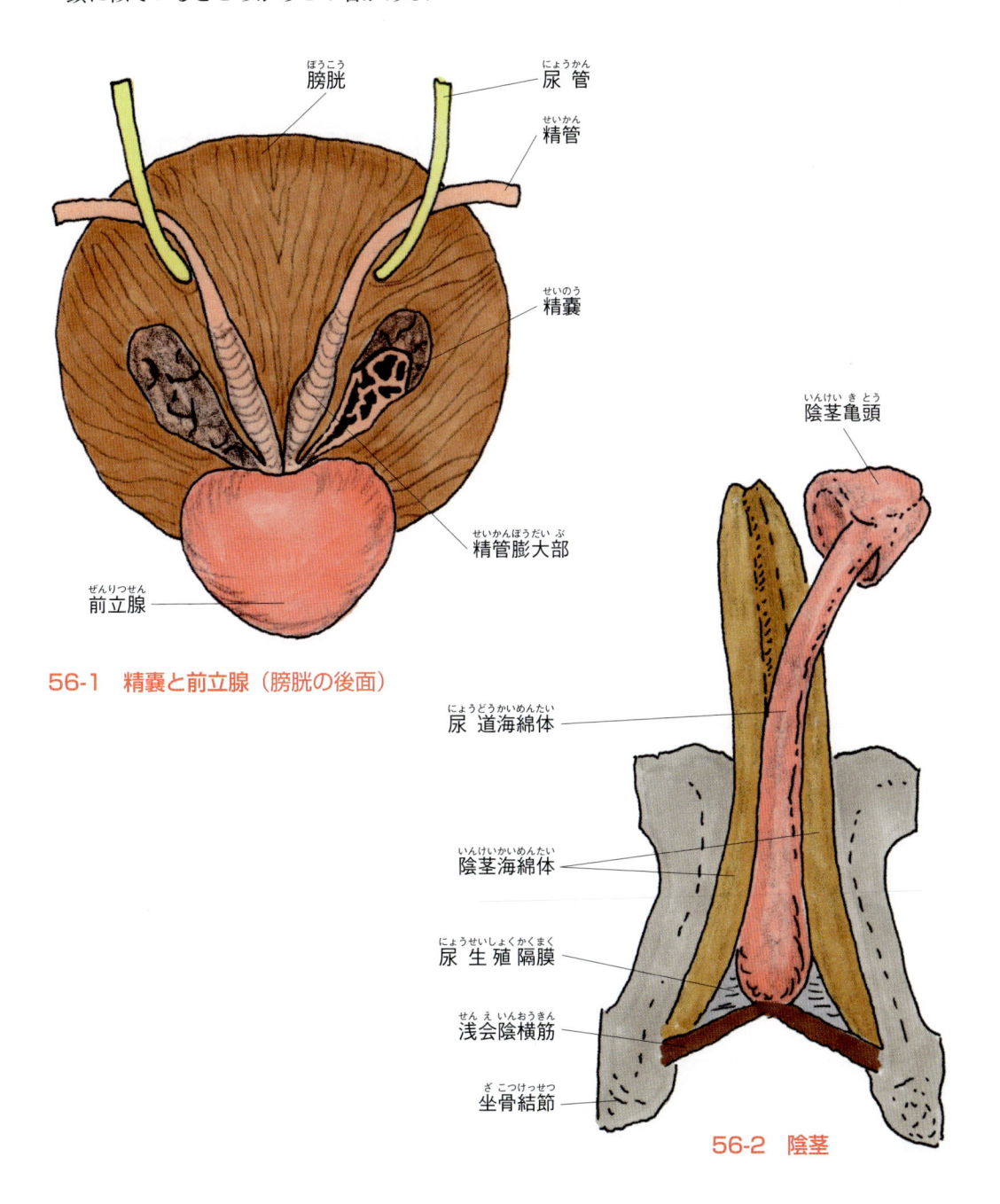

56-1　精嚢と前立腺（膀胱の後面）

56-2　陰茎

57 女性生殖器 1

生殖器系

1 女性生殖器は卵巣，卵管，子宮，腟，外陰部からなる．

1. 卵巣は卵子を作る器官で（①　　　）腔内にある．
2. 卵巣で発育した卵子は腹膜腔に排卵され，（②　　　）内に入る．
3. 受精は通常，卵管の（③　　　）部で起こる．
4. 子宮は膀胱の後ろ，（④　　　）の前に位置する．
5. 子宮後面と直腸の間の窪みを（⑤　　　）窩という．
6. 子宮円索は鼠径管を通り，（⑥　　　）の皮下に終わる．

2 卵巣の動脈は腹大動脈から，子宮は内腸骨動脈から供給される．

7. 卵巣に動脈血を送るのは腹大動脈から分かれる左右の（⑦　　　）動脈である．
8. 子宮に動脈血を送るのは内腸骨動脈から分かれる左右の（⑧　　　）動脈である．
9. 左の卵巣静脈は（⑨　　　）静脈に注ぐ．

解説

1. 卵巣は骨盤側壁で子宮の両側に1対ある母指頭大の器官で，卵子形成と女性ホルモンの分泌を行っている．
2. 卵巣は腹膜で包まれている．排卵は思春期以降，約4週間に1回，左右の卵巣で交互に起こる．排卵された卵子は，卵管采より卵管へ入り，子宮まで運ばれる．
3. 卵管は卵巣から排卵された卵子を子宮まで運ぶ長さ約10cmの管で，一端は腹膜腔に開き，他方は子宮に開く．卵管の先端は漏斗状を呈しており（卵管漏斗），そこからイソギンチャク状の突起が多数突出しており，卵管采と呼ばれる．漏斗に続く部分は膨らんでおり，卵管膨大部と呼ばれる．受精は多くの場合，卵管膨大部で起こる．
4. 子宮は受精した卵子を受け入れ，胎児を育てる鶏卵大の器官である．骨盤腔内にあり，膀胱の後ろ，直腸の前に位置する扁平なナス形の中腔性器官である．
5. 膀胱と子宮の間にできるくぼみを膀胱子宮窩，直腸と子宮の間にできるくぼみを直腸子宮窩（ダグラス Douglas 窩）という（図46参照）．
6. 子宮体部の左右の外側で，卵管が始まるすぐ下からは子宮円索が起こる．子宮円索は，鼠径管を通り，大陰唇の皮下に終わる線維索である．子宮の前傾姿勢は，子宮円索により子宮体を前方に引っぱることにより保たれている．

答 ①骨盤 ②卵管 ③膨大 ④直腸 ⑤直腸子宮（ダグラス） ⑥大陰唇 ⑦卵巣 ⑧子宮 ⑨左腎

7. 卵巣に動脈血を送るのは腹大動脈から分かれる左右の卵巣動脈である．卵巣動静脈は卵巣堤索を通り卵巣に分布する．
8. 子宮動脈は内腸骨動脈の枝で，子宮頸部から子宮の外側縁に沿って上に向かい，卵巣動脈の枝と吻合する．
9. 卵巣静脈は右側では下大静脈に注ぐが，左側では左の腎静脈に注ぐ．

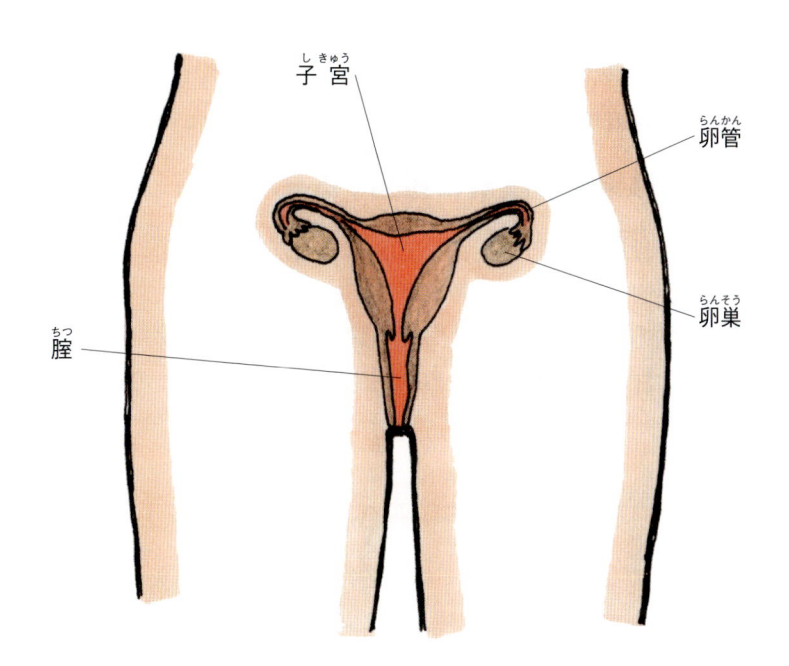

生殖器系

57-1 女性生殖器

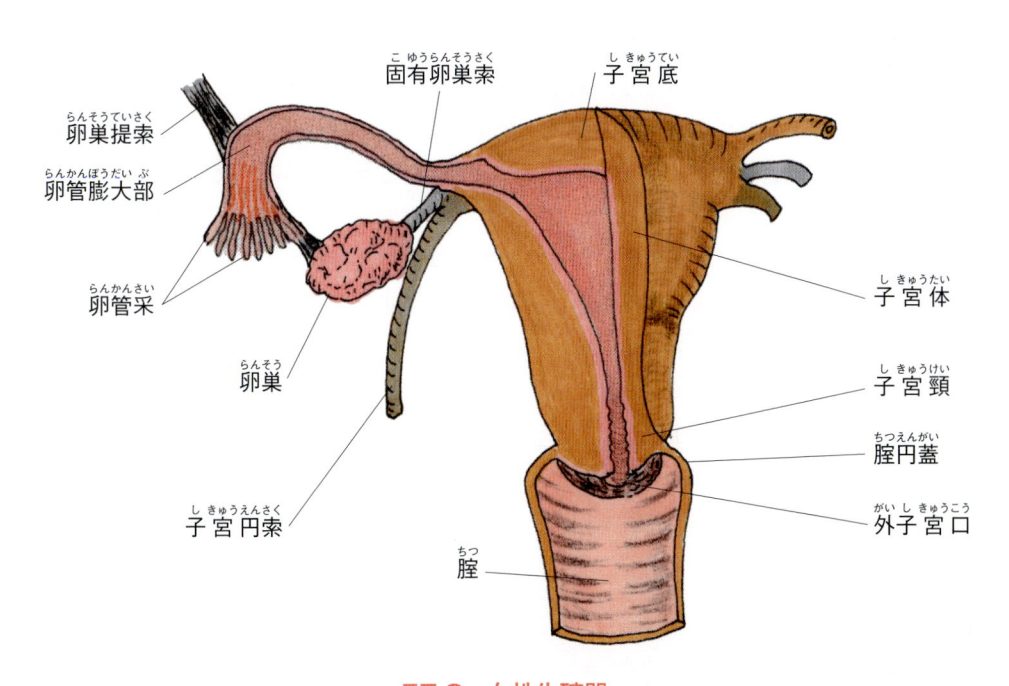

57-2 女性生殖器

58 女性生殖器 2

生殖器系

1 骨盤腔の底は会陰体で支えられている．

1. 会陰は前方の尿生殖三角と後方の（①　　）三角に分けられる．
2. 尿生殖隔膜は（②　　）三角を閉じており，ここを尿道および腟が貫く．
3. 尿生殖隔膜を貫く尿道の周囲は（③　　）括約筋となっている．
4. 会陰腱中心にある線維性結合組織の塊を（④　　）体という．

2 女性の大陰唇は男性の陰嚢に相当する．

5. 左右の大陰唇が恥骨結合前で合わさってふくらんだ部分を（⑤　　）という．
6. 左右の小陰唇に囲まれた部分を（⑥　　）という．
7. 左右の小陰唇が前方で合した所には男性の陰茎に相当する（⑦　　）がある．
8. 腟前庭には男性の尿道球腺（カウパー腺）に相当する（⑧　　）の導管が開口している．

解説

1. 会陰は骨盤の出口のことで，恥骨結合下縁，尾骨先端および左右の坐骨結節によって囲まれる菱形の領域である．左右の坐骨結節を結ぶ線により，前方の尿生殖三角と後方の肛門三角に分けられる．
2. 尿生殖三角は尿生殖隔膜により閉じられ，ここを尿道（および腟）が貫く．肛門三角は骨盤隔膜により閉じられ，ここを直腸が貫く．
3. 尿生殖隔膜は恥骨弓を閉じるように張っている膜状構造物で，2枚の膜の間に骨格筋がサンドイッチ状に挟みこまれている．この膜を，女性では尿道と腟が通過する．筋の大部分は深会陰横筋であるが，尿道を輪状に取り囲む筋は尿道括約筋となっている．女性では尿道括約筋は腟も取り囲んでいる．
4. 左右の坐骨結節を結んだ中間点が会陰腱中心であり，ここに線維性結合組織の塊である会陰体がある．会陰体は浅会陰横筋や外肛門括約筋，肛門挙筋などの筋の付着となっており，骨盤腔の底を支える重要な構造物である．
5. 左右の大陰唇が恥骨結合前で合わさってふくらんだ部分を恥丘といい，脂肪がよく発達している．思春期以後には陰毛を生じる．
6. 左右の小陰唇に囲まれた部分を腟前庭といい，ここに外尿道口と腟口が開口する．
7. 男性と女性では発生的に相当するものがある．精巣と卵巣，陰嚢と大陰唇，陰茎と陰核，カ

答 ①肛門 ②尿生殖 ③尿道 ④会陰
⑤恥丘 ⑥腟前庭 ⑦陰核 ⑧大前庭腺（バルトリン腺）

ウパー腺とバルトリン腺などが重要である．
8. 腟前庭には男性の尿道球腺（カウパー Cowper 腺）に相当する大前庭腺（バルトリン Bartholin 腺）の導管が開口している．大前庭腺はダイズ豆大の腺で，性交時に腟口を潤すアルカリ性粘液を分泌する．

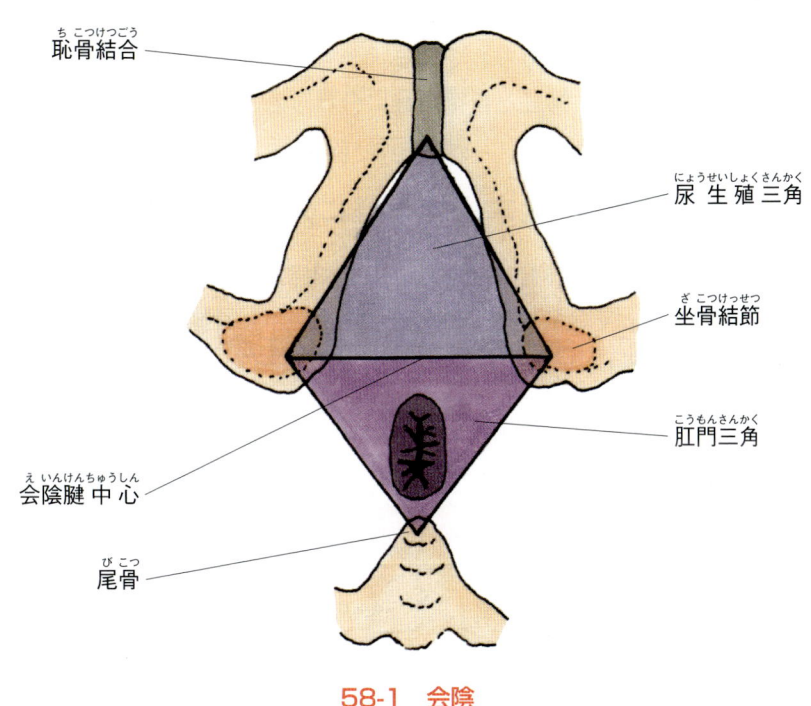

58-1 会陰

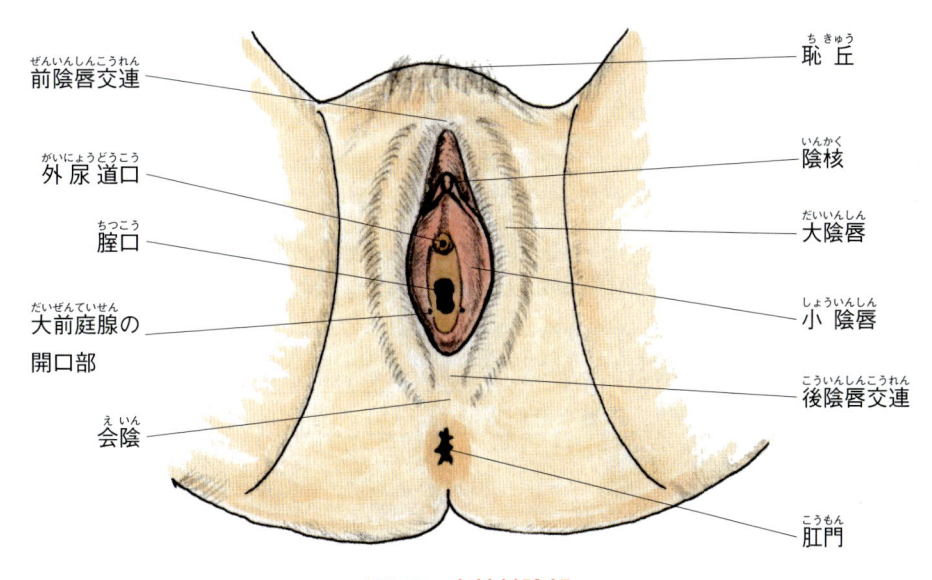

58-2 女性外陰部

59 神経系の区分

1 神経系は，中枢神経系と末梢神経系に区分される．

1. 中枢神経系は，脳と（①　　　）からなる．
2. 脳は（②　　　）内に収められている．
3. 脊髄は（③　　　）管内に収められている．
4. 末梢神経系は（④　　　）神経と自律神経に分けられる．
5. 自律神経は交感神経と（⑤　　　）神経に分けられる．

2 末梢神経は遠心性神経と求心性神経に分けられる．

6. 中枢に向かって情報を運ぶ神経を（⑥　　　）神経という．
7. 中枢から末梢に向かって命令を運ぶ神経を（⑦　　　）神経という．
8. 神経細胞体が中枢の外にあるのは（⑧　　　）ニューロンである．
9. 神経細胞体が中枢の中にあるのは（⑨　　　）ニューロンである．

解説

1. 脳と脊髄を合わせて中枢神経系という．CNS は central nervous system の略．
2. 頭蓋腔の中で，髄膜に包まれて収まっている．
3. 椎骨が重なり合うことで，椎孔はひと続きとなり，管（脊柱管）となる．
4. 脳脊髄神経は，さらに脳に出入りする脳神経と，脊髄に出入りする脊髄神経に分けられる．
5. 自律神経は交感神経と副交感神経に分けられる．内臓諸器官は，その機能を自動的あるいは無意識的に高めたり，弱めたりする自律神経によって支配されている．
6. 図では神経を1つのニューロンで示しているが，実際の神経は，多くの神経線維が束ねられたものである．
   求心性神経は感覚（性）神経あるいは知覚神経と言い換えてもよい．
7. 遠心性神経には，骨格筋に命令を送る運動神経と，自律神経の2種類がある．
8. 末梢から中枢に向かって最初に情報を伝えるニューロンを1次感覚ニューロンというが，このニューロンの細胞体は中枢（脳と脊髄）の外にある．
9. 遠心性ニューロンの細胞体は脳や脊髄の中にあり，細胞体から伸びる神経線維（軸索）は中枢の外に向かって伸びて行き，神経を形作る．

答
① 脊髄　② 頭蓋腔　③ 脊柱　④ 脳脊髄　⑤ 副交感
⑥ 求心性　⑦ 遠心性　⑧ 求心性　⑨ 遠心性

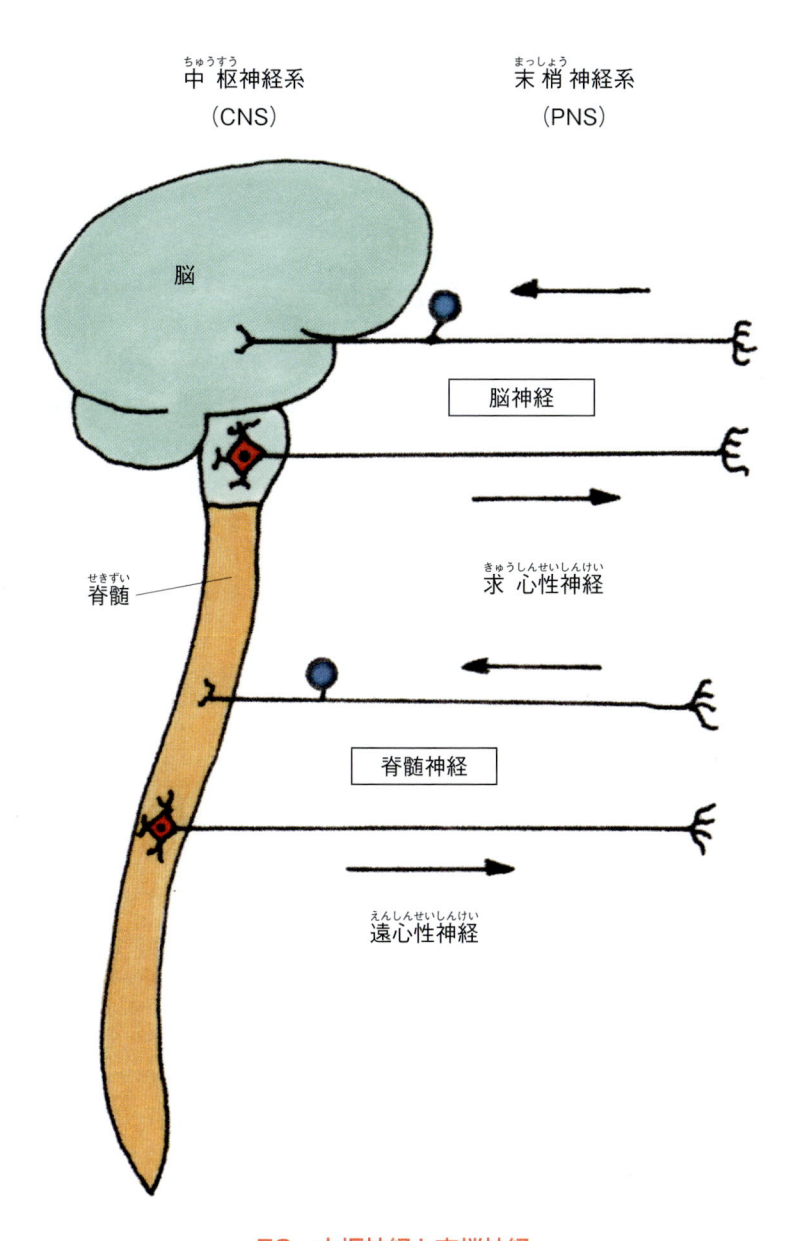

中枢神経系　　　　末梢神経系
（CNS）　　　　　（PNS）

脳

脊髄

脳神経

求心性神経

脊髄神経

遠心性神経

59　中枢神経と末梢神経

神経系

117

60 神経系 髄膜

1 脳と脊髄は3枚の膜（髄膜）で包まれている．

1. 脳と脊髄の表面を密着して包む薄い膜を（①　　　）膜という．
2. 軟膜の外側を包むのは（②　　　）膜である．
3. 髄膜の最外層は最も厚く，（③　　　）膜という．
4. 軟膜とクモ膜の間には（④　　　）腔がある．

2 脳の硬膜は大部分2枚からなるが，2枚の間に空洞が作られる場所がある．

5. 脳硬膜は内外2葉からなる膜で，外葉は本来，頭蓋骨内面の（⑤　　　）膜である．
6. 脳硬膜の内外2葉が分かれてトンネル状になった部分を（⑥　　　）洞という．
7. 脳硬膜が大脳縦裂にはまり込んだ部分を（⑦　　　）鎌という．
8. 脳硬膜が大脳と小脳の間にはまり込んだ部分を（⑧　　　）テントという．

解説

1. 軟膜は非常に薄い膜で肉眼では確認しにくい．脳や脊髄の表面をぴったりと覆っている．
2. クモ膜は，軟膜と硬膜の間にある．
3, 5, 6. 硬膜は厚い膜である．脳の硬膜は2葉からなっており，外葉は本来，頭蓋骨内面を覆う骨膜である．大部分では外葉と内葉が合して1枚となっているが，特定の部分では2葉が分かれ，その間に硬膜静脈洞を作っている．
4. 軟膜とクモ膜の間にはクモ膜下腔というスペースがある．クモ膜下腔には脳脊髄液がある．クモ膜下腔を脳や脊髄に分布する血管が走っている．クモ膜下腔の特に広がった所をクモ膜下槽という．
5. 頭蓋骨の内面と外面は骨膜で覆われている．内面を覆う骨膜は，脳の本来の硬膜である内葉と大部分癒着して1枚となっている．
6. 硬膜静脈洞には，脳の静脈が注ぐ．硬膜静脈洞の血液は横静脈洞から続くS状静脈洞に集まり，頸静脈孔から出て内頸静脈に行く．
7. 脳の硬膜は左右の大脳半球や，大脳と小脳の間などに入り込み，それぞれ大脳鎌，小脳テントと呼ばれる．これらは頭蓋腔をいくつかに仕切る板となっており，脳の位置を固定するのに役立っている．大脳縦裂は左右の大脳半球を分ける大きな溝で，ここに大脳鎌がはまり込んで

答 ①軟　②クモ　③硬　④クモ膜下
　　　⑤骨　⑥硬膜静脈　⑦大脳　⑧小脳

いる．大脳鎌の上端に作られた硬膜静脈洞を上矢状静脈洞といい，下端に作られた硬膜静脈洞を下矢状静脈洞という．

8. 左右の大脳半球と小脳の間（大脳横裂）にはまり込んだ硬膜を小脳テントという．

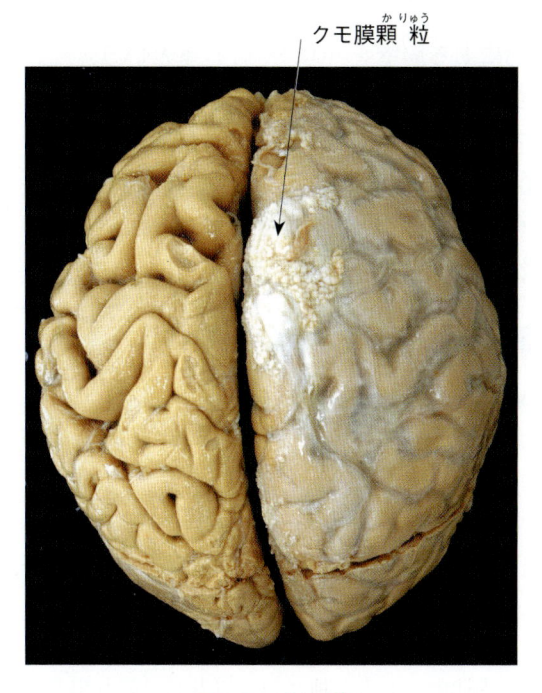

60-1　クモ膜

左半球はクモ膜をはがしてある．軟膜はあるが，薄くて肉眼では見えない．

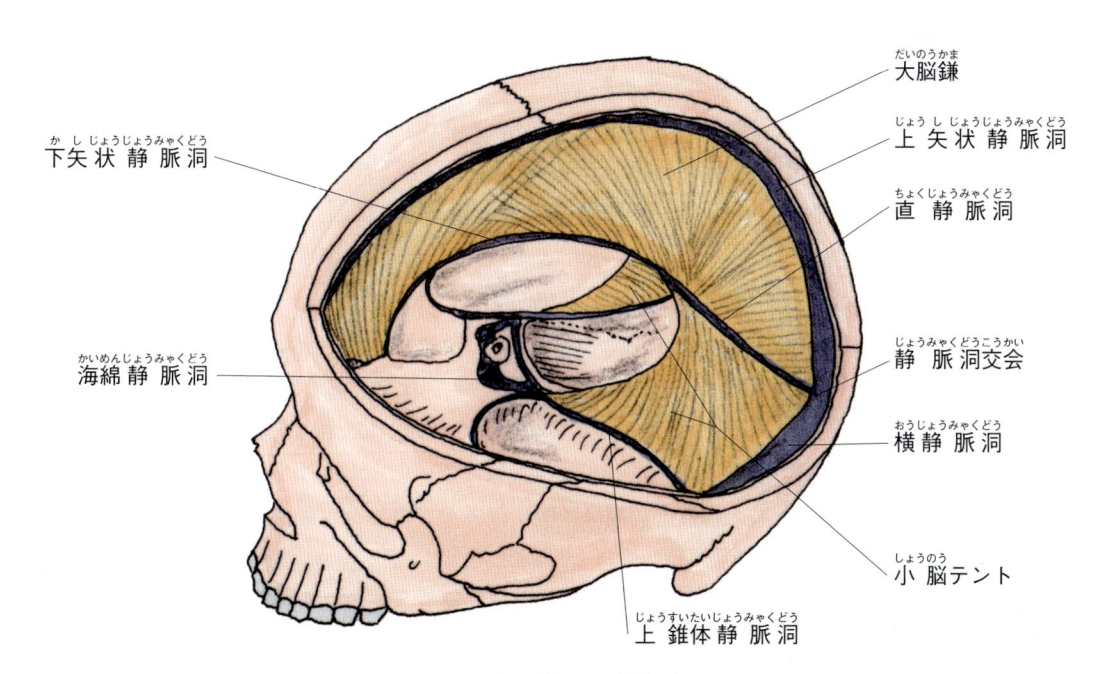

60-2　脳硬膜と硬膜静脈洞

61 神経系 脳室と脳脊髄液

1 中枢神経の内部には脳脊髄液で満たされた空所がある．

1. 左右の大脳半球内部にある脳室を（①　　）室という．
2. 左右の間脳の間にある脳室を（②　　）室という．
3. 第3脳室と第4脳室を連絡するのは（③　　）水道である．
4. 第4脳室には，（④　　）腔と連絡する3つの孔がある．
5. 第4脳室は，下方で脊髄の（⑤　　）管に続く．
6. 側脳室と第3脳室の間の交通孔を，（⑥　　）孔という．

2 脳脊髄液（髄液）は脈絡叢から分泌される．

7. 髄液を分泌する脈絡叢は，側脳室，第3脳室と（⑦　　）室にある．
8. 脳室内の髄液はクモ膜下腔に流れ出し，（⑧　　）顆粒によって硬膜静脈洞に流れ込む．

解説

1. 側脳室は左と右の大脳半球内にある．神経管から外側に膨れ出した大脳半球は，次いで，後方に向かって膨らみ，さらに前下方に向かって成長する．従って，大脳半球は「つ」の字型を呈するが，これに伴って側脳室も「つ」の字型となる．
2. 神経管の先端部にある脳室は第3脳室で，この両側に間脳が発生する．
3. 中脳の内部には細い管である中脳水道が1本，通っている．
4. 第4脳室の左右には外側口（ルシュカ Luschka 孔）が，背側中央部には1つの正中口（マジャンディー Magendie 孔）があり，第4脳室とクモ膜下腔を連絡している．
5. 第4脳室は，橋，延髄，小脳に囲まれた部屋で，下は延髄の続きである脊髄の中心管に続いている．
6. 左右の側脳室と第3脳室の間は小さな孔（室間孔あるいはモンロー Monro 孔）となっている．
7. 左右の側脳室，第3脳室，第4脳室には脳脊髄液（単に髄液あるいは CSF ともいう）を分泌する脈絡叢がある．側脳室と第3脳室の脈絡叢は繋がっており，室間孔を通る．第4脳室の脈絡叢は一部，マジャンディー孔からクモ膜下腔の中に飛び出している．CSF は cerebro spinal fluid の略
8. クモ膜顆粒は，クモ膜下腔の髄液を硬膜静脈洞に汲み上げるポンプの働きをしている．主に，上矢状静脈洞に流れ込む．

答　①側脳　②第3脳　③中脳　④クモ膜下　⑤中心　⑥室間（モンロー）
　　　⑦第4脳　⑧クモ膜

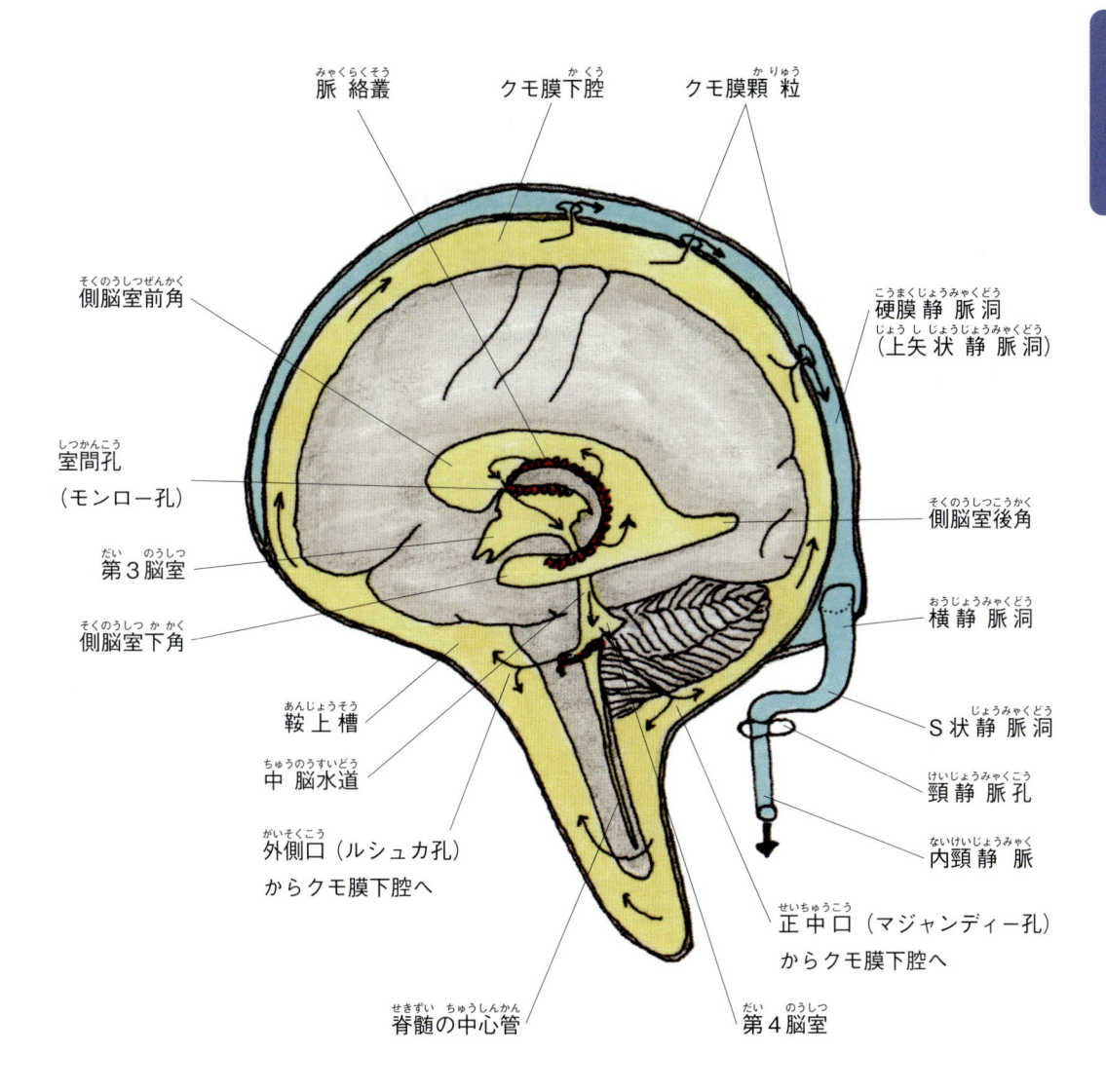

61　脳室と髄液の流れ

62 神経系 灰白質，白質，核，神経節

1 神経細胞体は多くの場合，集合して存在する．

1. 脳や脊髄の断面で白く見える部分を（①　　）質という．
2. 大脳皮質や小脳皮質は（②　　）質である．
3. 大脳髄質の中に見られる灰白質を（③　　）という．
4. 脊髄は表面が白質で，内部にH型をした（④　　）質がある．

2 脳や脊髄の外にも神経細胞体の集合部がある．

5. 中枢神経系の外に見られる神経細胞体の集合部を（⑤　　）という．
6. 神経節は発生的に外胚葉からできる（⑥　　）に由来する．
7. 神経節には感覚神経節と（⑦　　）神経節がある．
8. 脊髄神経節（後根神経節）は（⑧　　）神経節である．

解説

1. 脳や脊髄を切ってみると，灰色にみえる部分（灰白質）と白く見える部分（白質）がある．灰白質は主にニューロンの細胞体が集合している所で，白質は細胞体から出る神経線維が集まった所である．
2. 大脳や小脳の表面に沿って，灰白質がある．言い換えれば神経細胞体の集合部がある．これをそれぞれ大脳皮質および小脳皮質という．
3. 大脳や小脳の皮質よりも深部を，それぞれ大脳髄質，小脳髄質という．髄質にも大小さまざまの灰白質が見られるが，それぞれの灰白質には同じような働きを持つ神経細胞の細胞体が集合しており，これを核という．
4. 脊髄は表面が白質で内部のH型をした灰白質を覆っている．この灰白質の中にさらに神経細胞体の集合部があり，これも核といわれる．
5. 中枢神経，すなわち脳と脊髄以外の場所にも神経細胞体の集合部が見られる．これらを神経節という．
6. 外胚葉にまず，神経溝ができる．神経溝を川とみなせば，その堤防にあたる所が，神経堤である．神経溝は次いで，神経管となるが，神経堤の部分は神経管から離れる．神経堤の細胞は移動して，その一部は神経節となり，そこにニューロンが発生する．
7. 自律神経節には副交感神経節と交感神経節がある．自律神経節から発生したニューロンが節

答 ①白 ②灰白 ③核 ④灰白
⑤神経節 ⑥神経堤 ⑦自律 ⑧感覚

後ニューロンである．

8. 三叉神経に付属した三叉神経節や脊髄神経に付属した脊髄神経節などは1次感覚ニューロンの細胞体がある感覚神経節である．1次感覚ニューロンとは末梢から中枢（脳と脊髄）に感覚情報を伝えるニューロンである．感覚神経節は知覚神経節といってもよい．

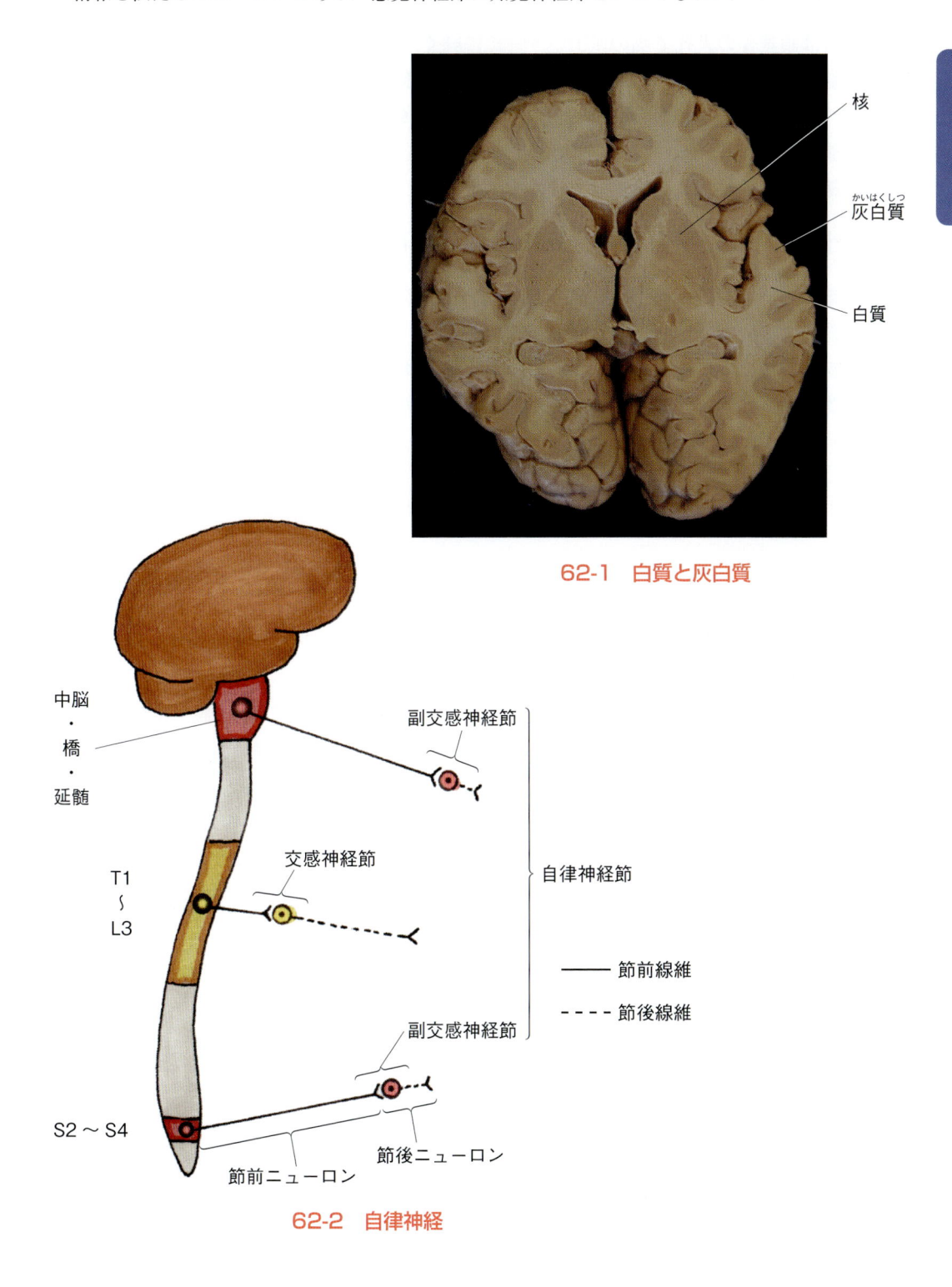

62-1　白質と灰白質

62-2　自律神経

63 神経系 脊髄

1 脊髄は脊柱管の中にある.

1. 脊髄は頭蓋骨の大孔で脳の（①　　　）に続く.
2. 脊髄の下端は第（②　　　）腰椎の高さで終わる.
3. 脊髄は髄膜，すなわち，硬膜，（③　　　）膜，軟膜で包まれている.
4. 脊髄は頸膨大と（④　　　）膨大の2か所，太くなった所がある.
5. 脊髄の下端はしだいに細くなっており（⑤　　　）という.

2 脊髄は内部の灰白質が，外部の白質で囲まれた構造となっている.

6. 脊髄の内部にあるH型をした灰白質の後方への突出部を（⑥　　　）柱という.
7. 脊髄の内部にあるH型をした灰白質の中央には（⑦　　　）がある.
8. 脊髄の前柱には（⑧　　　）ニューロンの細胞体がある.
9. 脊髄の白質は，前索，側索および（⑨　　　）索に分けられる.

解説

1. 脊髄は脳の延髄に続く部分で，脳は頭蓋腔内にあるが，脊髄は脊柱管の中にある．延髄と脊髄の境は，後頭骨の大孔である.
2. 胎児期の脊髄は，脊柱管全長に渡ってある．成人では脊柱の発達が，脊髄の発達より大きいため，脊髄の下端は上部腰椎のレベルである.
3. 脊髄も脳と同じく3枚の髄膜で包まれており，軟膜とクモ膜の間にはクモ膜下腔があり脳脊髄液がある．脊髄の硬膜は脳硬膜と異なり，脊柱管内部の骨膜と，脊髄硬膜は離れており，間に静脈叢が存在する硬膜上腔が作られている.
4. 脊髄の太さはほぼ小指ぐらいであるが，頸部と腰部では太くなっており，これらは頸膨大，腰膨大と呼ばれる．頸膨大からは上肢に行く神経が，腰膨大からは下肢に行く神経が出る.
5. 下端は円錐型をなしており，脊髄円錐と呼ばれる．脊髄円錐の先端から細い糸が尾骨まで延びており，これを終糸という.
6. H型をした灰白質の前方への突出部は前柱（前角）と呼ばれ，後方への突出は後柱（後角）と呼ばれる.
7. 脊髄の横断面では中央に細い中心管があり，上方で第四脳室に連なり，下方では脊髄円錐の中で終室となって終わる.

答 ①延髄 ②1〜2 ③クモ ④腰 ⑤脊髄円錐 ⑥後 ⑦中心管 ⑧運動 ⑨後

8. 前柱には運動ニューロンの細胞体があり，これらから出た神経線維は骨格筋に終わっている．
9. 脊髄の白質を構成するのは大部分，脊髄を上下に走る神経線維である．

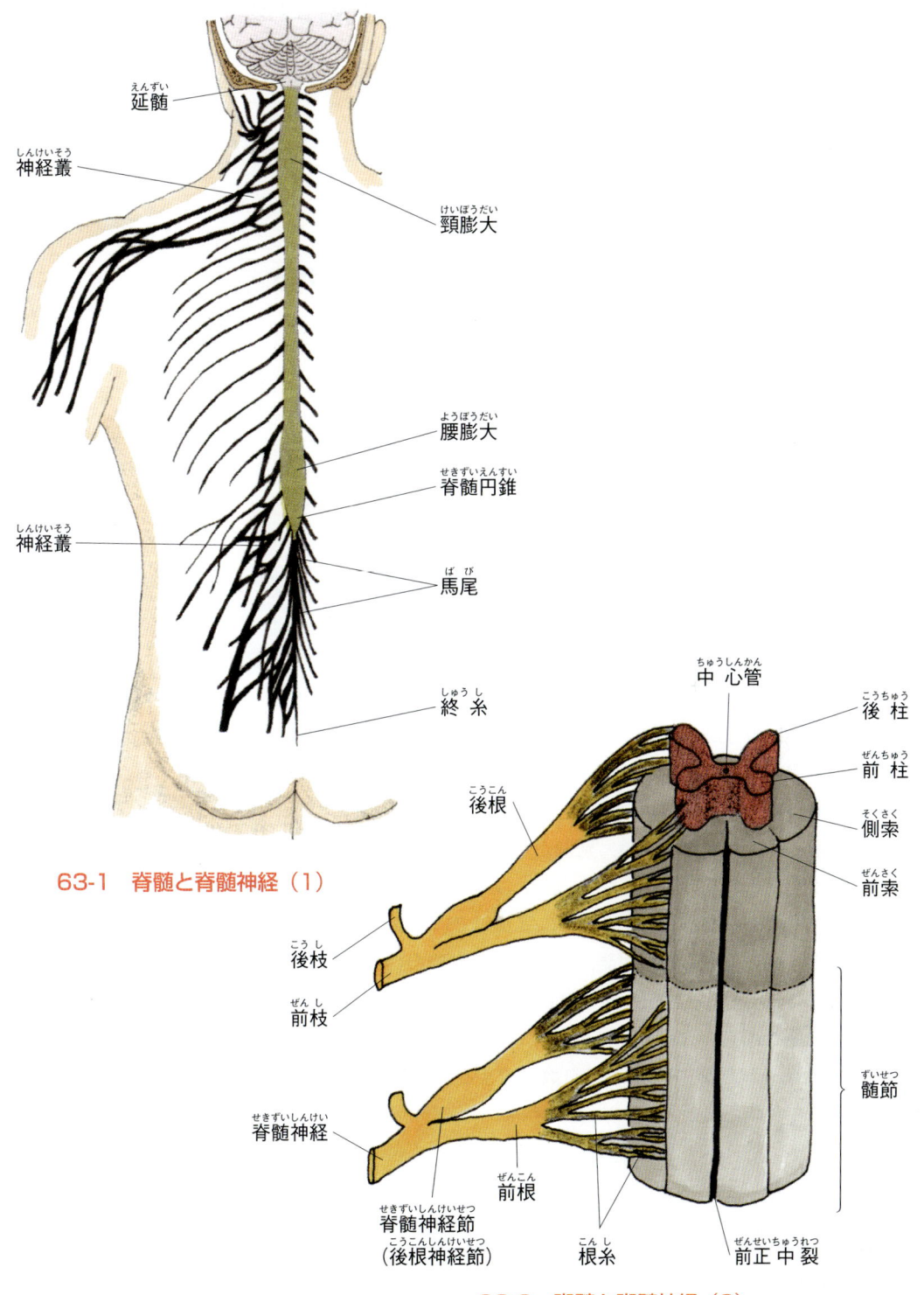

63-1　脊髄と脊髄神経（1）

63-2　脊髄と脊髄神経（2）

64 神経系 脳

1 脳は大脳，間脳，小脳，中脳，橋および延髄からなる．

1. 脳はおよそ（①　　　）gあり，頭蓋腔の中に収まっている．
2. 中脳，橋，延髄を合わせて（②　　　）という．
3. 大脳は間脳を包みこんで一つとなり，左右の（③　　　）半球を形づくる．
4. 延髄は下方で（④　　　）につながる．
5. 大脳と間脳を上位脳，脳幹を（⑤　　　）脳という．

2 脳は画像診断などでさまざまな方向から切断される．

6. 脳を吻側から尾側に向かって垂直に切断することを（⑥　　　）断という．
7. 脳を大脳縦裂に沿って平行な面で切断することを（⑦　　　）断という．
8. 脳を大脳縦裂に沿って左右均等に切断することを（⑧　　　）断という．

解説

1. 脳は成人男性で約1350g．女性は約150g少ないが，これは男性と女性の筋肉量の違いによるもので，知能とは関係がない．
2. 幹があり，そこから左右に大脳半球が出ている感じがするので，脳幹という．
3. 大脳は終脳ともいわれる．間脳と終脳は発生の途中で一つになる．従って，中脳以下の脳幹を取り除いた半分が，大脳半球と呼ばれる．しかし，一般に大脳半球という用語は，間脳を含めないで用いられることが多い．
4. 脳と脊髄は一続きであり，脳の延髄の下方に脊髄が続く．
5. 下位脳，すなわち中脳，橋，延髄からなる脳幹は動物の生命維持に必要な基本部分である．哺乳類からはこの基本部分にさらに高次の処理を行うために新たな部分が追加されたが，これが大脳と間脳からなる上位脳で，特に霊長類では大脳（終脳）が極度に発達した．
6. 吻側とは脳の前方を指す用語．吻側の吻は動物の口を意味する．口づけを意味する「接吻」もここからきている．吻側を前方の意味で使用した場合は，尾側を後方の意味で使用する．
7, 8. 大脳を左右の大脳半球に分けている大脳縦裂に沿って切断するのは，全て矢状断であり，矢状断された面，矢状断面は無数にできる．しかし，左右均等に分ける面は1つしかなく，これを正中矢状断面という．

答
①1350　②脳幹　③大脳　④脊髄　⑤下位
⑥前頭（前額）　⑦矢状　⑧正中矢状

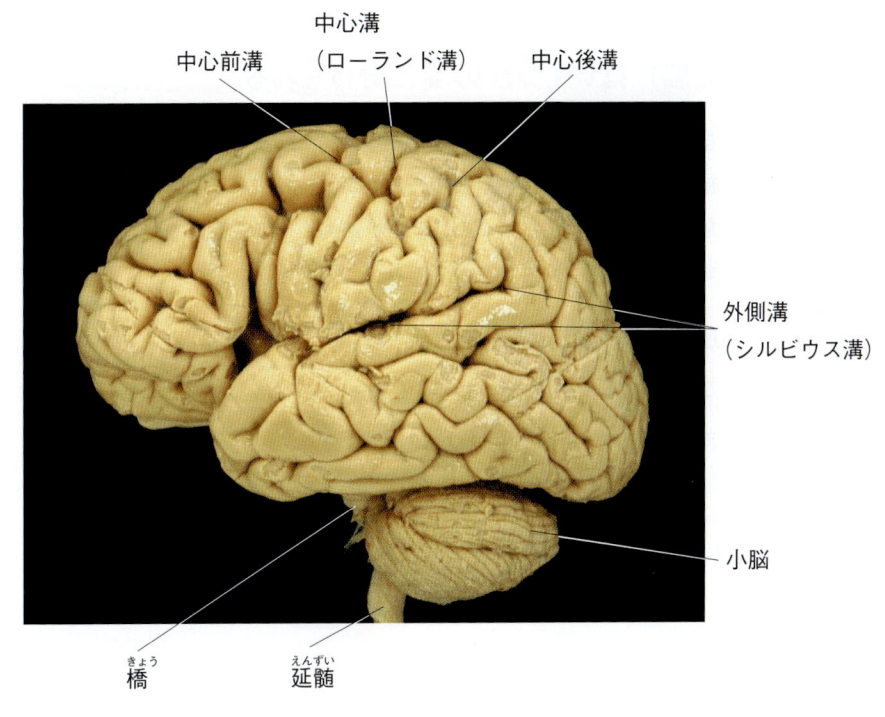

64-1 脳（左外側面）

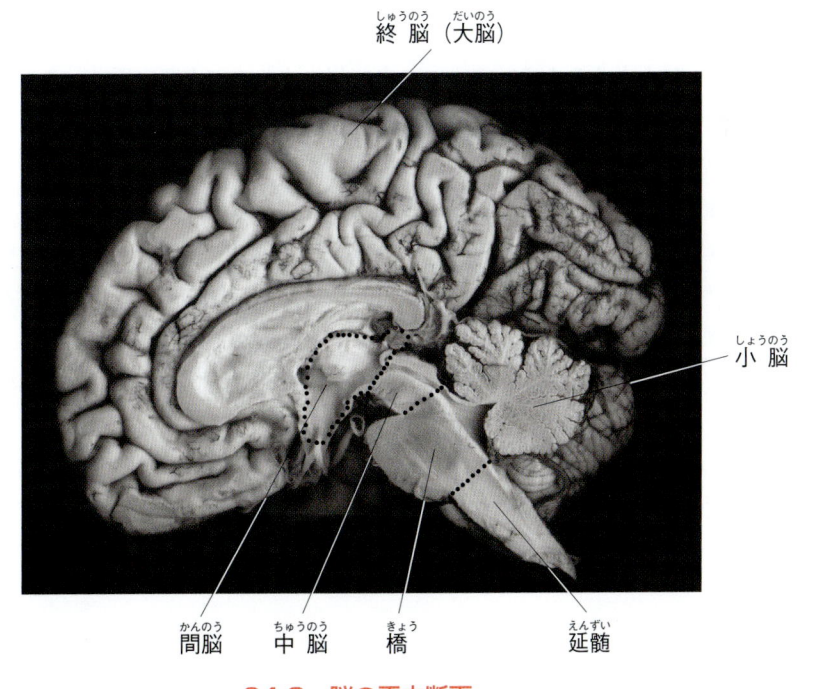

中心前溝 ／ 中心溝（ローランド溝） ／ 中心後溝 ／ 外側溝（シルビウス溝） ／ 小脳 ／ 橋 ／ 延髄

64-2 脳の正中断面

終脳（大脳） ／ 小脳 ／ 間脳 ／ 中脳 ／ 橋 ／ 延髄

65 神経系 大脳 1

1 大脳（終脳）はいくつかの葉に分けられる．

1．大脳の表面には多くの溝があるが，前頭葉と頭頂葉を分ける溝を（①　　　）溝という．
2．外側溝は頭頂葉と（②　　　）葉を分ける．
3．大脳の表面には数ミリの厚さの灰白質があり，（③　　　）質と呼ばれる．
4．外側溝の奥には，（④　　　）と呼ばれる大脳皮質がある．

2 大脳新皮質は6層構造をしている．

5．大脳皮質は新皮質と（⑤　　　）皮質に分けられる．
6．大脳新皮質は脳が完成するまでに一度は（⑥　　　）層構造を作る．
7．大脳皮質は場所による層構造の違いによって，52の（⑦　　　）野に分けられる．

解説

1．大脳（終脳）は大きいため，いくつかの葉に分ける．中心溝（ローランド Rolando 溝）より前を前頭葉，後ろを頭頂葉という．
2．外側溝はシルビウス Sylvius 溝ともいう．頭頂葉より後方の後頭葉を分けるのは，頭頂後頭溝である．
3．大脳をミカンにたとえるなら，ミカンの皮に相当するのが大脳皮質で，ミカンの身に相当する部分を大脳髄質という．
4．島は周囲の大脳部分が大きく盛り上がるように発達するため，外面からは覆い隠されて見えない．外側溝を押し広げると見える．島を覆う部分を弁蓋（べんがい）という．
5．大脳皮質は動物の進化の過程で，哺乳動物になって発達した部分を新皮質と呼び，それ以下の脊椎動物でも見られる皮質を古皮質と呼ぶ．ヒトの大脳は大部分が新皮質である．古皮質に含まれるのは，嗅脳，帯状回，海馬などである．
6．新皮質の表面から，Ⅰ．分子層，Ⅱ．外顆粒層，Ⅲ．外錐体細胞層，Ⅳ．内顆粒層，Ⅴ．内錐体細胞層，Ⅵ．多形細胞層が区別できる．
7．完成した大脳皮質の構造は場所によって異なる．ドイツの神経学者ブロードマン Broadmann は大脳半球の皮質を 52 の野に区分し，番号をつけた．大脳皮質の場所を示すのに都合のよいことから広く使われる．

答 ①中心（ローランド）②側頭 ③大脳皮 ④島 ⑤古 ⑥6 ⑦ブロードマン

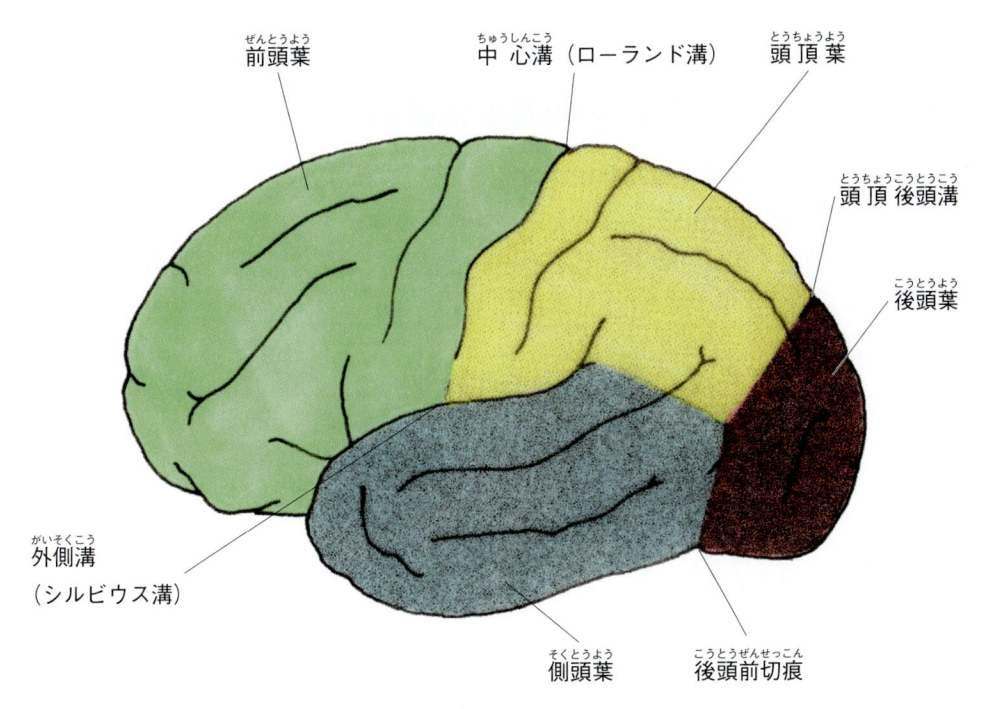

65-1　大脳（左外側面）

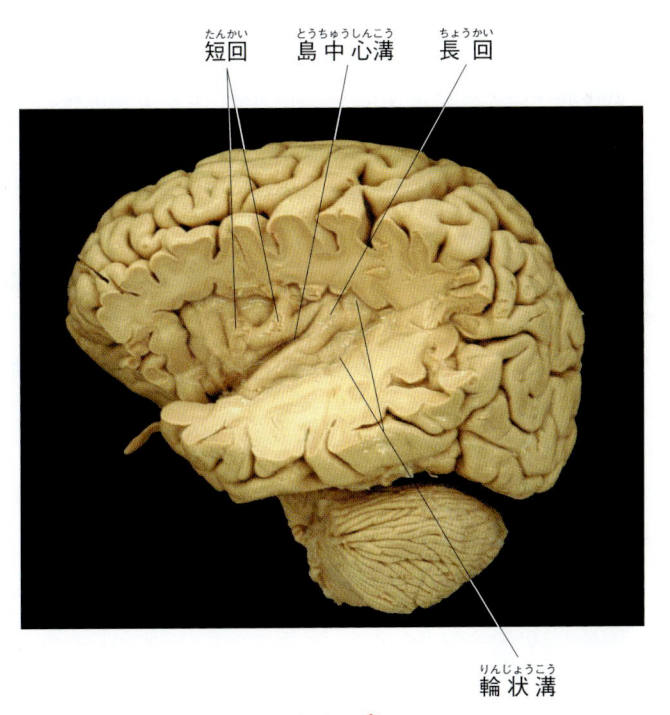

65-2　島

66 神経系 大脳 2

1 大脳髄質には3種類の神経線維が存在する．

1. 左右の大脳半球を連絡する神経線維を（①　　　）線維という．
2. 同じ大脳半球内のいろいろな場所を連絡する神経線維を（②　　　）線維という．
3. 大脳皮質と間脳や脳幹，脊髄などと連絡する神経線維を（③　　　）線維という．
4. 内包は（④　　　）線維の集合部である．
5. 脳梁は（⑤　　　）線維の集合部である．

2 海馬は辺縁葉に含まれる．

6. 帯状回，海馬傍回，歯状回などは（⑥　　　）葉に含まれる．
7. 海馬は（⑦　　　）室の内部に見られる．
8. 海馬から出る神経線維は（⑧　　　）を作り，視床下部の乳頭体に行く．

解説

1，2，3．大脳皮質を中心として考えると，右と左の大脳皮質を連絡する神経線維（交連線維），同じ大脳半球内のいろいろな場所の大脳皮質を連絡する神経線維（連合線維），および大脳皮質と間脳や，中脳，橋，延髄，脊髄など，脳の上下を連絡する線維（投射線維）がある．

3．投射線維には大脳皮質に向かう線維（上行性投射線維）と，大脳皮質から下位の中枢に向かう線維（下行性投射線維）の2種類がある．

4．内包は大脳皮質に出入りする投射線維が集まったもので，尾状核，レンズ核，視床で囲まれた白質である．

5．脳梁は左右の大脳皮質を連絡する交連線維の束である．脳梁以外の交連線維束としては前交連や後交連がある．

6．辺縁葉は脳梁を囲む領域で，嗅覚と深い関係がある．摂食，飲水，性行動など動物の本能的な行動を司る部分である．

7．側脳室下角の内側壁に盛り上がりとして見られる．

8．海馬から海馬采を経て，視床下部の乳頭体と連絡する．脳弓は大脳と間脳を連絡する神経線維の集合体であるので，この神経線維は投射線維である．

答 ①交連　②連合　③投射　④投射　⑤交連　⑥辺縁　⑦側脳　⑧脳弓

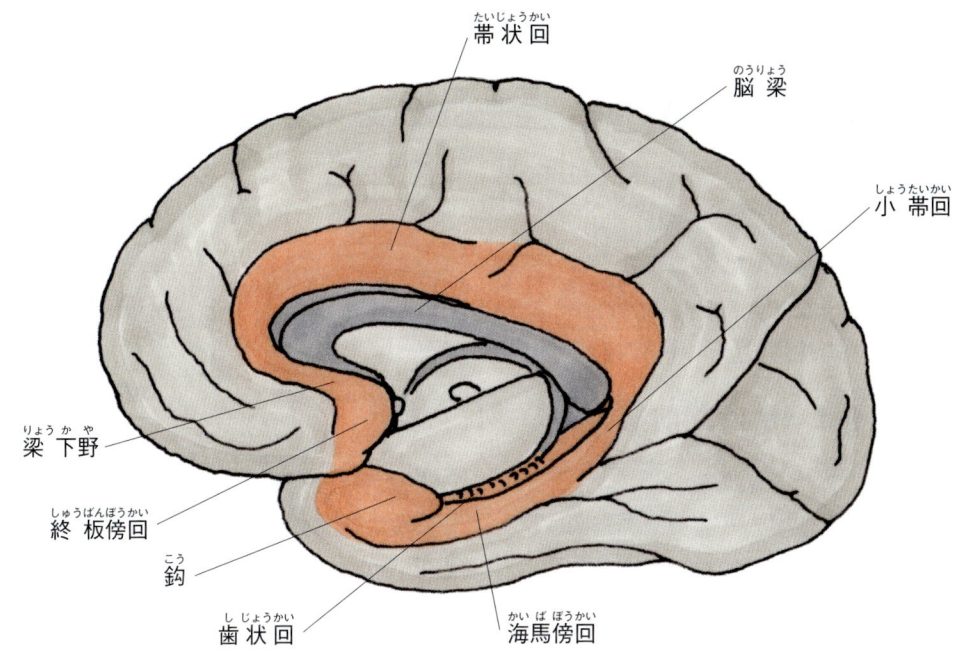

66-1 大脳内側面と辺縁葉（オレンジ色の部分）

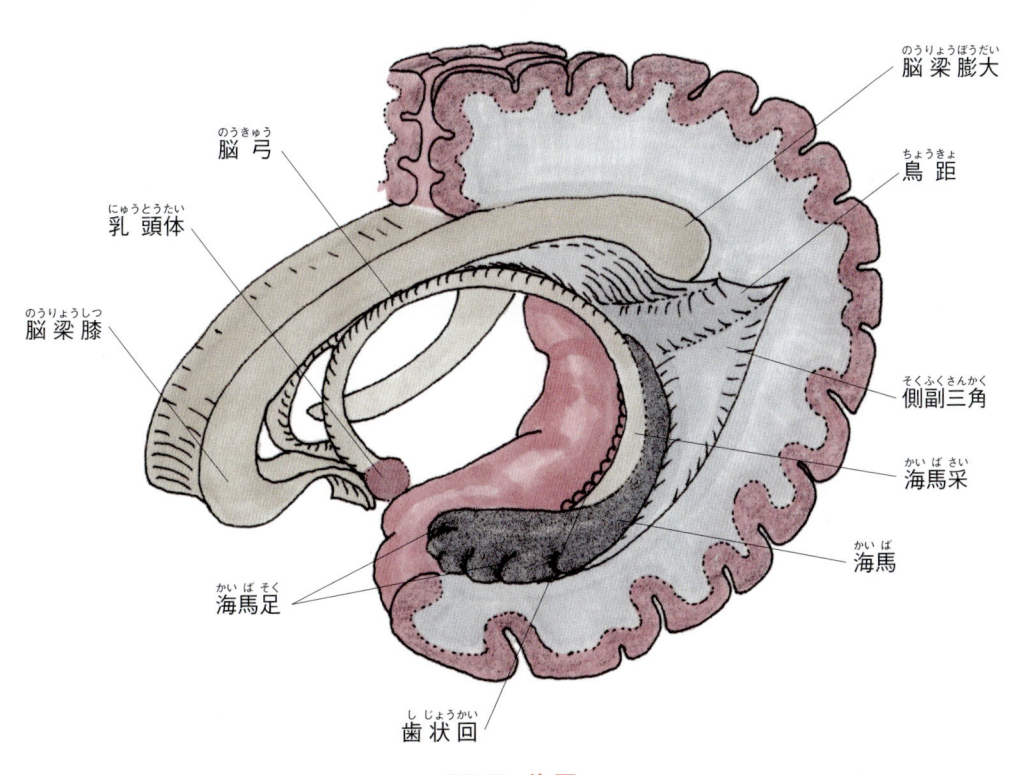

66-2 海馬

67 神経系 大脳基底核

1 大脳髄質の中に，数個の大きな灰白質からなる大脳基底核がある．

1. 白質の中にうもれた灰白質塊を（①　　）という．
2. 基底核は尾状核，レンズ核，（②　　）の3つからなる．
3. レンズ核はさらに被殻と（③　　）球からなる．
4. 尾状核と被殻を合わせて（④　　）体という．
5. レンズ核の外側には，薄い円形をした（⑤　　）がある．

2 扁桃体は海馬傍回前端の鉤の中にある．

6. 扁桃体には大脳皮質や（⑥　　）球からの情報が入る．
7. 扁桃体からは視床下部や脳神経の（⑦　　）核に連絡が行く．
8. 扁桃体から視床下部を刺激すると内分泌系や（⑧　　）神経系が刺激される．

解説

1. 灰白質は主にニューロンの細胞体が集合している所で，白質は細胞体から出る神経線維が集まった所である．白質に囲まれた灰白質の塊を核という．
2. 以前は扁桃体も大脳基底核に含められていた．
3. 前障とレンズ核は島の奥にある．従って，島の皮質を削って行くと，先ず前障が出て，レンズ核の被殻が出て，次いで淡蒼球が現れる．前障と被殻の間の白質を外包という．
4. レンズ核と被殻とは数本の灰白質でつながっているため，断面を作ると数本の灰白質が線のように見える．
5. 前障の働きはよくわかっていないが，視覚と関係を持つ．
6. 扁桃体は鉤の中で，ちょうど側脳室下角のすぐ前に位置しており，尾状核の尾と続いている．扁桃体にはさまざまな感覚（喜怒哀楽や嗅覚）が入る．
7, 8. さまざまな感覚が扁桃体から自律神経系の中枢でもあり，内分泌系のコントロールも行う中枢でもある間脳の視床下部に働きかけ，交感神経や副交感神経を刺激し，あるいはホルモンを介して体の状態を変化させる．また，脳神経の運動核に作用すると，表情筋の刺激によって表情が変わったり，顎がガクガクしたり，声が震えたりする．

答 ①核 ②前障 ③淡蒼 ④線条 ⑤前障 ⑥嗅 ⑦運動 ⑧自律

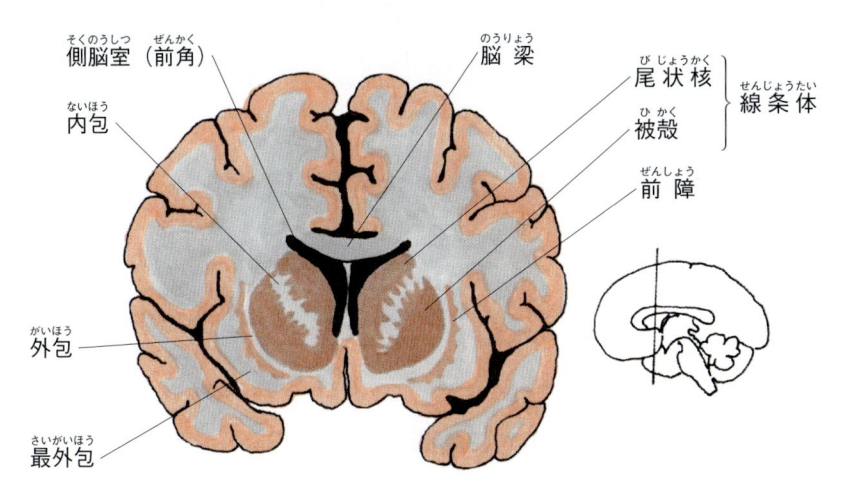

67-1 脳の前額断面（1）

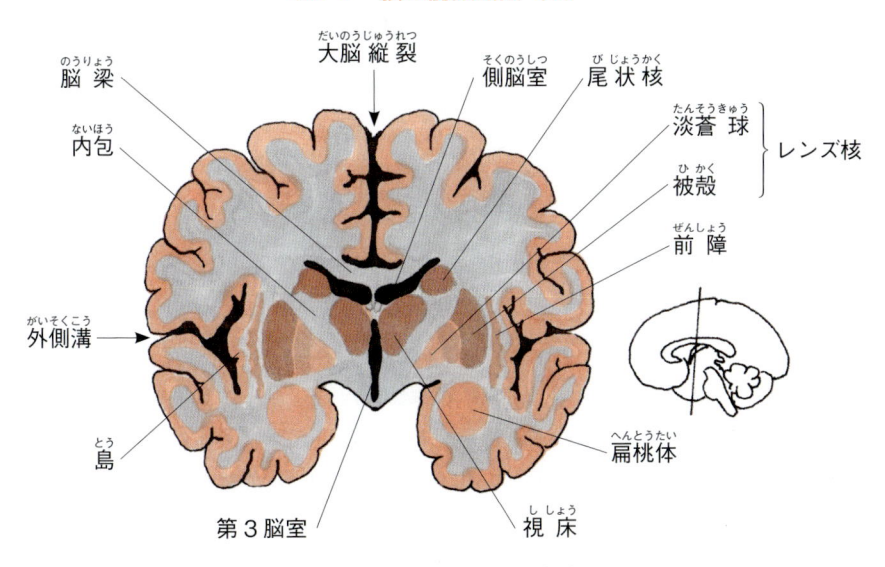

67-2 脳の前額断面（2）

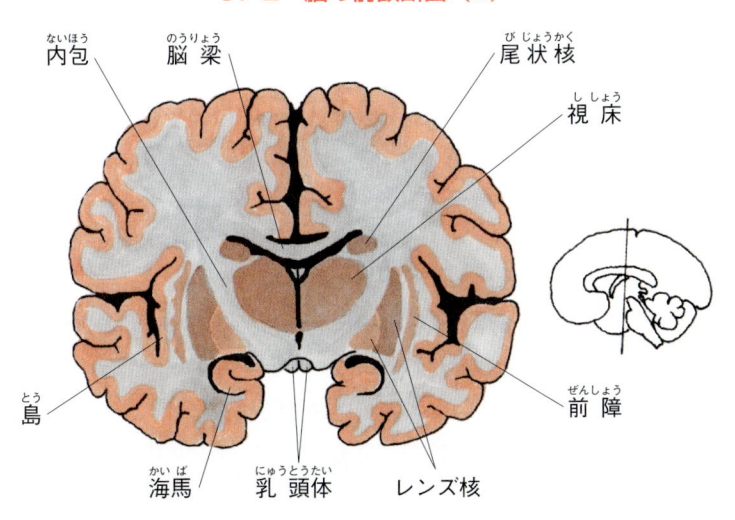

67-3 脳の前額断面（3）

68 神経系 間脳

1 間脳は第3脳室の側壁に左右あり，大きく視床と視床下部からなる．

1. 視床と視床下部の間には（①　　　）溝という溝がある．
2. 視覚の情報は視床の（②　　　）体を経由して大脳皮質に向かう．
3. 聴覚の情報は視床の（③　　　）体を経由して大脳皮質に向かう．
4. 視床には線条体や（④　　　）脳からの入力がある．

2 視床下部は自律神経を調節する働きがある．

5. 視床下部の下端は，内分泌器官である（⑤　　　）体に続いている．
6. 視床下部は脳や脊髄の（⑥　　　）神経細胞に影響を及ぼす．
7. 視床下部の乳頭体には脳弓を通って（⑦　　　）からの情報が伝わる．

解説

1. 第3脳室を両側から挟むように間脳がある．間脳は上部の視床と下部の視床下部に分けられるが，両者の間には第3脳室に面した視床下溝という溝がある．また，左右の視床は視床間橋で連絡されている．
2. 嗅覚を除くすべての感覚情報は，一旦，視床に集まり，視床から大脳皮質に向かう．左右の視床はちょうどウズラの卵が2つ横に並んだ形をしている．視床は多くの核の集まりで，網膜から来た視覚の情報は視神経，視索を経て，外側膝状体に入り，視放線を通って後頭葉のブロードマン17野の一次視覚中枢に行く．
3. 内耳の蝸牛からの聴覚の情報は，聴神経（蝸牛神経）を経て，蝸牛神経核でニューロンを変え，中脳の下丘から視床の内側膝状体に入り，聴放線を通って側頭葉のブロードマン41，42野の一次聴覚中枢に行く．ブロードマン41，42野は横側頭回（ヘッシェル Heschl 回）に相当する．
4. 視床は，線条体や小脳から運動に関する情報を受け，大脳皮質に連絡する．線条体からの情報は視床前腹側核（VA核）に，小脳からの情報は外側腹側核（VL核）に入る．
5. 視床下部にはホルモンを分泌するニューロンがある．このホルモンは下垂体（脳下垂体）の内分泌細胞の働きを調節する．なお，下垂体後葉ホルモンは，視床下部のニューロンから分泌されたものである．視床下部と下垂体は下垂体漏斗で結ばれている．
6. 視床下部は脳と仙髄にある副交感神経細胞と胸髄から上部腰髄にある交感神経細胞と連絡しており，自律神経を介して内臓機能を調節している．
7. 乳頭体からの出力線維は視床前核を経て，大脳皮質の帯状回に行く．

答 ①視床下 ②外側膝状 ③内側膝状 ④小
　　 ⑤脳下垂 ⑥自律 ⑦海馬

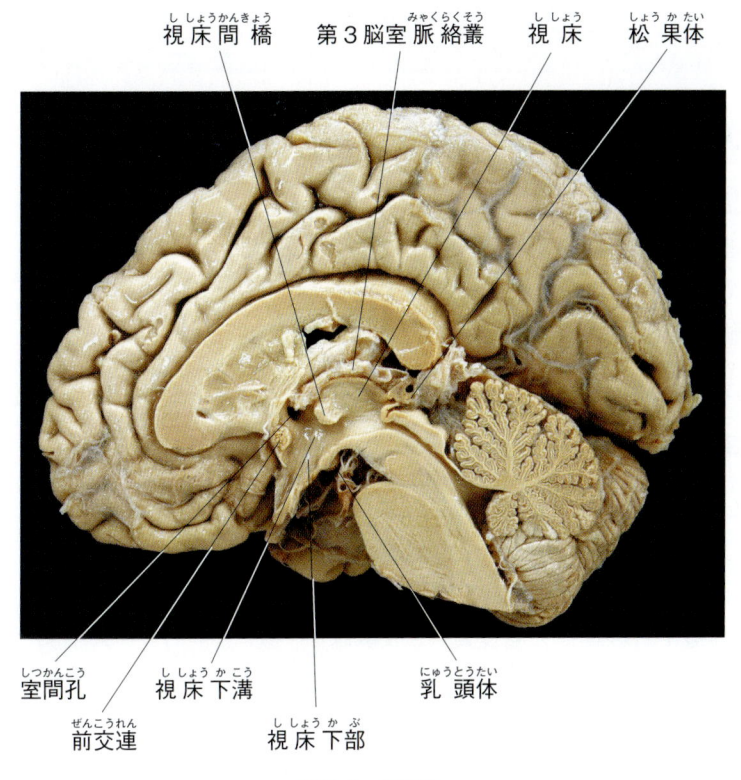

68-1 間脳

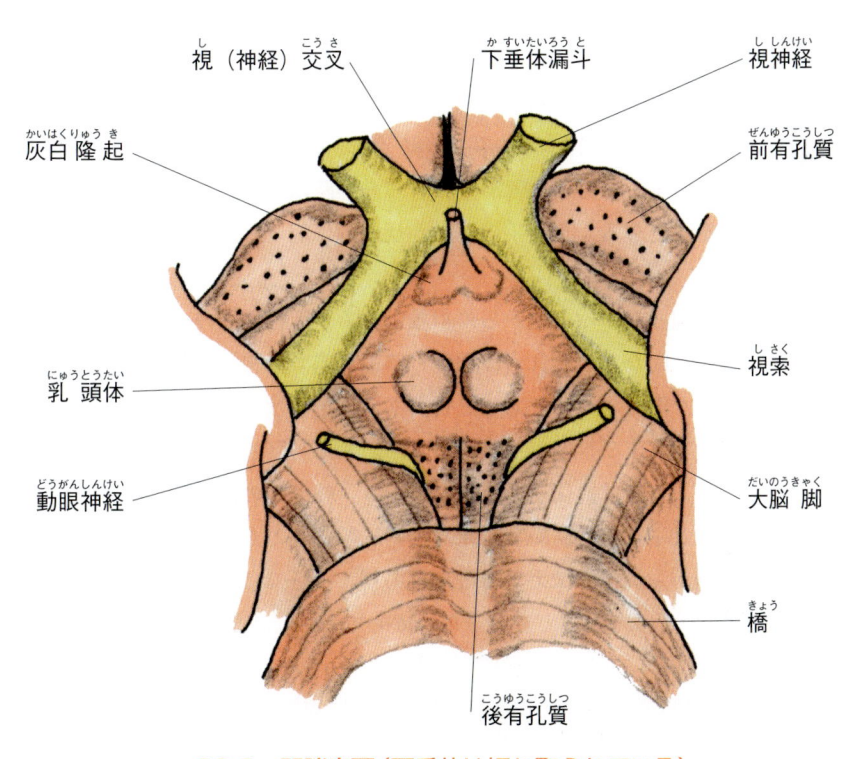

68-2 間脳底面（下垂体は切り取られている）

135

69 神経系 中脳

1 脳幹は中脳・橋・延髄からなる．

1. 中脳は間脳の下方にあり，下は（①　　　）に続く．
2. 中脳蓋には4つの膨らみがあり，それぞれ上丘，（②　　　）丘という．
3. 上丘は（③　　　）覚の体反射に関係する．
4. 中脳被蓋には赤く見える赤核と黒く見える（④　　　）質がある．

2 大脳皮質に向かう神経線維は中脳被蓋を通り，下行線維は大脳脚を通る．

5. 中脳被蓋を通る代表的な上行線維は脊髄毛帯と（⑤　　　）毛帯である．
6. 大脳脚中央部には（⑥　　　）路の線維が走る．
7. 大脳脚の両側は（⑦　　　）路の線維が走る．
8. 大脳脚を作る下行線維は大脳皮質 → 放線冠 →（⑧　　　）→ 大脳脚と続く．

解説

1. 中脳は間脳と橋の間に位置する．小脳とは上小脳脚で連絡する．
2. 中脳蓋には4つの膨らみ（丘）があるので，四丘体ともいう．上丘は視覚と関係があるので視蓋とも呼ばれる．
3. 上丘から出る線維は眼球の動きに関する脳神経（Ⅲ，Ⅳ，Ⅵ）の核に連絡（内側縦束），あるいは頸髄前柱細胞と連絡する（視蓋脊髄路）．これらの経路により，光の来る方向に眼球や頭が向いたり，突然の光をさえぎるような手の運動が反射的に起こる．下丘は聴覚の体反射に関係する．
4. 赤核には上小脳脚を通ってくる小脳からの線維が入る．赤核からの線維は主として橋や延髄の網様体あるいは視床に向かう．これらは錐体外路系に属する神経路である．被蓋と大脳脚の間にはメラニンを持った細胞の集団である黒質がある．黒質は線条体および淡蒼球からの線維を受け，線条体，淡蒼球および視床に線維を送る．黒質は筋緊張の制御に関与している．特に黒質線条体路はドーパミンを神経伝達物質としており，線条体の働きを抑制する．
5. 内側毛帯は精細触覚と圧覚を延髄から視床に伝える線維束である．脊髄毛帯は痛覚・温度覚，粗大触覚・圧覚を延髄から視床に伝える線維束であり，中脳では内側毛帯のすぐ外側を通る．
6. 錐体路は皮質延髄路（皮質核路）と皮質脊髄路からなるが，皮質脊髄路の線維は橋を素通り

答 ①橋 ②下 ③視 ④黒
⑤内側 ⑥錐体 ⑦錐体外 ⑧内包

して，延髄の錐体を作る．

7． 大脳皮質全体から起こり，橋の橋核のニューロンと接続する（皮質橋路）．

8． 大脳皮質から下行する線維は全て内包を通る．

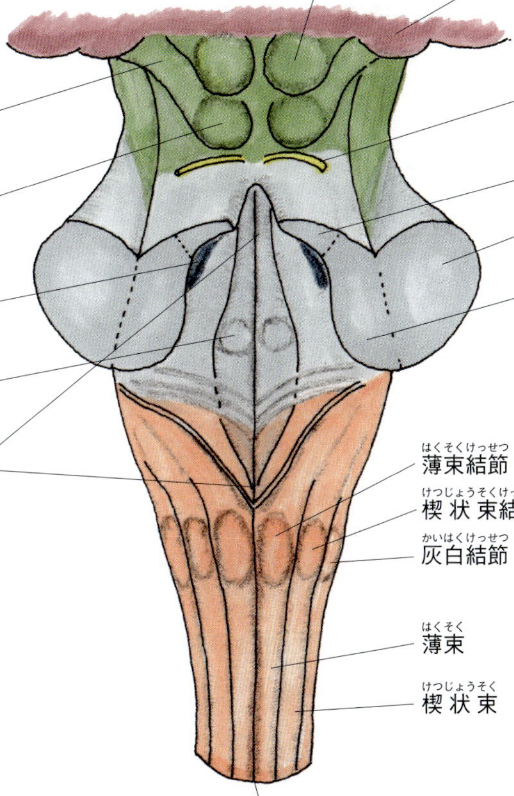

上丘
内側膝状体
下丘腕
滑車神経
下丘
上
中
下
小脳脚
青斑
顔面神経丘
菱形窩
薄束結節
楔状束結節
灰白結節
薄束
楔状束
後正中溝

69-1　脳幹の背側面

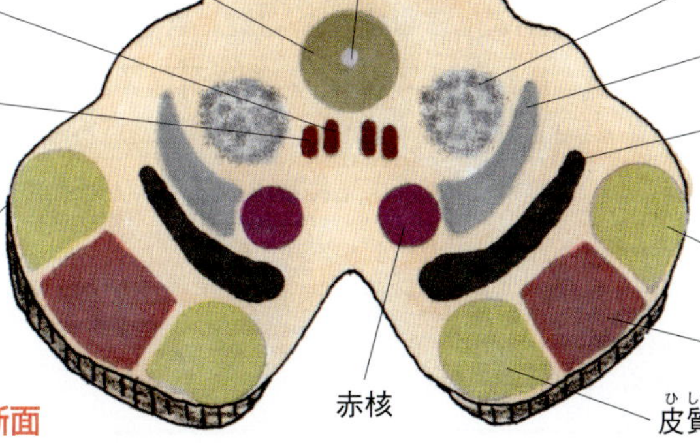

中脳水道
上丘核
中心灰白質
網様体
動眼神経核
内側毛帯
内側縦束
黒質
大脳脚
皮質橋路
錐体路
赤核
皮質橋路

69-2　中脳の断面

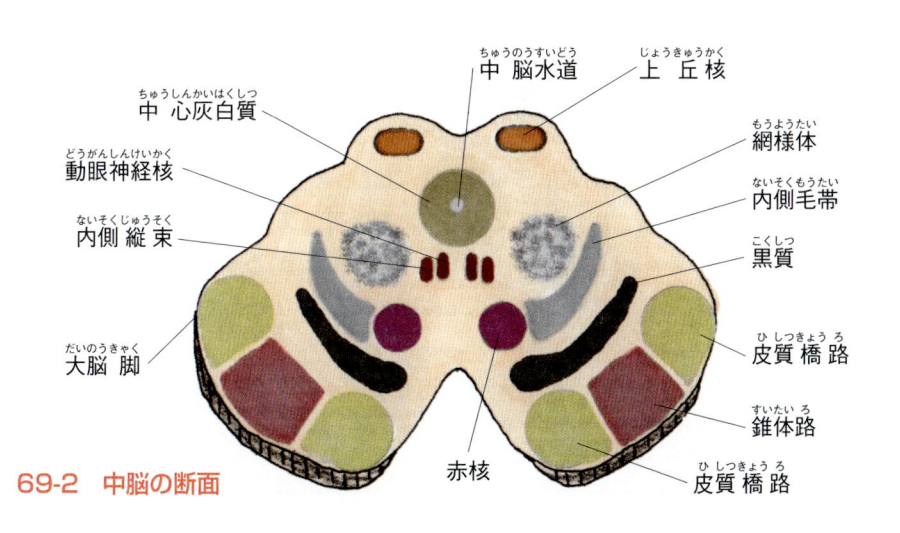

70 神経系 橋・延髄

1 橋は大脳皮質から来た線維を反対側の小脳に渡す役割がある．

1. 橋の底部には大脳皮質から来る錐体外路系の線維を受ける（①　　　）核がある．
2. 橋と小脳は（②　　　）脚で連絡されている．
3. 橋の背部にある網様体は（③　　　）網様体といわれる．
4. 橋と延髄の背面は第（④　　　）脳室の底にあたる．

2 延髄は脊髄に続く部分で，腹側が膨らんでいることから古くは球と呼ばれた．

5. 延髄の腹側には左右1対の（⑤　　　）体と呼ばれる膨らみがある．
6. 延髄の背側には左右2個ずつの小さな膨らみ，薄束結節と（⑥　　　）結節がある．
7. 薄束結節の内部には（⑦　　　）核がある．
8. 延髄は（⑧　　　）脚で小脳と連絡している．
9. 延髄錐体のさらに外側には（⑨　　　）というふくらみがある．

解説

1，2．大脳皮質全体から下行した皮質橋(核)路の線維は橋核でニューロンを変え，反対側に渡って中小脳脚を作り，小脳に行く．これらの経路を皮質橋小脳路という．無意識的な随意運動に関係している．訓練により，新しい運動ができるのも，この神経路が使われるためである．

3．網様体とは白質と灰白質が入り混じった構造をいう．橋の網様体は間脳，中脳および延髄の網様体とつながっており，脳幹網様体といわれる．多くの機能に関連した核の集まりで，自律神経や骨格筋の無意識的な運動調節や，大脳に働きかけて意識を保たせる働きなどがある．

4．橋と延髄前半分の背面は第4脳室の底にあたり，菱形をしていることから，菱形窩といわれる（図69-1参照）．

5．延髄では脊髄の前索にあたる部分が発達して錐体という膨らみを作っている．これは皮質脊髄路の線維によってできた膨らみである．錐体のすぐ下方に錐体交叉が見られる．

6．薄束結節および楔状束結節の中には薄束核（ゴル核），楔状束核（ブルダッハ核）がある．薄束核と楔状束核から出た線維が反対側に交叉するのを毛帯交叉と呼ぶ．交叉した線維は視床に向かう内側毛帯となる．

7．頸から下の精細触圧覚は，脊髄神経を通り，後根から脊髄の同側の後索に入り，後索を延髄

答 ①橋 ②中小脳 ③脳幹 ④4
　　 ⑤錐 ⑥楔状束 ⑦薄束 ⑧下小脳 ⑨オリーブ

に向かって上行する．後索は延髄に近づくに連れて，下半身からの精細触圧覚を伝える線維からなる薄束と，上半身からの線維からなる外側の楔状束に分かれる．これらの線維は，延髄の薄束核と楔状束核の2次ニューロンと接続する（図90-2参照）．

8．下小脳脚は固有感覚を伝える後脊髄小脳路の線維が大部分である．
9．オリーブの中には，錐体外路系に属する下オリーブ核がある．この核は，大脳皮質，赤核からの入力を受け，下オリーブ核からの線維は下小脳脚を通って小脳に行く（下オリーブ小脳路）．下オリーブ小脳路の神経線維を登上線維といい，プルキンエ Purkinje 細胞の樹状突起とシナプスする．

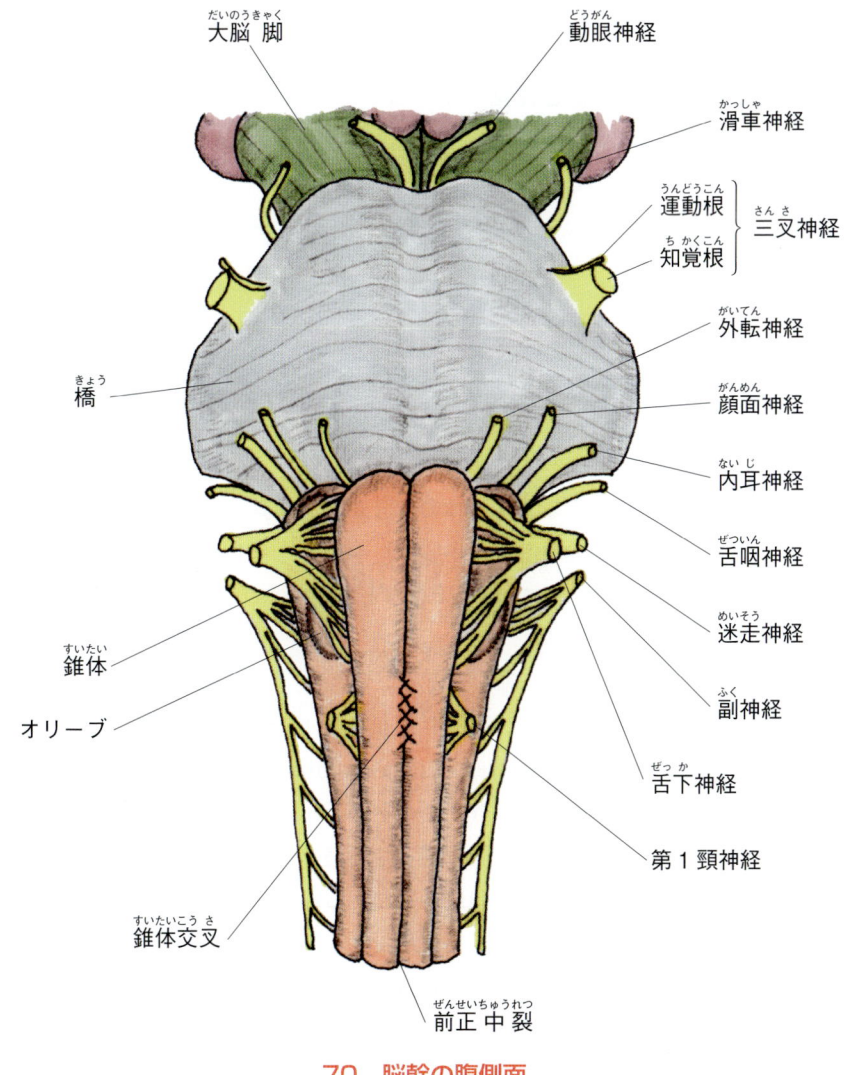

神経系

70 脳幹の腹側面

71 神経系 小脳

1 小脳は脳幹の背側にあり，後頭蓋窩に位置する．

1. 小脳は大脳の後下方にあり大脳とは硬膜のヒダである（① 　　）テントで分けられている．
2. 小脳は左右の小脳半球と，中央部の（② 　　）部に分けられる．
3. 小脳は表層にある皮質と，白質である（③ 　　）質よりなる．
4. 小脳皮質は分子層，（④ 　　）層，顆粒細胞層の3層よりなる．

2 小脳は片側3本の脚（小脳脚）で脳幹と連絡している．

5. 小脳の髄質内に存在する灰白質を（⑤ 　　）核といい，4対ある．
6. 小脳は（⑥ 　　）脚で中脳と連絡している．
7. 小脳は原小脳，古小脳，（⑦ 　　）小脳に区分される．
8. 小脳で原小脳に相当するのは小節と（⑧ 　　）である．
9. 歯状核から出た線維は（⑨ 　　）核や視床，網様体に行く．

解説

1. 大脳と小脳は大脳横裂で分けられている．この間に脳硬膜のヒダである小脳テントが入り込んでいる．
2. 小脳は蝶に見立てることができる．蝶の体の部分が虫部で羽の部分が小脳半球である．蝶は左右で6本の足を持っているが，小脳も上小脳脚，中小脳脚，下小脳脚を左右に持っている．
3. 小脳髄質は神経線維よりなる白質で，肉眼で見ると枝のはった樹木のように見えることから，小脳活樹という．
4. プルキンエ Purkinje 細胞層は神経細胞層ともいわれる．プルキンエ細胞は非常に大型の神経細胞体を持っており，その樹状突起は分子層に向かって広がっている．軸索は小脳核に行く．
5. 小脳核には，栓状核，室頂核，球状核，歯状核の4対があり，このうち歯状核が最大である．歯状核にはプルキンエ細胞の軸索が終わり，この核のニューロンは中脳の赤核や間脳の視床と連絡する．室頂核のニューロンは下小脳脚を通って前庭神経核と連絡する．
6. 歯状核から出て，中脳の赤核や間脳の視床と連絡する線維は上小脳脚を通る．
7. 古小脳は脊髄小脳路によって固有感覚の情報を受ける．新小脳は大脳の発達に伴って成長した部分で，皮質橋小脳路によって大脳新皮質からの情報を受ける．

答 ①小脳 ②虫 ③髄 ④プルキンエ細胞（神経細胞）
⑤小脳 ⑥上小脳 ⑦新 ⑧片葉 ⑨赤

8. 原小脳は前庭小脳路によって前庭神経核からの平衡覚の情報を受ける部分で，片葉と小節が原小脳に相当する．両者を合わせて片葉小節葉ともいわれる．片葉小節葉の皮質からの線維は大部分，室頂核に終わる．

9. 新小脳の皮質から出た線維は歯状核に終わり，歯状核から出る線維は上小脳脚を通って反対側の赤核（小脳赤核路），視床（小脳視床路）および網様体に行く．

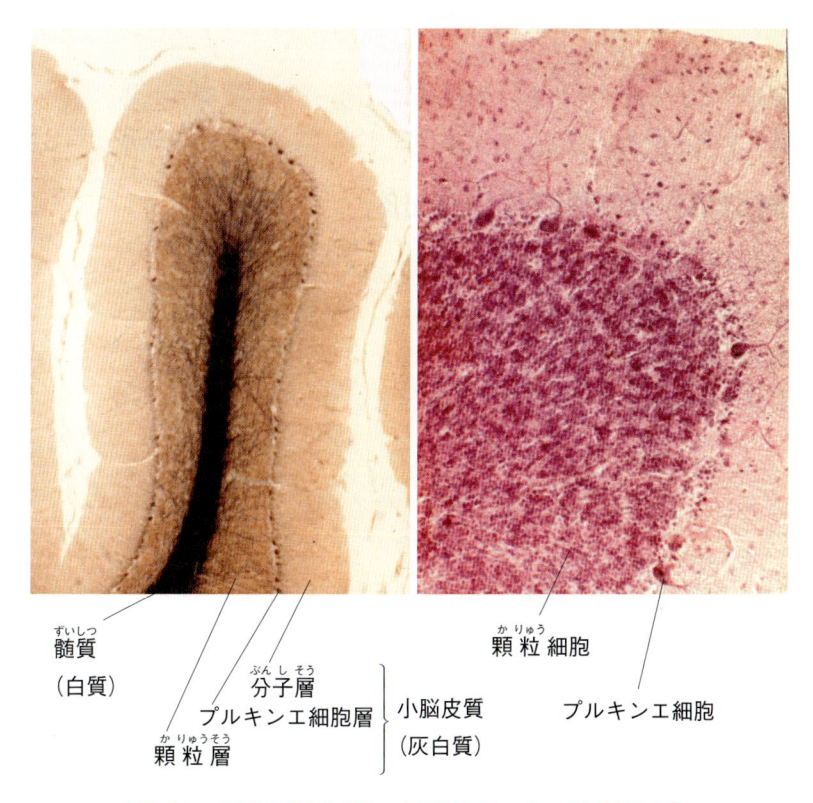

71-1 小脳の組織（左：髄鞘染色，右：H・E染色）

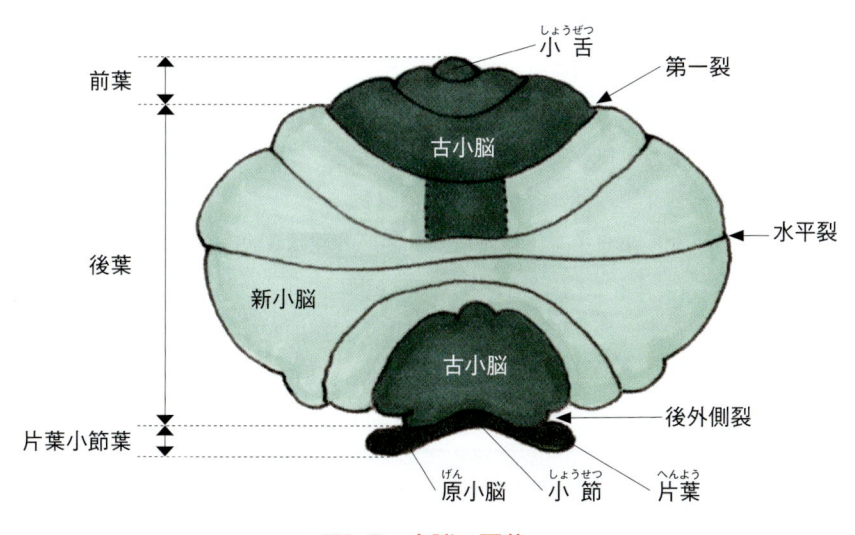

71-2 小脳の区分

72 脊髄神経 1

神経系

1 脊髄には31の髄節がある．

1. 脊髄は頸髄，胸髄，（①　　　），仙髄，尾髄に分けられる．
2. 頸髄には（②　　　）の頸髄節がある．
3. 胸髄には（③　　　）の胸髄節がある．
4. 第1頸髄節はC1と略され，第1胸髄節は（④　　　）と略される．
5. 第1頸髄節を表す略号C1は，脊柱を構成する（⑤　　　）の略号と同じである．

2 脊髄からは31対の脊髄神経が出る．

6. 脊髄から出る末梢神経を（⑥　　　）神経という．
7. 脊髄の1つの髄節からは左右1対の（⑦　　　）神経が出る．
8. 頸髄から出る脊髄神経を（⑧　　　）神経という．
9. 仙髄から出る脊髄神経を（⑨　　　）神経という．

解説

1. 脊髄の成長と脊柱の成長を比べると，脊柱の方が大きいため，脊髄の下端は成人では第1腰椎から第2腰椎の間である．従って，胎児期には仙椎部分に位置していた仙髄は，成人では胸椎下部の位置にある．しかし，脊髄は胎児期にあった脊髄の位置により，上から頸髄，胸髄，腰髄，仙髄および尾髄に分けられる．
2. 脊髄の一定の範囲から1対の脊髄神経が出る．この脊髄の範囲が髄節である．頸髄には8の髄節がある．頸椎の数7個と混同しないように注意が必要である．
3. 胸髄には12の髄節，腰髄には5，仙髄には5，尾髄には1の髄節がある．
4. 頸髄節はC，胸髄節はT，腰髄節はL，仙髄節はS，尾髄節はCoで表わされる．
5. 髄節を表す略号，骨である椎骨を表す略号，また，脊髄神経を表す略号も全部，同じ記号を用いるので，使用される略号が何を意味しているかに注意しなくてはいけない．
6. 脊髄から出る末梢神経を脊髄神経と呼び，全部で31対ある．
7. 脊髄神経は1つの髄節から左右1対出る．従って髄節の数は31で，脊髄神経の数は31対である．
8. 頸髄から出る脊髄神経をまとめて頸神経という．第1頸髄節から出るのは第1頸神経（C1），第8頸髄節から出るのは第8頸神経（C8）という．

答　①腰髄　②8　③12　④T1　⑤第1頸椎
　　⑥脊髄　⑦脊髄　⑧頸　⑨仙骨

9. 仙髄から出る脊髄神経は，仙骨神経という．また，尾髄から出る神経は尾骨神経という．特に尾骨神経は1対しかないので，略号はCoであり，Co1とは書かない．また，Coはシーオーであり，シーゼロではない．

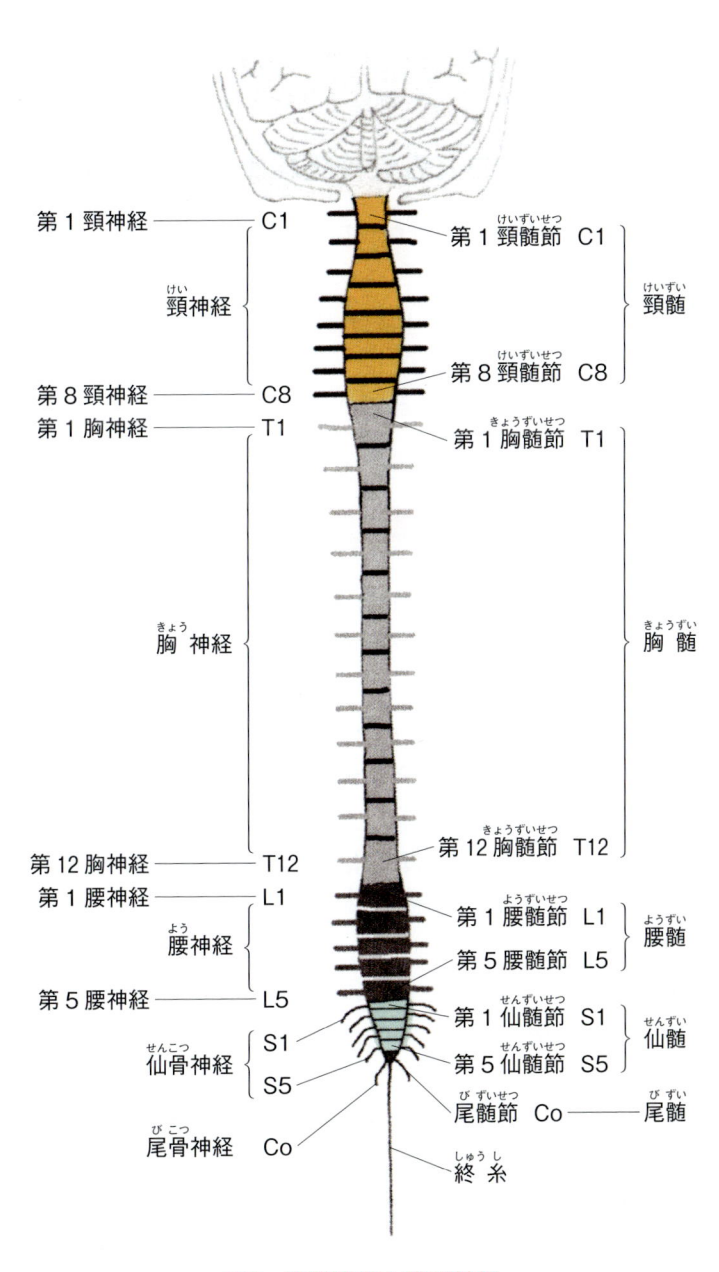

72　脊髄髄節と脊髄神経

73 神経系 脊髄神経 2

1 脊髄神経は前根と後根が合わさって作られる．

1. 前根は脊髄前柱にある（①　　　）ニューロンの細胞体から出る神経線維の束である．
2. 後根は脊髄後柱に入る（②　　　）神経線維の束である．
3. 後根を作る神経線維を出す感覚ニューロンの細胞体は，（③　　　）にある．
4. 前根と後根は合わさって（④　　　）神経となり，脊柱管を出る．

2 脊髄神経は運動神経線維と感覚神経線維の両方を含む．

5. 脊髄神経の前根は運動神経線維のみからなり，後根は（⑤　　　）神経線維のみからなる．
6. 脊髄神経は前根と後根が合わさって作られる（⑥　　　）神経である．
7. 脊髄神経は脊柱管を出ると前枝と（⑦　　　）枝に分かれる．
8. 脊髄神経後枝は後頭部から殿部の上部にかけての背部の筋と（⑧　　　）に分布する．

解説

1. 骨格筋を支配する運動ニューロン（下位運動ニューロン）の細胞体は，脊髄前柱の中にある．この細胞体から出た運動神経線維（軸索）の束が前根を作っている．
2, 3. 末梢神経の感覚ニューロン（1次感覚ニューロン）は，その形から偽単極性ニューロンと呼ばれる（12神経組織を参照）．このニューロンでは細胞体から1本の突起が出て，その突起は末梢に向かう突起（樹状突起）と中枢に向かう突起（軸索）に分かれている．この感覚ニューロンの細胞体は後根の膨らんだ部分，すなわち脊髄神経節（後根神経節）にある．神経節とは，脳と脊髄（中枢神経）の外に作られた神経細胞体の集合部をさす用語である．
4. 仙骨神経では，神経が脊柱管の中で前枝と後枝に分かれて，それぞれ前仙骨孔と後仙骨孔から出る．
5. これを，ベル・マジャンディーの法則 Bell-Magendie law という．
6. 全ての脊髄神経は，運動線維からなる前根と，感覚線維からなる後根が合わさって作られる混合神経である．
7. 4で述べたように仙骨神経では，神経が脊柱管の中で前枝と後枝に分かれて，それぞれ前仙骨孔と後仙骨孔から出る．
8. 後枝は背部の筋と皮膚を支配し，前枝は体幹の外側部と前部，そして四肢を支配する．

答 ① 運動　② 感覚（知覚）　③ 脊髄神経節（後根神経節）　④ 脊髄
⑤ 感覚（知覚）　⑥ 混合　⑦ 後　⑧ 皮膚

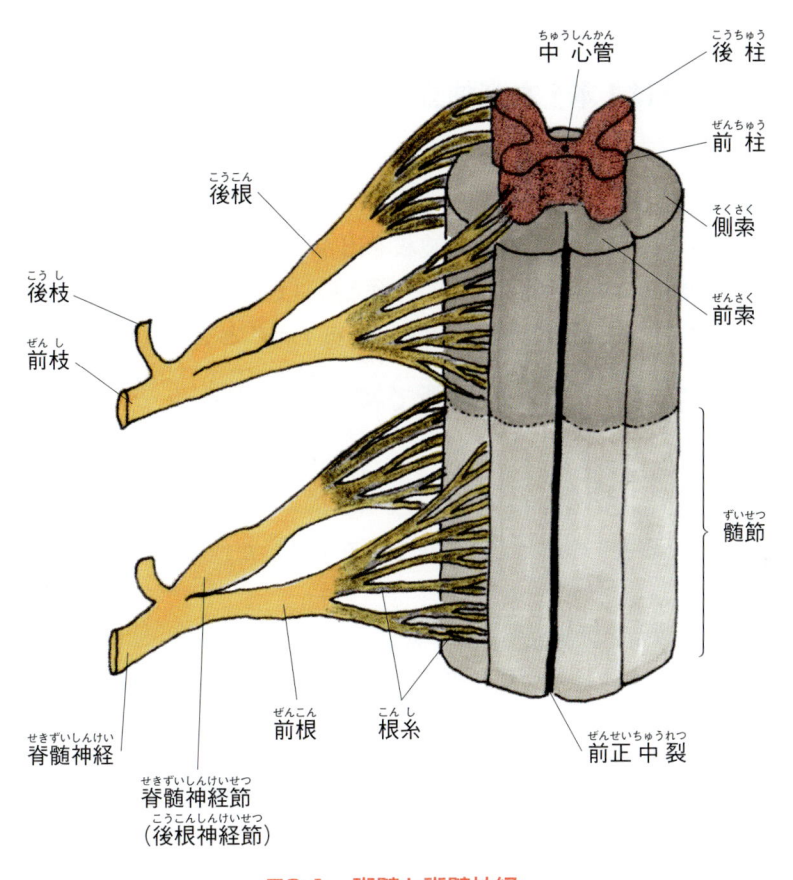

73-1　脊髄と脊髄神経

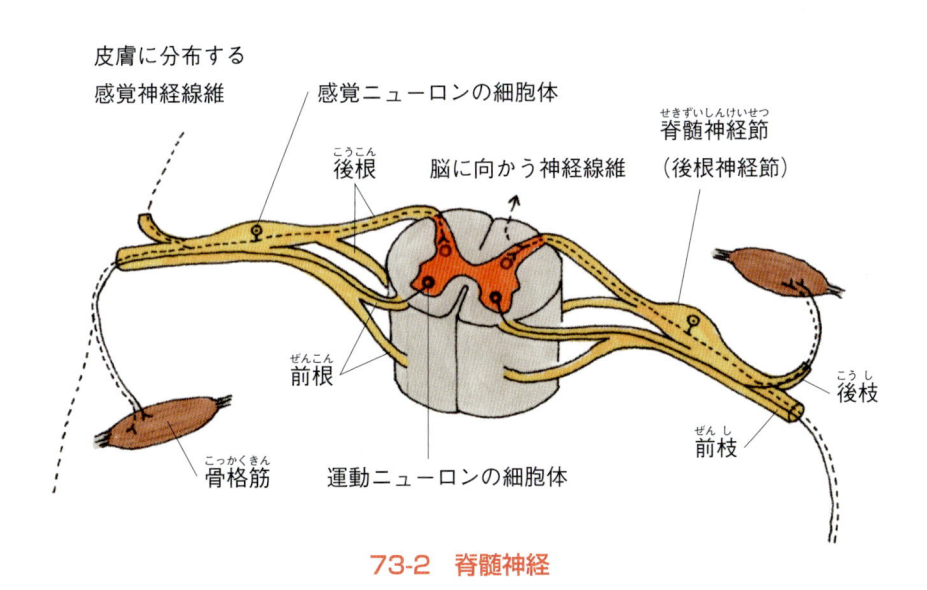

73-2　脊髄神経

74 神経系　脊髄神経後枝・頸神経叢

1 脊髄神経後枝は1本1本が独立して，一定の領域に分布する．

1. 神経は多くの枝に分かれるが，枝のうち骨格筋に分布するのを（①　　　）枝という．
2. 神経の枝のうち皮膚に分布するのを（②　　　）枝という．
3. C1の後枝である（③　　　）神経は皮枝を出さず，後頭下筋群に分布する．
4. C2の後枝の内側枝は特に（④　　　）神経と呼ばれ，後頭部の皮膚に分布する．
5. 後枝が，1本1本が独立して一定の領域に分布することを（⑤　　　）的分布という．

2 脊髄神経前枝はいくつかの場所で神経叢を作る．

6. 神経叢は，神経がからみあい，（⑥　　　）線維の再配列が起こる所である．
7. 頸神経叢はC1からC4の前枝からなり，（⑦　　　）筋の深部にある．
8. C1の枝である上根と，C2とC3の枝である下根とが作るループを（⑧　　　）ワナという．
9. 頸神経叢からは最大の呼吸筋である横隔膜を支配する（⑨　　　）神経が出る．
10. 頸神経叢から小後頭神経，大耳介神経，頸横神経および（⑩　　　）神経などの皮神経が出る．

解説

1. 1つの神経は多くの枝に分かれる．枝のうち，骨格筋に分布するものを筋枝という．筋に分布する枝には運動神経線維に加えて，筋の感覚を司る感覚神経線維も含まれていることに注意しよう．
2. 皮膚に分布する枝を皮枝という．この枝が，特に太く長い場合，皮神経として特別に名前を付けることがある．
3. 第1頸神経（C1）は，前枝・後枝とも皮膚には分布しない．脊髄神経後枝には神経名の付けられていないのが多いが，C1の後枝には後頭下神経という名称が付けられている．
4. 後枝は一部を除いて，さらに，内側枝と外側枝に分かれる．C2の後枝は，前枝よりはるかに大きく，若干の筋に枝を出すが，その内側枝は特に大後頭神経と呼ばれ，後頭部の皮膚に分布する皮神経である．
5. 後枝は1本1本が独立して，一定の領域に分布する．これを分節的分布，あるいは分節的神経支配という．

答　①筋　②皮　③後頭下　④大後頭　⑤分節　⑥神経　⑦胸鎖乳突　⑧頸神経　⑨横隔　⑩鎖骨上

6. 多くの神経線維が束ねられて神経が作られている．1つの神経から一部の神経線維が分かれ，他の神経と合して神経線維の再配列が起こることもある．特定の場所でまとまってこのようなことが起こると，神経が網の目のようにからみ合った状態となる．これを神経叢と呼ぶ．前枝は神経叢を作るが，後枝は神経叢を作らない．
7. C1からC4の前枝からなり，胸鎖乳突筋の深部にある．
8. ワナとはループを意味する．頸神経ワナから出る枝は，舌骨下筋群とオトガイ舌骨筋を支配する．
9. 横隔膜神経ではなく，横隔神経であることに注意．横隔膜を支配する運動枝のほか，胸膜，心膜，腹膜に感覚枝を出す．横隔神経は主としてC4から起こり，C3とC5の一部がこれに加わる．
10. 胸鎖乳突筋の後縁中部から皮下に出る小後頭神経，大耳介神経，頸横神経および鎖骨上神経はすべて，皮神経である．

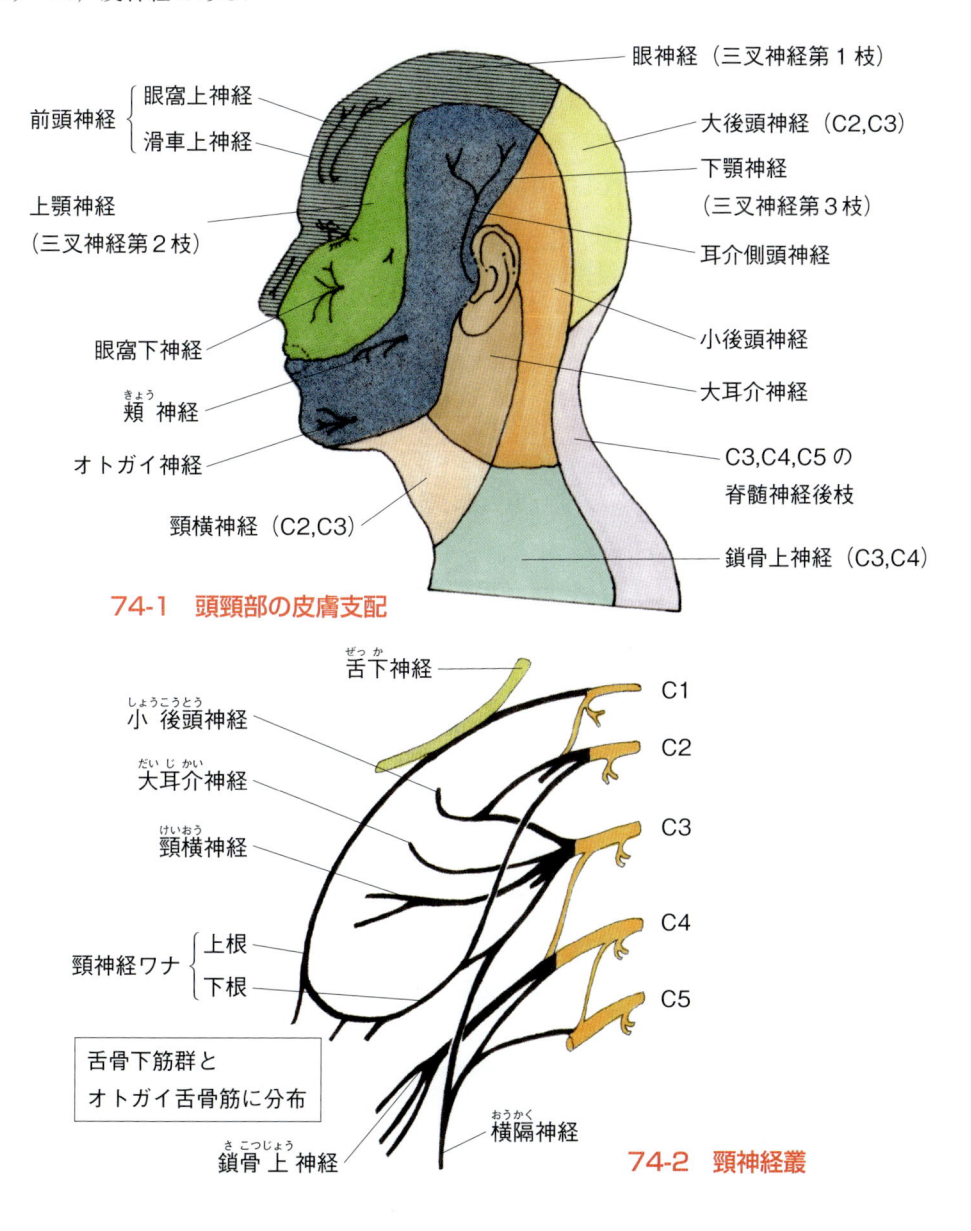

74-1　頭頸部の皮膚支配

74-2　頸神経叢

75 神経系 腕神経叢

1 腕神経叢はC5からC8の前枝とT1の前枝の一部で形成される．

1. 腕神経叢を作るC5からT1の前枝は（①　　　）隙に位置する．
2. 腕神経叢から出る神経は主として，上肢および（②　　　）帯の筋と皮膚を支配する．
3. 腕神経叢は，（③　　　）動脈の周囲に神経束を作る．
4. 腕神経叢の根からは前鋸筋に行く（④　　　）神経が出る．

2 上肢帯および上肢の筋と皮膚は腕神経叢からの神経で支配される．

5. 外側神経束より出て，烏口腕筋を貫き，上腕二頭筋と上腕筋の間を走るのは（⑤　　　）神経である．
6. 後神経束より起こり，外側腋窩隙を通って，上腕後面に出るのは（⑥　　　）神経である．
7. 上腕および前腕後面の皮膚や筋を支配するのは（⑦　　　）神経である．
8. 前腕前面の大部分の筋を支配し，手の筋および皮膚の一部を支配するのは（⑧　　　）神経である．
9. 内側神経束より起こる最大の神経で，手では大部分の筋と皮膚の一部を支配するのは（⑨　　　）神経である．

解説

1. 腕神経叢はC5からC8の前枝とT1の前枝の大部分からなる．これら前枝は，前斜角筋と中斜角筋の間（斜角筋隙）に位置している．
2. 腕神経叢から出る神経は主として，上肢および上肢帯の筋と皮膚を支配する．その他，頸部で頸長筋と斜角筋群への枝を，椎間孔を出てすぐに出す．
3. 腕神経叢は斜角筋隙の所から腋窩の所まで，広い範囲に及ぶ．場所ごとに根，幹，束と呼ばれる主要な部分があり，それぞれの所から個別の神経が分かれている．神経束の後，外側および内側は，腋窩動脈に対する各神経束の位置を意味している．
4. 腕神経叢の根とは，腕神経叢を作る脊髄神経の前枝のことである．根からは，神経名は付けられていないが，頸長筋および斜角筋群を支配する筋枝が出る．
5. 外側神経束より出る筋皮神経は烏口腕筋を貫き，上腕二頭筋と上腕筋の間を走る．この間に烏口腕筋，上腕二頭筋と上腕筋に枝を出す．さらにこの神経は，肘関節の直前で皮下に出て，外側前腕皮神経となり，前腕外側の皮膚を支配する．

答 ①斜角筋　②上肢　③腋窩　④長胸
⑤筋皮　⑥腋窩　⑦橈骨　⑧正中　⑨尺骨

6. 外側腋窩隙とは小円筋，大円筋，上腕三頭筋の長頭，および上腕骨で囲まれた四角の部分である．腋窩神経は小円筋と三角筋への筋枝を出した後，上外側上腕皮神経となる．
7. 橈骨神経は，後神経束の延長である．腕神経叢から出る最大の神経である．上腕および前腕後面の皮膚や筋を支配する．手では皮膚の一部を支配する．
8. 正中神経は前腕では，前面の大部分の筋を支配する．手では筋および皮膚の一部を支配する．
9. 尺骨神経は上腕では枝を出さない．上腕骨の尺骨神経溝を通って前腕に入り，尺側手根屈筋と深指屈筋の尺骨頭を支配する．手に入ると浅枝と深枝の2本に分かれる．浅枝は皮筋である短掌筋と，手の皮膚の一部に分布する．深枝は小指外転筋，短小指屈筋，小指対立筋に枝を出したあと，深掌動脈弓に伴行して母指側に行き，第3，第4虫様筋および掌側と背側の骨間筋と母指内転筋，短母指屈筋深頭を支配する．

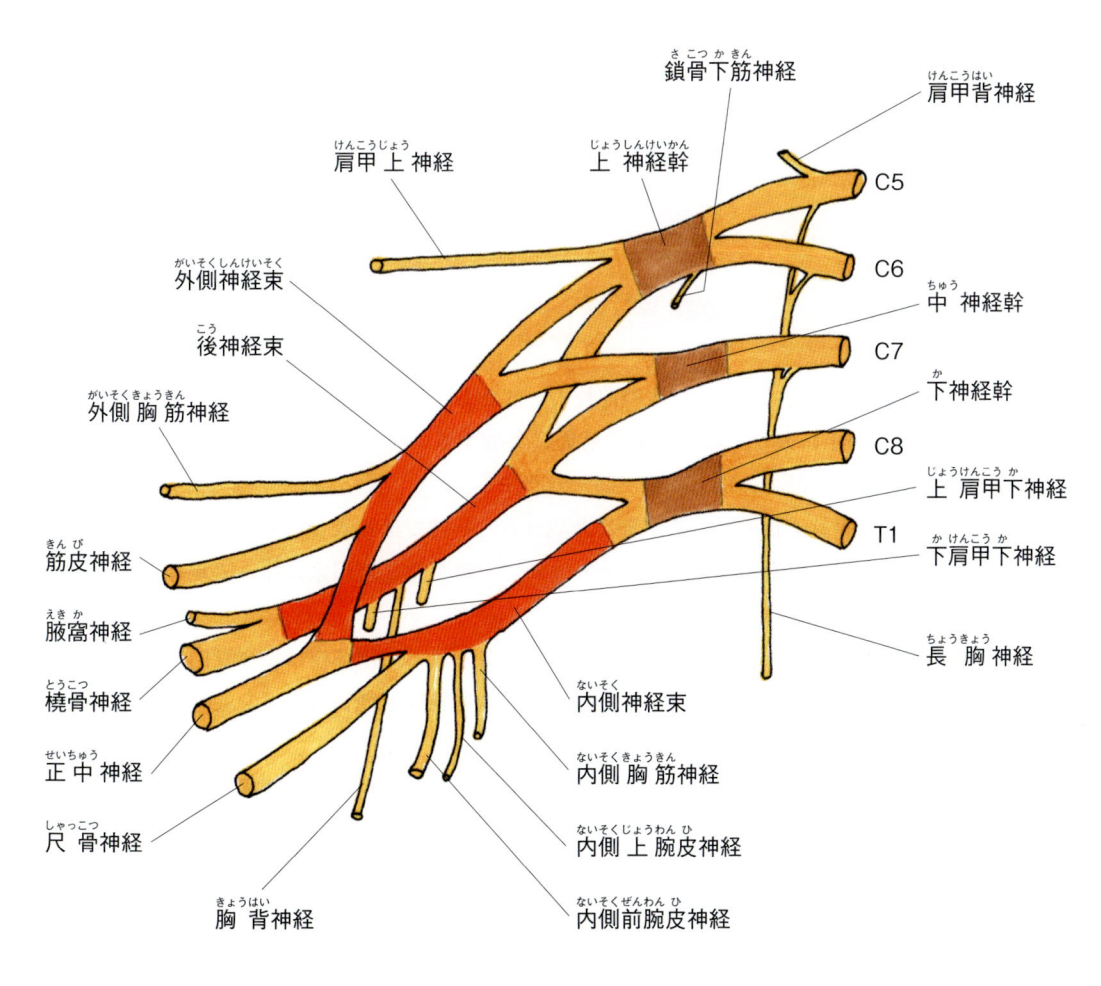

神経系

75　腕神経叢

76 腰神経叢

1 腰神経叢は L1 から L3 の前枝と L4 の前枝の一部で形成される．

1．腰神経叢は（①　　）筋の中で形成されている．
2．腸骨鼠径神経は精索とともに浅（②　　）を通り，大腿内側上部の皮膚に分布する．
3．陰部大腿神経の陰部枝は鼠径管内を通り，（③　　）筋を支配する．
4．外側大腿皮神経は鼠径靭帯の下を通過して，大腿外側部の皮膚に分布する（④　　）神経である．

2 大腿神経は腰神経叢から出る最大の神経である．

5．閉鎖神経は骨盤腔から（⑤　　）管を通って大腿内側部に出る．
6．閉鎖神経は大腿の内転筋群と（⑥　　）筋を支配する．
7．大腿神経は腰神経叢からの最大の枝で，（⑦　　）靭帯の下を通過して，大腿前部に出る．
8．下腿と足の内側半分の皮膚に分布する皮神経である（⑧　　）神経は大腿神経の枝である．

解説

1．腰神経叢は L1 から L3 の前枝と L4 の前枝の一部からなる．約 50％の例では，T12 の前枝（肋下神経）の一部が L1 に入り，腰神経叢の構成に参加する．腰神経叢は大腰筋の中にあり，その枝は腹壁下部，外陰部および下肢の一部に分布する．
2．大腰筋外側縁で腸骨下腹神経のすぐ下より現れる．男性では精索とともに浅鼠径輪を通って大腿内側上部の皮膚，陰嚢前部の皮膚に分布する．女性では子宮円索に伴って走り，大腿内側上部の皮膚，恥丘，大陰唇の皮膚に分布する．
3．大腰筋を貫き，その上を走り，陰部枝と大腿枝に分かれる．陰部枝は鼠径管内を走り，男性では精巣挙筋を支配する．また皮枝を陰嚢に出す．大腿枝は鼠径靭帯の下を通り大腿前面の皮膚に分布する．
4．腸骨筋の表面を斜めに前下方に下り上前腸骨棘に向かう．鼠径靭帯外側端の下を通り，大腿の外側面に出て，その部分の皮膚に分布する．
5，6．閉鎖神経は閉鎖孔の閉鎖管（閉鎖孔は大部分閉鎖膜で閉じられているが，閉鎖膜で閉じられていない部分を閉鎖管という）を通って大腿に出る．大腿に出ると前枝と後枝に分かれる．閉

答 ①大腰 ②鼠径輪 ③精巣挙 ④皮
⑤閉鎖 ⑥外閉鎖 ⑦鼠径 ⑧伏在

鎖神経は外閉鎖筋と大腿の内転筋群（恥骨筋，薄筋，長内転筋，短内転筋，大内転筋）を支配し，大腿内側面の皮膚に分布する．

7，8．大腿神経は大腰筋を貫き，腸骨筋に枝を出す．ついで鼠径靱帯の下を通り大腿前面に出る．大腿三角で大腿神経は数多くの枝に分かれる．筋枝は縫工筋，大腿四頭筋と恥骨筋を支配する．皮枝は大腿前面および下腿と足の内側半分に分布する．この皮枝のうち，下腿と足の内側半分に分布する枝は伏在神経と呼ばれ，大腿神経の最大の枝となっている．

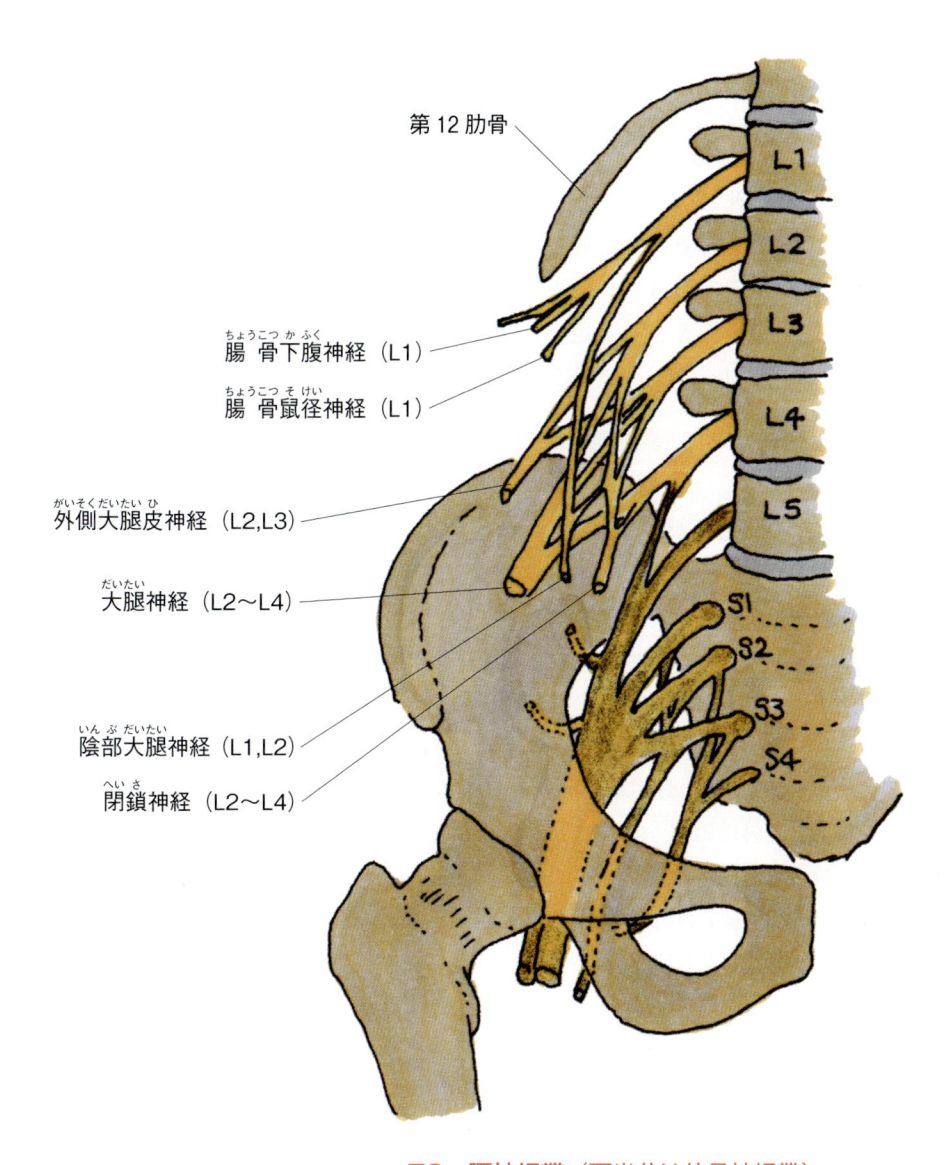

76　腰神経叢（下半分は仙骨神経叢）

77 神経系 仙骨神経叢

1 仙骨神経叢は L4, L5, S1 から L4 の前枝からなる．

1. L4 の前枝の一部は腰神経叢に入り，残りの L4 と L5 の前枝が合したものを，（①　　　）幹という．
2. 上殿神経は大坐骨孔の（②　　　）孔を通って殿部に出る．
3. 陰部神経は小坐骨孔から（③　　　）窩に入り，すべての会陰の筋を支配する．
4. 仙骨神経叢からは（④　　　）筋を除く，大腿の外旋筋を支配する神経が出る．

2 坐骨神経は人体最大の神経で，仙骨神経叢から出る．

5. 坐骨神経は大坐骨孔の（⑤　　　）孔を通って大腿後面に出る．
6. 坐骨神経は膝窩の上方で脛骨神経と（⑥　　　）神経とに分かれる．
7. 坐骨神経の大腿部での枝はハムストリングスと（⑦　　　）筋への枝である．
8. 脛骨神経は内果の後方を通って足底に入り，内側と外側の（⑧　　　）神経となる．

解説

1. 仙骨神経叢は仙骨の前面から大坐骨孔にかけて存在する．仙骨神経叢は L4, L5, S1 から S4 の前枝からなる．L4 の前枝の一部は腰神経叢に入るが，残りの L4 前枝と L5 の前枝が合したものを腰仙骨神経幹という．
2. 上殿神経は梨状筋の上で大坐骨孔を通って骨盤を出て，小殿筋，中殿筋，ならびに大腿筋膜張筋に分布する．
3. 陰部神経は，骨盤内から梨状筋下孔を通り殿部に出る．ついで小坐骨孔から坐骨直腸窩に入る．陰部神経が麻痺すると，尿道括約筋や外肛門括約筋の不全により，尿や便の失禁をきたす．
4. 大腿外旋6筋とは外閉鎖筋，内閉鎖筋，梨状筋，上双子筋，下双子筋，大腿方形筋．その他，骨盤隔膜を構成する肛門挙筋や尾骨筋に行く神経も仙骨神経叢から出る．
5. 坐骨神経は，足と下腿のほとんどの皮膚，大腿後面の筋，下腿と足のすべての筋に分布する．大坐骨孔で梨状筋の下（梨状筋下孔）を下殿神経とともに通って殿部に出て大腿後面に行く．
6. 坐骨神経は，もともと2つの神経が1つに束ねられたものである．これが2つの神経，すなわち総腓骨神経と脛骨神経に分かれる位置は大坐骨孔から膝窩までさまざまである．
7. 坐骨神経の大腿部での枝はハムストリングス（大腿屈筋群）と大内転筋への枝である．ハムストリングスへの枝のうち，大腿二頭筋短頭を除いては，坐骨神経の脛骨神経部分からの枝で

答　①腰仙骨神経　②梨状筋上　③坐骨直腸　④外閉鎖
　　　⑤梨状筋下　⑥総腓骨　⑦大内転　⑧足底

ある．大腿二頭筋短頭は総腓骨神経部分からの枝によって支配されている．

8. 脛骨神経は下腿の後面の筋を支配した後，内果の後面で足根管を通り足底に行く．

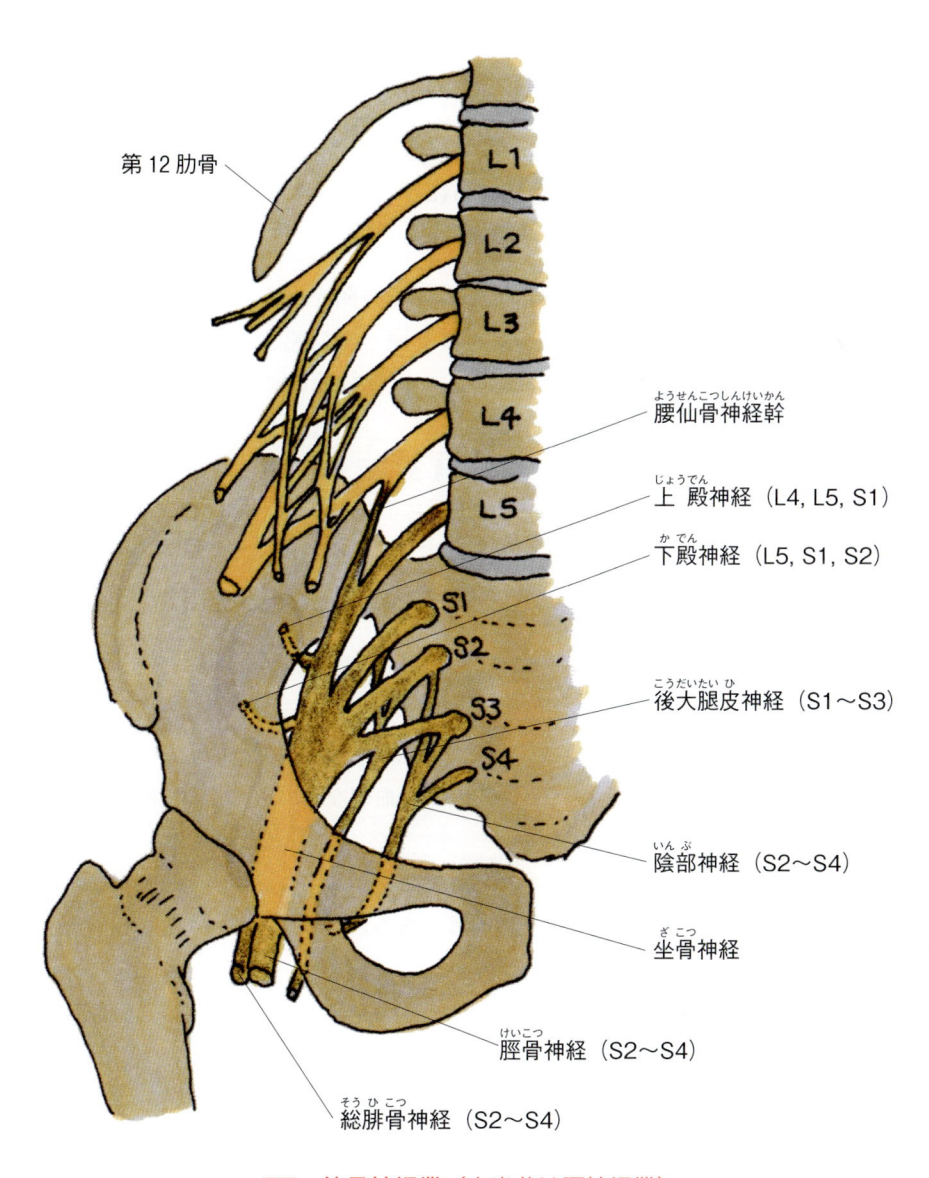

第12肋骨
L1
L2
L3
L4
腰仙骨神経幹
L5
上殿神経（L4, L5, S1）
下殿神経（L5, S1, S2）
S1
S2
S3
後大腿皮神経（S1〜S3）
S4
陰部神経（S2〜S4）
坐骨神経
脛骨神経（S2〜S4）
総腓骨神経（S2〜S4）

77 仙骨神経叢（上半分は腰神経叢）

78 自律神経 1

神経系

1 自律神経は交感神経と副交感神経に分けられる.

1. 自律神経は内臓や血管などの（①　　）筋および心筋，腺を支配する．
2. 交感神経と副交感神経は中枢神経系の外に（②　　）節を作る．
3. 自律神経節より中枢側のニューロンを節前ニューロン，末梢側を（③　　）ニューロンと呼ぶ．
4. 交感神経の節前ニューロンは脊髄の（④　　）髄と腰髄から出る．

2 交感神経は全ての脊髄神経とともに，あるいは単独でほぼ全身に分布する.

5. 交感神経の節前線維は（⑤　　）根を通って脊髄を出る．
6. 交感神経の節前線維は（⑥　　）交通枝を通って交感神経幹に入る．
7. 交感神経幹に入った節前線維は，（⑦　　）神経節にある節後ニューロンとシナプスする．
8. 幹神経節からの節後線維は灰白交通枝を通って近くの（⑧　　）神経に入る．
9. 幹神経節からの節後線維の一部は，単独あるいは（⑨　　）にまとわりついて分布する．

解説

1. 自律神経系は，無意識的，反射的に，呼吸，消化，排泄，循環，分泌，生殖といった生体の諸機能を調節する神経系である．すなわち，内臓や血管などのすべての平滑筋および心筋，腺が直接，自律神経系によって調節される．
2. 交感神経，副交感神経とも，中枢神経系の外で一度ニューロンを変える．すなわち，2つのニューロン間のシナプスが脳あるいは脊髄の外にある．このシナプスが集まった場所を自律神経節という．
3. 自律神経節より中枢側のニューロンを節前ニューロン，末梢側を節後ニューロンと呼ぶ．神経線維だけを指す場合は，節前線維，節後線維という．
4. 交感神経の節前ニューロンの細胞体は，脊髄髄節 T1 から L3 までの側柱にある．
5. T1 から L3 までの脊髄側柱にある交感神経節前ニューロンから出た節前線維は，前根を通って脊髄神経に入る．

答 ①平滑 ②（自律）神経 ③節後 ④胸
⑤前 ⑥白 ⑦幹 ⑧脊髄 ⑨動脈

6. 交感神経節前線維は，前根を通ってT1からL3の脊髄神経に入るが，それぞれの脊髄神経から分かれて交感神経幹に入る．脊髄神経から交感神経幹に行く交通枝を白交通枝，交感神経幹から脊髄神経に戻る交通枝を灰白交通枝という．白交通枝を作る交感神経節前線維は肉眼的に白く見える髄鞘を持っている．
7. 交感神経幹に入った節前線維は，すぐ近くの，あるいは数個上，あるいは数個下の幹神経節にある節後ニューロンとシナプスする．
8. 幹神経節から灰白交通枝を通って近くの脊髄神経に入り，これとともに末梢に分布する．すなわち，脊髄神経の中には，交感神経線維が含まれている．これらが脊髄神経とともに手や足などの末梢にまで分布し，血管や，皮膚の立毛筋あるいは汗腺などに分布している．
9. 幹神経節から出て，単独で，あるいは動脈にまとわりついて末梢に分布する．頭部に分布する交感神経節後線維は，総頸動脈にまとわりついて分布する．

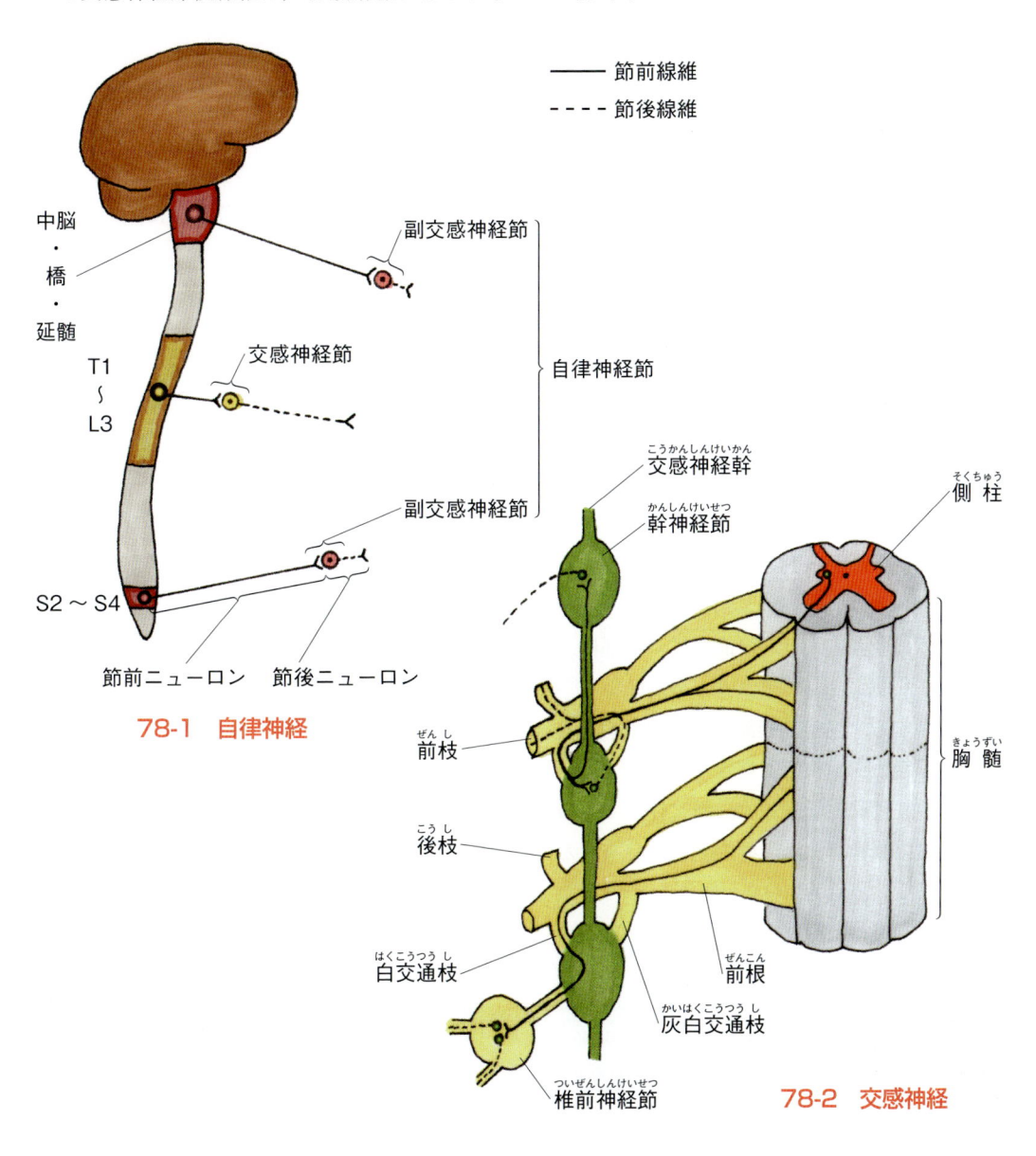

78-1 自律神経

78-2 交感神経

79 神経系 自律神経 2

1 交感神経幹は幹神経節がつながったもので，脊柱の両側にある．

1. 幹神経節中最大で，第1から第4頸神経に枝を出すのは（①　　　）神経節である．
2. 下頸神経節と第1胸神経節が1つになった場合，（②　　　）神経節を作る．
3. 交感神経幹の3つの頸神経節から心臓に分布する（③　　　）神経が出る．
4. 幹神経節を素通りした節前線維は（④　　　）神経節でニューロンを変える．

2 多くの副交感線維は脳神経とともに分布する．

5. S2からS4の側柱から出た副交感節前線維は（⑤　　　）神経を作る．
6. 脳神経のうち，動眼，顔面，舌咽，（⑥　　　）神経は副交感線維を含む．
7. 動眼神経に含まれる副交感節前線維は，（⑦　　　）神経節にある節後ニューロンとシナプスする．
8. 顔面神経に含まれる副交感節前線維は，眼窩に入り（⑧　　　）の分泌を司る．
9. 舌咽神経に含まれる副交感節前線維は，唾液腺である（⑨　　　）腺の分泌に関与する．

解説

1. 幹神経節は存在する位置により，頸部，胸部，腰部，仙骨部，尾骨部に分けられている．頸部には上・中・下の3対の頸神経節がある．上頸神経節からの節後線維は ① 第1から第4頸神経に入る．② 総頸動脈に伴って上行し，頭部に分布する．③ 上心臓神経として心臓に行く．
2. 下頸神経節は，しばしば第1胸神経節と合わさって，大きな星状神経節を形づくる．
3. 上頸神経節から上心臓神経が，中頸神経節から中心臓神経が，下頸神経節から下心臓神経が出る．
4. 交感神経幹に入った節前線維の一部は，交感神経幹を素通りして，大動脈あるいは大動脈の枝（腹腔動脈，上腸間膜動脈，腎動脈など）のそばにある椎前神経節にある節後ニューロンとシナプスする．椎前神経節には腹腔神経節や上腸間膜動脈神経節，下腸間膜動脈神経節がある．腹腔神経節や上腸間膜動脈神経節，下腸間膜動脈神経節から出た節後線維はそれぞれ腹腔動脈，上腸間膜動脈，下腸間膜動脈に伴って分布する．
5. 骨盤内臓神経は，骨盤内臓器に分布する．一部の枝は下行結腸やS状結腸などの腹部内臓にも分布する．
6. 迷走神経の副交感線維は心臓，食道，気管，気管支などの胸部内臓と胃，腸（横行結腸まで），

答　①上頸　②星状　③心臓　④椎前
　　⑤骨盤内臓　⑥迷走　⑦毛様体　⑧涙腺　⑨耳下

肝臓, 膵臓, 腎臓, 副腎などの腹部内臓に分布している.
7. 毛様体神経節で節後ニューロンとシナプスし, 節後線維は毛様体筋と瞳孔括約筋に分布する.
8. 顔面神経に含まれる副交感神経は ① 大錐体神経を通って翼口蓋神経節に入り, ここからの節後線維は涙腺, 鼻腺, 口蓋の腺に分布する. ② 鼓索神経を通って下顎神経の枝である舌神経に合し, 顎下神経節に入る. ここからの節後線維は顎下腺, 舌下腺, 舌腺に分布する.
9. 舌咽神経から分かれた鼓室神経から小錐体神経を通り, 耳神経節に入る. 節後線維は下顎神経の枝の耳介側頭神経とともに走り, 耳下腺に分布する.

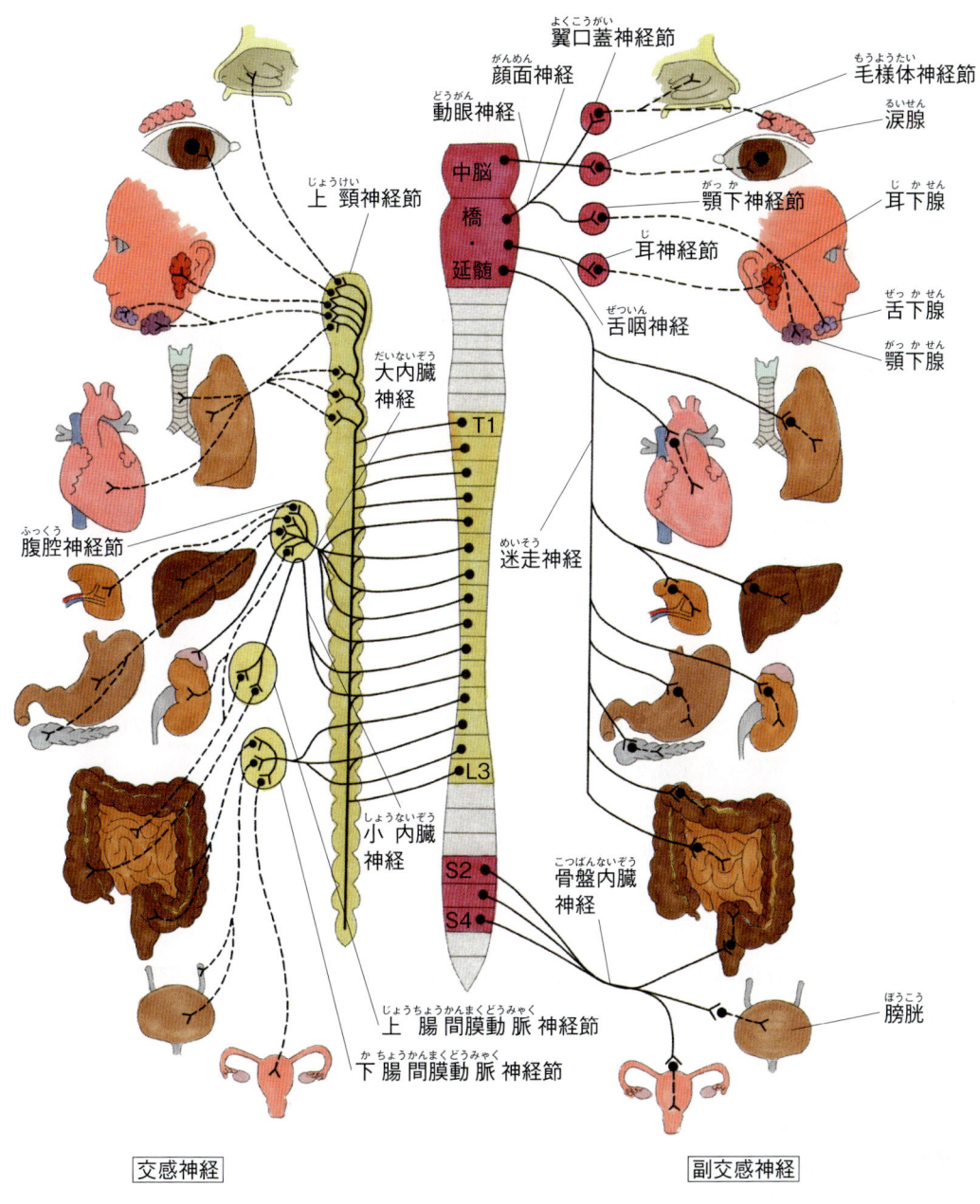

79 自律神経の分布

80 脳神経：第1脳神経　嗅神経

1 脳に出入りする末梢神経を脳神経といい，全部で12対ある．

1. 嗅神経は嗅覚を司るだけの（①　　　）神経である．
2. 嗅神経を作るのは，左右の鼻腔天井部を覆う（②　　　）上皮の中にある嗅細胞の軸索である．
3. 嗅細胞の軸索は（③　　　）骨にある多数の小さな孔を通って頭蓋腔に入る．
4. 嗅神経は脳の一部である（④　　　）球に終わる．

2 嗅覚だけは視床を経ずに大脳皮質の一次嗅覚野に行く．

5. 嗅球に入った嗅神経は，そこにある2次ニューロンである（⑤　　　）細胞とシナプスする．
6. 嗅索を通って嗅覚の情報は大部分，鈎の皮質や，（⑥　　　）体に行く．
7. 一次嗅覚野からは直接，あるいは視床を経由して（⑦　　　）皮質に行く．
8. 嗅覚の情報は，間脳の（⑧　　　）下部に行き自律神経機能に影響を及ぼす．

解説

1. 脳神経を構成している神経線維はさまざまで，ある脳神経は感覚線維のみ，あるものは運動線維のみで構成されている．また，他の脳神経は両者の線維が混じった混合神経である．
2. 嗅覚の1次感覚ニューロンは左右の鼻腔天井部を覆う粘膜の上皮（嗅上皮という）の中にある嗅細胞である．
3，4. 嗅細胞の突起（軸索）は篩骨の篩板にある片側20ほどの小さな孔を通って頭蓋腔に入る．頭蓋腔の中に入って，これらの嗅糸と呼ばれる約20本の突起は脳の一部である嗅球に終わる．嗅神経とは約20本の嗅糸全体を指す．
5. 2次ニューロンは僧帽細胞と呼ばれ，僧帽細胞の軸索の束になったものが嗅索である．
6. 嗅索は後方に伸びて直接，海馬傍回の鈎の皮質（一次嗅覚野）や扁桃体に終わる．
7. 鈎の皮質（梨状野）あるいは扁桃体からは，直接または視床を経て，嗅覚の連合野である前頭葉眼窩面の皮質（眼窩前頭皮質）に行き，匂いが識別される．
8. 嗅覚の情報は，自律神経系の中枢でもあり，内分泌系のコントロールも行う中枢である間脳の視床下部に働きかけ，交感神経や副交感神経を刺激し，あるいはホルモンを介して内臓の状態を変化させる．例えば，食べ物の腐敗臭を嗅ぐと，嘔吐が起こる．

答　① 感覚（知覚）　② 嗅　③ 篩　④ 嗅　⑤ 僧帽　⑥ 扁桃　⑦ 眼窩前頭　⑧ 視床

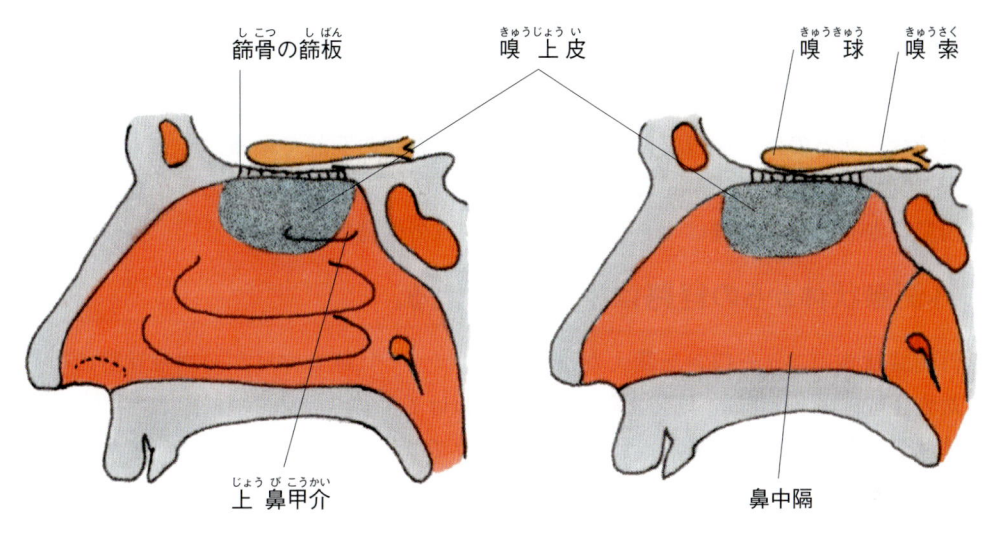

80-1　嗅上皮

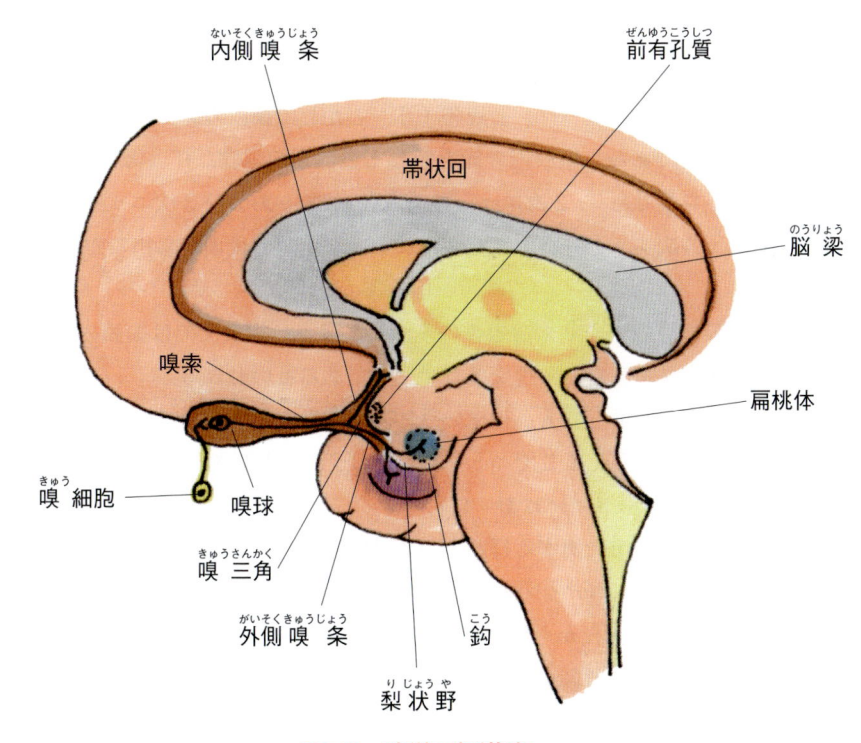

80-2　嗅覚の伝導路

81 脳神経：視神経

神経系

1 視神経は網膜からの情報を伝えるが，途中で半分の線維が交叉する．

1. 視神経は視覚を司るだけの（①　　　）神経である．
2. 視神経を作るのは，網膜内にある（②　　　）細胞の突起である．
3. 視交叉では網膜の鼻側半・耳側半のうち（③　　　）からの線維のみが交叉する．
4. 視交叉からの神経線維は（④　　　）索となり外側膝状体に向かう．

2 外側膝状体からの経路は3つに分かれる．

5. 外側膝状体でニューロンを変えた線維は（⑤　　　）線を作り，一次視覚野に行く．
6. 対光反射に関する線維は外側膝状体を通りぬけて（⑥　　　）核に終わる．
7. 体反射に関する線維は外側膝状体を通りぬけて（⑦　　　）に終わる．

解説

1. 視神経は視覚を伝えるだけの純感覚（知覚）神経である．
2. 一般に，末梢神経を構成する感覚神経は，1次感覚ニューロンであり，1次感覚ニューロンは中枢神経内の2次感覚ニューロンと連絡する．しかし，網膜の発生的な理由により，脳の外に3次ニューロンまである．網膜内の光を感じる2種類の細胞，杆（状）体細胞と錐（状）体細胞が1次ニューロンであり，2次ニューロン（双極細胞）および3次ニューロン（神経節細胞）も網膜内にある．3次ニューロンの突起が束になって眼球の後面から出るが，これが視神経を作る．
3. 視交叉で，網膜の鼻側半より来た線維のみが交叉する．視交叉では網膜の鼻側（内側）からの神経線維のみが交叉するため，視交叉は半交叉であるといわれる．
4. 視交叉からは視索と名前を変え，視床の外側膝状体に向かう．
5. 視床の外側膝状体に達し，ここでニューロンを変えて視放線を形成し，大脳後頭葉の鳥距溝周囲の一次視覚野（ブロードマン17野）に行く．
6. 眼球に入る光の量の調節に関する経路である．間脳と中脳の境目にある視蓋前核で中継され，中脳にある動眼神経副核（エディンガー・ウエストファル Edinger Westphal 核）に終わる．
7. 中脳の上丘に終わる．上丘から出る線維は眼球の動きに関する脳神経（Ⅲ，Ⅳ，Ⅵ）の核に連絡（内側縦束），あるいは頸髄前柱細胞と連絡する（視蓋脊髄路）．

答　①感覚（知覚）　②神経節　③鼻側半　④視
　　　⑤視放　⑥動眼神経副（エディンガー・ウエストファル）　⑦上丘

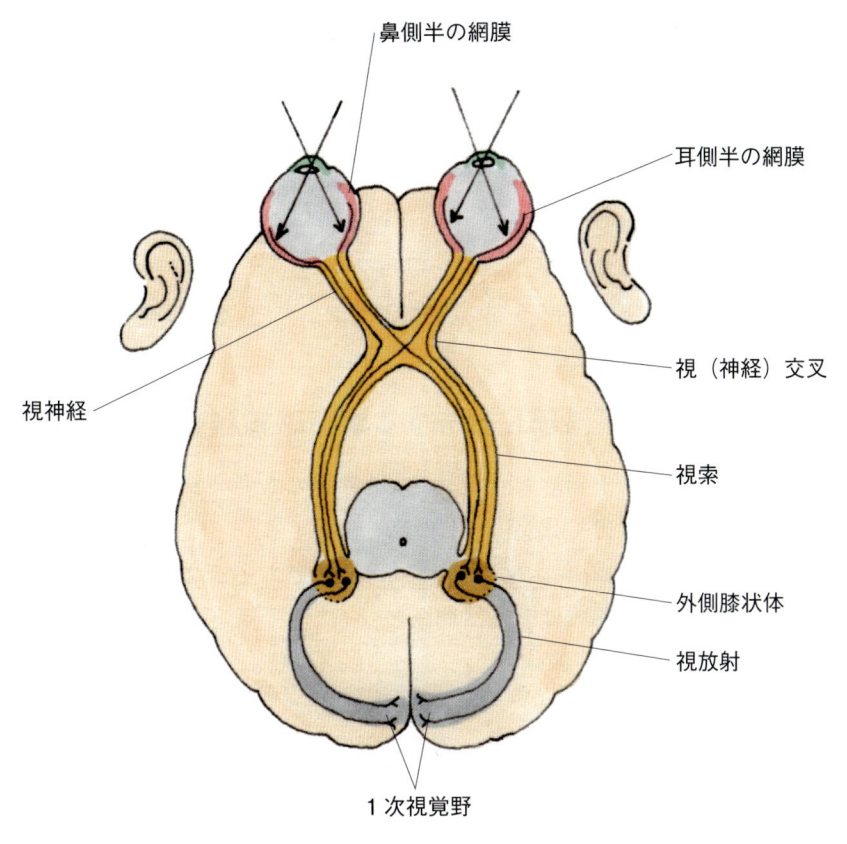

神経系

鼻側半の網膜

耳側半の網膜

視（神経）交叉

視神経

視索

外側膝状体

視放射

1次視覚野

81-1　視神経と視覚の伝導路

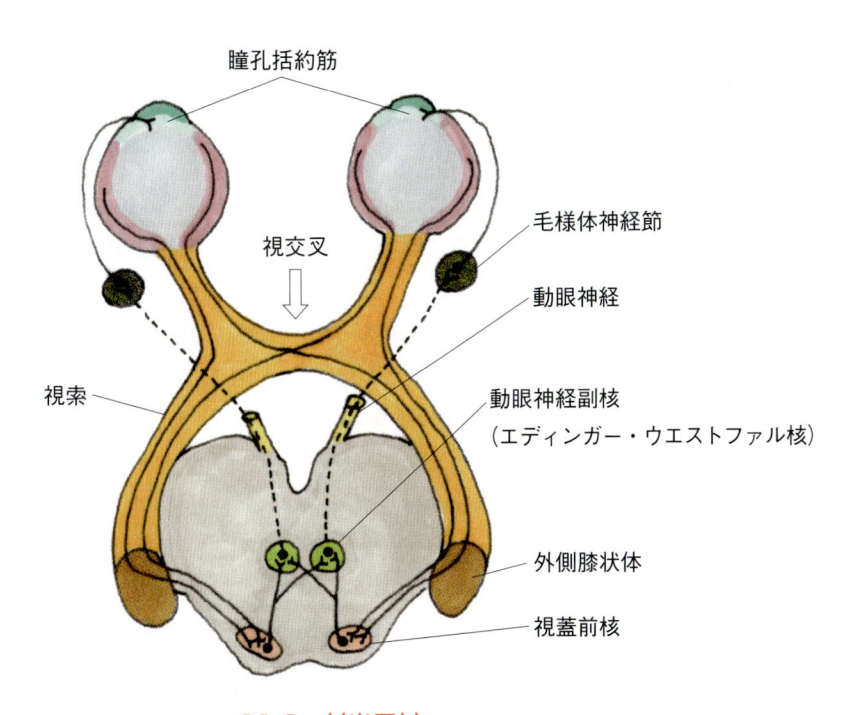

瞳孔括約筋

毛様体神経節

視交叉

動眼神経

視索

動眼神経副核
（エディンガー・ウエストファル核）

外側膝状体

視蓋前核

81-2　対光反射

161

82 神経系 動眼・滑車・外転神経

1 動眼・滑車・外転神経は眼球運動に関与する．

1. 動眼・滑車・外転神経は頭蓋腔から（①　　　）を通って眼窩に入る．
2. 眼球に付着し，眼球を動かす筋を（②　　　）筋という．
3. 滑車神経は下丘のすぐ尾方から出る細い神経で（③　　　）筋を支配する．
4. 外転神経は（④　　　）筋を支配する．

2 動眼神経は眼球内の平滑筋に分布する副交感線維を含んでいる．

5. 動眼神経は外眼筋のうち，上斜筋と（⑤　　　）筋以外のすべてを支配する．
6. 動眼神経は目を開くために働く（⑥　　　）筋を支配する．
7. 動眼神経に含まれる副交感線維は（⑦　　　）神経節でニューロンを変える．
8. 動眼神経に含まれる副交感線維は瞳孔括約筋と（⑧　　　）筋に分布する．

解説

1. 上眼窩裂は蝶形骨の小翼と大翼の間の裂孔で，その他三叉神経第1枝の眼神経も上眼窩裂を通る．
2. 4つの直筋（外側直筋，内側直筋，上直筋，下直筋）と2つの斜筋（上斜筋と下斜筋）がある．
3. 滑車神経は外眼筋のうちの上斜筋のみに分布する最も細い脳神経である．中脳背面の下丘下端より出て，上眼窩裂より眼窩内に入る．
4. 外転神経は外眼筋のうちの外側直筋だけを支配する．橋と延髄との前面境界部より出る．上眼窩裂を通って眼窩に入る．
3，4. 滑車神経や外転神経はそれぞれ骨格筋である上斜筋と外側直筋のみに分布するので純運動神経といわれる．しかし，骨格筋を支配する神経は，その骨格筋の感覚を司る感覚線維を有していることは注意すべきである．
5，6. 眼球を動かす骨格筋，すなわち外眼筋のうち，上斜筋と外側直筋以外のすべて（下斜筋，上直筋，下直筋，内側直筋）と，上眼瞼（上まぶた）を引き上げる上眼瞼挙筋を支配する．
7. 副交感神経線維は動眼神経副核（エディンガー・ウエストファル Edinger Westphal 核）より出て動眼神経内を走り，毛様体神経節でニューロンを変えて眼球内に入る．
8. 眼球内にある筋は平滑筋で，外眼筋に対して内眼筋といわれる．眼球内にあるもう一つの平滑筋である瞳孔散大筋は交感神経で支配されている．

答　①上眼窩裂　②（外）眼　③上斜　④外側直　⑤外側直　⑥上眼瞼挙　⑦毛様体　⑧毛様体

82-1　脳神経

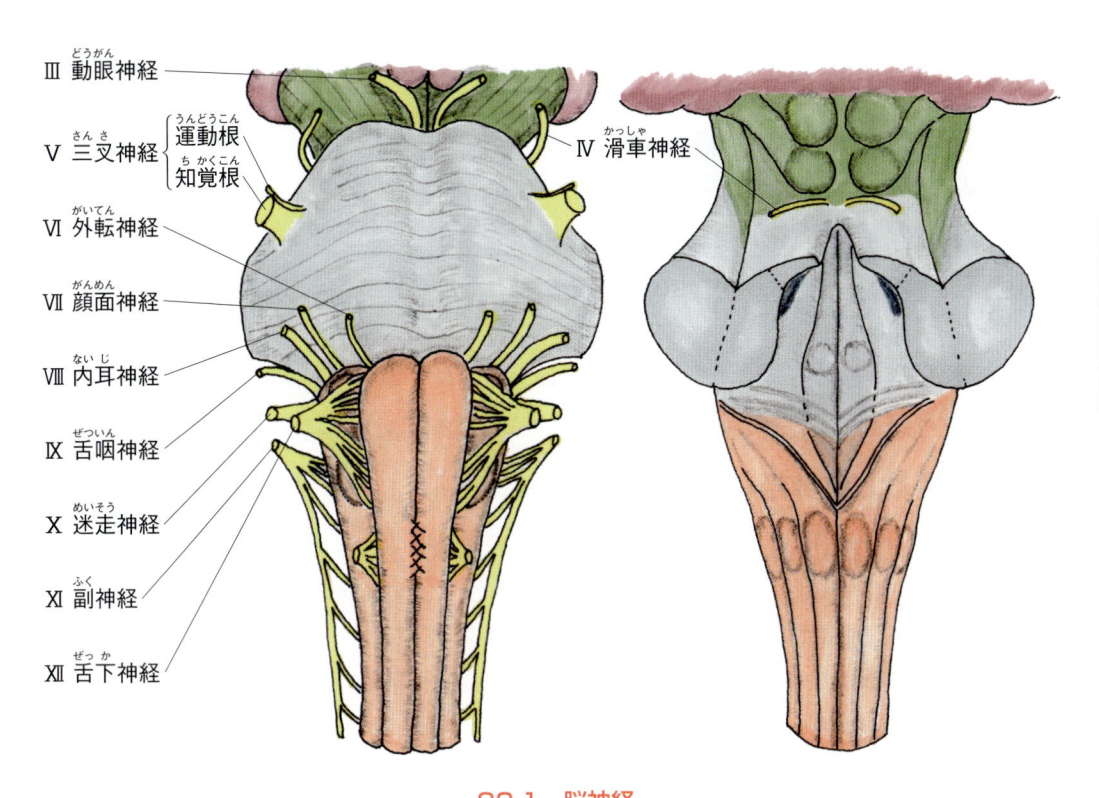

- III　動眼神経
- V　三叉神経
  - 運動根
  - 知覚根
- VI　外転神経
- VII　顔面神経
- VIII　内耳神経
- IX　舌咽神経
- X　迷走神経
- XI　副神経
- XII　舌下神経
- IV　滑車神経

第1脳神経（嗅神経）と第2脳神経（視神経）は描かれていない

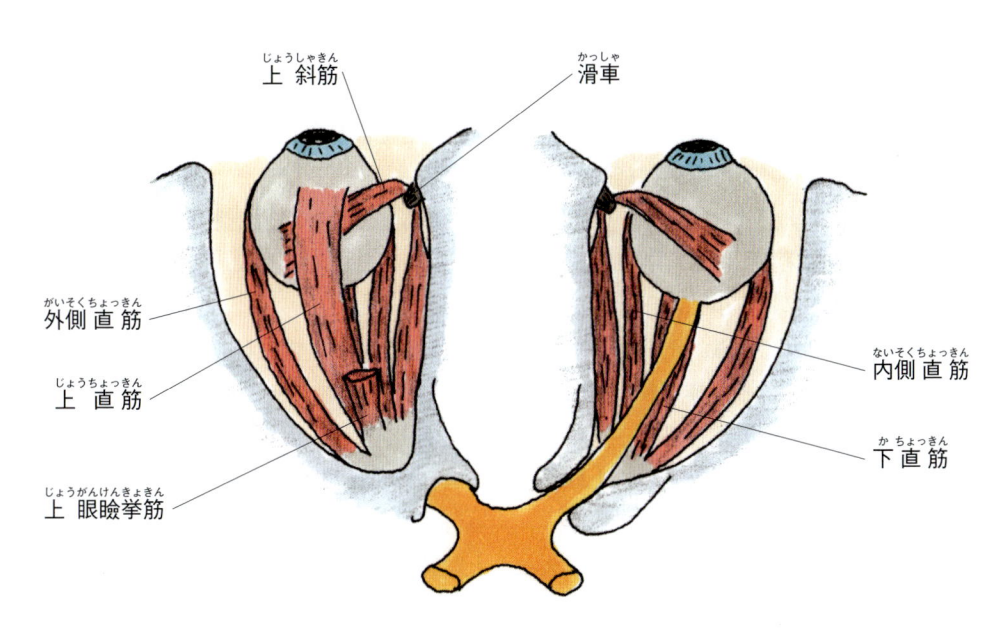

神経系

82-2　眼筋（上面）

- 上斜筋
- 滑車
- 外側直筋
- 上直筋
- 上眼瞼挙筋
- 内側直筋
- 下直筋

下斜筋は描かれていない

163

83 神経系 三叉神経 1

1 三叉神経は最も太い脳神経で，橋より出て三叉神経節の所で3枝に分かれる．

1. 三叉神経は第（①　　　）番目の脳神経である．
2. 三叉神経節で，（②　　　）神経，上顎神経，下顎神経の3枝に分かれる．
3. 三叉神経節は（③　　　）神経節である．
4. 三叉神経第1枝である（④　　　）神経は上眼窩裂を通って眼窩に入る．
5. 三叉神経第2枝である上顎神経は（⑤　　　）孔を通って頭蓋腔を出る．

2 眼神経と上顎神経は感覚神経である．

6. 眼神経は眼窩内で（⑥　　）球や涙腺に分布する．
7. 眼神経は眼窩を出て，前頭部や（⑦　　　）部の皮膚感覚を司る．
8. 上顎神経は下眼窩裂近くで上顎骨内に入り，上顎の（⑧　　　）や歯肉に分布する．
9. 上顎神経は顔面の中3分の1の（⑨　　　）感覚を司る．

解説

1. 脳神経は脳の吻側（前方）から出る順番に番号が付けられている．第5（Ⅴ）脳神経といえば三叉神経と言えるようにならなくてはいけない．記号でV1とは三叉神経第1枝，すなわち眼神経を指す．同様にV2は第2枝の上顎神経，V3は第3枝の下顎神経のこと．
2. 三叉神経節はガッセル神経節あるいは半月神経節とも呼ばれる．三叉神経の第1枝と第2枝はいずれも純感覚神経で，運動神経線維は含んでいない．
3. 三叉神経節は1次感覚ニューロンの細胞体で作られる感覚性神経節である．
4, 6. 眼神経は感覚性である．上眼窩裂を通って眼窩に入り眼球の結膜，角膜や涙腺に分布する．一部は眼窩内にある小孔から鼻腔や副鼻腔に行く．
5. 上顎神経も感覚性である．正円孔を通って頭蓋腔を出て翼口蓋窩に行く．
7. 眼神経は眼窩を出ると，前頭神経と名前を変えて，眼窩上孔（切痕）を通って前頭部に出て前頭部や頭頂部の皮膚感覚を司る．
8. 下眼窩裂から眼窩に入る直前に，上顎骨の中に入り込む枝を出す（上歯槽神経）．上顎の歯，歯肉に分布する．
9. 翼口蓋窩を通って下眼窩裂から眼窩に入った上顎神経は，さらに眼窩下溝を前方に向かい，眼窩下孔より出て眼窩下神経となり，眼と口唇の間の皮膚に分布する．

答　①5　②眼　③感覚（知覚）　④眼　⑤正円　⑥眼　⑦頭頂　⑧歯　⑨皮膚

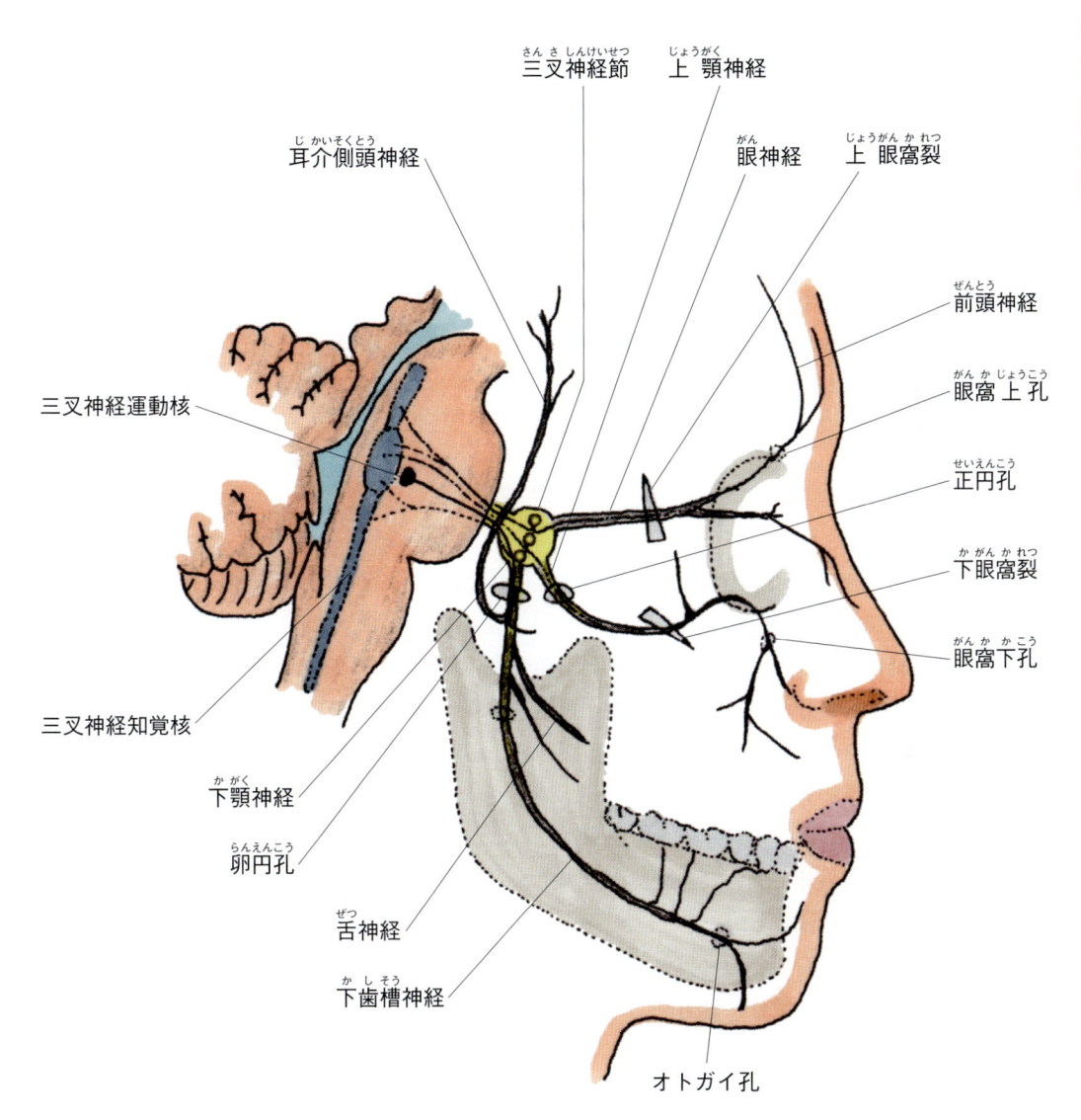

83 三叉神経

84 神経系 三叉神経 2

1 下顎神経は感覚線維を含んでいる．

1. 三叉神経第3枝である下顎神経は（①　　　）孔を通って頭蓋腔を出る．
2. 下顎の歯に分布する神経は（②　　　）神経である．
3. 下顎神経の枝で，舌の前3分の2に分布し感覚を司るのは（③　　　）神経である．
4. 顔面の下3分の1の皮膚感覚を司るのは（④　　　）神経である．
5. 下顎神経の枝で外耳と側頭部の皮膚に分布するのは（⑤　　　）神経である．

2 下顎神経は感覚線維に加えて運動線維を含んでいる．

6. 下顎神経は下顎骨に付着する（⑥　　　）筋のすべてを支配する．
7. 下顎神経は舌骨上筋のうち顎舌骨筋と（⑦　　　）筋の前腹を支配する．
8. 下顎神経からは鼓膜の振動を調節する（⑧　　　）筋の支配神経が出る．

解説

1. 第3枝は三叉神経の最大の枝で，運動線維を伴うため，混合性である．卵円孔より側頭下窩に出て，いくつかの枝に分かれる．
2. 下歯槽神経は下顎骨内の下顎管を通り，下顎の歯，歯肉に感覚線維を出す．
3. 舌神経は舌の前3分の2に分布し感覚を司る．舌神経は顔面神経の枝である鼓索神経と合流する．舌の前3分の2の味覚を司るのは顔面神経から舌神経に入る味覚線維である．
4. 下歯槽神経は下顎骨内の下顎管を通るが，下顎管を通ってオトガイ孔を出た感覚線維はオトガイ神経となり，顔面の下3分の1の皮膚に分布する．
5. 耳介側頭神経は外耳と側頭部の皮膚に分布する．この神経には耳下腺に分布する舌咽神経からの副交感線維が合流する．
6. 咀嚼筋は，咬筋（咬筋神経），外側・内側翼突筋（外側・内側翼突筋神経），側頭筋（深側頭神経）の4つで，いずれも下顎骨に付着して咀嚼運動に関与する．
7. 下歯槽神経が下顎管に入る前に顎舌骨筋神経が分かれ，顎舌骨筋と顎二腹筋前腹を支配する．
8. 鼓膜張筋は鼓膜に付着するツチ骨を引っ張ることで，鼓膜の振動を抑え，内耳への過大な振動伝達を抑制する．

答 ①卵円　②下歯槽　③舌　④オトガイ　⑤耳介側頭
　　　⑥咀嚼　⑦顎二腹　⑧鼓膜張

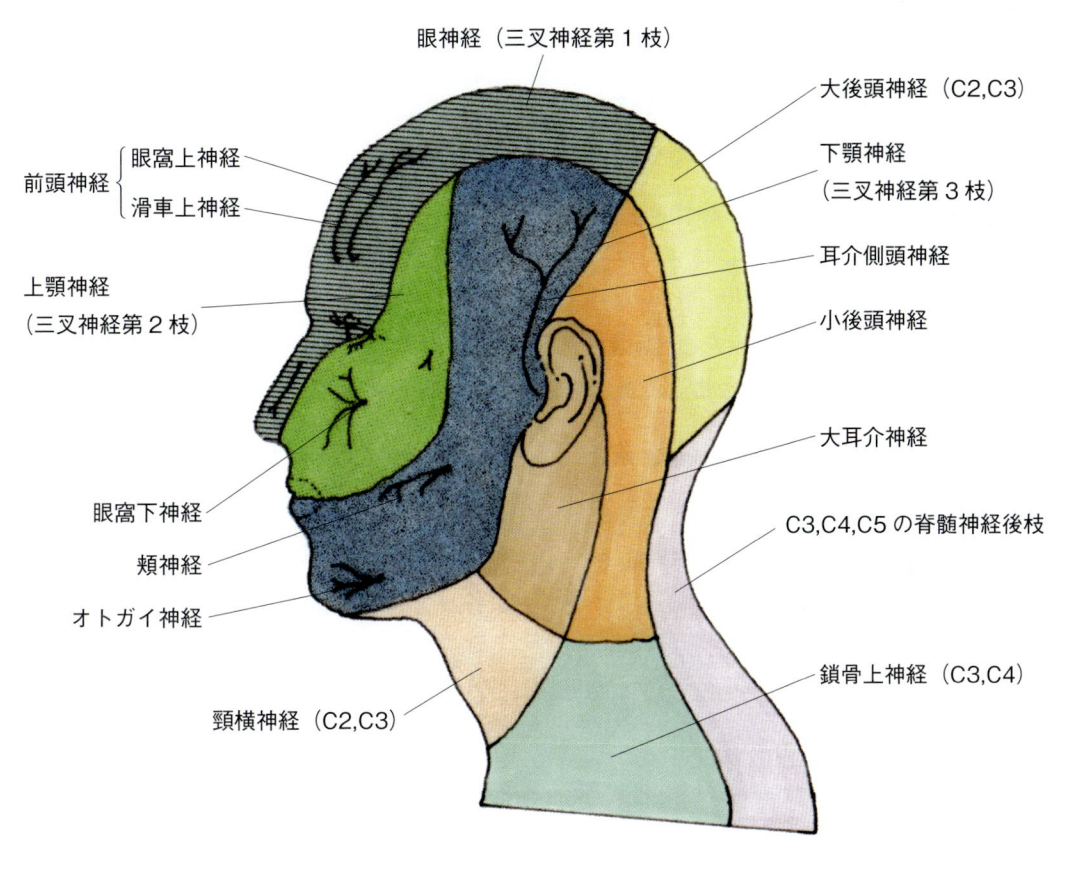

84-1 頭頸部の皮膚支配

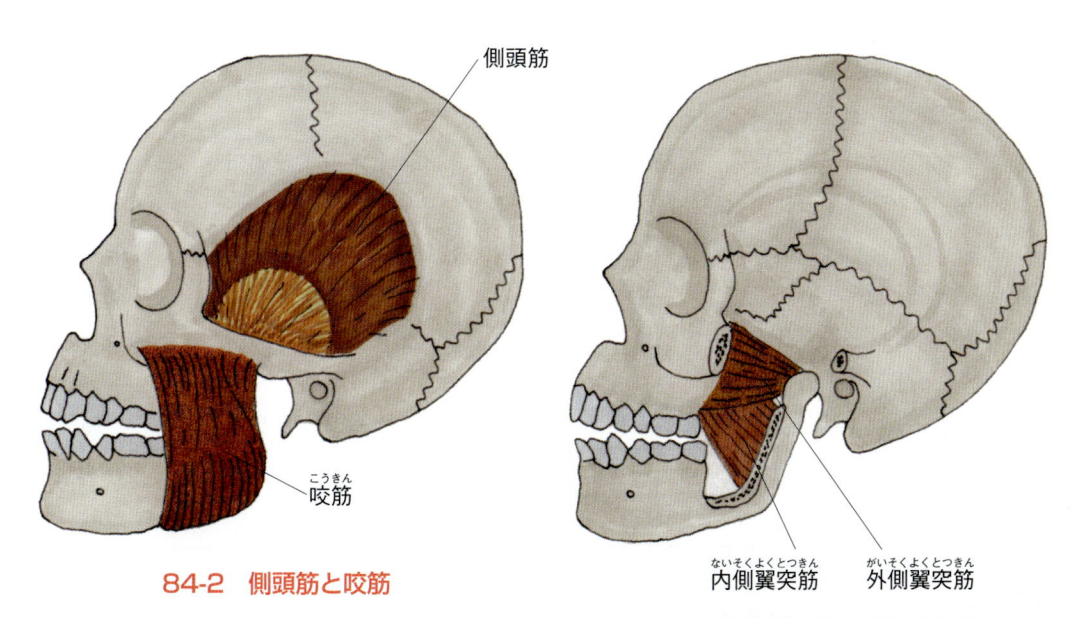

84-2 側頭筋と咬筋

84-3 内側翼突筋と外側翼突筋

85 神経系 顔面神経

1 第Ⅶ脳神経である顔面神経は，側頭骨内のトンネルである顔面神経管を通る．

1. 顔面神経は（①　　）神経とともに内耳孔に入る．
2. 内耳孔からは側頭骨内にできたトンネルである顔面神経管を通り（②　　）孔から出る．
3. 顔面神経は茎乳突孔を出た後，表情筋と顎二腹筋後腹，および（③　　）筋に分布する．
4. 顔面神経は人体最小の骨格筋である（④　　）筋を支配する．

2 顔面神経は副交感線維を含んでいる．

5. 顔面神経管内で最初に分かれる神経は大錐体神経で，（⑤　　）腺の分泌を司る．
6. 大錐体神経は（⑥　　）神経節でニューロンを変える．
7. 鼓索神経に含まれる味覚線維は（⑦　　）神経とともに走り，舌前3分の2の味覚を司る．
8. 鼓索神経に含まれる副交感線維は（⑧　　）神経節でニューロンを変える．

解説

1，2．顔面神経は橋と延髄の間から出て，内耳孔から内耳道に入り，さらに顔面神経管の中を走る．顔面神経管は側頭骨内で複雑な走行をとる管で，茎乳突孔に終わる．内耳神経は顔面神経とともに，内耳孔から内耳道に入るが，顔面神経管には入らない．内耳道の突き当たりを内耳道底というが，内耳神経が分布する内耳は内耳道底のすぐ近くである．

2．顔面神経管は内耳と鼓室の間の骨の中を走行する．

3．茎乳突孔を出た顔面神経は，運動線維のみで構成されており，耳下腺の中で多数の枝に分かれ，顔面の表情筋や，顎二腹筋後腹および茎突舌骨筋に分布する．

4．アブミ骨筋神経は顔面神経管の中で，2番目に出る枝である．アブミ骨筋を支配する運動線維からなる．

5．大錐体神経は涙腺や鼻腔および口腔の腺の分泌を支配する副交感線維と，口蓋粘膜からの味覚を伝える感覚線維とからなる．

6．副交感線維は，翼口蓋窩の中にある翼口蓋神経節で節後ニューロンとシナプスし，上顎神経の枝に入った後，涙腺に行く．顔面神経管の中で，大錐体神経が分かれる所に膝神経節があるが，

答 ①内耳 ②茎乳突 ③茎突舌骨 ④アブミ骨
⑤涙 ⑥翼口蓋 ⑦舌 ⑧顎下

これは顔面神経に含まれる味覚に関与する感覚ニューロンの神経節（感覚ニューロンの細胞体がある所）である．

7. 顔面神経管の中で，3番目に顔面神経から分かれた鼓索神経は，鼓室の中を通り抜けて，三叉神経第3枝の枝である舌神経に入る．鼓索神経は舌前3分の2の味覚を司る味覚線維を含んでいる．
8. 副交感線維は，顎下神経節でニューロンを変える．副交感線維は顎下腺，舌下腺および舌腺の分泌を支配する．

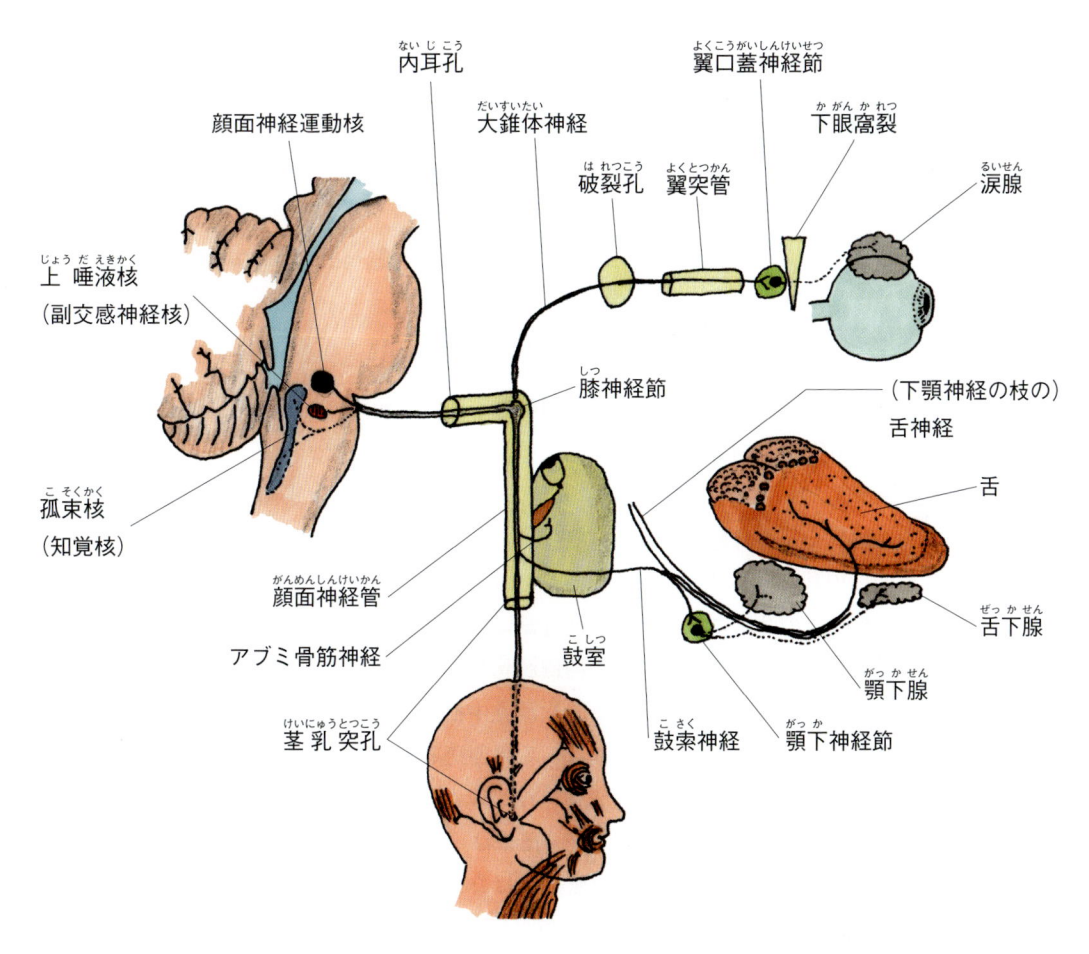

85　顔面神経

86 神経系 内耳神経

1 内耳神経は，聴覚と平衡覚を伝える感覚神経である．

1. 内耳神経は第（①　　　）脳神経である．
2. 内耳神経は（②　　　）神経とともに内耳孔に入る．
3. 内耳神経は聴覚を伝える蝸牛神経と平衡覚を伝える（③　　　）神経に分かれる．
4. 蝸牛神経は内耳の蝸牛にある（④　　　）器で受容した聴覚刺激を伝達する．

2 聴覚は大脳皮質に，平衡覚は小脳に伝えられる．

5. コルチ器からの1次ニューロンは橋にある（⑤　　　）神経核に終わる．
6. 聴覚の2次ニューロンは外側毛帯となり下丘を経て視床の（⑥　　　）体に終わる．
7. 平衡覚の受容器からの1次ニューロンは延髄にある（⑦　　　）神経核に行く．
8. 平衡覚の情報は内側縦束を経て外眼筋の運動核に行くほか（⑧　　　）脳にも伝えられる．

解説

1，2．第Ⅷ脳神経である内耳神経は前庭蝸牛神経ともいう．顔面神経のすぐ外側より出て，顔面神経とともに内耳孔から内耳道に入る．

3．内耳神経は，聴覚を司る神経である蝸牛神経（聴神経ともいう）と平衡覚を司る前庭神経の2つの異なった感覚を司る神経からなる．

4．聴覚の受容器は内耳の蝸牛にあるコルチ器である．

5，6．蝸牛神経核からの2次ニューロンは反対側に渡り（台形体），外側毛帯となり，上オリーブ核，外側毛帯核，下丘などを経て視床の内側膝状体に終わる．内側膝状体からのニューロンは聴放線を作って側頭葉の横側頭回にある一次聴覚中枢（ブロードマンの41，42野）に行く．

7．平衡覚の受容器は内耳の球形嚢と卵形嚢にある平衡斑と三半規管にある膨大部稜である．これからの1次ニューロンは延髄にある前庭神経核に行く．

8．前庭神経核でニューロンを変えて，平衡覚の情報は，外眼筋を支配する動眼神経，滑車神経，外転神経の核と連絡（内側縦束）する．内側縦束は脊髄前柱の運動細胞とも連絡する（前庭脊髄路）．内側縦束は，頭の向いている方向の変化に応じて，眼と頭部の位置を維持するのに関与している．平衡覚の情報は，小脳でも最も古い原小脳（前庭小脳）に行き，運動の調節にかかわる（前庭小脳路）．

答　①Ⅷ（8）　②顔面　③前庭　④コルチ　⑤蝸牛　⑥内側膝状　⑦前庭　⑧小

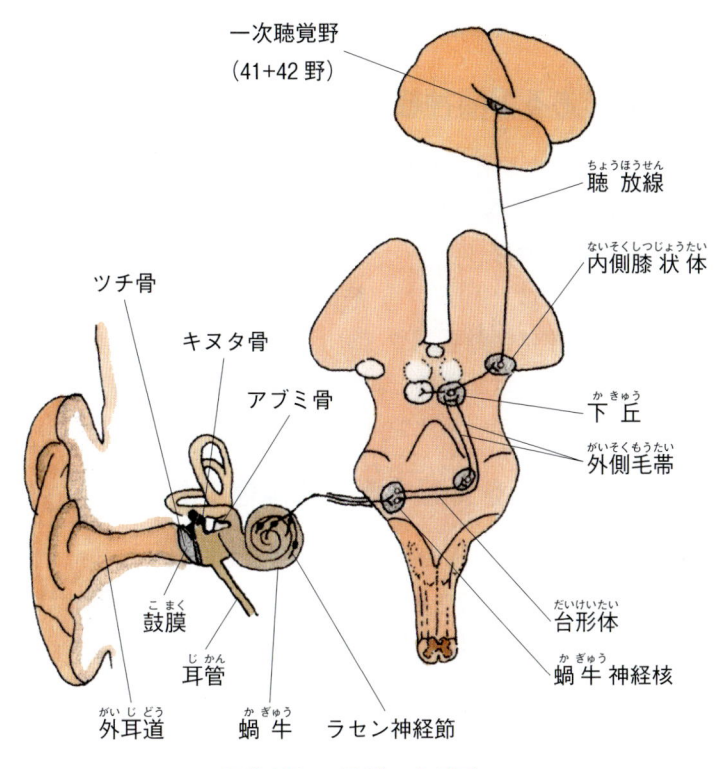

86-1 蝸牛神経と聴覚の伝導路

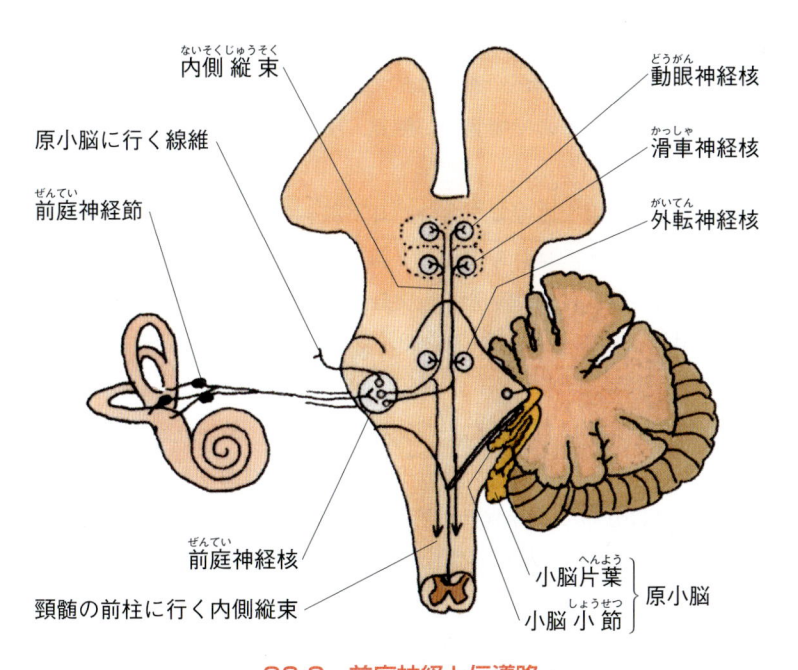

86-2 前庭神経と伝導路

87 神経系 舌咽神経・舌下神経

1 第Ⅸ脳神経である舌咽神経は，感覚，運動，副交感線維を持つ．

1. 舌咽神経は（①　　　）孔を通り，頭蓋腔外に出る．
2. 舌咽神経は舌の後３分の１の感覚と（②　　　）覚を司る．
3. 舌咽神経の副交感線維は（③　　　）腺の分泌を司る．
4. 舌咽神経の運動線維は（④　　　）筋に分布する．
5. 舌咽神経の感覚線維は頸動脈洞や（⑤　　　）小体に分布している．
6. 味覚の１次ニューロンは延髄の（⑥　　　）核のニューロンと接続する．
7. 味覚の一次中枢は，ブロードマン（⑦　　　）野である．

2 舌下神経は舌の筋を支配する運動神経である．

8. 舌下神経は第（⑧　　　）脳神経で延髄より起こる．
9. 舌下神経は，（⑨　　　）管を通って頭蓋腔を出て，舌に行く．
10. 舌下神経は（⑩　　　）筋以外の内舌筋と外舌筋を支配する．

解説

1. 舌咽神経は延髄から出て迷走神経および副神経とともに，頸静脈孔を通り，頭蓋腔外に出る．
2. 舌咽神経は舌の後３分の１の感覚と味覚および咽頭粘膜の感覚を司る．舌の前３分の２の味覚は顔面神経の枝である鼓索神経が，感覚は三叉神経から分かれた下顎神経の枝である舌神経が司る．味覚は特殊感覚であるので痛覚や，触覚，圧覚，温度覚などの体性感覚とは分けて考える．
3. 舌咽神経は，耳下腺への副交感線維を含む．耳下腺への副交感線維は，鼓室神経から小錐体神経を経て，耳神経節でニューロンを変え，下顎神経の枝である耳介側頭神経の中を走り，耳下腺に分布する．鼓室神経は鼓膜や耳管，乳突蜂巣の粘膜などに分布する感覚線維を含む．
4. 舌咽神経の運動線維は嚥下や会話の時に咽頭を持ちあげる働きをする茎突咽頭筋に分布する．
5. 頸動脈洞は内頸動脈の基部にあり，血圧の受容器がある．また，頸動脈小体は総頸動脈が内頸動脈と外頸動脈に分かれる所にあり，血液中の CO_2 や酸素濃度の受容器がある．
6, 7. 舌の前３分の２に分布する味覚の受容器である味蕾からの線維は，① 顔面神経の枝である鼓索神経を通って，② 舌の後３分の１からの線維は舌咽神経を通って，また，③ 口蓋や

答 ① 頸静脈 ② 味 ③ 耳下 ④ 茎突咽頭 ⑤ 頸動脈 ⑥ 孤束 ⑦ 43
⑧ Ⅻ（12） ⑨ 舌下神経 ⑩ 口蓋舌

咽頭，喉頭蓋からの線維は迷走神経を通って延髄の孤束核で次のニューロンにシナプスする．孤束核からの2次ニューロンは，内側毛帯に入り，視床に終わる．視床からの3次ニューロンは，大脳皮質の一次味覚野（43野）に行く．

8. 舌下神経は延髄腹側の錐体の外側より出る．
9. 舌下神経は，舌下神経管を通って頭蓋腔を出て，舌に行く．
10. 舌の筋は内舌筋と外舌筋に分類されるが，舌下神経は口蓋舌筋を除くすべての舌筋を支配する．

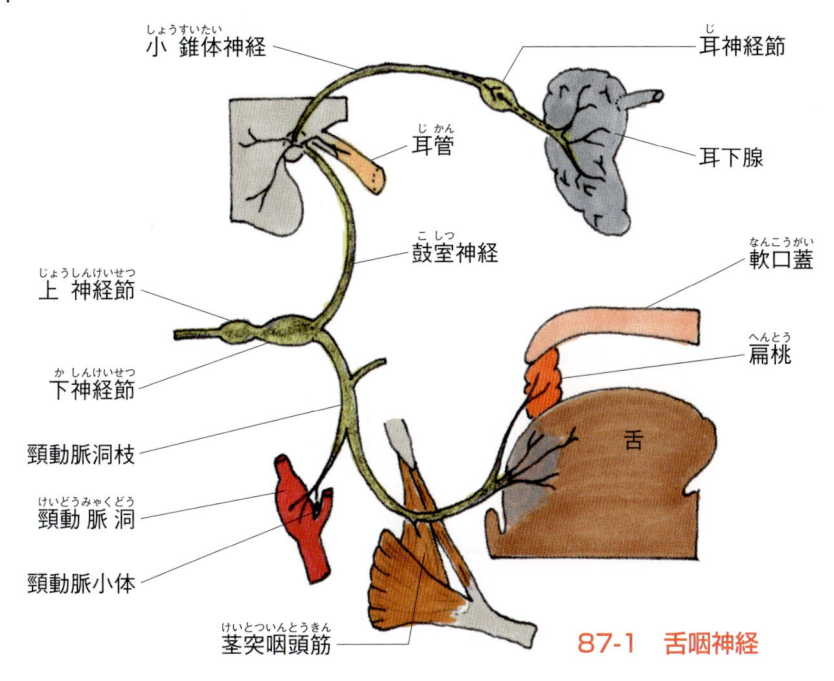

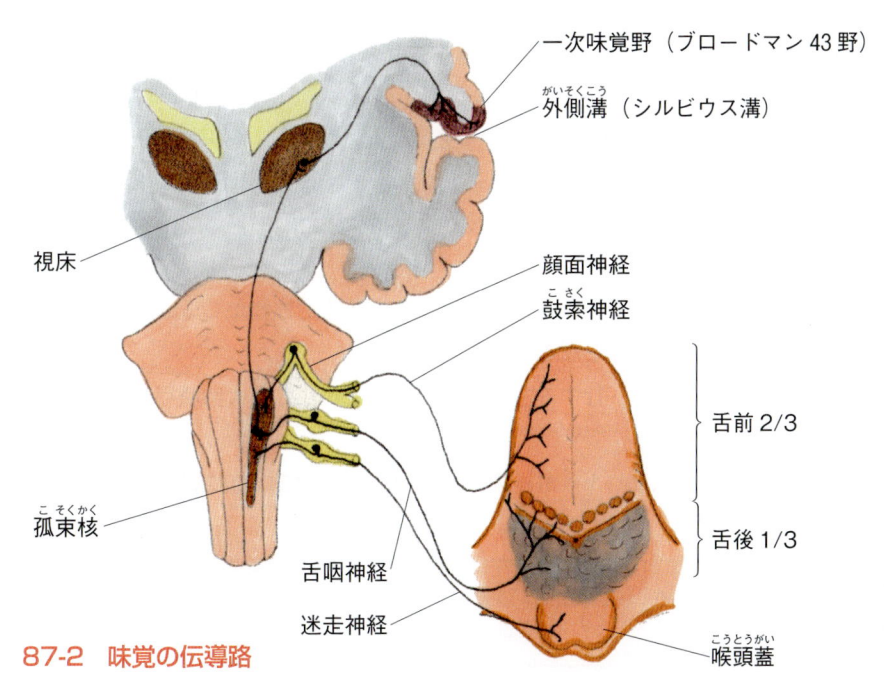

87-1　舌咽神経

87-2　味覚の伝導路

88 神経系 迷走神経

1 迷走神経は，脳から出て腹部内臓にまで分布する．

1. 迷走神経は感覚線維，運動線維，および（①　　　）線維を含む．
2. 迷走神経は舌咽神経で支配される（②　　　）筋以外の咽頭の筋を支配する．
3. 迷走神経の枝で喉頭前庭と，声帯ヒダの粘膜感覚や輪状甲状筋を支配するのは（③　　　）神経である．
4. 右反回神経は右迷走神経から分かれて，右（④　　　）動脈の後方を上行し，右下喉頭神経となる．

2 迷走神経は副交感線維を含んでいる．

5. 左反回神経は左迷走神経から分かれて，（⑤　　　）弓の後方を上行し，左下喉頭神経となる．
6. 下喉頭神経は上喉頭神経で支配される（⑥　　　）筋を除くすべての喉頭筋を支配する．
7. 迷走神経は心臓枝を出し，心臓の拍動を（⑦　　　）させる．
8. 迷走神経は横隔膜の（⑧　　　）裂孔を通って腹腔に行く．

解説

1. 迷走神経は主として咽頭，喉頭に感覚線維と運動線維を送り，頸部，胸部と腹部内臓に副交感線維を送る．
2. 迷走神経は茎突咽頭筋（舌咽神経支配）を除くすべての咽頭筋，口蓋帆張筋（三叉神経第３枝支配）を除くすべての口蓋の筋に運動線維を出す．また咽頭と口蓋の粘膜に分布する．
3. 上喉頭神経は内枝（感覚と副交感神経線維からなる）と外枝（運動神経線維からなる）に分かれる．内枝は外枝よりも太く，上喉頭動脈とともに，甲状舌骨膜を貫いて喉頭前庭と，声帯ヒダの粘膜に分布する．外枝は胸骨甲状筋の後ろを上甲状腺動脈に伴って下行し，輪状甲状筋を支配する．
4. 反回神経は右では右鎖骨下動脈の前方を下行する右迷走神経から分かれて，右鎖骨下動脈の後方を上行し，右下喉頭神経となる．
5. 左では大動脈弓の前方を下行する左迷走神経から分かれて，大動脈弓の後方を上行し，左下喉頭神経となる．
6. 下喉頭神経は輪状甲状筋（上喉頭神経支配）を除くすべての喉頭筋を支配し，声帯より下の

答 ①副交感　②茎突咽頭　③上喉頭　④鎖骨下　⑤大動脈　⑥輪状甲状　⑦低下　⑧食道

喉頭粘膜の感覚を司る．
7．心臓に副交感線維を送る．心臓の拍動を抑制する．
8．左右の迷走神経は食道とともに横隔膜の食道裂孔を通って腹腔に入る．腹腔内で出る枝には胃枝，肝枝，腹腔枝，腎臓枝などがある．これらの大部分は副交感線維であり，腹腔内臓器に分布する．

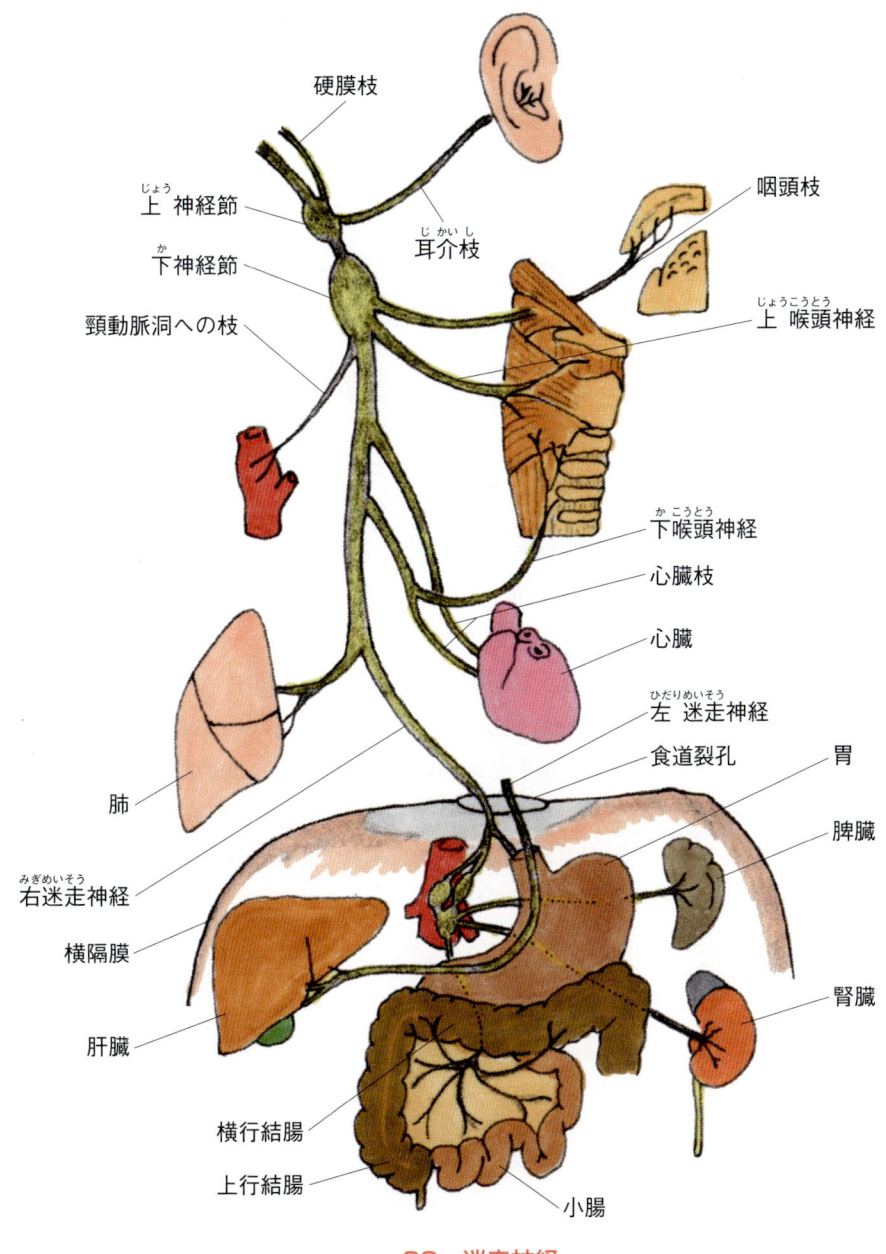

88　迷走神経

89 神経系 副神経

1 副神経は，延髄と脊髄から出る．

1. 副神経は第（①　　）脳神経である．
2. 副神経は，延髄および脊髄の（②　　）髄から出る線維で作られる．
3. 延髄から出る線維を副神経の（③　　）根といい，脊髄から出る線維を脊髄根という．
4. 脊髄根は脊柱管内を上行し，（④　　）孔から頭蓋腔に入る．

2 副神経は骨格筋だけに分布する．

5. 副神経は（⑤　　）孔を通って頭蓋腔を出る．
6. 脊髄根は胸鎖乳突筋と（⑥　　）筋に分布する．
7. 延髄根は迷走神経に合流し，（⑦　　）頭の筋に分布する．

解説

1. 副神経は第Ⅺ（11）脳神経で，舌咽神経，迷走神経とともに，頸静脈孔を通って頭蓋腔を出る．
2. 副神経は，延髄および脊髄の頸髄から出る線維で作られる（それぞれ延髄根，脊髄根という）．
3. 延髄根は迷走神経と同じ運動核（疑核）から起こるので，迷走神経の一部とも考えられる．
4. 脊髄根は副神経外枝ともいわれる．第1から第5（6）頸髄節（C1からC5）の前柱より起こり，脊柱管内を上行し，大孔から頭蓋腔内に入る．
5. 脊髄根は大孔から頭蓋腔内に入り，頸静脈孔より頭蓋腔外に出る．
6. 脊髄根は頸静脈孔を出た後，胸鎖乳突筋の上部に達する．ついでこの筋を斜め下方に貫き，僧帽筋に達する．この間に胸鎖乳突筋と僧帽筋に支配枝を出す．胸鎖乳突筋と僧帽筋の感覚線維は，脊髄根が頸静脈孔を出た後，第2から第4頸神経（C2からC4）からの枝として合流する．
7. 延髄根は頸静脈孔を出ると，副神経の脊髄根から離れて迷走神経に合流し，喉頭の筋に分布する．延髄根は迷走神経と同じ運動核（疑核）から起こるので，迷走神経の一部とも考えられている．

答
① Ⅺ（11）　② 頸　③ 延髄　④ 大（後頭）
⑤ 頸静脈　⑥ 僧帽　⑦ 喉

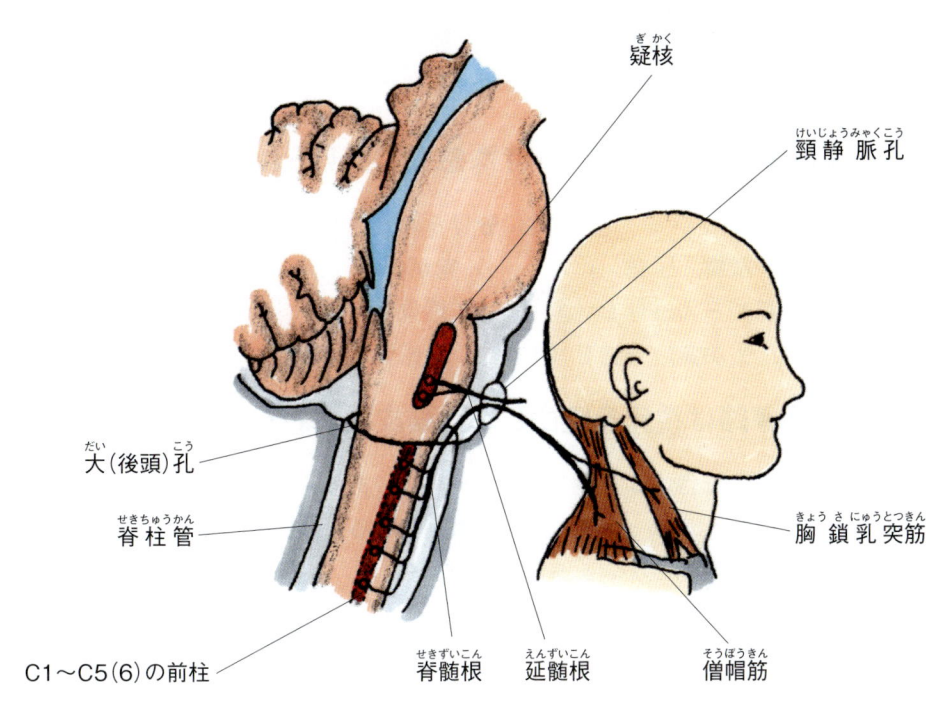

89-1 副神経

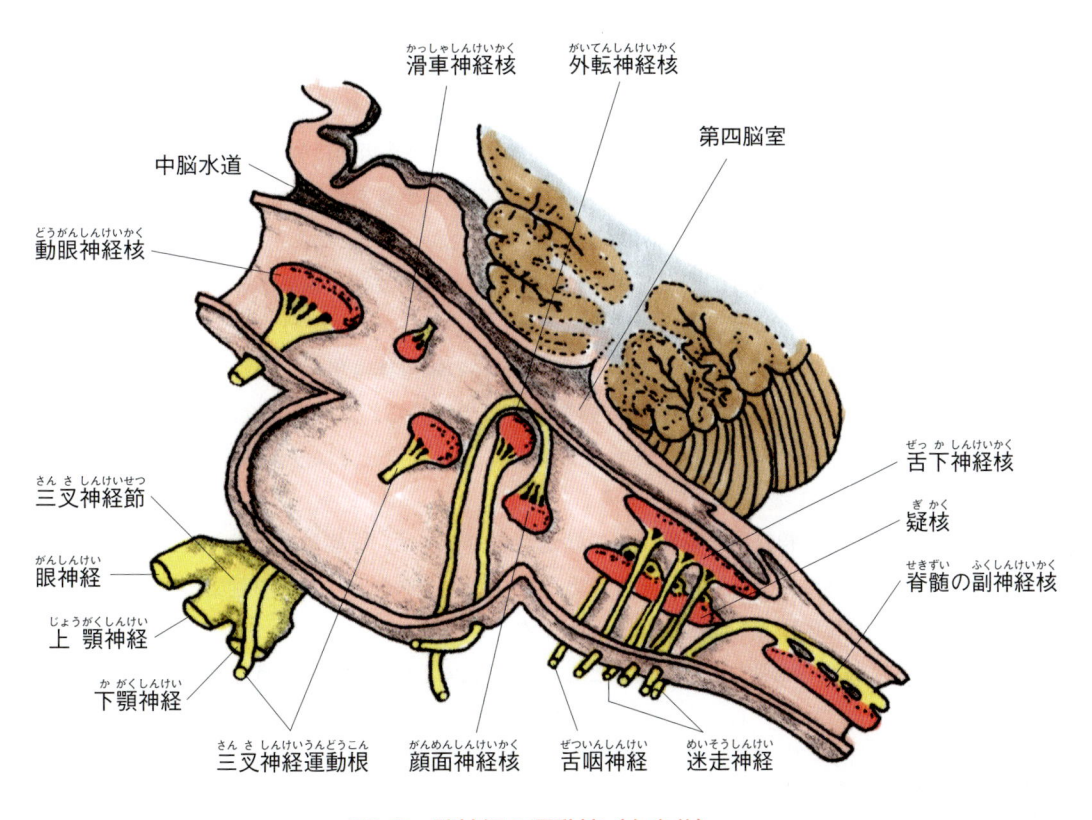

89-2 脳神経の運動核（右半分）

177

90 神経系 伝導路 1

1 感覚は，体性感覚，内臓感覚，特殊感覚に分けられる．

1. 体性感覚は表在感覚と（①　　）感覚に分けられる．
2. 表在感覚には痛覚，触覚，圧覚，（②　　）覚がある．
3. 筋や腱，靱帯，関節からの感覚を（③　　）感覚という．
4. 嗅覚，視覚，聴覚，平衡覚，味覚を（④　　）感覚という．

2 表在感覚の伝導路は視床を経由して大脳皮質に行く．

5. １次感覚ニューロンの細胞体は（⑤　　）神経節にある．
6. 外側脊髄視床路は痛覚と（⑥　　）覚の伝導路である．
7. 下半身からの精細触圧覚の２次ニューロンは延髄の（⑦　　）核にある．
8. 精細触圧覚の２次ニューロンの軸索は交叉して（⑧　　）帯となる．

解説

1. 求心性（感覚）神経は，空腹感や満腹感，排尿や排便の感覚，心臓や胃の痛みといった内臓からの感覚を伝える内臓感覚系と，特殊感覚，その他の感覚を受け持つ体性感覚系に分けられる．したがって，皮膚や筋肉，腱，関節からの感覚を伝える神経は体性感覚神経である．筋肉，腱，関節からの感覚を特に固有感覚（深部感覚）という．感覚という用語は知覚と置き換えてもよい．
2. 身体の表面を覆う皮膚（および粘膜）からの感覚を表在感覚あるいは皮膚感覚という．皮膚感覚には痛覚，触覚，圧覚，温度覚がある．
3. 皮膚よりも深い筋肉，腱，関節からの体性感覚を特に固有感覚（深部感覚）という．
4. 視覚，聴覚，平衡覚，味覚，嗅覚は特殊感覚といわれる．
5. 嗅神経と視神経を除いて，求心性神経（感覚神経）の細胞体は集合して，感覚神経節を作っている．脊髄神経に関しては，31対の脊髄神経の後根に見られる脊髄神経節（後根神経節）が感覚神経節である．脳神経に付随する感覚神経節には三叉神経では三叉神経節（ガッセルの半月神経節）が最も大きい感覚神経節である．
6. 痛覚と温度覚は同じ神経路を形成する．頸から下のものは，脊髄神経を通り，後根から脊髄の後柱に入り，脊髄後柱の２次ニューロンと接続する．２次ニューロンの軸索は反対側の側索に入り，外側脊髄視床路として視床まで上行する．
7. 精細触圧覚はまた，識別力のある触覚ともいわれる．これは，どのような物が皮膚のどこに

答 ①固有　②温度　③深部（固有）　④特殊
　　　⑤感覚（知覚）　⑥温度　⑦薄束　⑧内側毛

触れたかというはっきりとした情報を伝える．頸から下のものは，脊髄神経を通り，後根から脊髄の同側の後索に入り，後索を延髄に向かって上行する．後索は延髄に近づくに連れて，下半身からの精細触圧覚を伝える線維からなる薄束と，上半身からの線維からなる外側の楔状束に分かれる．

8．2次ニューロンの軸索は反対側に移る．この線維を内弓状線維と呼ぶが，左右の内弓状線維が交叉するのを毛帯交叉という．次いでこの線維は内側毛帯として視床まで上行する．

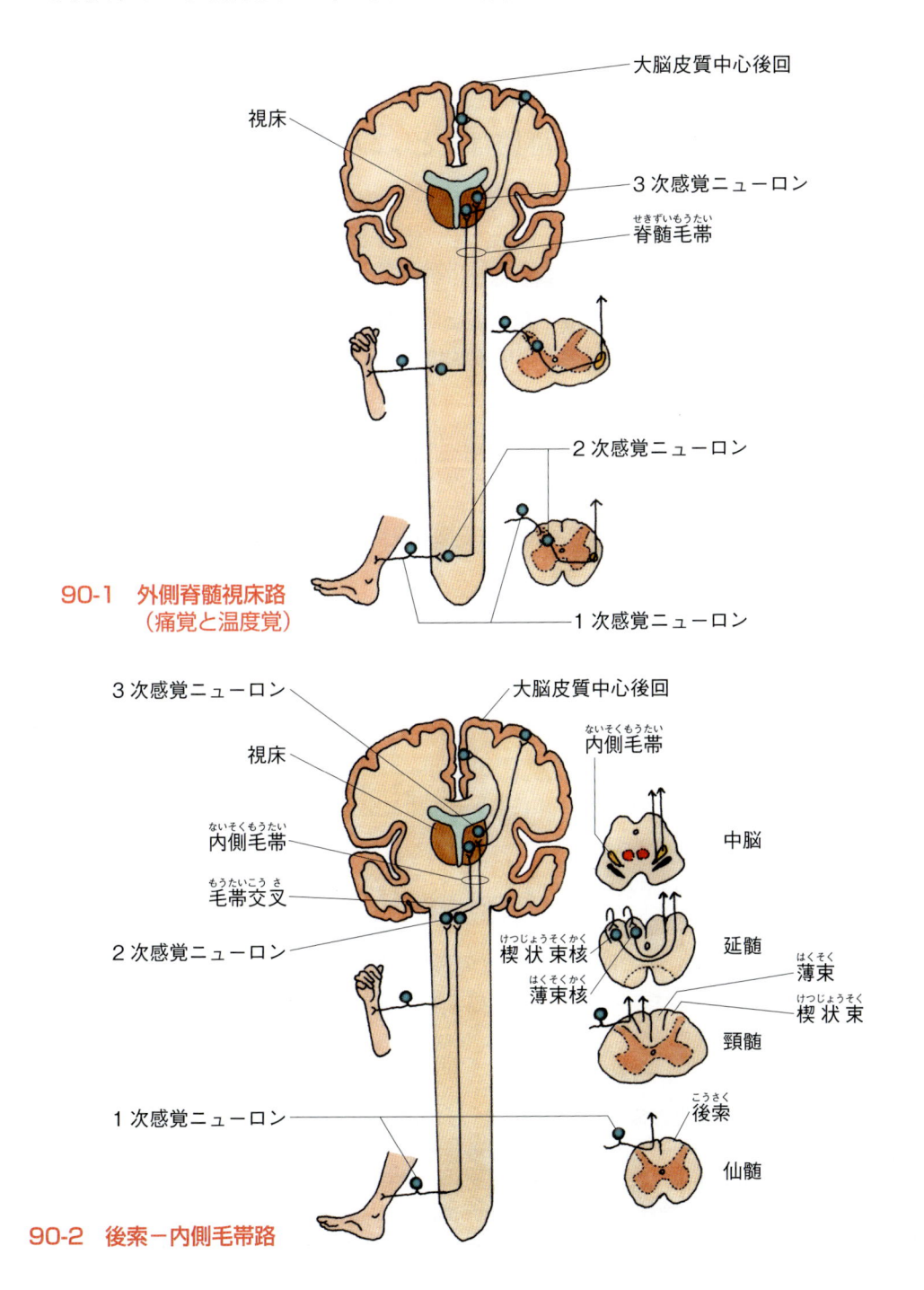

90-1　外側脊髄視床路（痛覚と温度覚）

90-2　後索-内側毛帯路

91 神経系 伝導路 2

1 表在感覚の伝導路は交叉して反対側の大脳皮質に行く.

1. 表在感覚を伝える3次ニューロンの軸索は，（①　　　）包を通る.
2. 前脊髄視床路は粗大触覚と（②　　　）覚の伝導路である.
3. 右半身からの表在感覚の伝導路は左の大脳皮質（③　　　）回に行く.
4. 頭部からの表在感覚はいくつかの（④　　　）神経を通って感覚脳神経核に行く.

2 固有感覚（深部感覚）の伝導路は主として小脳に行く.

5. 固有感覚は筋，腱，靱帯，（⑤　　　）などからの感覚である.
6. 下半身からの固有感覚は前・後の（⑥　　　）路によって小脳に運ばれる.
7. 後脊髄小脳路の2次ニューロンの細胞体は（⑦　　　）核にある.
8. 上半身からの固有感覚の2次ニューロンの細胞体は（⑧　　　）核にある.
9. 固有感覚は小脳でも（⑨　　　）小脳の皮質に行く.

解説

1. 視床から大脳皮質に向かう神経線維は上行性の投射線維であり，内包を通って大脳皮質に行く.
2. 粗大触圧覚はまた，軽い，あるいは識別力のない触覚ともいわれる．これは，ある物が皮膚に触れたことを知るだけで，物が触れた部位を正確に知ることはできない．また，どのような性質の物が触れたのかもわからない．頸から下の粗大触圧覚は，後根から脊髄の後柱に入り，脊髄後柱の2次ニューロンと接続する．2次ニューロンの軸索は反対側の前索に入り，前脊髄視床路として視床まで上行する.
3. 表在感覚（皮膚感覚）の伝導路は，視床に達するまでに交叉して，反対側の大脳皮質に行く.
4. 頭部からの表在感覚を伝える脳神経には，三叉神経，舌咽神経，迷走神経がある.
5. 固有感覚は深部感覚ともいわれる.
6. 筋，腱，関節などからの感覚は，筋がどの程度伸ばされているか（受容器は筋紡錘），腱がどの程度伸ばされているか，いい換えれば筋がどの程度収縮しているか（受容器は腱器官），関節の角度はどうか（受容器はパチニ小体）などの感覚で，固有感覚と呼ばれる．これには小脳に行く無意識的なものと大脳皮質に行く意識的なものがある．意識的なものは，精細触覚と圧覚の伝導路と同じである.
7. 後脊髄小脳路は脊髄神経の後根から脊髄に入り，同側の第1胸髄節から第2腰髄節にある胸

答 ①内 ②圧 ③中心後 ④脳
　　 ⑤関節 ⑥脊髄小脳 ⑦胸髄（背，クラーク） ⑧副楔状束 ⑨古

髄核（クラーク核あるいは背核ともいう）の2次ニューロンと接続する．

8． 上半身（上肢，体幹，頸）からの固有感覚を小脳に伝えるのは，副楔状束核小脳路で，後根から脊髄に入り，後索の楔状束内を上行し，副楔状束核の2次ニューロンと接続する．副楔状束核は楔状束核の外側にある．2次ニューロンの軸索は下小脳脚を通り，小脳の皮質に行く．

9． 小脳は新小脳，古小脳，原小脳に分けられるが，固有感覚は古小脳に入る．

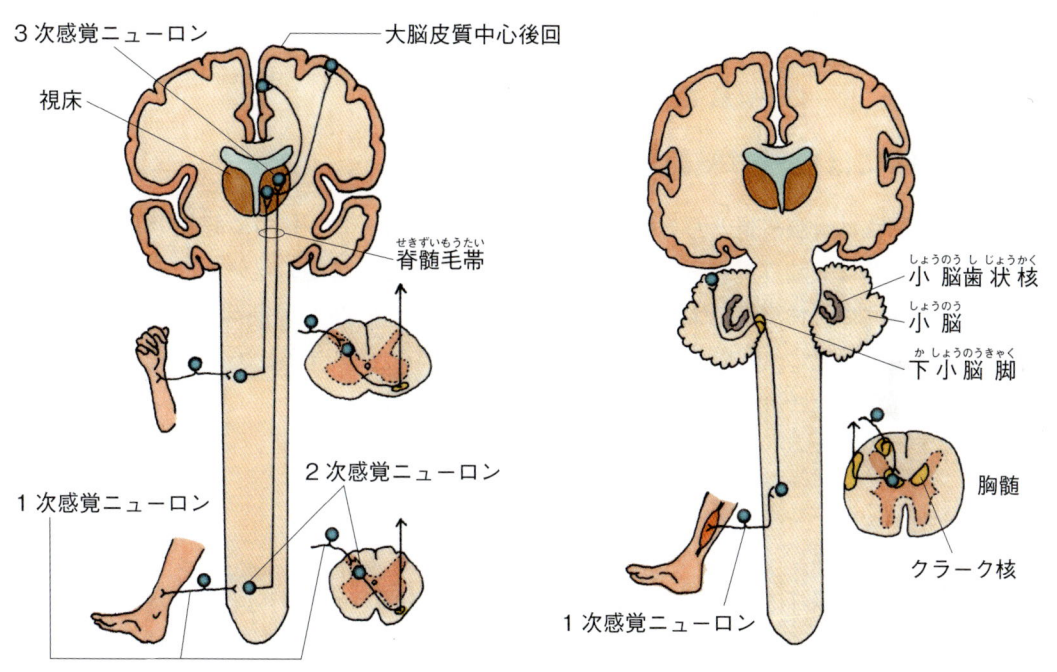

91-1　前脊髄視床路（粗大触覚と圧覚）

91-2　後脊髄小脳路（下半身の固有感覚）

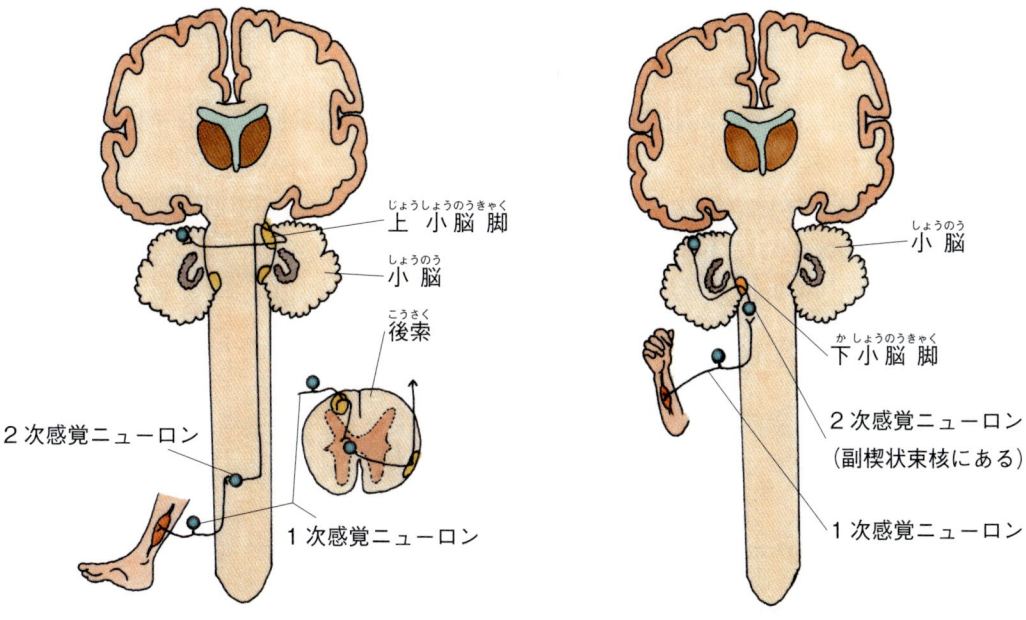

91-3　前脊髄小脳路（下半身の固有感覚）

91-4　副楔状束核小脳路（上半身の固有感覚）

92 神経系 伝導路 3

1 運動の伝導路には錐体路と錐体外路がある．

1. 大部分の無意識的な骨格筋の運動は，（① 　　　）路により行われる．
2. 錐体路も錐体外路も（② 　　　）運動ニューロンに命令を伝える．
3. 下位運動ニューロンは脊髄では（③ 　　　）にある．
4. 下位運動ニューロンは脳では（④ 　　　）神経核にある．

2 錐体路には皮質脊髄路と皮質核路がある．

5. 皮質脊髄路は大脳皮質から脊髄（⑤ 　　　）運動ニューロンに行く経路である．
6. 皮質脊髄路は大脳皮質から出て（⑥ 　　　）包を通り，延髄の錐体を作る．
7. 皮質脊髄路は錐体交叉で大部分が交叉して（⑦ 　　　）路となる．
8. 皮質核路は両側の（⑧ 　　　）核の運動ニューロンと接続する．
9. 舌咽，迷走，副神経の運動核を（⑨ 　　　）核という．

解説

1. 運動する場合，ある部分の運動は意識的であるが，それに付随する大部分の運動は意識しなくてもスムーズに行える．これは2つのシステムによってなされる．1つは大脳基底核や小脳による上位運動ニューロンの活動調節であり，他の1つは脳幹からの錐体外路による下位運動ニューロンの調節である．これらをまとめて錐体外路系という．
2. 骨格筋の運動に関する下行性伝導路は，最終的には脳神経や脊髄神経を構成する運動ニューロンに連絡する．これらの運動ニューロンを下位運動ニューロンという．
3, 4. 下位運動ニューロンの軸索が脳や脊髄から出て，直接，骨格筋に行く．下位運動ニューロンの細胞体は脊髄では前柱に，脳では運動脳神経核にある．
5. 皮質脊髄路は大脳皮質にある錐体細胞から出る．約3分の2は中心前回（4野），二次運動野および運動前野（6野）から，残り3分の1は中心後回（1野，2野と3野）から起こる．
6. 大脳皮質にある錐体細胞から出た軸索は内包を通り，中脳の大脳脚を通り，橋を貫いて延髄の錐体に至る．
7. 皮質脊髄路の線維のうち，延髄の錐体の下端部で約80％の線維は交叉する．これを錐体交叉という．交叉した線維は反対側の脊髄側索に入り，下行しながら，脊髄のさまざまな場所で前柱の運動ニューロンに直接あるいは介在ニューロンを介して連絡する．これを外側皮質脊髄

答 ①錐体外 ②下位 ③前柱 ④運動脳
⑤前柱 ⑥内 ⑦外側皮質脊髄 ⑧運動脳神経 ⑨疑

路という．

8．大脳皮質の主に中心前回の一部から出て，皮質脊髄路に伴って内包を通り，中脳から脊髄の頸髄上部にかけて存在する脳神経の運動核に，原則として両側性に介在ニューロンを介して連絡する．

9．脳神経運動核には動眼神経核，滑車神経核，三叉神経運動核，外転神経核，舌下神経核と疑核がある．

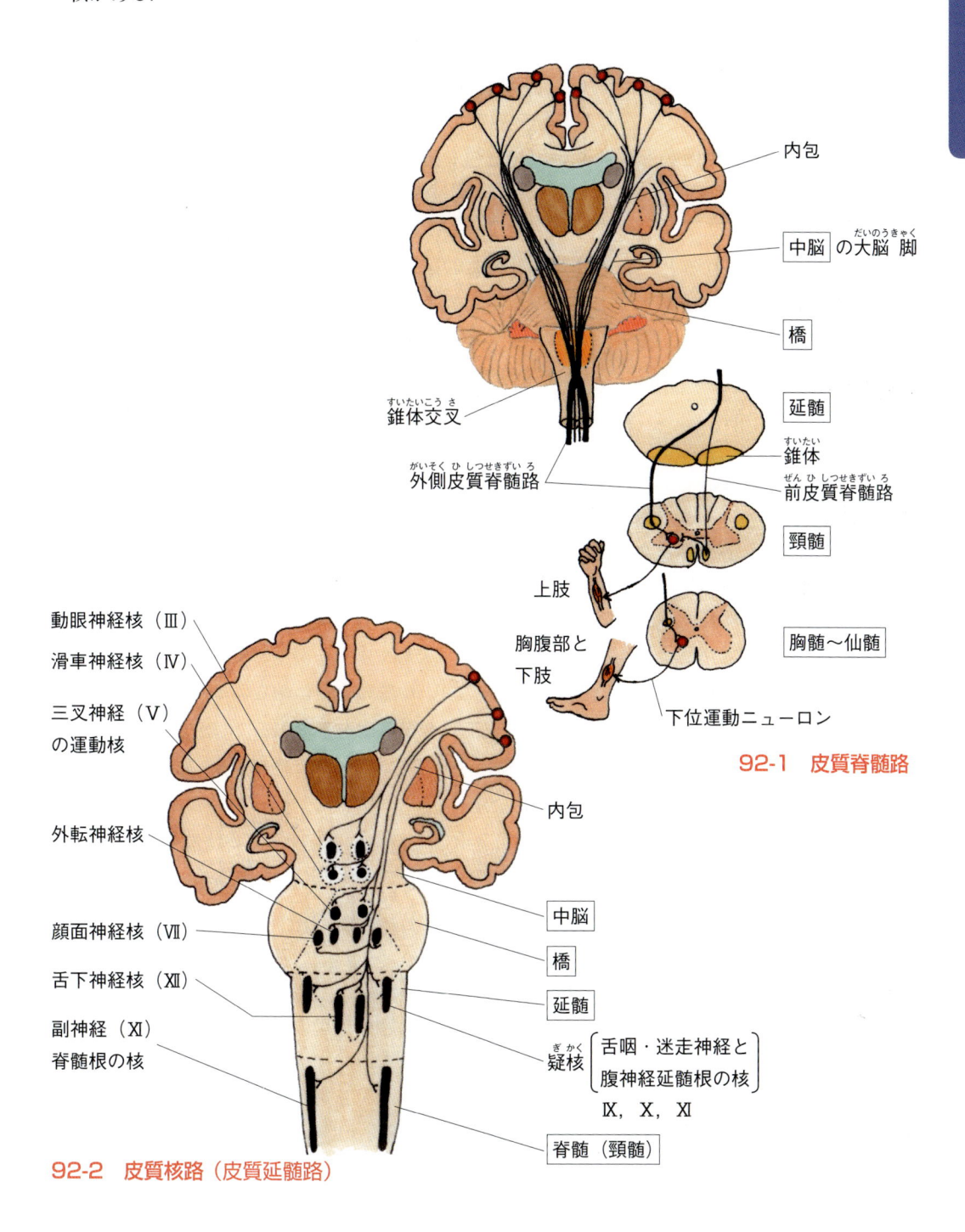

92-1　皮質脊髄路

92-2　皮質核路（皮質延髄路）

93 神経系 伝導路 4

1 錐体外路は大脳皮質から脳幹を介して，あるいは脳幹から下位運動ニューロンに行く．

1. 橋網様体からの線維は，（①　　　）路として脊髄の前索を下行する．
2. 皮質視蓋脊髄路は（②　　　）覚と運動を結び付ける経路である．
3. 赤核脊髄路は大脳および（③　　　）脳と運動を結び付ける．
4. 前庭脊髄路は（④　　　）覚と運動を結び付ける．
5. 前庭神経核と眼球運動を司る運動脳神経核を連絡するのは（⑤　　　）束である．

2 脊髄の下位運動ニューロンの活動は脊髄反射でも調節される．

6. 筋が引き延ばされると，その筋が反射的に収縮するのを（⑥　　　）反射という．
7. γ運動ニューロンが興奮すると，その筋は反射的に収縮するのを（⑦　　　）ループという．
8. 侵害刺激が生じると（⑧　　　）反射が起こる．

解説

1. 皮質網様体路が大脳皮質（6野）から下行し，両側の橋と延髄の網様体に連絡する．橋網様体のニューロンの軸索は前網様体脊髄路として前索を，延髄網様体のニューロンの軸索は外側網様体脊髄路として側索-前索を，いずれも交叉せずに下行して，介在ニューロンを介して下位運動ニューロンと連絡する．皮質網様体脊髄路は姿勢や歩行に関与している．
2. 大脳皮質の視覚連合中枢（18, 19野）から起こり，中脳の上丘にあるニューロンに連絡する（皮質視蓋路）．上丘のニューロンの軸索は交叉し，脊髄前索を下行する．しかし，頸髄以下に下ることはない．この軸索の大部分は頸髄前柱の介在ニューロンと連絡する．この経路は眼球の動きと頭部の動きを協調させるのに働いている．
3. 赤核脊髄路は中脳の赤核から出て，交叉し，脊髄の側索を下行する．赤核のニューロンは，大脳皮質および小脳からの線維と連絡を持っている．
4. 前庭神経核は平衡覚を伝える前庭神経の線維と，小脳からの線維が連絡している．この核からの軸索は，交叉せず，延髄から脊髄の前索を通って下行して，脊髄の全長にわたって介在ニューロンを介して下位運動ニューロンと連絡する．
5. 前庭神経核から出て，眼球を動かす脳神経の核（動眼神経核・滑車神経核・外転神経核）と連

答 ①前網様体脊髄　②視　③小　④平衡　⑤内側縦
　　⑥伸張　⑦γ（ガンマ）　⑧屈曲

絡を持っている．
6．筋紡錘が関係する反射で，筋の緊張度や姿勢の維持に関係している．
7．γ運動ニューロンに影響を及ぼすことで筋紡錘の感度を調節し，その筋の緊張度を調節する．
8．皮膚あるいは筋や関節などからの侵害刺激は感覚ニューロンによって脊髄に入り，介在ニューロンとシナプスする．これら介在ニューロンは屈筋を支配するα運動ニューロンを興奮させ，伸筋を支配するα運動ニューロンを抑制する．

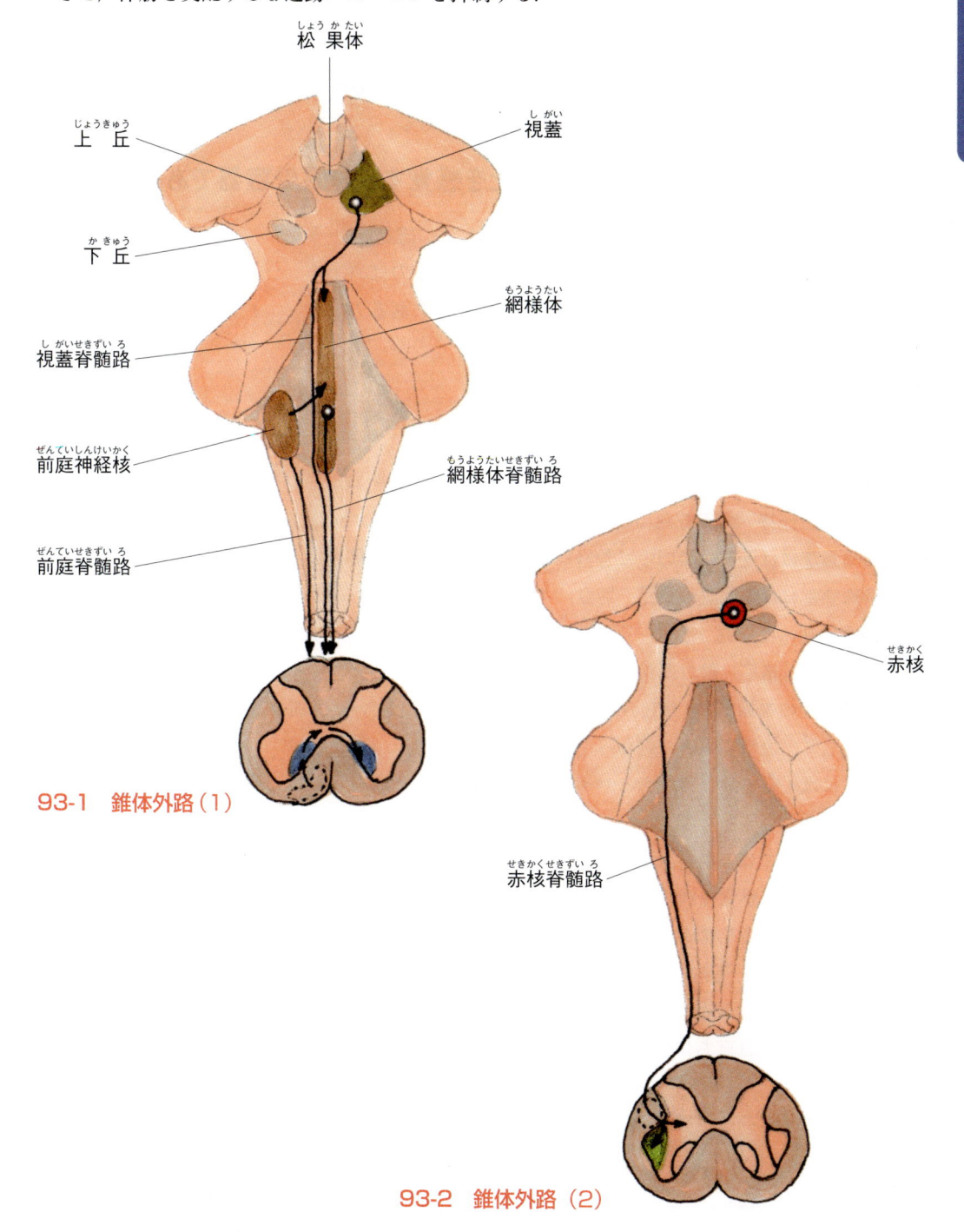

93-1　錐体外路（1）

93-2　錐体外路（2）

94 感覚器系 外皮・固有感覚

1 外皮は皮膚およびこれに付属する毛, 爪, 皮膚腺からなる.

1. 皮膚は表皮と真皮からなり, 下層には（①　　　）組織がある.
2. 感覚は体性感覚, 内臓感覚,（②　　　）感覚に分けられる.
3. 固有感覚は（③　　　）感覚の一つに分類される.
4. 皮膚からの痛覚刺激を受け取るのは（④　　　）である.
5. マイスネル小体は（⑤　　　）覚の受容器である.

2 筋紡錘は筋が引き延ばされたことを感覚する伸張受容器である.

6. 筋紡錘の中にある特殊な筋線維を（⑥　　　）線維という.
7. 筋の長さの変化に筋紡錘を合わせるために働くのは（⑦　　　）ニューロンである.
8. 筋の腱の中には筋が収縮した時に働く受容器である（⑧　　　）がある.

解説

1. 皮下組織は, 皮膚と深筋膜の間にある層で, 疎性結合組織からなり, その間に脂肪組織が分布し, 体温保持, 栄養貯蔵の働きをしている. また, この中に皮静脈や皮神経が走っている. 顔面や頸部には皮下組織の中に骨格筋があるが, これを皮筋という.
2. 特殊感覚には, 嗅覚, 視覚, 聴覚, 平衡覚, 味覚がある.
3. 体性感覚には痛覚, 触覚, 圧覚, 温度覚, 固有感覚があり, 固有感覚（深部感覚）は皮膚より深い所, 骨格筋, 腱, 関節, 靱帯からの感覚である.
4. 感覚神経の末端（樹状突起の終末）が表皮内で髄鞘を失い, 特別な装置を持たずに裸の神経終末として, 表皮細胞間で終わっている.
5. 皮膚には圧覚の受容器であるパチニ小体や触覚の受容器であるマイスネル小体, メルケル盤などの感覚受容器がある.
6. 筋紡錘の中には, 特殊な骨格筋線維である錘内（筋）線維が3〜10本ほど入っている. 錘内線維の周りに感覚神経線維が巻きついている. 錘内線維に対して錘外線維という用語が使われるが, これは筋を構成する骨格筋線維のことである.
7. 錘内線維にはγ運動ニューロンが接続している. 筋と, その筋内にある筋紡錘が釣り合って入れば, 筋が引き延ばされると筋紡錘も同時に引き延ばされる. しかし, 筋だけが収縮した状態では筋紡錘は直ちに反応できない. そのためにγ運動ニューロンによって錘内線維の長

答 ①皮下 ②特殊 ③体性 ④自由終末 ⑤触
⑥錘内（筋）⑦γ-運動 ⑧（ゴルジ）腱器官

さを調節する．

8. 腱器官は，腱を作っている膠原線維の間に感覚神経終末がからみついた構造で，筋が収縮すると腱を作っている膠原線維が引っ張られ，感覚終末が刺激される．これにより，筋が収縮したことを感覚する．

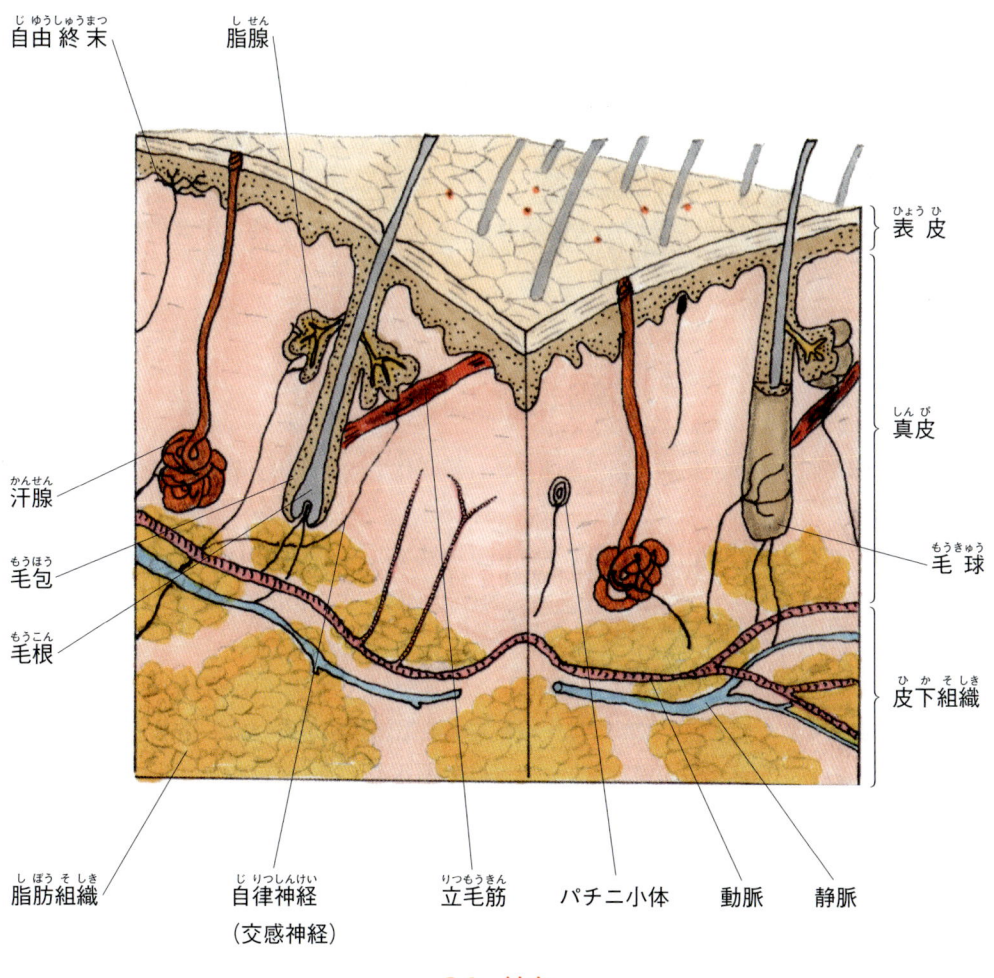

94　外皮

95 感覚器系 視覚器

1 視覚器は眼球とその付属器（眼瞼，結膜，涙器，眼筋）からなる．

1. 眼球壁は外側から眼球線維膜，眼球血管膜，（①　　　）膜からなる．
2. 眼球線維膜は，角膜と（②　　　）膜からなる．
3. 眼球血管膜は虹彩，（③　　　）体，脈絡膜からなる．
4. 虹彩の中には2種類の平滑筋，瞳孔括約筋と（④　　　）筋がある．
5. 網膜の黄斑の中央部を（⑤　　　）という．
6. 毛様体から分泌された眼房水は（⑥　　　）洞に排導される．

2 眼球には内頸動脈から分かれた眼動脈の枝が分布する．

7. 網膜には眼動脈から分かれた（⑦　　　）動脈が分布する．
8. 眼球前面と眼瞼内面を覆う粘膜を（⑧　　　）膜という．
9. 眼球を潤した涙は涙点から涙小管，涙嚢，（⑨　　　）管を通って鼻腔内の下鼻道に流れ込む．

解説

1. 眼球内膜はさらに色素上皮層と網膜からなる．眼球は中に水晶体，硝子体，眼房水を入れている．
2. 角膜は眼球の前を覆う無色透明の厚さ約1mmの膜で，後方は強靭な白色不透明の強膜に移行する．いわゆる白目の部分は強膜である．角膜は血管を欠くが，感覚神経（三叉神経第1枝の眼神経）は豊富に分布している．
3. 眼球血管膜は血管に富む膜で，ブドウ膜ともいう．毛様体と水晶体との間には毛様体小帯（チン氏帯）が張っている．毛様体内部には平滑筋である毛様体筋があり，毛様体筋が収縮すると毛様体が膨らみ，毛様体小帯がゆるんで，水晶体の厚みが増す．すなわち，近くに焦点が合うことになる．
4. 虹彩に囲まれてできる孔を瞳孔という．虹彩には2種類の平滑筋，つまり瞳孔括約筋（動眼神経に含まれる副交感神経支配）と瞳孔散大筋（交感神経幹の上頸神経節から来る交感神経支配）があり，これらの筋により瞳孔の大きさを変えることで，眼球内に入る光の量を調節している．
5. 網膜には2種類の視細胞，錐（状）体と杆（状）体がある．錐（状）体視細胞は強い光と色調を感じ，杆（状）体視細胞は弱い光のみを感じる．黄斑にある視細胞の大部分は錐（状）体

答 ①眼球内　②強　③毛様　④瞳孔散大　⑤中心窩　⑥強膜静脈（シュレム）
　　 ⑦網膜中心　⑧結　⑨鼻涙

細胞で，物体はここに結像した時，最も鮮明に見える．
6. 眼房水は毛様体上皮から分泌され，後眼房から虹彩と水晶体の間を通って前眼房へと流れ，ついで強膜静脈洞（シュレム管）に排導される．眼房水は角膜および水晶体を栄養する働きがある．
7. 眼動脈は網膜に分布する枝と脈絡膜に分布する枝の2系統に分かれる．網膜には網膜中心動脈が視神経の中に入り，分布する．脈絡膜には後毛様体動脈と前毛様体動脈が眼球内に入り，脈絡膜，毛様体，光彩に分布する．
8. 結膜は眼球結膜と眼瞼結膜に分けられる．眼球結膜は透明なため，その下の強膜が透けて見える．眼瞼結膜は血管に富むため，赤味を帯びている．
9. 涙は眼球前面を流れて内眼角（目がしら）に集り，上下の涙点から鼻涙管を通って下鼻道に流れる．

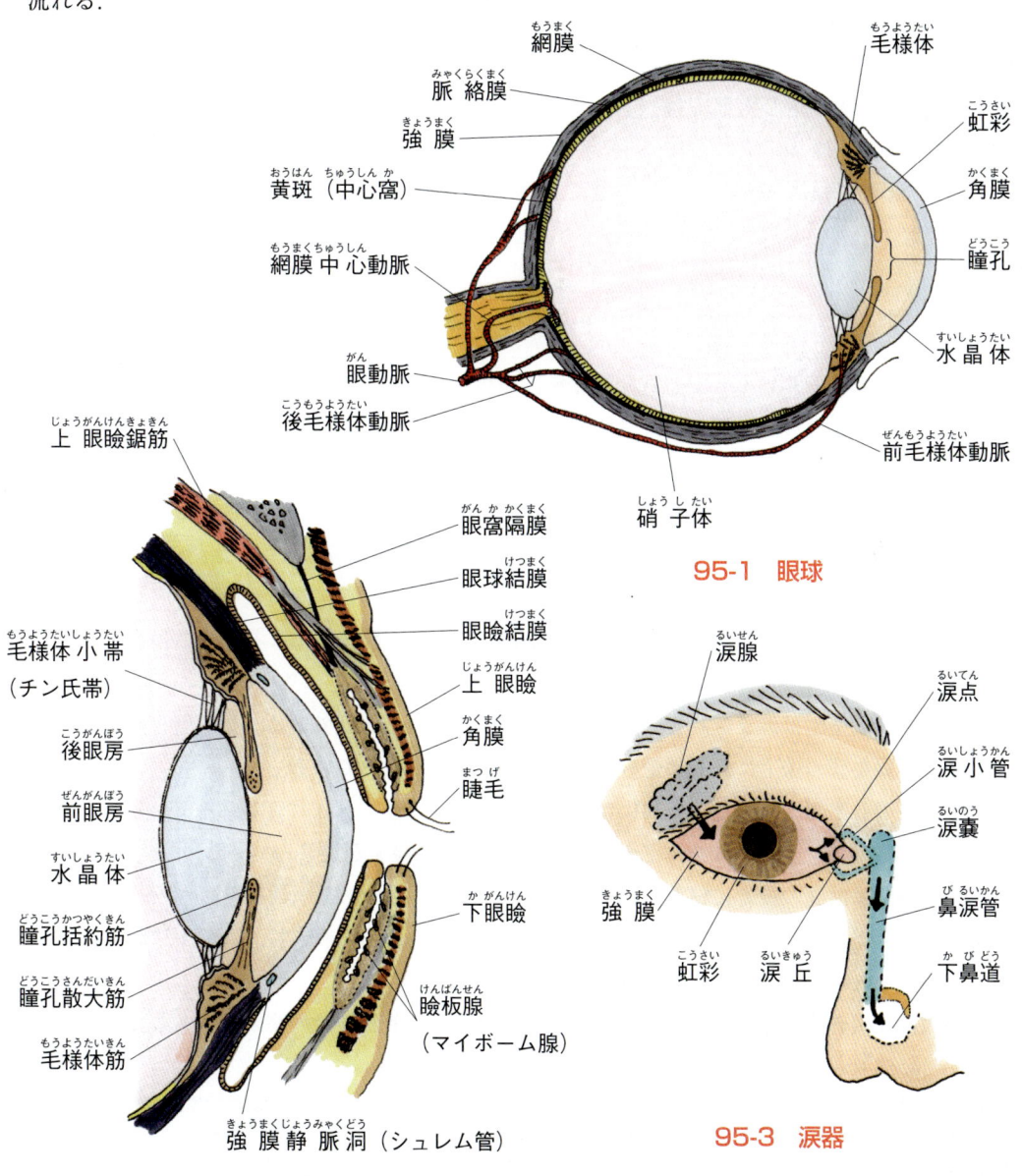

95-1　眼球

95-2　眼球前半部

95-3　涙器

96 感覚器系 平衡・聴覚器

1 外耳と中耳は，音を内耳に伝える部分である．

1. 外耳は耳介と（①　　　）道からなる．
2. 鼓室内にあるツチ骨，（②　　　）骨，アブミ骨が鼓膜の振動を内耳に伝える．
3. ツチ骨には（③　　　）筋が付着し，アブミ骨にはアブミ骨筋が付着している．
4. 鼓室と咽頭鼻部を連絡する管である（④　　　）は中耳に含まれる．
5. 蝸牛を縦断すると内腔は前庭階，（⑤　　　）管，鼓室階の3部に分けられる．

2 内耳には音の受容器の他，平衡覚の受容器がある．

6. 卵形嚢，球形嚢の内部には（⑥　　　）という感覚受容器が入っている．
7. 半規管の一端がふくれた中に（⑦　　　）稜という受容器が入っている．
8. 平衡覚の情報は（⑧　　　）神経によって延髄や小脳に伝えられる．

解説

1. 耳介はいわゆる耳のことで，耳介軟骨をほね組として，その表面を皮膚に覆われている．外耳道は外耳孔から鼓膜に達する長さ約2.5cmの管で，S字状に屈曲している．
2. ツチ骨は鼓膜に付着して鼓膜の振動をキヌタ骨に伝える．
3. ツチ骨には鼓膜張筋（三叉神経第3枝の支配）が付着し，鼓膜を緊張させる．アブミ骨にはアブミ骨筋（顔面神経支配）が付着して，内耳への音の伝達を調節している．
4. 耳管は鼓室と咽頭鼻部を連絡する管である．耳管の咽頭開口部を耳管咽頭口という．耳管は平常閉じているが，嚥下運動（ものを飲み込む運動），あくびなどにより開き，鼓室の内圧と外圧を等しくする．
5. 前庭階と鼓室階は外リンパを入れ，蝸牛管は内リンパを入れている．蝸牛管は膜迷路の一部である．蝸牛管の床上には音の受容器であるコルチ器が載っている．
6. 平衡斑の有毛細胞の線毛の先端には平衡砂膜というコロイド様物質が乗っている．またこの膜には炭酸カルシウムからなる平衡砂（耳石）という小粒子が混じっている．
7. 三半規管は前庭の後方に位置し，互いに直角に交わる3つの管（前半規管・後半規管・外側半規管）からなる．それぞれの半規管の一端はふくれて膨大部を形成し，この中に膨大部稜という受容器を入れている．
8. 膨大部稜の有毛細胞には平衡斑の有毛細胞と同じく，前庭神経の終末が分布している．

答　①外耳　②キヌタ　③鼓膜張　④耳管　⑤蝸牛　⑥平衡斑　⑦膨大部　⑧前庭

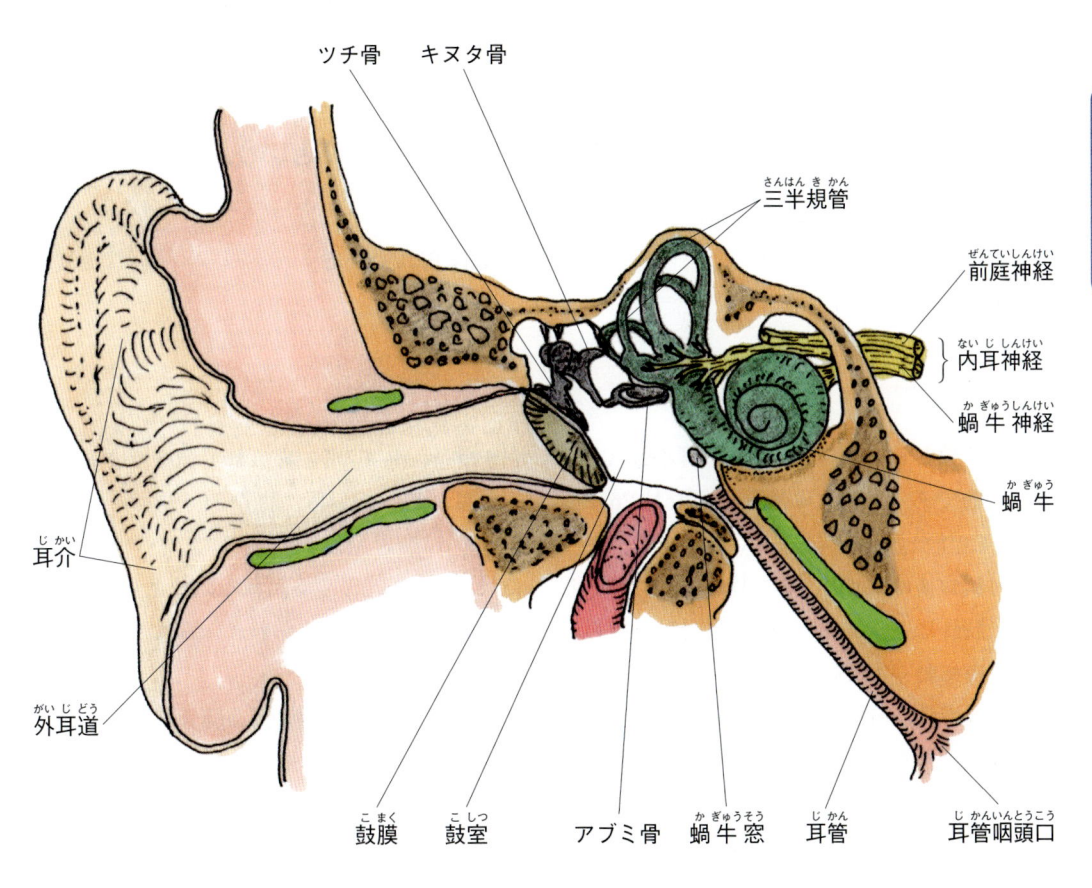

96　平衡聴覚器

97 骨学総論 1

骨格系

1 全身骨格は約200の骨から作られ，軸骨格と付属骨格に分けられる．

1. 成人の骨格は約200の骨からなり，体重の約（①　　　）％を占める．
2. 付属骨格は上肢骨と（②　　　）骨からなる．
3. 上肢骨は上肢帯骨と（③　　　）上肢骨に分けられる．
4. 上肢帯骨は肩甲骨と（④　　　）骨からなる．
5. 下肢骨は（⑤　　　）骨と自由下肢骨に分けられる．
6. 軸骨格を作るのは頭蓋，肋骨と肋軟骨，胸骨と（⑥　　　）である．

2 骨がいくつか集まって一つの形を作ったものを骨格という．

7. 頭蓋骨は多くの骨で作られた（⑦　　　）である．
8. 手や足の骨格は多くの（⑧　　　）が集まって作られている．

解説

1. 骨の数としては約200とか，耳小骨（ツチ骨，キヌタ骨，アブミ骨）を入れて206とするのが一般的である．内訳は頭蓋23，脊柱26（仙骨1，尾骨1として計算），肋骨24，胸骨1，上肢骨64，下肢骨62の計200である．
2. 付属骨格は上肢と下肢を構成する骨である．
3. 上肢骨は上肢帯骨と自由上肢骨に分けられる．上肢帯は肩甲帯ともいわれ，胴体と肩から先の自由に動く上肢をつなぐ部分と理解すればよい．
4. 上肢帯骨は肩甲骨と鎖骨．肩から先の骨，すなわち自由上肢骨は上腕骨，前腕骨（橈骨と尺骨）および手の骨からなる．
5. 下肢骨は下肢帯骨と自由下肢骨に分けられる．下肢帯骨は上肢帯骨と違って，寛骨という1つの骨だけである．寛骨は腸骨，坐骨，恥骨が骨癒合（骨がひっつくこと）してできた骨である．自由下肢骨は股関節から先を構成する骨で，大腿骨，膝蓋骨，下腿骨（脛骨と腓骨）および足の骨からなる．
6. 軸骨格の中心をなすのは頭蓋骨と脊柱で，これに胸郭を構成するため，肋骨と胸骨が加わる．
7, 8. 骨格 skeleton という用語は，いくつかの骨が集まって，一定の形をなしたものを指す．骨盤というのも一つの骨格であり，脊柱というのも多くの椎骨が集まって作られる骨格である．体全体の骨格を表す時は，全身骨格という．

答　①15〜18　②下肢　③自由　④鎖　⑤下肢帯　⑥脊柱　⑦骨格　⑧骨

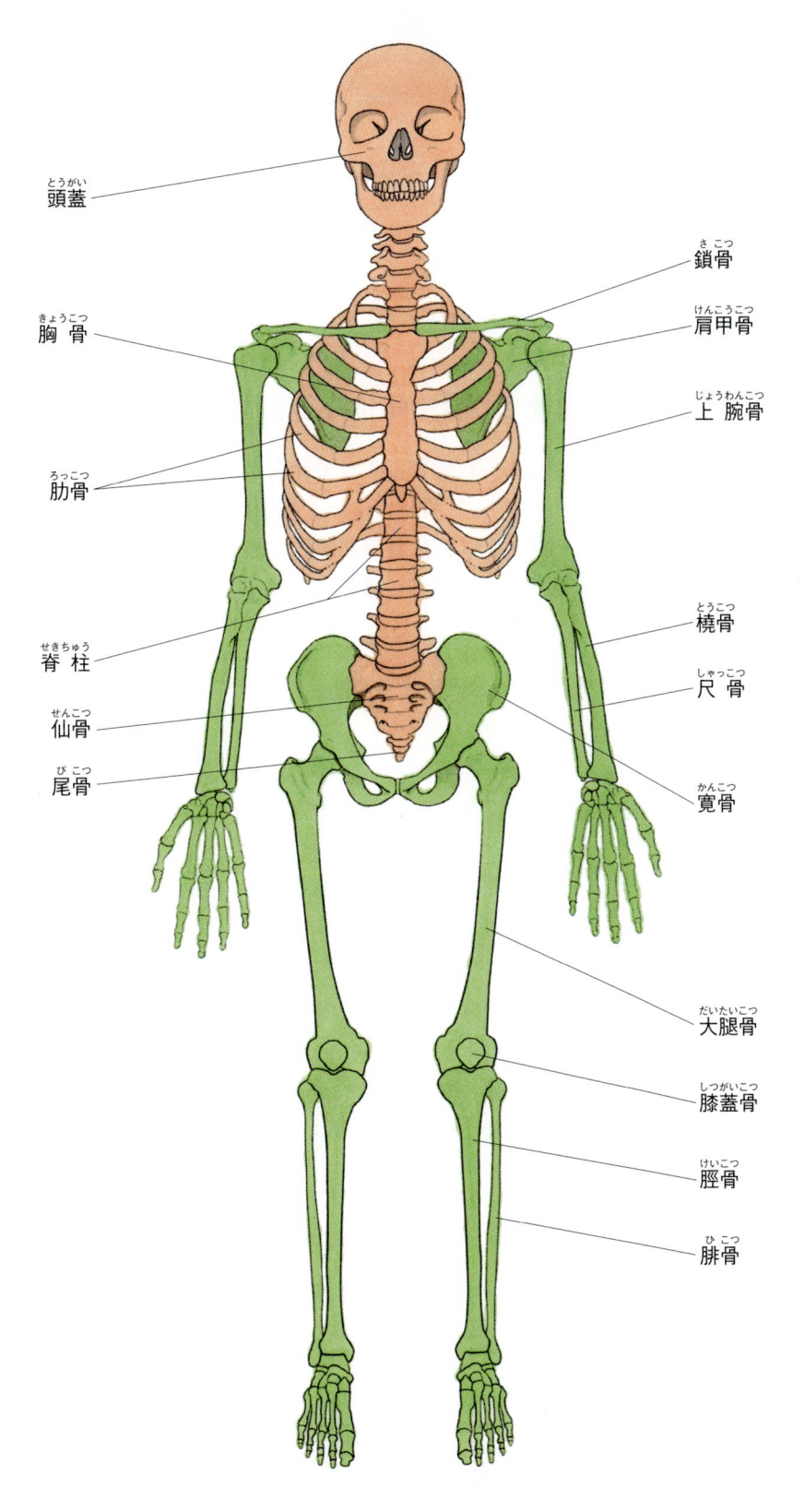

97 軸骨格と付属骨格

- 頭蓋（とうがい）
- 鎖骨（さこつ）
- 肩甲骨（けんこうこつ）
- 胸骨（きょうこつ）
- 上腕骨（じょうわんこつ）
- 肋骨（ろっこつ）
- 橈骨（とうこつ）
- 脊柱（せきちゅう）
- 尺骨（しゃっこつ）
- 仙骨（せんこつ）
- 寛骨（かんこつ）
- 尾骨（びこつ）
- 大腿骨（だいたいこつ）
- 膝蓋骨（しつがいこつ）
- 脛骨（けいこつ）
- 腓骨（ひこつ）

骨格系

98 骨学総論 2

1 骨にはさまざまな分類がある．

1. 上腕骨や大腿骨はその形から（①　　　）骨に分類される．
2. 胸骨は薄く平らな骨であることから（②　　　）骨に分類される
3. ヒトの体には空気を含む骨があり，（③　　　）骨と呼ばれる．
4. 骨格筋の腱の中に発生した骨を（④　　　）骨という．

2 骨の発生には軟骨内骨化と膜性骨化の2種類がある．

5. 上腕骨や大腿骨などは（⑤　　　）骨化によって発生する．
6. 頭頂骨や前頭骨などは，（⑥　　　）骨化によって発生する．
7. 長骨の長さ方向の成長は（⑦　　　）軟骨の増殖によって起こる．
8. 骨の成長に伴い，骨の内部は（⑧　　　）細胞によって吸収される．

解説

1. 骨はその形から分類される．上腕骨のように長い骨は長骨といわれる．長骨の両端が膨らんだ部分を骨端という．骨端と骨端の間を骨幹という．短くても両骨端と中央の骨幹を持つ中手骨や中足骨も長骨に分類される．
2. 薄く平らな胸骨や肩甲骨，頭頂骨などは扁平骨に分類される．その他，手根骨などのようにサイコロのような形の骨は短骨に分類される．椎骨のように複雑な形の骨は不規則骨に分類される．
3. 頭蓋骨を構成する蝶形骨，上顎骨，篩骨，前頭骨の中には空気を含んだ空洞があるので，含気骨といわれる．頭部を軽くするためである．
4. 腱が関節の所で骨と接する場合，腱の損傷を防ぐために腱の中に骨が発生する．このような骨を種子骨という．種子骨で名前が付けられているのは，膝蓋骨と手根骨である豆状骨だけである．
5. 多くの骨は，まず軟骨で骨のミニチュアが作られ，次いでその軟骨の中に血管が侵入することで，軟骨が骨の細胞によって置き換えられる．このような骨形成を軟骨内骨化という．
6. 軟骨が作られず，骨膜と骨の間にある骨芽細胞から骨質が付加されるようにしてできる骨化を膜性骨化という．頭蓋骨の前頭骨，頭頂骨などの扁平骨や，下顎骨，鎖骨などが膜性骨化によって発生する．

答 ①長　②扁平　③含気　④種子
　　　⑤軟骨内　⑥膜内(膜性)　⑦骨端　⑧破骨

7. 胎生期および生後の成長期の長骨では，骨幹両端の部分（骨端板）で軟骨細胞が盛んに増殖し，骨の長さを増している．軟骨細胞は，骨端板から遠ざかるにつれて膨化し，やがて変性して骨質に置き換わる．骨幹部と骨端部の間にある骨端板では，軟骨が増殖して骨の伸長に重要な役割を果たすが，ほとんどの骨で，25歳ころまでに骨端軟骨は骨組織に置き換わり，骨の伸長は終わる．骨端軟骨が骨組織に置き換わった所を骨端線という．骨端軟骨（成長軟骨）がある限り，骨の長さ方向の成長は続く．骨端軟骨はやがて骨化し，骨端線となる．

8. 骨の成長に伴い，骨の内部からは破骨細胞が骨組織を吸収していき，骨内部に空洞（骨髄腔）を形成していく．

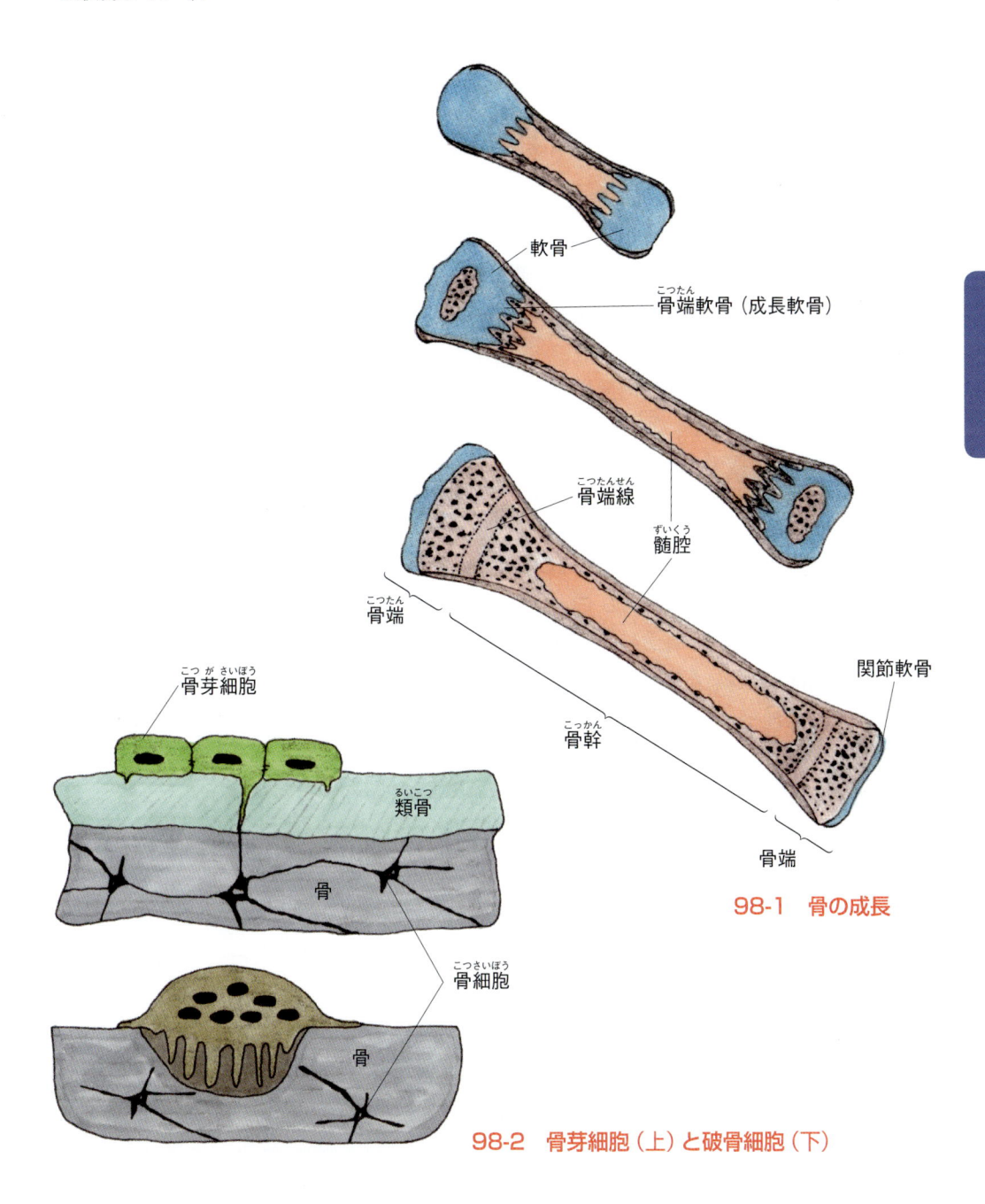

98-1 骨の成長

98-2 骨芽細胞（上）と破骨細胞（下）

99 骨格系 脊柱 1

1 脊柱は，椎骨が重なって作られる骨格である．

1. 成人の脊柱は，側面から見ると頸部と腰部で（①　　）弯している．
2. 椎骨の基本構造は，椎体と椎弓，および椎弓から出る（②　　）個の突起である．
3. 椎弓から出る突起には上下の関節突起，横突起と後方に突き出る（③　　）突起がある．
4. 椎体と椎弓で囲まれた孔を（④　　）孔という．
5. 脊柱管には（⑤　　）が入っている．

2 椎骨は部位（体の場所）によって名称が違う．

6. 頸部にある椎骨を（⑥　　）といい，7個ある．
7. 胸部にある椎骨を胸椎といい，（⑦　　）個ある．
8. 腰部にある腰椎の数は（⑧　　）個である．
9. 殿部にある椎骨は仙椎で5個あるが，成人では癒合して1つの（⑨　　）骨となっている．
10. 仙椎の下方には3～4個の尾椎があるが，これも癒合して1つの（⑩　　）骨となる．

解説

1. 脊柱の弯曲は，ヒトが直立したために生じた．歩行様式の完成度合いによって変化する．頸部と腰部で前弯，胸部では後弯している．腰部前弯は男より女で著しい．
2, 3. 椎弓からは1本の棘突起，2本の横突起，2個の上関節突起，2個の下関節突起が出る．
4, 5. 椎孔は，縦に連なって脊柱管となり，内に脊髄を入れる．
6. 頸椎は7個ある．上から順に第1頸椎，第2頸椎……となるが，略号を用いることが多い．第1頸椎はC1，第2頸椎はC2……と表す．
7. 胸椎は12個ある．第1胸椎，第2胸椎……となるが，T1，T2……と表す．
8. 腰椎は5個ある．第1腰椎，第2腰椎……となるが，L1，L2……と表す．
9. 仙椎は5個ある．第1仙椎，第2仙椎……となるが，S1，S2……と表す．
10. 尾椎は3～4個ある．第1尾椎，第2尾椎……となるが，Co1，Co2……と表す．CoはCゼロではなくCオーである．

　　仙椎や尾椎は成人になると癒合して，それぞれ1つの仙骨あるいは尾骨となる．尾骨のことを一般に尾骶骨（びていこつ）というが，これは医学用語ではなく俗称である．

答　①前　②7　③棘　④椎　⑤脊髄
　　　⑥頸椎　⑦12　⑧5　⑨仙　⑩尾

99-1 脊柱（左側面）

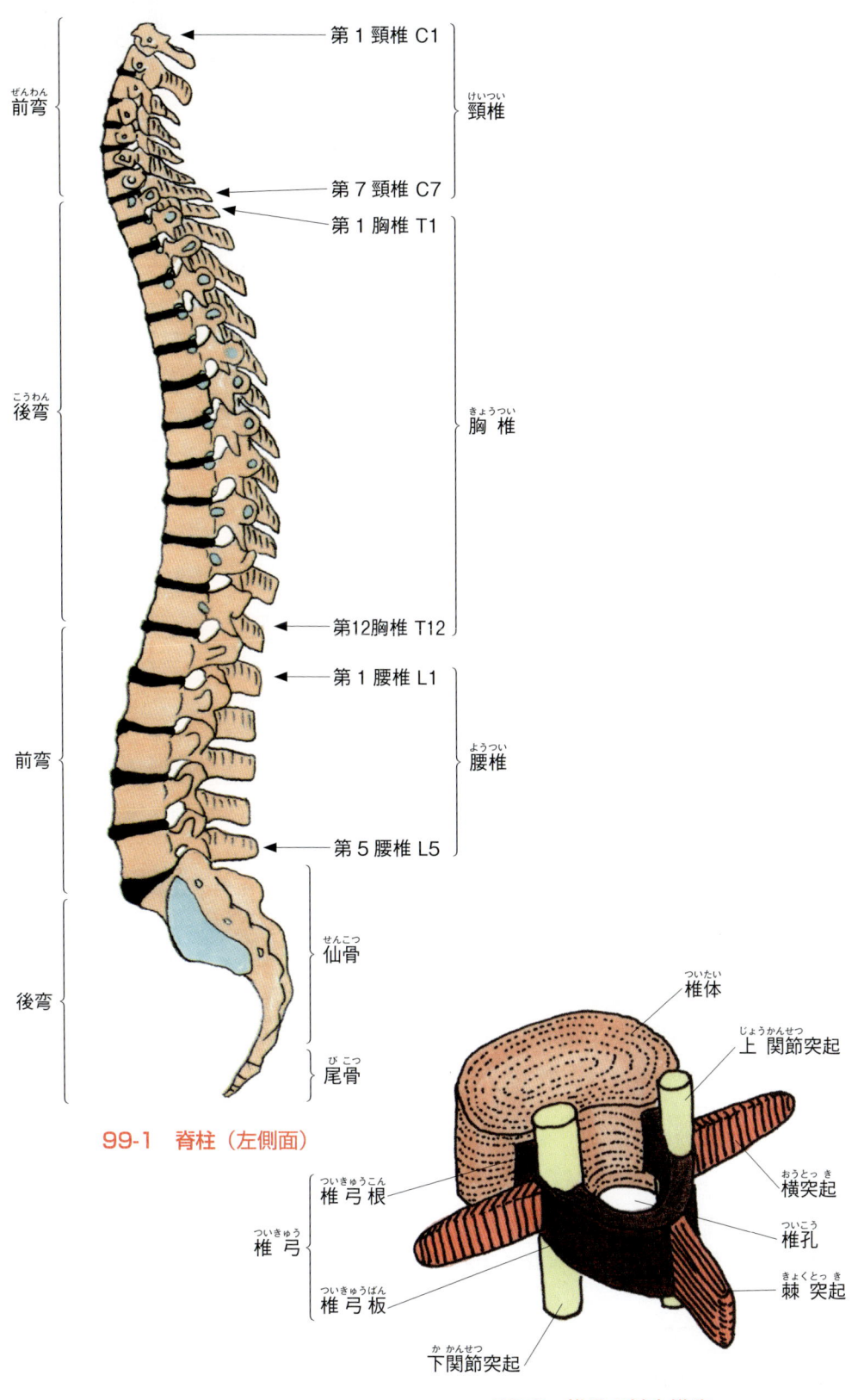

- 前弯
  - 頸椎
    - 第1頸椎 C1
    - 第7頸椎 C7
- 後弯
  - 胸椎
    - 第1胸椎 T1
    - 第12胸椎 T12
- 前弯
  - 腰椎
    - 第1腰椎 L1
    - 第5腰椎 L5
- 後弯
  - 仙骨
  - 尾骨

99-2 椎骨の基本構造

- 椎体
- 上関節突起
- 横突起
- 椎孔
- 棘突起
- 下関節突起
- 椎弓
  - 椎弓根
  - 椎弓板

骨格系

100 骨格系 脊柱 2

□ **椎骨は部位による特徴がみられる.**

1. 第1頸椎は（①　　　）椎とも呼ばれる.
2. 第2頸椎の（②　　　）突起は第1頸椎との間で正中環軸関節を作る.
3. 頸椎には（③　　　）孔があることで他の椎骨と区別ができる.
4. 第7頸椎は（④　　　）椎とも呼ばれる.
5. 胸椎の椎体側面には（⑤　　　）骨頭との関節面がある.
6. T11とT12を除く胸椎の（⑥　　　）突起先端には肋骨結節との関節面がある.
7. 胸椎を体表面から確認するには（⑦　　　）椎の棘突起を目安にすればよい.
8. 左右の腸骨稜上端を結んだ線をヤコビー線といい，線上に（⑧　　　）の棘突起が位置する.
9. 仙骨の正中仙骨稜は（⑨　　　）突起が癒合したものである.

解説

1. 第1頸椎は椎体がなくリング状であるため，環椎といわれる．環椎の英語名はatlas（アトラス）であるが，これは環椎の上に乗る頭蓋骨を地球とみなし，ギリシャ神話で地球を支えている神様がアトラスであることに由来している．また，第2頸椎は軸椎，第7頸椎は隆椎という．
2. 歯突起は第1頸椎の椎体であったものが，進化に伴って頭部の運動範囲を大きくするため，第2頸椎の椎体の上に癒合し，椎間円板もなくなって，関節に変化したと考えられる．正中環軸関節は1軸性の車軸関節であり，軸椎の歯突起を運動軸として環椎が回旋する．しかし，その動きはいくつかの靱帯で制限されているため小さい．
3. 横突起の基部には脳を栄養する重要な動脈である椎骨動脈が通る（正しくは第6頸椎の横突孔から上のみが普通で，第7頸椎の横突孔には椎骨静脈だけが通っている）．
4, 7. 第7頸椎の棘突起は二股にはなっておらず，胸椎の棘突起と同じ形で，かつ長いのが特徴である．首を屈曲すると体表面に盛り上がり，よくわかることから隆椎と呼ばれる．従って，他の椎骨を同定する目安となる．
5. 肋骨は12対で胸椎の数は12．肋骨頭にある関節面は胸椎の椎体側面にある関節面と関節する．
6. 第11肋骨と第12肋骨は遊離肋や自由肋，あるいは浮遊肋と呼ばれる肋骨で，先端の肋軟骨は骨や軟骨と連結していない．椎骨との連結もゆるく，肋骨結節を持たず，胸椎の横突起との

答 ①環 ②歯 ③横突 ④隆 ⑤肋 ⑥横 ⑦第7頸（隆） ⑧第4腰椎（L4） ⑨棘

関節はない．

8. ヤコビー線，あるいは稜上平面と呼ばれる線上に第4腰椎の棘突起が位置する．これを目安に何番目の腰椎かを棘突起を触れることによって確認できる．
9. 仙骨後面には正中，中間，外側の仙骨稜が見られるが，それぞれ仙椎の棘突起，関節突起，横突起が連なったものである．

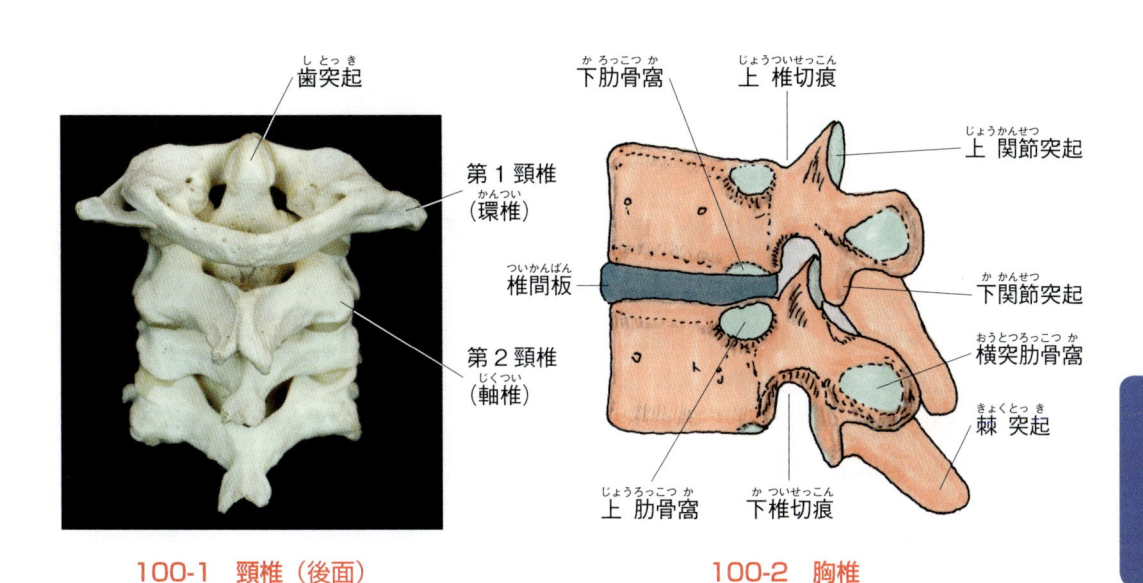

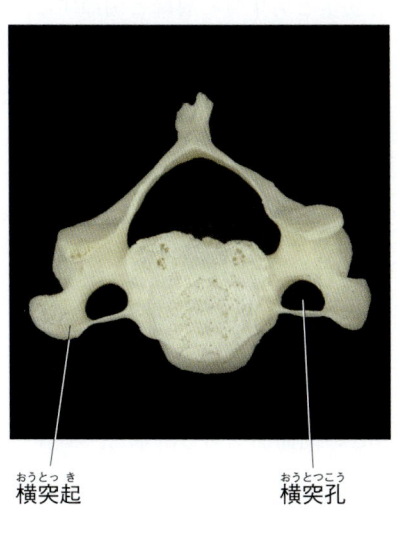

100-1 頸椎（後面）

100-2 胸椎

100-3 典型的な頸椎

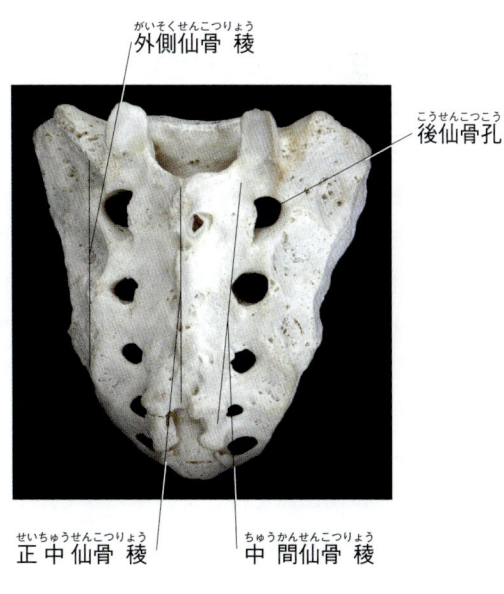

100-4 仙骨後面

101 骨格系 上肢の骨 1

1 上肢の骨は、上肢帯骨と自由上肢骨に分けられる．

1. 上肢帯骨は、肩甲骨と（①　　　）骨からなる．
2. 鎖骨は胸骨と（②　　　）骨の間にある．
3. 鎖骨が肩甲骨と関節する骨端を（③　　　）端という．
4. 肩甲骨には小胸筋や上腕二頭筋短頭が付着する（④　　　）突起がある．
5. 肩甲骨背面にある突起で、外側は肩峰に続くのは（⑤　　　）棘である．
6. 肩甲骨関節窩の下方には小さな（⑥　　　）結節が見られる．

2 自由上肢骨は、上腕の骨、前腕の骨、手の骨に分けられる．

7. 前腕の母指側にあるのは（⑦　　　）骨である．
8. 上腕骨の遠位端には前腕の骨と関節する上腕骨（⑧　　　）がある．
9. 上腕骨大結節と小結節の間の溝は（⑨　　　）溝である．
10. 上腕骨顆には2つの関節面、滑車と（⑩　　　）がある．
11. 上腕骨顆の内側上部には（⑪　　　）顆が見られる．

解説

1. 上肢帯骨は肩甲骨と鎖骨からなり、体幹と自由上肢骨を結ぶ働きがある．
2, 3. 鎖骨には胸骨端と肩峰端があり、それぞれ胸骨の鎖骨切痕と肩甲骨の肩峰と関節する．
4. 烏口突起には、これらのほか、烏口腕筋が付着する．また、烏口鎖骨靱帯や烏口肩峰靱帯も付着する．
5. 肩甲棘によって肩甲骨背面は棘上窩と棘下窩に分けられる．棘上窩から棘下窩に行く神経や血管は肩甲頸を通る．
6. 関節下結節は肩関節の関節包の外にある結節で、上腕三頭筋長頭腱が付着（起始）する．
7. 前腕の母指側、すなわち外側にあるのが橈骨．小指側、すなわち内側にあるのが尺骨である．
8. 上腕骨頭には肩甲骨と関節する大きな関節面がある．上腕骨顆は、上腕骨遠位端の膨らみで、橈骨と尺骨との関節面を持つ．
9. 結節間溝には上腕二頭筋長頭の腱が通る．
10. 「顆」とは関節面を持つ骨の膨らみで、上腕骨顆には尺骨との関節面である滑車と、橈骨との関節面である小頭がある．
11. 内側上顆は前腕の屈筋群の起始部となる．また、外側上顆は前腕伸筋群の起始部となる．

答 ①鎖　②肩甲　③肩峰　④烏口　⑤肩甲　⑥関節下
⑦橈　⑧顆　⑨結節間　⑩小頭　⑪内側上

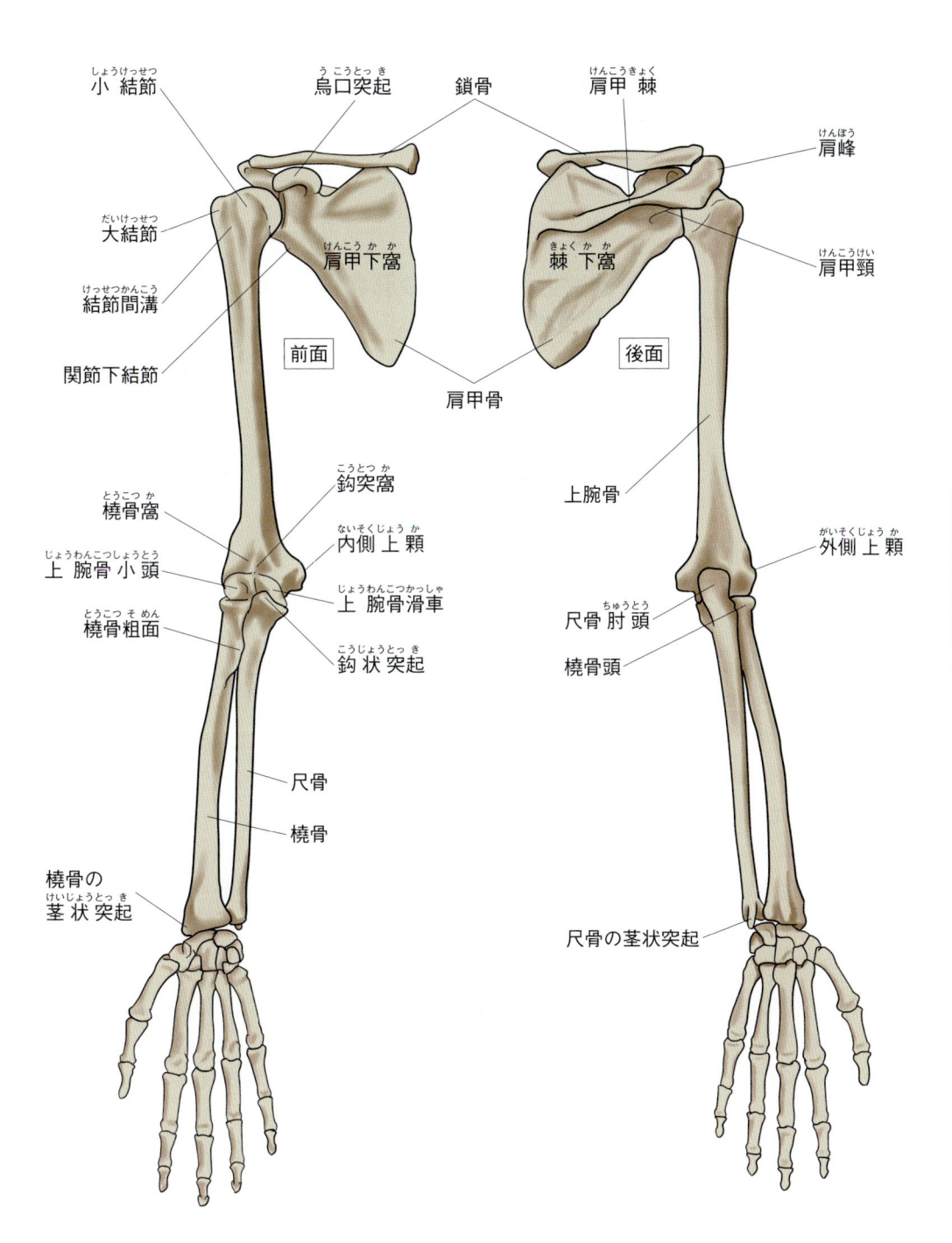

101 上肢の骨1

102 上肢の骨 2

骨格系

1 橈骨の頭は近位端であり，尺骨の頭は遠位端である．

1. 橈骨頭の周囲には尺骨の橈骨切痕と関節する（①　　　）面がある．
2. 尺骨の近位端は大きく（②　　　）といわれる．
3. 尺骨の鉤状突起は，肘関節屈曲時に上腕骨の（③　　　）にはまり込む．
4. 橈骨と尺骨の遠位端にはそれぞれ（④　　　）突起がある．

2 前腕の骨には上肢帯骨や上腕骨からの筋の停止部，および手に行く筋の起始部がある．

5. 橈骨粗面には（⑤　　　）筋が停止する．
6. 尺骨の肘頭には（⑥　　　）筋が停止する．
7. 橈骨の回外筋停止部のすぐ下方に（⑦　　　）筋が停止する．
8. 橈骨茎状突起の上方には（⑧　　　）筋が停止する．

解説

1. 尺骨近位端には橈骨頭の関節環状面と関節するための橈骨切痕があり，橈骨遠位端には尺骨頭の関節環状面と関節するための尺骨切痕がある．
2. 尺骨肘頭は大きく，肘関節伸展時には，上腕骨の肘頭窩にはまり込む．また，肘関節伸展時には，肘頭と内側上顆と外側上顆が，一直線上に並ぶ．この線をヒューター線という．肘関節90度屈曲時にはこれらが三角形をなすのでヒューター三角という．これらがずれていれば，肘関節の異常を意味する．
3. 上腕骨の遠位端には，3つの窪みがある．前面にある橈骨窩には橈骨頭が，鉤突窩には尺骨の鉤状突起がはまり込む．後面にある肘頭窩には肘関節伸展時に尺骨の肘頭がはまり込む．
4. それぞれ，橈骨の茎状突起，尺骨の茎状突起と表現しないと区別がつかない．
5. 橈骨頸の下方内側にある隆起で，上腕二頭筋の腱が停止する．上腕二頭筋は非常に強力な筋であるため，停止部には強い力がかかる．そのため，腱がしっかりと骨に付着するため，停止部は骨が隆起して骨を丈夫にしている．上腕二頭筋は肘関節を屈曲・回外する．
6. 尺骨肘頭の先端部に上腕三頭筋が停止する．
7. 回外筋は橈骨頸の上3分の1をとり巻いている．起始は上腕骨の外側上顆と尺骨の回外筋稜で，停止は橈骨頸および橈骨体の外側面で，円回内筋の付着部の上方である．このような筋の

答 ①関節環状　②肘頭　③鉤突窩　④茎状
⑤上腕二頭　⑥上腕三頭　⑦円回内　⑧腕橈骨

起始と停止は文章で見ると非常に理解しにくいが，骨の筋の付着図を参考にすると理解しやすい．筋の学習にはこのような図を参考にするとよい．

8. 腕橈骨筋は上腕骨の外側上顆の上方から起こって，橈骨の下端（橈骨茎状突起の上方）に停止する．筋学の学習には，骨の模型や標本の，筋の起始と停止部を確認し，その間に毛糸などを張るとわかりやすい．

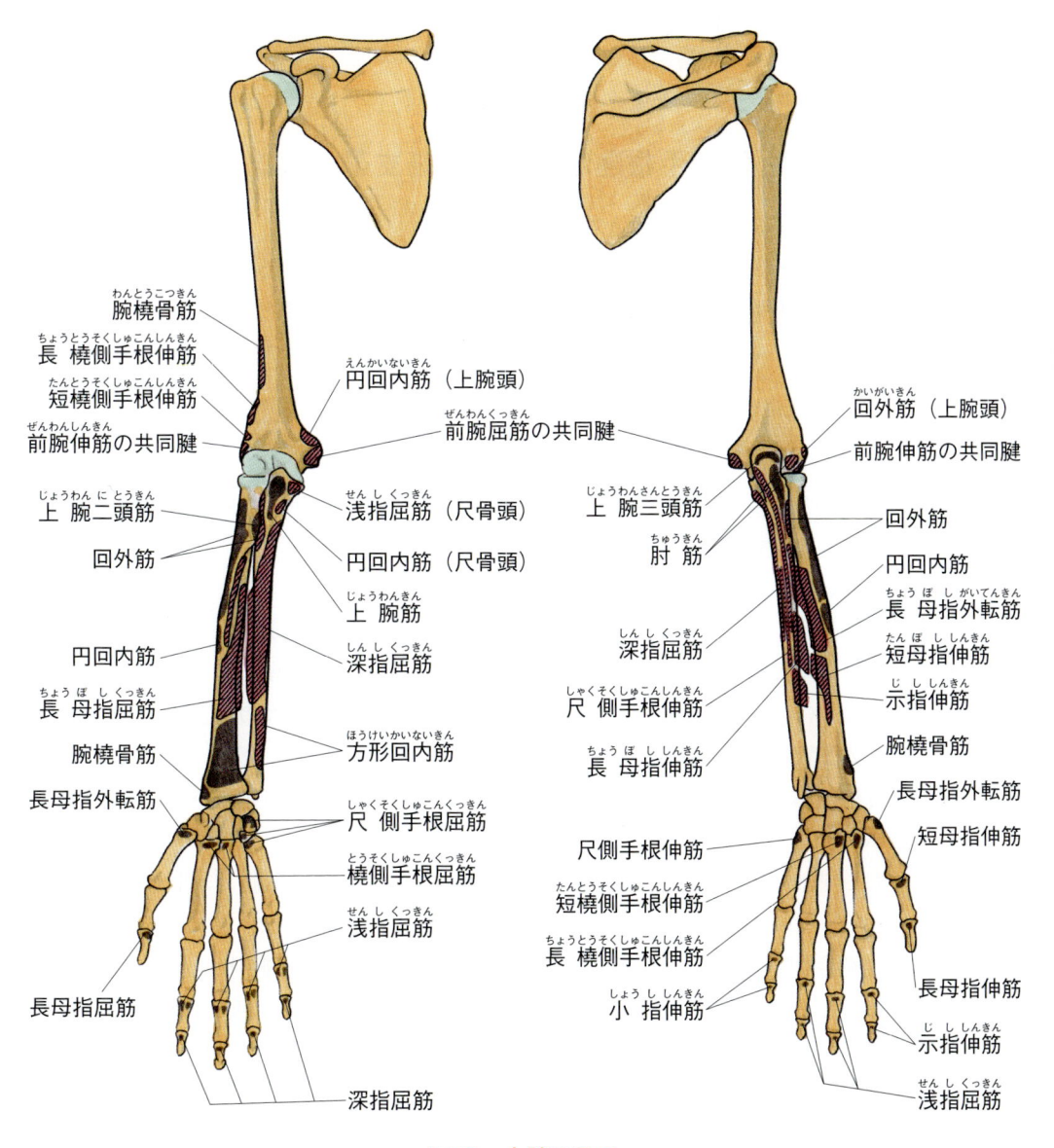

102 上肢の骨2

103 骨格系 上肢の骨 3

1 手の骨は，手根骨，中手骨，指骨（指節骨）に分けられる．

1．手根骨の数は（①　　　）個である．
2．中手骨の数は（②　　　）本である．
3．一番母指側の近位手根骨は（③　　　）骨である．
4．豆状骨は尺側手根屈筋の腱の中に発生した（④　　　）骨である．
5．一番母指側の遠位手根骨は（⑤　　　）骨である．
6．中手骨は5本あるが，一番母指側の中手骨は第（⑥　　　）中手骨である．
7．指には基節骨，中節骨，末節骨があるが，母指には（⑦　　　）がない．

2 内側手根隆起と外側手根隆起の間に屈筋支帯が張る．

8．内側手根隆起を作るのは豆状骨と有鈎骨の（⑧　　　）である．
9．外側手根隆起を作るのは舟状骨結節と（⑨　　　）骨結節である．
10．内側手根隆起と外側手根隆起の間にできた溝を（⑩　　　）溝という．

解説

1. 手根骨は8個あるが，近位の4個（近位列）と遠位の4個（遠位列）に分けられる．遠位列の4個は中手骨と関節する．
2. 中手骨の数は5本．手掌の大部分を形作る．
3, 5. 近位手根骨は小指側から「父さんの月収」（豆状骨，三角骨，月状骨，舟状骨）と覚えるとよい．遠位手根骨は母指側から「大小有有」（大菱形骨，小菱形骨，有頭骨，有鈎骨）と覚えるとよい．
4. 骨格筋の腱の中に発生した骨を種子骨という．大部分の種子骨はゴマの種子のように小さいが，特に大きい豆状骨と膝蓋骨だけ，名前が付けられている．
6. 中手骨は母指側から第1，第2……と番号が付けられている．指も母指側から第1指，第2指……と呼ぶ．
7. 指の骨の間の関節はIP関節（指節間関節）であるが，第2指から第5指には指節骨が3つあるため，IP関節はPIP関節（近位指節間関節）とDIP関節（遠位指節間関節）の2つに分けられる．
8, 9, 10. 外側手根隆起は舟状骨結節と大菱形骨結節で作られる．内側手根隆起は豆状骨と有鈎骨の突起である鈎とで作られる．豆状骨は三角骨の上（手掌側）に積み重なった状態にある．2つの隆起の間は骨だけで見ると，溝（手根溝）であるが，そこに屈筋支帯が張ることで，溝が管（手根管）になる．

答　①8　②5　③舟状　④種子　⑤大菱形　⑥1　⑦中節骨
　　　⑧鈎　⑨大菱形　⑩手根

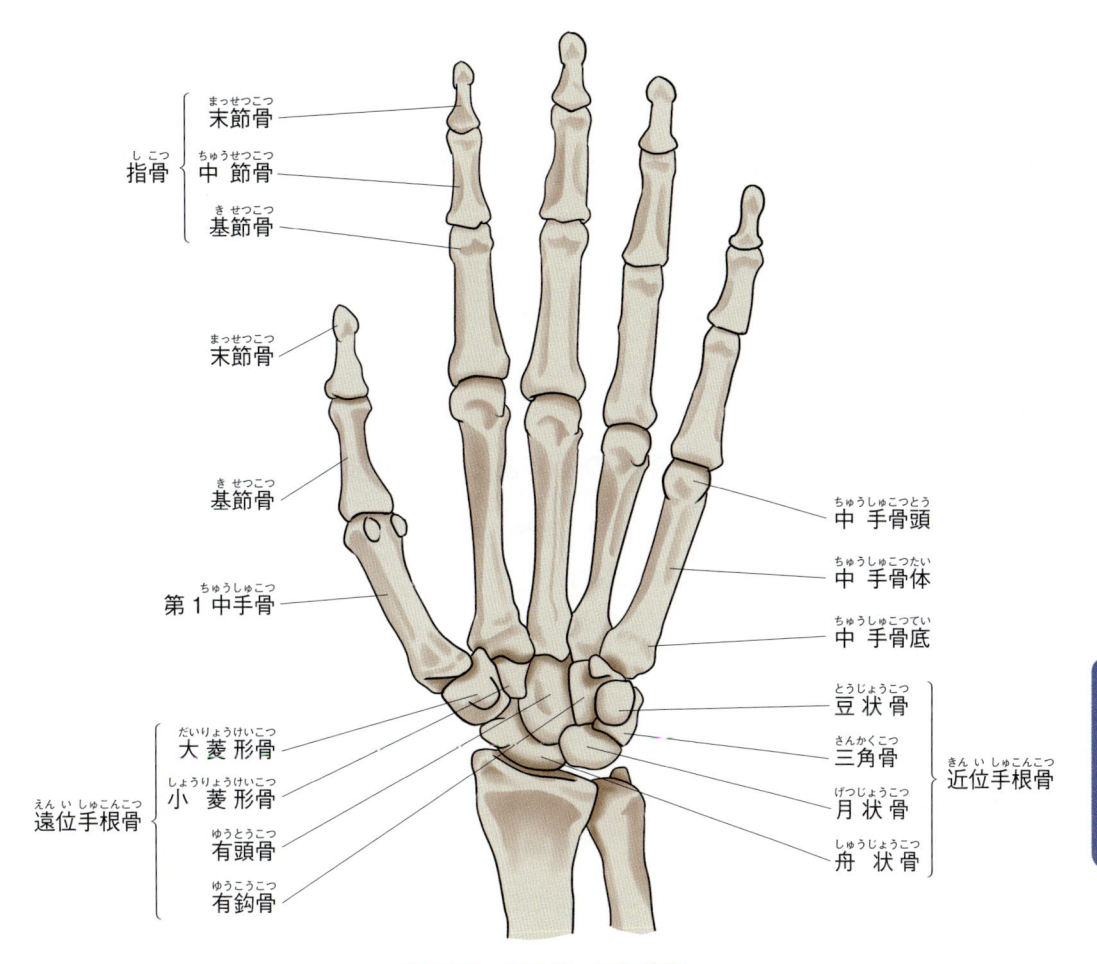

103-1　手の骨（手掌面）

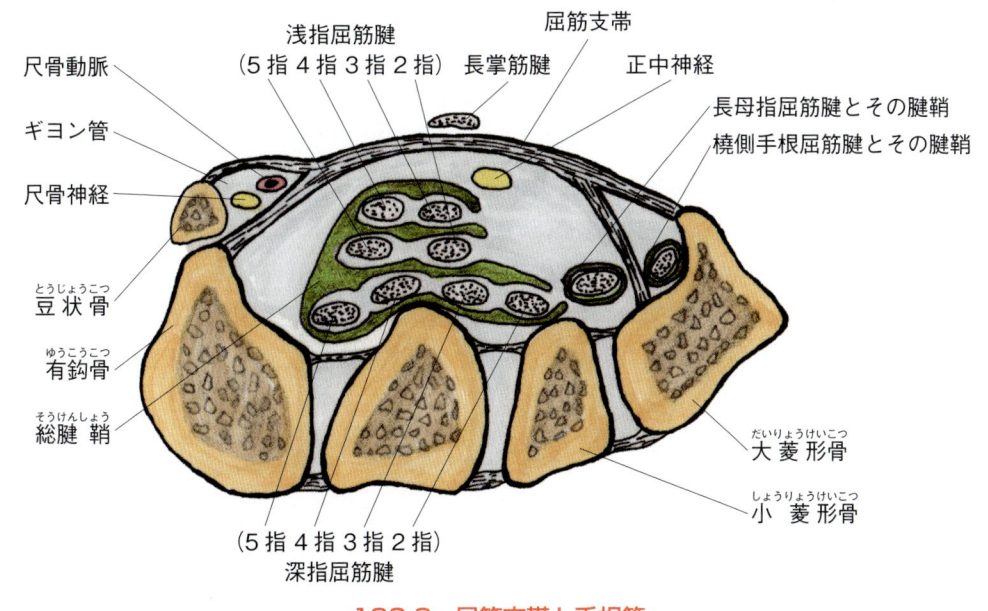

103-2　屈筋支帯と手根管

104 骨格系 下肢の骨 1

1 下肢の骨は，下肢帯骨と自由下肢骨に分けられる．

1. 下肢帯骨は1つの骨，（①　　　）骨からなる．
2. 寛骨は発生的には，腸骨，恥骨，（②　　　）骨からなる．
3. 寛骨臼には関節面である，（③　　　）がある．
4. 寛骨には仙骨との関節面である（④　　　）面がある．
5. 下後腸骨棘と坐骨棘の間の切れ込みを（⑤　　　）切痕という．

2 大腿骨は人体で最大・最強の骨であるが，頸部骨折はよく見られる．

6. 自由下肢骨は大腿骨，（⑥　　　）骨，脛骨，腓骨および足の骨からなる．
7. 大腿骨頭と大腿骨体との間には比較的長い（⑦　　　）部がある．
8. 大腿骨近位端には大きな膨らみである大（⑧　　　）が見られる．
9. 大腿骨小転子には（⑨　　　）筋が停止する．
10. 大腿骨顆には膝蓋骨と（⑩　　　）骨が関節する．

解説

1，2．大きな骨である1対の寛骨が，軸骨格である脊柱と自由下肢骨を結ぶ下肢帯骨である．寛骨は仙骨と大腿骨の間に位置する．寛骨は腸骨，恥骨，坐骨の3つの骨が癒合してできる．

3．寛骨臼の内面は，関節面である月状面と脂肪組織が入る寛骨臼窩がある．寛骨臼全体が関節面ではないのは，大腿骨の頭には大腿骨頭靱帯が付着しており，寛骨臼全体が関節面であれば，この靱帯が関節面に挟まれるからである．この靱帯は，寛骨臼窩に収まっている．

4．寛骨の耳状面と仙骨の耳状面が関節する．耳状面は関節軟骨で覆われているが，平坦ではなくでこぼこしている．この関節は仙腸関節といわれ，平面関節に属すが，動きは非常に少ない．

5．大坐骨切痕は仙骨と坐骨棘との間に張る仙棘靱帯によって，大坐骨孔となる．大坐骨孔は骨盤腔と殿部との間の交通孔（血管や神経が通る）となっている．

6．膝蓋骨は大腿四頭筋の腱の中に発生した，人体最大の種子骨である．

7．大腿骨の頸部は長い．大腿骨頭は股関節の関節包の中にあり，骨膜に覆われていないため，骨折すると治癒しにくい．特に老人では転倒時に大転子を打ち付け，頸部骨折を起こすことが多く，寝たきりの原因ともなる．

8．大転子は，体表面からもよく観察できる．中殿筋が停止する．

答 ①寛 ②坐 ③月状面 ④耳状 ⑤大坐骨
⑥膝蓋 ⑦頸 ⑧転子 ⑨腸腰 ⑩脛

9. 小転子には，大腰筋と腸骨筋を合わせた腸腰筋が停止する．
10. 「顆」とは関節面を持った骨端の膨大部を指す用語で，大腿骨顆は膝蓋骨と脛骨との関節面を持つ．腓骨は大腿骨とは関節しないことに注意すること．

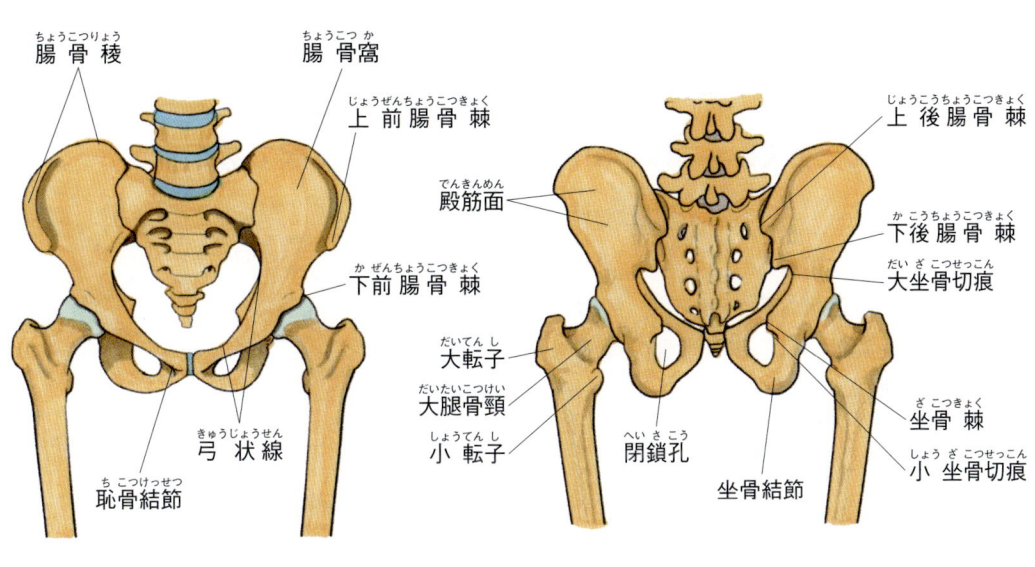

104-1 骨盤前面

104-2 骨盤後面

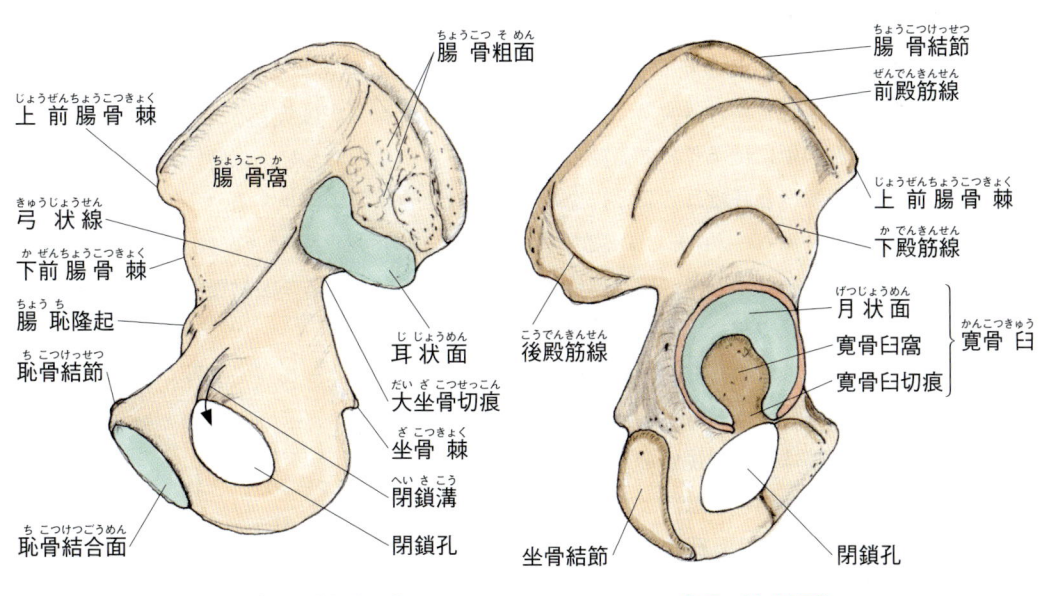

104-3 寛骨（右内面）

104-4 寛骨（右外面）

105 骨格系 下肢の骨 2

1 脛骨近位端の上面は膝関節のための構造がある．

1. 脛骨近位端は上方に向かって広がっており，（①　　　）骨と関節する関節面がある．
2. 脛骨近位端上面には2つの結節，内側と外側の（②　　　）結節がある．
3. 顆間隆起の前方に見られる粗面を（③　　　）区という．
4. 脛骨近位端の前面には膝蓋靱帯が付着する（④　　　）粗面が見られる．

2 内くるぶしと外くるぶしはそれぞれ脛骨と腓骨の突起である．

5. 腓骨頭は（⑤　　　）骨の外側顆下面と関節する．
6. 内くるぶしは脛骨の（⑥　　　）のことである．
7. 外くるぶしは腓骨の（⑦　　　）のことである．
8. ヒラメ筋線は（⑧　　　）骨の後面に見られる．
9. 外果関節面は足根骨の（⑨　　　）骨との関節面である．

解説

1. 脛骨の近位端には大腿骨の内側顆と外側顆が関節する脛骨の内側顆と外側顆がある．
2. 脛骨内側顆と外側顆の関節面の間にある結節なので，顆間結節という．内側顆間結節と外側顆間結節を合わせた全体の盛り上がりを顆間隆起と呼ぶ．
3. 顆間隆起の前方に見られる粗面を前顆間区といい，後方に見られる粗面を後顆間区という．前顆間区には前十字靱帯が付着する．後顆間区には後十字靱帯が付着する．
4. 大腿四頭筋の腱の中に種子骨である膝蓋骨が発生する．そのために，大腿四頭筋の腱は膝蓋骨より遠位は膝蓋靱帯と呼ばれるようになる．これは脛骨粗面に停止する．
5. 腓骨頭は脛骨と関節（脛腓関節）するが，膝の関節とは関係がないことに注意しておこう．
6. 脛骨は下腿の2本の骨のうち，内側に位置する．従って，内くるぶしは脛骨の内果のことである．足底に行く動脈や神経は内果の後面を通る．
7. 腓骨は下腿の2本の骨のうち，外側に位置する細長い骨である．従って，外くるぶしは腓骨の外果のことである．
　　長・短の腓骨筋腱は外果の後面を通って足に行く．
8. ヒラメ筋線はヒラメ筋の起始部となっている．
9. 腓骨の遠位端（下端）である外果は脛骨を超えて下方に突出している．外果関節面は足根骨である距骨の滑車外側の関節面と関節する．

答 ①大腿 ②顆間 ③前顆間 ④脛骨 ⑤脛 ⑥内果 ⑦外果 ⑧脛 ⑨距

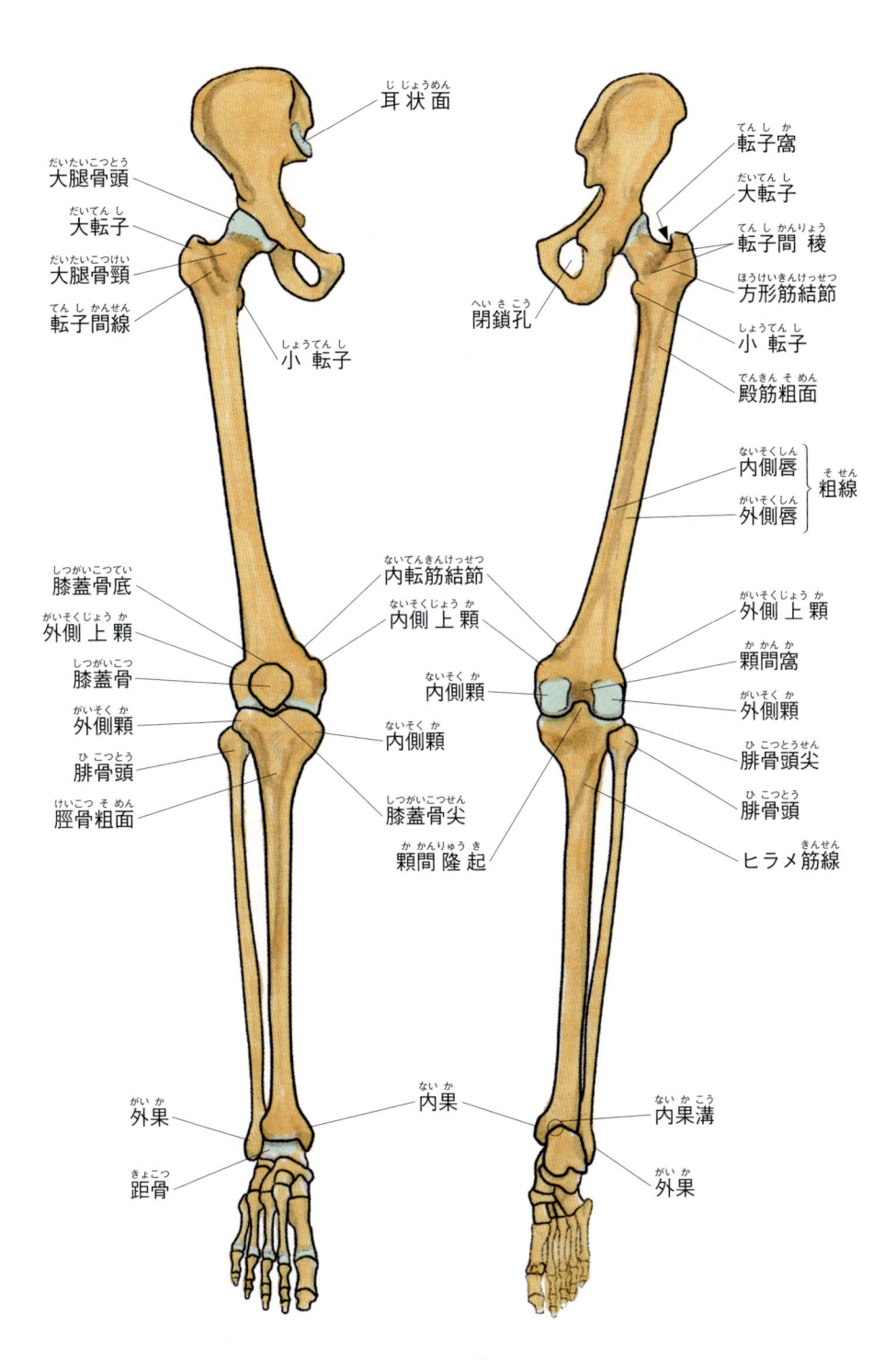

105 下肢の骨

106 骨格系 下肢の骨 3

□ **足の骨は，足根骨，中足骨，趾骨（趾節骨）に分けられる．**

1. 足の骨格は足根骨，中足骨，足指の骨からなるが，足根骨の数は（① 　　）個である．
2. 近位の足根骨は距骨と（② 　　）骨である．
3. 遠位の足根骨は3つの楔状骨と（③ 　　）骨である．
4. 下腿骨と関節する足根骨は（④ 　　）骨である．
5. 足根骨中最大の骨で，「かかと」を形づくるのは（⑤ 　　）骨である．
6. 距骨滑車と関節するのは脛骨と，腓骨の（⑥ 　　）である．
7. 腓骨筋滑車の下方を（⑦ 　　）筋の腱が走行する．
8. 載距突起の下面を（⑧ 　　）筋の腱が走行する．
9. 立方骨下面には（⑨ 　　）筋の腱が走行する溝がある．

解説

1. 手根骨の数は8個であるが，足根骨の数は7個である．
2, 3. 足根骨は7個の骨からなる．手根骨と同様に近位列と遠位列に分けられるが，舟状骨は中間に位置する．従って，近位の足根骨は距骨と踵骨で，遠位の足根骨は3つの楔状骨と立方骨である．遠位列の足根骨はいずれも中足骨と関節する．
4. 下腿骨，すなわち脛骨と腓骨に関節するのは距骨だけである．
5. 踵骨は後方に大きく突出して「かかと」を作っている．この部分を踵骨隆起という．踵骨隆起の後上部には踵骨腱（アキレス腱）が付着する．
6. 距骨滑車は距骨体上部の3つの関節面で囲まれた部分である．外側の関節面は腓骨の外果内面にある関節面と関節する．内側および上面の関節面は脛骨との関節面である．距骨滑車の上面の関節面は前方の幅が後方より広い．
7. 下方を長腓骨筋の腱が，上方を短腓骨筋の腱が腓骨筋支帯に囲まれて通過する．
8. 長母趾屈筋の腱は，距骨後結節の内側結節と外側結節の間にある長母趾屈筋腱溝を通ったあと前方に向かい，載距突起下面の同名の溝を走行し，母指の末節骨に向かう．
9. 腓骨筋滑車の下方を通過した長腓骨筋の腱は立方骨の下面に向かい，立方骨の長腓骨筋腱溝を通って足底を横切る．

答 ①7 ②踵 ③立方 ④距 ⑤踵 ⑥外果（関節面） ⑦長腓骨 ⑧長母趾屈 ⑨長腓骨

106-1　足の骨（右背面）

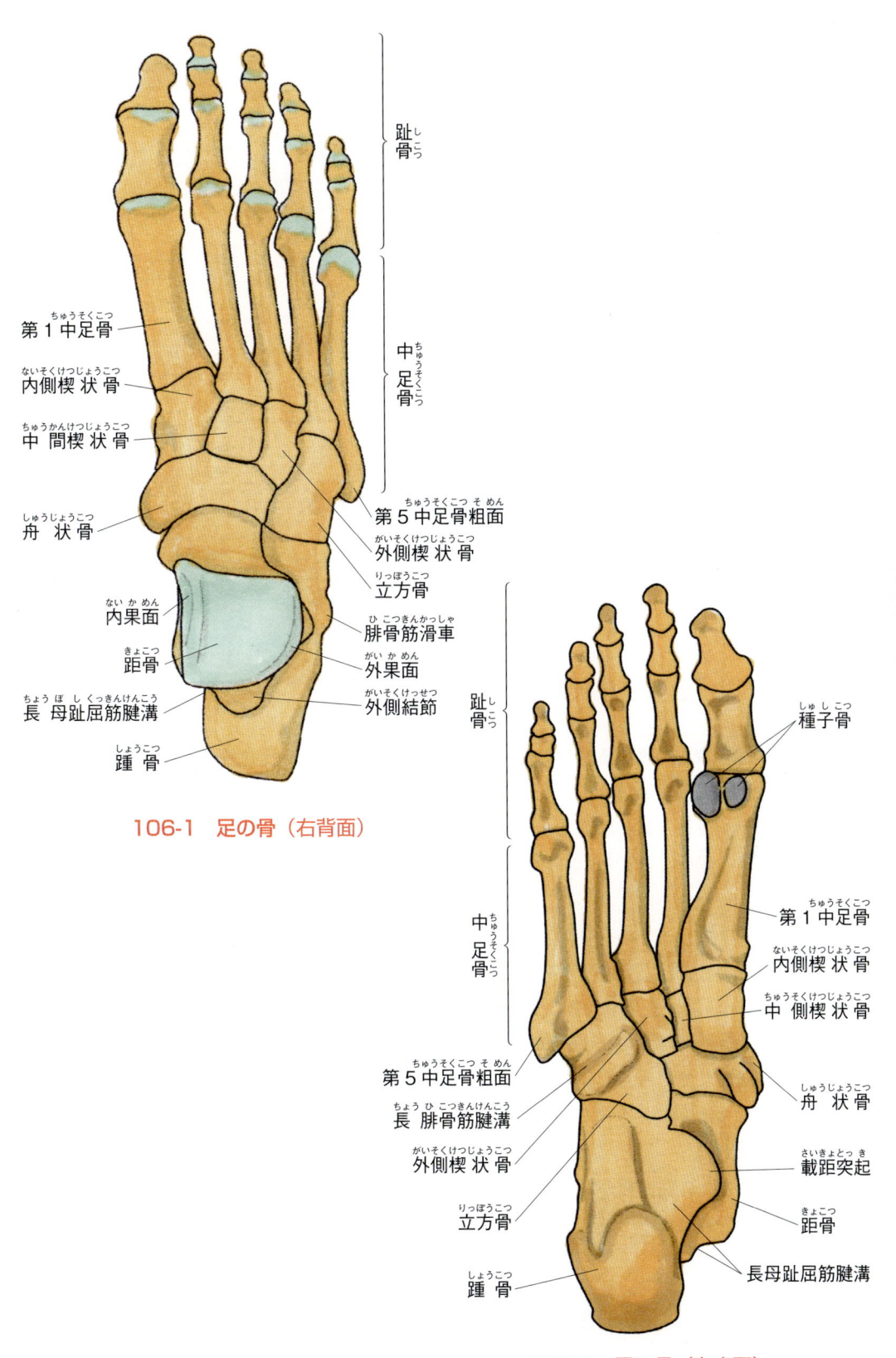

106-2　足の骨（右底面）

211

107 骨格系 胸郭

1 胸郭は，12個の胸椎，12対の肋骨と肋軟骨，1個の胸骨で作られる骨格である．

1. 胸郭は内部に心臓や（①　　）などを入れて保護している．
2. 胸郭の上方への開口部を胸郭（②　　）口という．
3. 上位7対の肋骨を（③　　）肋という．
4. 下位2対の肋骨は（④　　）肋と呼ばれる．
5. 胸骨は柄，体，および（⑤　　）突起の3部から成る．
6. 胸骨柄の頸切痕の両側には（⑥　　）骨のための関節面がある．
7. 胸骨柄と体の間は前方に向かってわずかに突出し（⑦　　）角を作る．

2 肋骨は肋骨頭，肋骨頸，肋骨体に区分される．

8. 第1肋骨体の上面に見られる前斜角筋結節の後方を（⑧　　）動脈が走行する．
9. 第11，12肋骨を除いて（⑨　　）結節が見られる．

解説

1. 胸郭は胸部内臓を保護するだけではなく，肝臓，膵臓，脾臓や消化管の上部および腎臓の一部などの腹腔内臓器も保護している．
2. 胸郭上口は胸骨柄，第1肋軟骨と肋骨および第1胸椎で囲まれた部分で，胸腔が頸部および上肢と交通する場所（部位）となっている．胸郭上口は胸腔から上部への出口にあたる場所で，胸郭出口ともいわれる．
3. 1番目から7番目までの肋骨は，自分の肋軟骨で胸骨と連結している．そのため，本当の肋骨という意味で「真肋（しんろく）」と呼ばれる．真肋は上方から下方にかけて次第に長くなっている．
4. 8番目から12番目までの肋骨は仮肋（かろく）と呼ばれる．8，9，10番目の肋軟骨は，それぞれ1つ上の肋軟骨に連結することで，間接的に胸骨と連結している．しかし，11，12番目の肋軟骨は尖端が遊離しているため，自由肋，遊離肋あるいは浮遊肋といわれる．
5. 胸骨は胸郭の前部にある骨で，柄，体，剣状突起の3部からなる．3部は老齢まで骨癒合することは少ない．
6. 鎖骨の胸骨端との関節面があり，ここに胸鎖関節が形成される．上肢は上肢帯骨である鎖骨を介して，骨の連結だけで見れば，胸鎖関節のみで体幹とつながっている．

答 ①肺 ②上 ③真 ④自由（遊離または浮遊）⑤剣状 ⑥鎖 ⑦胸骨（ルイ）⑧鎖骨下 ⑨肋骨

7. ルイ角ともいう．側面に肋軟骨を介して，第2肋骨が連結するため，体表から何番目の肋骨かを知る目安となる．
8. 第1肋骨は上面と下面が区別できる．上面には前斜角筋が停止する前斜角筋結節が見られるが，その前方には鎖骨下静脈が通る鎖骨下静脈溝があり，後方には鎖骨下動脈が通る鎖骨下動脈溝がある．
9. 肋骨頸と体の移行部には肋骨結節という隆起が見られる．この関節面は，胸椎横突起の先端にある横突肋骨窩との関節面である．

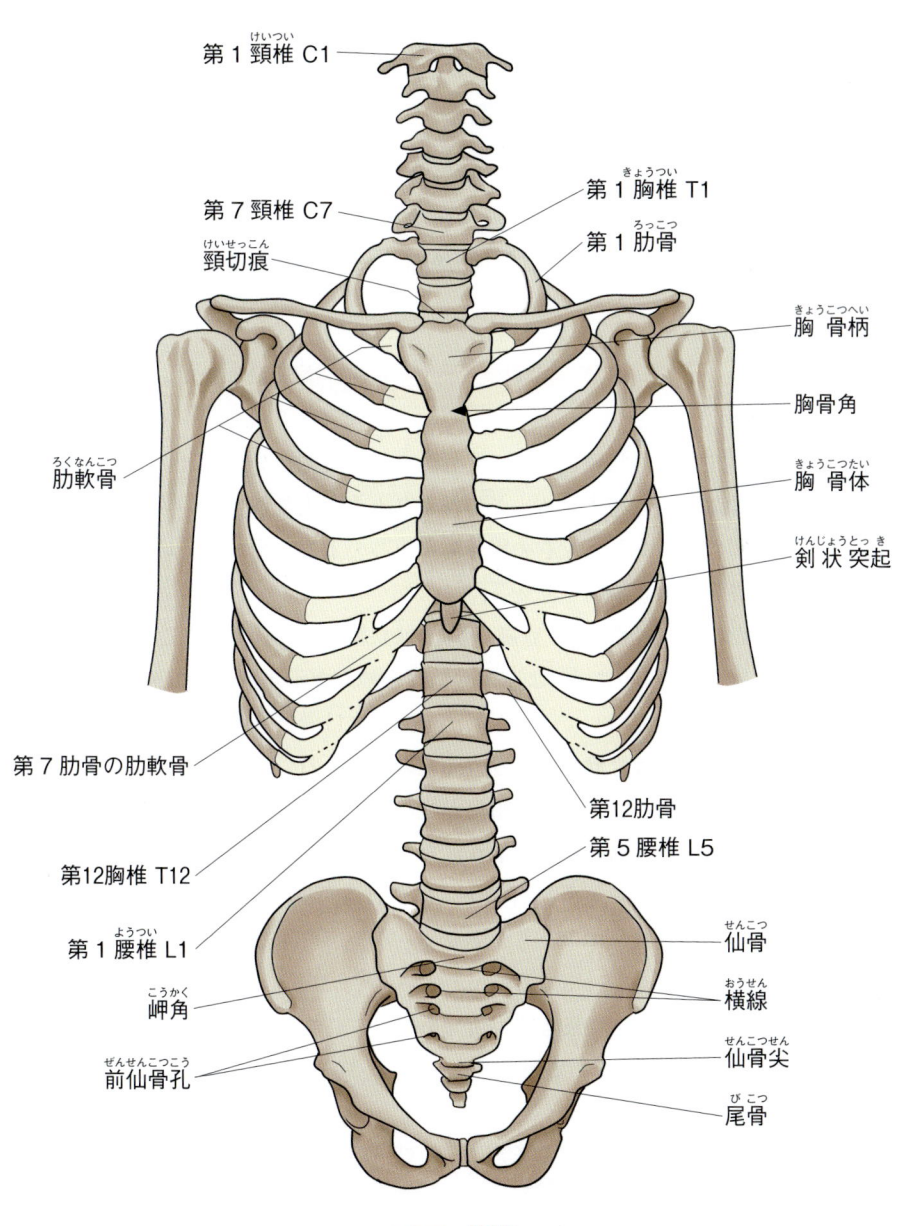

107　胸郭

108 骨盤 （骨格系）

1 骨盤は，左右の寛骨，仙骨，尾骨で作られる骨格である．

1. 骨盤は大骨盤と（①　　）盤に分けられる．
2. 岬角から弓状線に沿って恥骨結合に至る線を（②　　）線という．
3. 小骨盤の上方への開口部を骨盤（③　　）口という．
4. 小骨盤の底面で尾骨先端，恥骨弓および（④　　）結節を結んだ線で囲まれるのを骨盤下口という．
5. 小骨盤に囲まれた所を（⑤　　）腔という．

2 骨盤は男女差の大きい骨格である．

6. 骨盤は男女差が大きく，特に（⑥　　）角は女性の方が男性より大きい．
7. 女性の仙骨の幅は男性より（⑦　　）い．
8. 産科的真結合線は岬角と（⑧　　）の後面を結んだ線である．

解説

1，2，3．岬角から左右の弓状線に沿って恥骨結合に至る線を分界線というが，この線によって囲まれた部分は骨盤上口に相当する．この線より上方を大骨盤といい，下方を小骨盤と呼ぶ．大骨盤を作るのは腸骨翼であり，左右の腸骨翼は腹腔の下端を形成している．右の腸骨翼は盲腸を支え，左の腸骨翼はS状結腸を支える．

小骨盤で囲まれた部分が骨盤腔で，直腸，膀胱，前立腺（♂）子宮や卵巣（♀）などを容れる．

4，5．骨盤下口は尾骨先端，恥骨弓および坐骨結節を結んだ不規則な線で囲まれる部分である．骨盤下口は下方に向かって開口しているため，骨盤の底は骨格筋で構成されている．これを骨盤隔膜という．真の骨盤腔は骨盤上口と骨盤隔膜の間である．

6，7．骨盤腔には子宮があり，骨盤腔は胎児が娩出されるときの産道となるため，女性骨盤は男性骨盤に比べて，胎児が通過しやすいようになっている．その一つとして腟が開口する尿生殖三角の面積を広くするため，恥骨結合の下に作られる角度（恥骨下角）は女性では男性より大きい．また，また，骨盤腔全体の長さを少なく，かつ広くするために，骨盤腔面を構成する仙骨は高さが低く横幅が広くなっている．

8．産科的真結合線は骨盤腔の中で最も狭い所であり，ここを胎児の頭が通過できるかどうかが重要となる．約10.5〜12.0cmである．

答　①小骨　②分界　③上　④坐骨　⑤骨盤　⑥恥骨下　⑦広　⑧恥骨結合

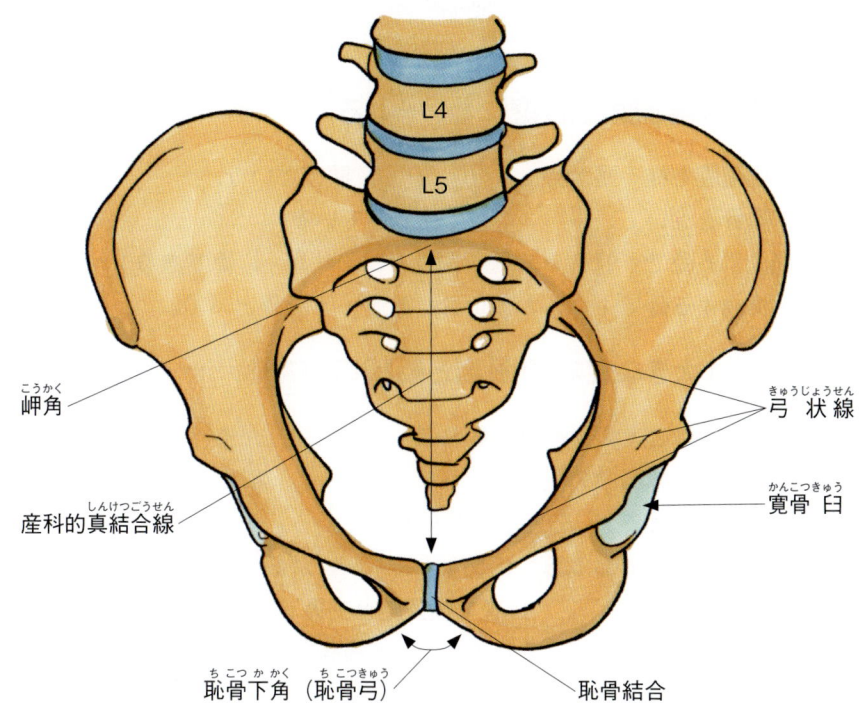

108-1　骨盤前面

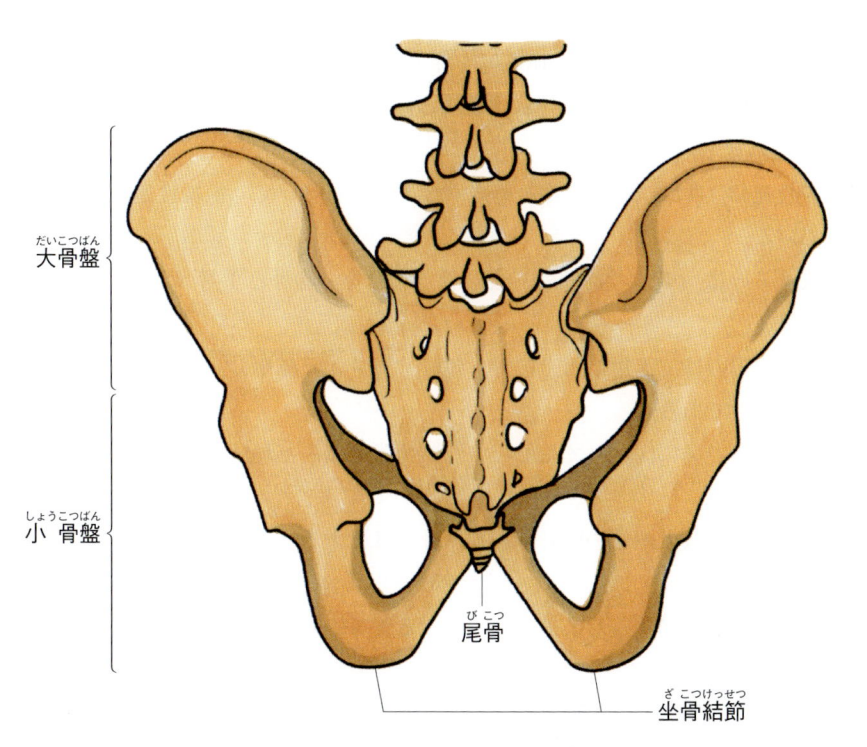

- 岬角（こうかく）
- 産科的真結合線（さんかてきしんけつごうせん）
- 恥骨下角（恥骨弓）（ちこつかかく／ちこつきゅう）
- 弓状線（きゅうじょうせん）
- 寛骨臼（かんこつきゅう）
- 恥骨結合

108-2　骨盤後面

- 大骨盤（だいこつばん）
- 小骨盤（しょうこつばん）
- 尾骨（びこつ）
- 坐骨結節（ざこつけっせつ）

骨格系

109 骨格系 頭蓋骨 1

1 頭蓋骨は脳頭蓋と顔面頭蓋にわけられる．

1. 脳を容れる頭蓋腔を作る頭蓋骨を，（①　　　）頭蓋という．
2. 頭蓋骨は下顎骨を除いて（②　　　）で連結している．
3. 脳頭蓋を構成する骨で1対あるのは頭頂骨と（③　　　）骨である．
4. 顔面頭蓋を構成する骨で1つしかないのは舌骨，下顎骨と（④　　　）骨である．

2 頭蓋前面には大きな左右の眼窩と梨状口がある．

5. 頭蓋の前面には眼球とその付属器を容れる（⑤　　　）がある．
6. 頭蓋の前面中央部には鼻腔の開口部である（⑥　　　）口がある．
7. 鼻腔は（⑦　　　）隔によって左右に分けられている．
8. 鼻腔の側壁には骨の棚である3つの鼻（⑧　　　）がある．
9. 眼窩は視神経を通す，（⑨　　　）管で頭蓋腔と交通している．
10. 眼窩と頭蓋腔の間には眼神経，動眼神経，滑車神経などを通す（⑩　　　）裂がある．

解説

1. 頭蓋は多くの骨で構成される骨格で，頭蓋腔を作る脳頭蓋と顔を形づくる顔面頭蓋からなる．舌骨は顔面頭蓋に分類されるが，他の骨とは離れて存在するので，頭蓋骨に分類しない場合もある．
2. 頭蓋骨は滑膜性連結（関節）で側頭骨と連結する下顎骨を除いて，線維性連結である縫合によって連結している．
3. 脳頭蓋を構成するのは，1つの前頭骨，後頭骨，蝶形骨，篩骨と1対（2個）ある頭頂骨と側頭骨である．
4. 顔面頭蓋を構成するのは，1対ある上顎骨，頬骨，鼻骨，下鼻甲介，口蓋骨，涙骨と，1つの鋤骨，下顎骨と舌骨である．
5. 眼窩は開口部が四角で奥に向かって狭くなった四角錐の窪みと理解され，上壁，下壁，外側壁，内側壁がある．
6. 鼻の形を作っているのは大部分，軟骨であり，骨だけにすると西洋ナシの形をした大きな開口部ができる．
7. 鼻中隔は篩骨の垂直板と鋤骨，および軟骨からなる．鼻中隔は左右のいずれかにゆがんでい

答 ①脳　②縫合（線維性連結）　③側頭　④鋤
⑤眼窩　⑥梨状　⑦鼻中　⑧甲介　⑨視神経　⑩上眼窩

ることが多く，狭くなった鼻腔に鼻づまりが生じやすい．
8. 鼻腔の側壁は上鼻甲介，中鼻甲介，下鼻甲介の3つの骨性の棚がある．上鼻甲介と中鼻甲介は篩骨の一部であるが，下鼻甲介は独立した骨である．
9. 視神経は視神経管を通って，眼窩に入る．視神経管には内頸動脈から分かれた眼動脈も通る．
10. 上眼窩裂には，三叉神経第1枝である眼神経が通るほか，眼球を動かす眼筋を支配する動眼神経，滑車神経，外転神経などが通る．

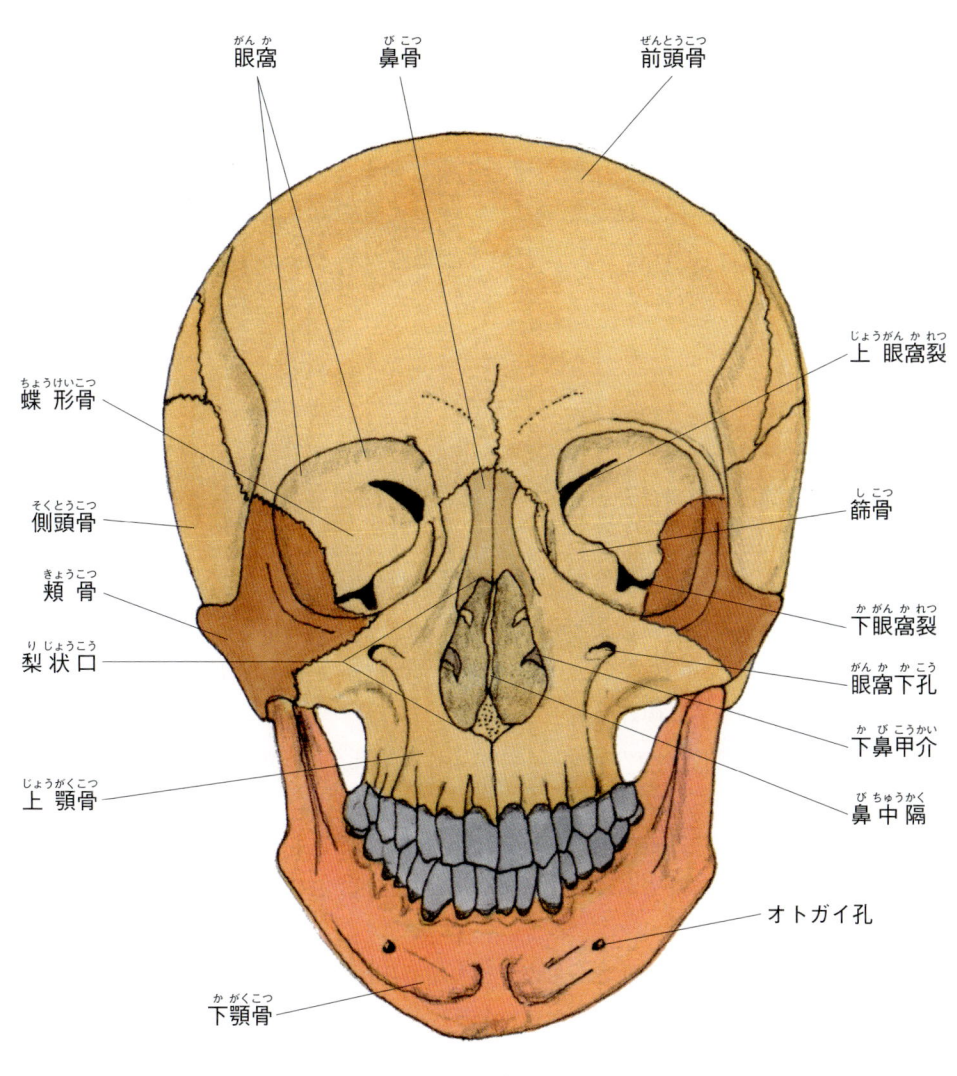

109　頭蓋前面

110 骨格系 頭蓋骨 2

1 頭蓋骨には神経や血管などを通す孔が多く開いている．

1. 下眼窩裂には正円孔，翼口蓋窩を通ってきた（①　　　）神経が通る．
2. 眼窩は鼻腔と（②　　　）管で交通している．
3. 篩骨の篩板には多くの小孔が開いているが，ここには（③　　　）神経が通る．
4. 卵円孔には三叉神経の枝である（④　　　）神経が通る．
5. 舌咽神経や迷走神経を通すのは（⑤　　　）孔である．
6. 脳の延髄の続きである脊髄は（⑥　　　）孔を通る．

2 蝶形骨は蝶の形に似た1つの骨である．

7. 蝶形骨は蝶の翅に似た大翼と小翼，そして脚に当たる（⑦　　　）突起がある．
8. 蝶形骨の頭蓋内面中央部には（⑧　　　）体が入る凹みがある．
9. 蝶形骨体の内部には（⑨　　　）洞という副鼻腔がある．

解説

1. 上顎神経は三叉神経第2枝である．三叉神経節で分かれた上顎神経は正円孔から翼口蓋窩に出て，下眼窩裂を通って眼窩に入る．眼窩の下に見られる眼窩下孔から出る眼窩下神経は上顎神経の続きである．
2. 涙腺から分泌された涙は，眼球表面を潤した後，鼻涙管を通って鼻腔の下鼻道に流れ出る．
3. 篩骨の篩板にある小孔は前頭蓋窩と鼻腔との交通孔で，正しくは多くの嗅糸が通る．嗅糸とは20本ほどの細い神経であるが，これらをまとめて嗅神経（第1脳神経）という．従って篩骨の篩板の上に脳の一部である嗅球が載っている．
4. 三叉神経は三叉神経節で3つの神経に分かれる．卵円孔を通るのは3番目の枝（第3枝）の下顎神経である．
5. 頸静脈孔には舌咽神経・迷走神経・副神経も通るが，頸静脈孔の前半分には脳からの静脈血を集める硬膜静脈洞の最終部であるS状静脈洞が来ており，S状静脈洞は頸静脈孔を出ると内頸静脈となる．
6. 大孔は後頭骨に開いた大きな孔であるので，大後頭孔ともいう．大孔は下方では脊柱管に続く．脊髄のほか，脳を栄養する重要な血管である椎骨動脈や，副神経の脊髄根が通る．
7. 蝶形骨は蝶の形に似た骨で，蝶の体に当たるのが蝶形骨体で体から左右に大翼と小翼が翅を

答 ①上顎　②鼻涙　③嗅　④下顎　⑤頸静脈　⑥大（後頭）
　　　⑦翼状　⑧下垂　⑨蝶形骨

広げたように出ている．また，下方には蝶の脚のように左右の翼状突起が出ている．翼状突起は内側板と外側板に分かれている．

8. 蝶形骨体の上部には馬の鞍の形をしたトルコ鞍がある．その中央部は脳下垂体を収める凹みとなっている．
9. 蝶形骨体の内部には鼻腔と通じる副鼻腔の1つである蝶形骨洞がある．

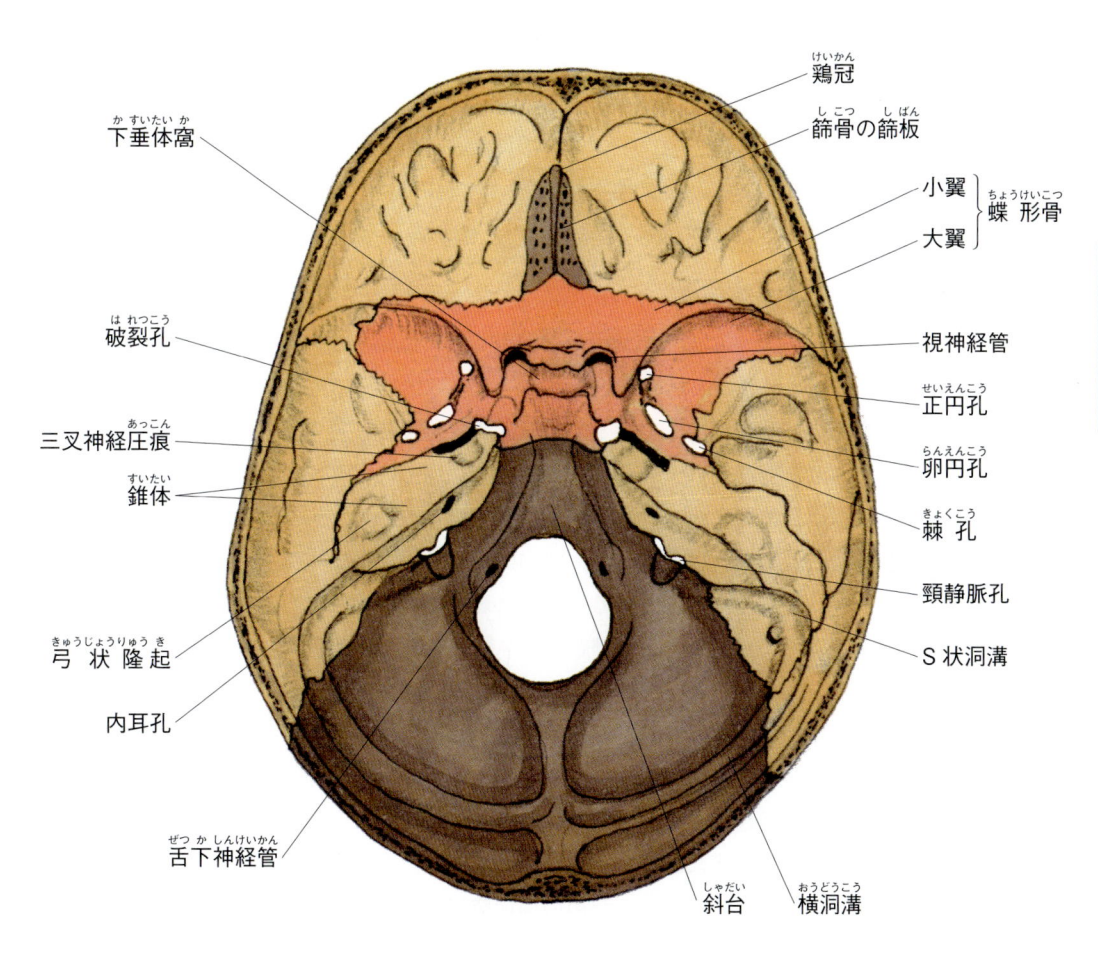

110　内頭蓋底

111 骨格系 頭蓋骨 3

1 頭蓋を構成する側頭骨の内部には平衡聴覚器が収められている．

1. 側頭骨の外側には外耳道につながる（①　　）孔が開口している．
2. 外耳道の奥には鼓膜があり，その奥は（②　　）室となっている．
3. 側頭骨の頭蓋内面には大きな骨の塊である（③　　）体が見られる．
4. 内耳孔には内耳神経と（④　　）神経が通る．
5. 側頭骨錐体の上面の弓状隆起の下には（⑤　　）規管がある．

2 下顎骨は頭蓋骨を構成する骨のうち唯一，動く骨である．

6. 下顎骨の関節突起は側頭骨と（⑥　　）関節を作る．
7. 顎関節には線維軟骨でできた（⑦　　）円板がある．
8. 下顎骨には，成体で16本の永久歯を容れる16個の（⑧　　）がある．
9. 下顎骨の中には神経と血管が通る（⑨　　）管がある．

解説

1. 側頭骨外側面には外耳孔が開口している．外耳孔のすぐ後ろに見られる突起は乳様突起，外耳孔のすぐ前に見られる関節窩は下顎骨との関節面で顎関節（側頭下顎関節）を形成する．
2. 鼓膜の奥は鼓室という部屋で，中耳に属する．中にツチ骨，キヌタ骨，アブミ骨が入っている．
3. 側頭骨の錐体は骨の塊のように見えるが（図110を参照），なかに複雑な形をした空洞やトンネルがある．空洞には中耳や内耳に属する平衡覚と聴覚に関与する受容器が収められている．
4. 内耳神経は聴覚を伝える蝸牛神経（聴神経）と平衡覚を伝える前庭神経に分かれ，それぞれ内耳に行く．顔面神経も内耳孔から側頭骨錐体（図110を参照）の中に入るが，顔面神経は細いトンネルである顔面神経管を通り，側頭骨底部の外表面にある茎乳突孔から出る．茎乳突孔は側頭骨の乳様突起と茎状突起の間に見られる孔である（図112を参照）．
5. 錐体の上面には小さな隆起である弓状隆起が見られる．これは内耳の平衡覚の受容器である三半規管の一つである前半規管によってできた隆起である．
6. 下顎骨の下顎枝には側頭骨と関節するための関節突起と側頭筋が停止する筋突起がある．
7. 顎関節には厚い関節円板がある．関節円板があることで，関節円板上面と側頭骨の間，関節円板下面と下顎骨関節突起の間という2つの異なった動きをする関節を1つの関節で行うことを可能にしている．

答 ①外耳　②鼓　③錐　④顔面　⑤三半
⑥顎(側頭下顎)　⑦関節　⑧歯槽　⑨下顎

8. 歯を抜いた場合，下顎骨にみられる凹みを歯槽という．
9. 下顎管の入り口は下顎枝の内面にある下顎孔で，出口はオトガイ孔である．下顎管には下顎神経の枝である下歯槽神経と顎動脈の枝である下歯槽動脈が通る．これらの神経や血管は下顎の歯に分布している．オトガイ孔から出た後は，それぞれオトガイ神経，動脈となる．

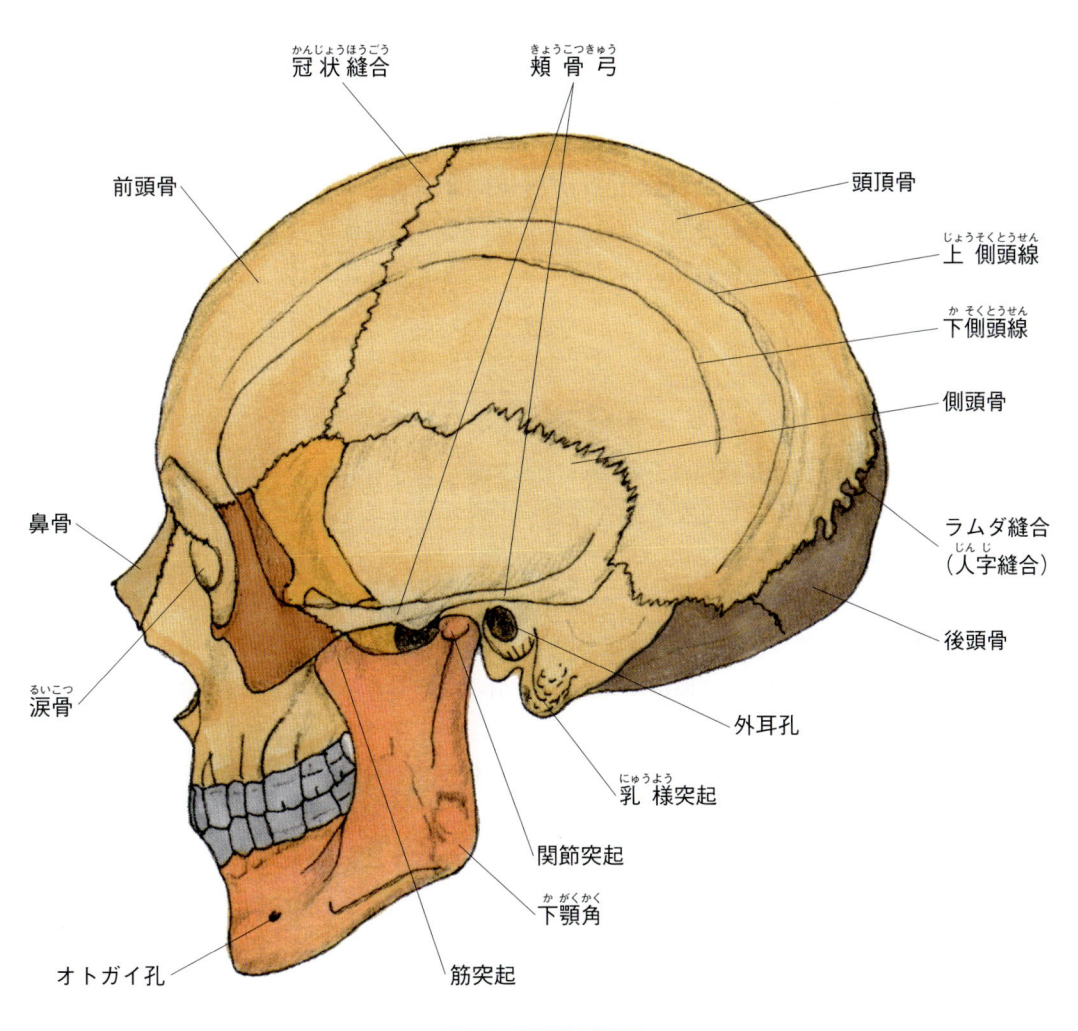

111 頭蓋の側面

112 骨格系 頭蓋骨 4

1 頭蓋の底面は，外面からみた場合，外頭蓋底という．

1. 骨口蓋を作るのは上顎骨と（①　　　）骨である．
2. 茎乳突孔からは（②　　　）神経が出る．
3. 頸動脈管には（③　　　）動脈が通る．
4. 後頭顆は（④　　　）との関節面を持っている．
5. 外後頭隆起から左右に伸びる線を（⑤　　　）線という．

2 新生児の頭蓋には泉門が見られる．

6. 頭蓋骨の上半分を（⑥　　　）冠という．
7. 頭頂骨，前頭骨や後頭骨は（⑦　　　）骨化により発生する．
8. 新生児の前頭骨と頭頂骨の間には（⑧　　　）門が見られる．
9. 新生児の頭頂骨と後頭骨の間には（⑨　　　）門が見られる．

解説

1. 口腔の天井である口蓋は硬口蓋（骨口蓋）と軟口蓋に分けられる．硬口蓋の前4分の3は上顎骨，後4分の1は口蓋骨よりなる．
2. 茎乳突孔は顔面神経管の出口で，顔面神経が出る．
3. 総頸動脈から分かれた内頸動脈は，頸動脈管を通って頭蓋腔に入る．
4. 後頭顆は環椎と関節し，環椎後頭関節を作る．
5. 外後頭隆起は，後頭骨の外表面にある隆起で，体表から触れられる．外後頭隆起から両側に伸びる線が上項線である．
6. 頭蓋冠は頭蓋の上半分の部分で，頭蓋腔の天井を作っている．頭蓋冠は眼窩上縁と外後頭隆起を結ぶ線で頭蓋骨を切断した場合，線より上の部分で，前頭骨，左右の頭頂骨および後頭骨の一部で作られている．
7. 頭蓋冠を構成している扁平骨である前頭骨，頭頂骨，後頭骨などは，膜性骨化により骨が発生する．四肢の骨は，まず軟骨ができて，それが骨に置き換えられる軟骨内骨化によって発生する．
8. 新生児の頭蓋骨は完全に骨化しておらず，骨と骨の間には膜の部分がある．この膜の部分を泉門という．

答 ①口蓋　②顔面　③内頸　④第1頸椎（環椎）　⑤上項
　　　⑥頭蓋　⑦膜性　⑧大泉（前泉）　⑨小泉（後泉）

泉門のなかで，左右の頭頂骨と未だ1つの骨になっていない前頭骨の間にある大泉門（前泉門）が一番大きい．1歳半くらいで閉じる．

9. 左右の頭頂骨と後頭骨の間にある泉門を小泉門（後泉門）という．出生後6カ月から1年くらいで閉じる．

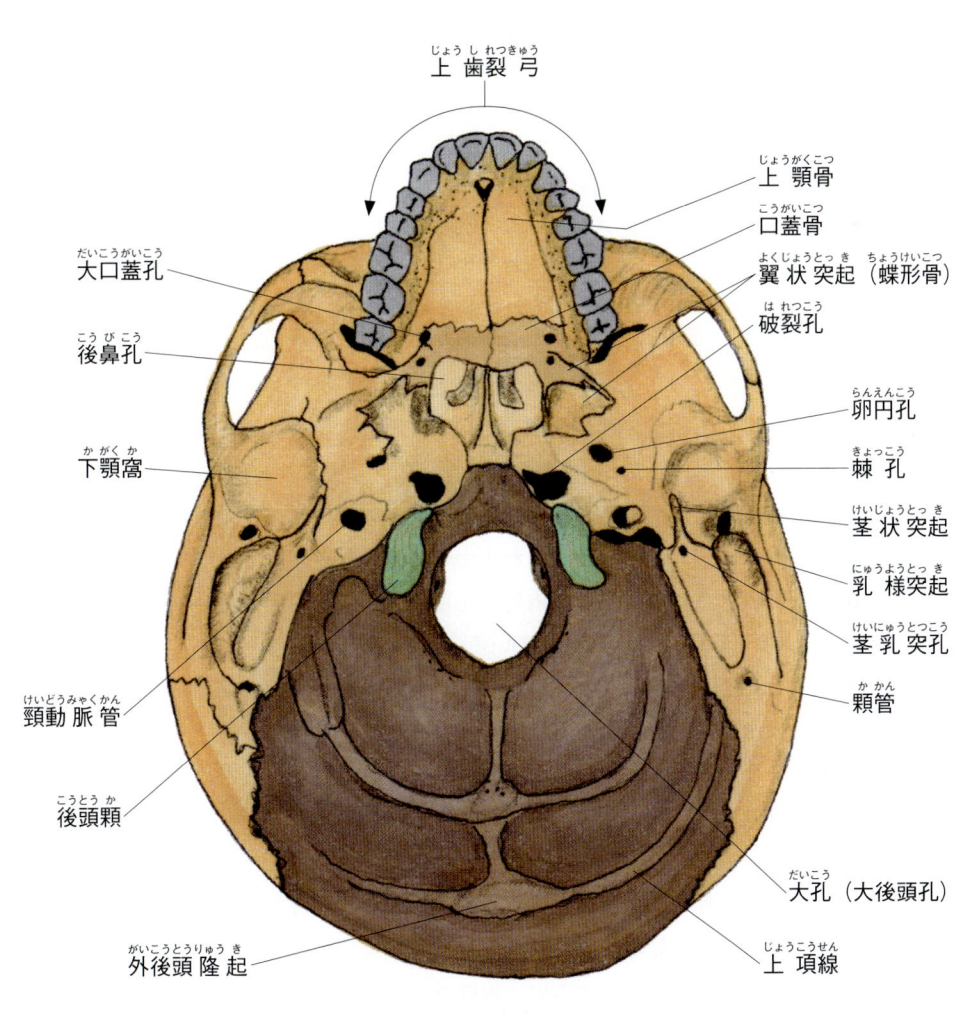

112　外頭蓋底

113 骨の連結様式

関節・靱帯

1 2個またはそれ以上の骨のつながりを骨の連結という.

1. 連結は線維性, 軟骨性および（①　　）性連結の3種類に分類される.
2. 線維性連結には, 縫合,（②　　）結合, 釘植の3つがある.
3. 縫合は頭蓋骨だけに見られるが, その形により鋸状,（③　　）状, 直線などに分けられる.
4. 骨間膜は（④　　）結合に含まれる.

2 骨と骨が軟骨で結合された連結を軟骨性連結という.

5. 軟骨性連結は, 軟骨結合と（⑤　　）結合に分けられる.
6. 第1肋骨と胸骨は（⑥　　）結合により連結されている.
7. 隣り合う椎骨の椎体間は椎間板による（⑦　　）結合により連結されている.
8. 左右の恥骨は恥骨間円板による（⑧　　）結合により連結されている.

解説

1. 骨と骨を結び付けている組織の種類によって線維性連結, 軟骨性連結および滑膜性連結の3種類に分類される.
2. 骨と骨とが線維性結合組織で結合された連結で, 靱帯結合は隣接する骨が比較的多量の結合組織により連結されている. そのために, わずかの可動性がある.
3. 縫合は, 頭蓋だけに見られる. 頭蓋の内外面を覆う骨膜と, 連結する骨間にあるごくわずかな結合組織（縫合靱帯）によって連結されている. 動きはほとんどできない.
4. 靱帯結合に使われる結合組織の形状はヒモ状や帯状, あるいは薄く広がった膜状（骨間膜）のものなど, さまざまな形状がある.
5. 軟骨結合は骨と骨とが軟骨で結合されたもの. 軟骨には弾性があるため, わずかの運動が可能である. 軟骨の種類によって軟骨結合（硝子軟骨による結合）と線維軟骨結合（線維軟骨による結合）に分けられる.
6. 第1肋骨と胸骨は硝子軟骨である肋軟骨で連結された軟骨結合である.
7, 8. 骨と骨が大部分線維軟骨で結合されたもの. 連結部の骨の表面は薄い硝子軟骨で覆われている. 可動性は軟骨結合より多少大きい. 線維軟骨は普通, 骨に変化することはない. ゆえに成人の多くの軟骨性連結はこの型である. 脊柱の各椎体間に見られる椎間円板（椎間板）や恥骨結合はこの例である.

答　①滑膜　②靱帯　③鱗　④靱帯　⑤線維軟骨　⑥軟骨　⑦線維軟骨　⑧線維軟骨

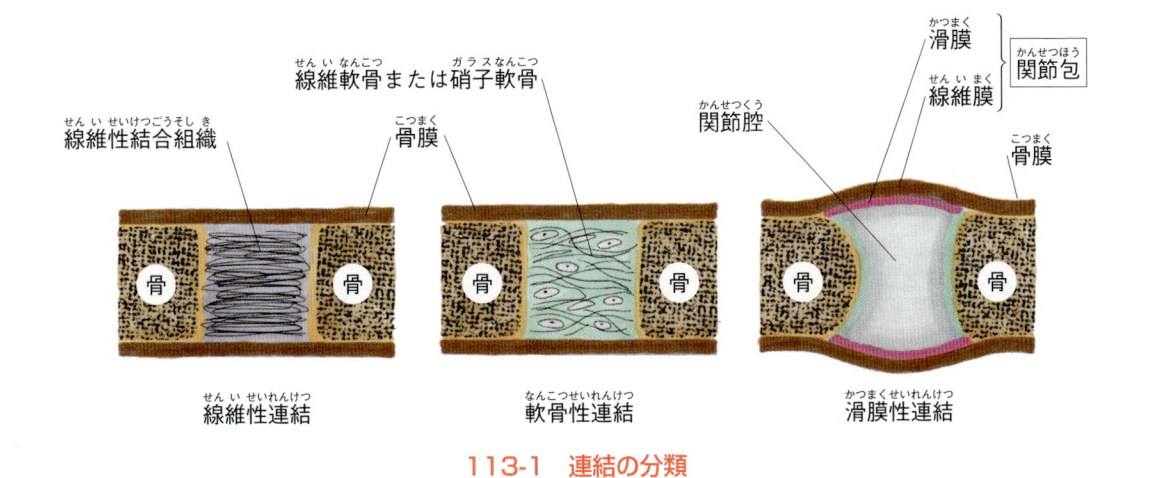

113-1　連結の分類

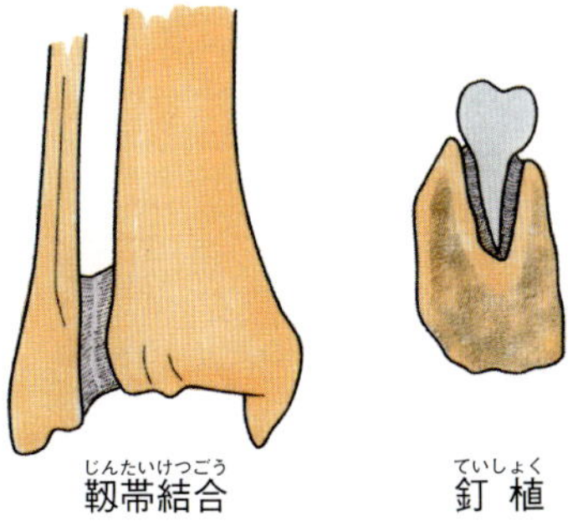

線維性連結 / 軟骨性連結 / 滑膜性連結

- 線維性結合組織
- 骨膜
- 線維軟骨または硝子軟骨
- 骨膜
- 関節腔
- 滑膜
- 線維膜
- 関節包
- 骨膜

113-2　靱帯結合と釘植

- 靱帯結合
- 釘植

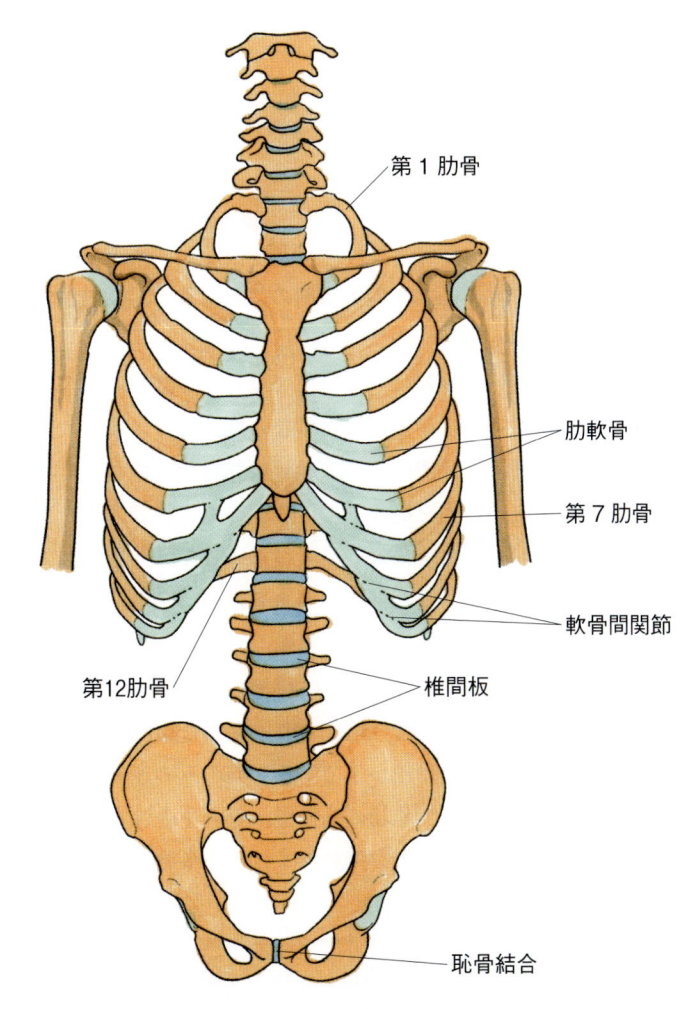

113-3　軟骨性連結

- 第1肋骨
- 肋軟骨
- 第7肋骨
- 軟骨間関節
- 第12肋骨
- 椎間板
- 恥骨結合

関節・靱帯

225

114 関節の一般構造

関節・靱帯

1 滑膜性連結を一般に関節という．

1. 関節面の凸側を関節頭，凹側を（①　　　）という．
2. 関節の周囲は（②　　　）で包まれている．
3. 関節面を覆う関節軟骨は多くの場合（③　　　）軟骨で作られている．
4. 関節腔内は（④　　　）膜から分泌された滑液で満たされている．
5. 滑液の役割は関節面の摩擦を少なくしたり，（⑤　　　）軟骨を栄養したりすることである．

2 関節は構成する骨の数，運動軸の数，および関節の形から分類される．

6. 2つの骨で形成される関節を（⑥　　　）関節という．
7. 手指の骨の間の関節（指節間関節）の運動軸は（⑦　　　）である．
8. 肩関節はその形から，（⑧　　　）関節に分類されている．
9. 指節間関節はその形から，（⑨　　　）関節に分類されている．

解説

1. 関節面は一方が凸で，他方は凹のことが多い．凸の側を関節頭と呼び，凹の側を関節窩と呼んでいる．
2. 骨を包んでいる骨膜は，関節部では骨から離れ，関節を囲む線維性の関節包となっている．
3. 関節面は，通常，硝子軟骨からなる関節軟骨に覆われ，きわめて平滑である．例外的に胸鎖関節，肩鎖関節，顎関節の関節軟骨は線維軟骨である．
4, 5. 関節包の内面を構成している膜．関節軟骨の表面は覆わない．滑膜で囲まれた所を関節腔という．滑膜は血管に富む結合組織からなり，滑液の分泌と吸収をする．滑液は卵白のような液で，ヒアルロン酸と糖タンパク質が多い．滑液は関節面の摩擦を軽減させるとともに，血管を持たない関節軟骨に栄養を補給している．
6. 関節は，①構成する骨の数，②関節の運動軸の数，③関節面の形態，などによって分類されている．3個以上の骨より構成される関節は複関節といわれる．
7. 指節間関節では運動軸が1で，1方向のみの運動が可能であるので1軸性関節といわれる．
8. 肩関節は関節頭が半球状の凸面で，それを受ける関節窩が凹面をなしており，関節窩が浅いため，きわめて自由で広い可動性を持った多軸性関節である．このような形をした関節を球関

答　①関節窩　②関節包　③硝子　④滑　⑤関節
　　　⑥単　⑦1　⑧球　⑨蝶番

節という．

9. 手の指の間の関節は，一方の関節面には溝（導溝）があり，他方の関節面には隆起（導稜）がある．この溝と隆起により関節運動の方向が規制される1軸性関節である．このような形をした関節を蝶番関節という．

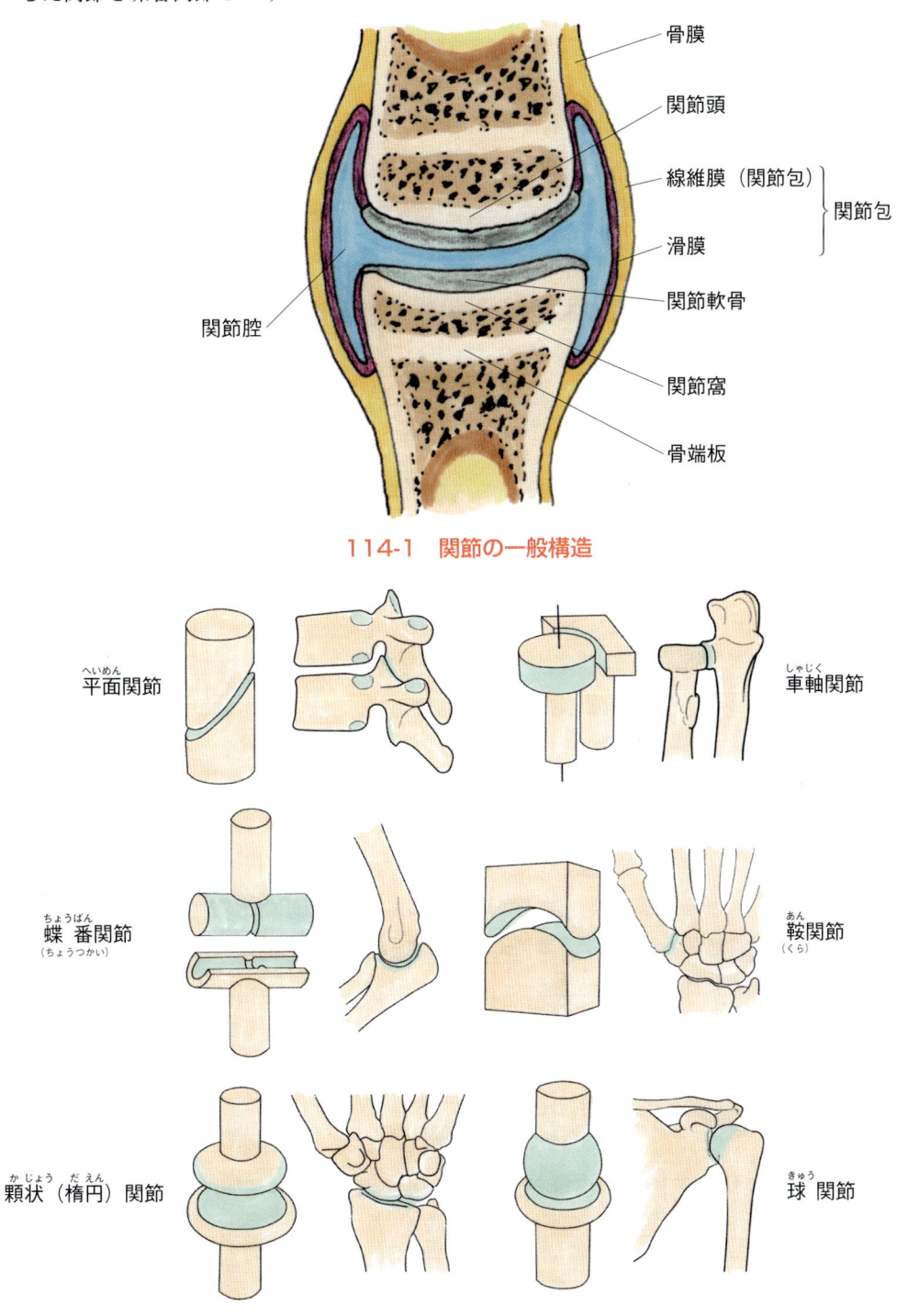

114-1 関節の一般構造

骨膜
関節頭
線維膜（関節包）
滑膜
関節軟骨
関節窩
骨端板
関節包
関節腔

114-2 関節の分類（関節の面の形態による分類）

平面関節
車軸（しゃじく）関節
蝶番関節（ちょうばん／ちょうつがい）
鞍関節（あん／くら）
顆状（楕円）関節（かじょう　だえん）
球関節（きゅう）

関節・靱帯

115 関節の特殊構造と頭頸部の関節

関節・靱帯

1 靱帯とは骨と骨を結ぶ結合組織である．

1. 関節を安定させるため，関節の周囲には（①　　　）が見られる．
2. 靱帯を作るのは多くの場合，腱と同じく（②　　　）線維である．
3. 関節面の間に線維軟骨の板である関節円板や（③　　　）が見られることがある．
4. 関節円板を持つ関節としては顎関節や（④　　　）関節などがある．
5. 関節円板は血管分布が乏しく，また表面は関節軟骨と同じく（⑤　　　）膜に覆われていない．

2 頭蓋骨を構成する骨で動くのは下顎骨だけである．

6. 下顎骨は頭蓋骨を構成する（⑥　　　）骨と関節している．
7. 顎関節には線維軟骨でできた（⑦　　　）円板がある．
8. 下顎骨を前方に出す運動を（⑧　　　）という．
9. 後頭骨と第1頸椎の間の関節を（⑨　　　）関節という．
10. 環軸関節は2つの外側環軸関節と1つの（⑩　　　）関節からなる．

解説

1. 靱帯は，骨と骨を結合する強靱な密性結合組織である．滑膜性の連結は可動性に富む反面，結合が不十分である．その結合力を補うため，多くの靱帯が関節にそなわっている．
2. 靱帯は密性結合組織で作られている．多くの靱帯は膠原線維（コラーゲン線維）で作られているが，項靱帯のように弾性線維で作られている靱帯もある．
3, 4. 線維軟骨性の板が，関節面の間にはさまっていることがある．その板が完全に関節腔を二分している時はこれを関節円板（例：顎関節，胸鎖関節，下橈尺関節）といい関節腔を不完全に二分している時には関節半月（例：膝関節）と呼ぶ．
5. 関節円板や関節半月は血管分布が乏しく，また，その表面には滑膜がない．
6. 側頭骨の下顎窩および関節結節と下顎骨関節突起との関節である．顎関節は側頭下顎関節といわれる．
7. 顎関節の関節円板は関節腔を上下の2つに分けている．関節円板の前部に外側翼突筋が付着する．
8. 下顎骨を前に出す運動，すなわち前突（ぜんとつ）や，後方に引く後退運動は関節円板と下顎窩の間で起

| 答 | ①靱帯 ②膠原（コラーゲン） ③関節半月 ④胸鎖（下橈尺） ⑤滑
⑥側頭 ⑦関節 ⑧前突 ⑨環椎後頭 ⑩正中環軸 |

228

こる．口を開閉する運動は顎関節の低下と挙上という．
9. 環椎外側塊上面にある上関節窩と後頭骨の後頭顆の関節で左右1対あり，楕円関節に属する．
10. 環椎と軸椎の間の関節で，外側環軸関節と正中環軸関節がある．頭部は，軸椎の歯突起を軸として回転する．正中環軸関節は車軸関節である．環椎の前弓後面の歯突起窩と歯突起前関節面との間，および環椎横靱帯と歯突起後関節面との間にそれぞれ独立した関節腔がある．

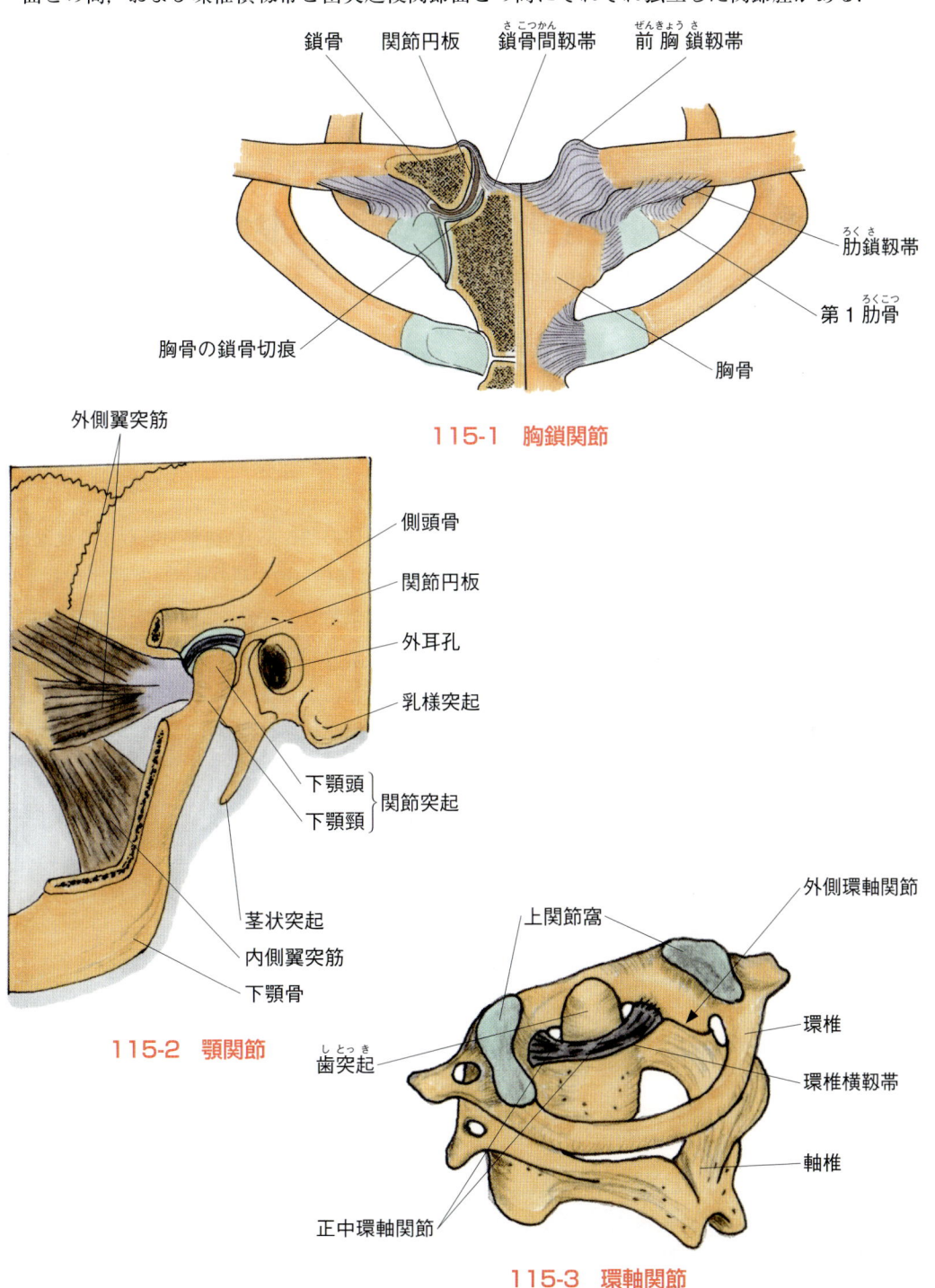

115-1 胸鎖関節

115-2 顎関節

115-3 環軸関節

116 脊柱の連結

関節・靱帯

1 隣り合う椎骨間は軟骨性連結と滑膜性連結の2種がある．

1. 隣り合う椎骨の椎体間には（①　　）がある．
2. 椎骨の椎体前面を上下に結んでいるのは（②　　）靱帯である．
3. 椎骨の椎弓間を結んでいるのは（③　　）靱帯である．
4. 椎間関節は形態からは（④　　）関節である．
5. 脊柱の動きから見て一番大きいのは（⑤　　）領域である．

2 脊柱の動きは個々の椎骨間では小さいが全体では大きな運動となる．

6. 脊柱の屈曲は，後縦靱帯，棘間靱帯および（⑥　　）靱帯により制限される．
7. 脊柱を片方に曲げる運動を（⑦　　）という．
8. 脊柱の回旋運動が小さいのは（⑧　　）領域である．

解説

1. 椎体と椎体の連結は線維軟骨結合である．椎間板は椎体の間にあり，衝撃を吸収する役割と，隣りあう椎体をつなぐ役割を持つ．椎間板の中心部には髄核（胎生期の脊索）と呼ばれる非常に弾性に富む半ゼラチン状の組織があり，その周囲を線維軟骨でできた線維輪が取り巻いている．
2. 前縦靱帯は環椎から仙骨まで，椎体の前面に沿って上下に走る帯状の靱帯．椎体の上部と下部には付着するが，椎体の中央部には付着していない．椎間板とはゆるく付着しているだけである．靱帯の幅は下にいくほど広くなる．椎体の後面には後縦靱帯がある．
3. 黄色靱帯は環椎から第1仙椎までの隣りあう椎骨の椎弓板を結んでいる．黄色の弾性線維からなり，その弾性は直立姿勢を保持するのに役立つ．
4. 上関節突起と下関節突起との間に椎間関節（滑膜性連結）を作っている．椎間関節は平面関節である．関節包はゆるく，隣りあう椎骨の関節突起の縁に着いている．
5. 脊柱全体の動きは，各椎骨間の動きが総合されたものである．各椎骨間の動きは小さくとも，全体としては大きな動きとなる．各椎骨間の動きは椎間板の厚さ，関節面の向き，棘突起の形と傾き方，周囲の靱帯などにより異なる．頸椎領域はいずれの動きにおいても最も可動域が大きい．
6. 脊柱を前に曲げる運動を屈曲という．脊柱の動きの中で最も範囲が広く，頸椎領域が特に大

答 ①椎間（円）板 ②前縦 ③黄色 ④平面 ⑤頸椎
⑥棘上 ⑦側屈 ⑧腰椎

きい．運動は後縦靱帯，棘間靱帯および棘上靱帯により制限される．屈曲の制御は脊柱起立筋の緊張による．

7. 側屈は全領域で行えるが，頸椎と腰椎領域で最も自由に行える．側屈と回旋は通常同時に起こる．
8. 回旋は，全領域で行えるが，頸椎領域で大きく，上部胸椎領域でも比較的大きい．しかし，腰椎領域での回旋は非常に少ない．

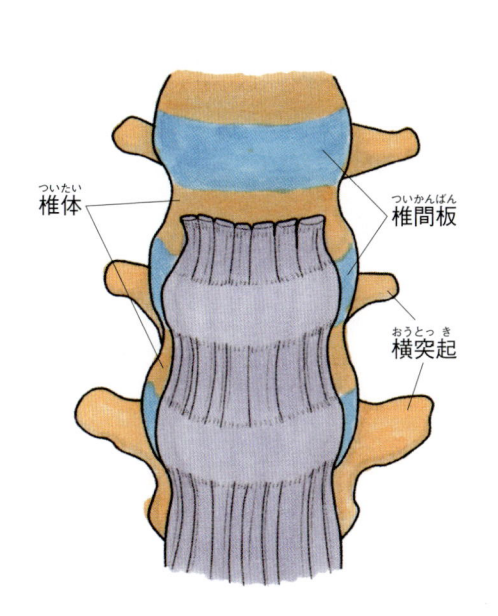

116-1　前縦靱帯

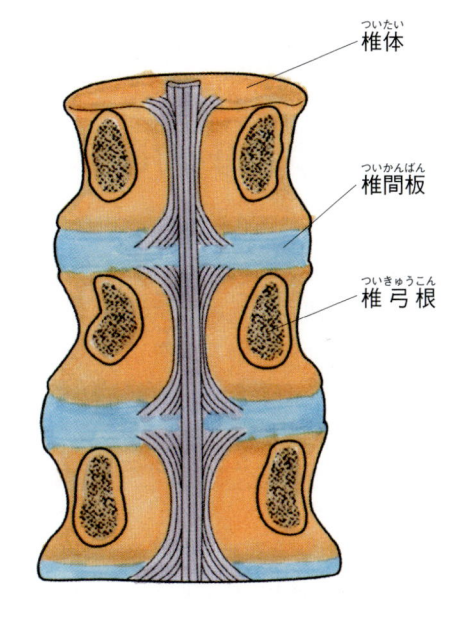

116-2　後縦靱帯

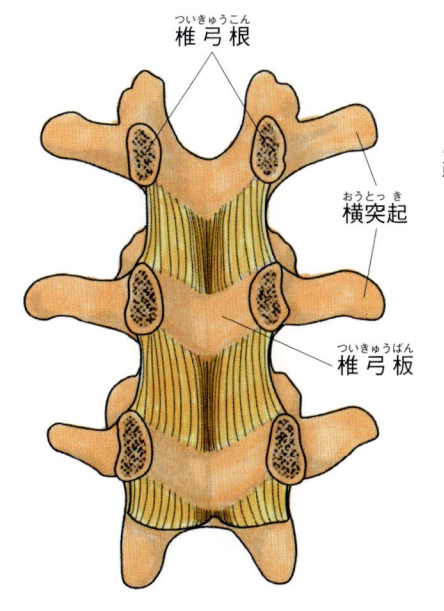

116-3　黄色靱帯

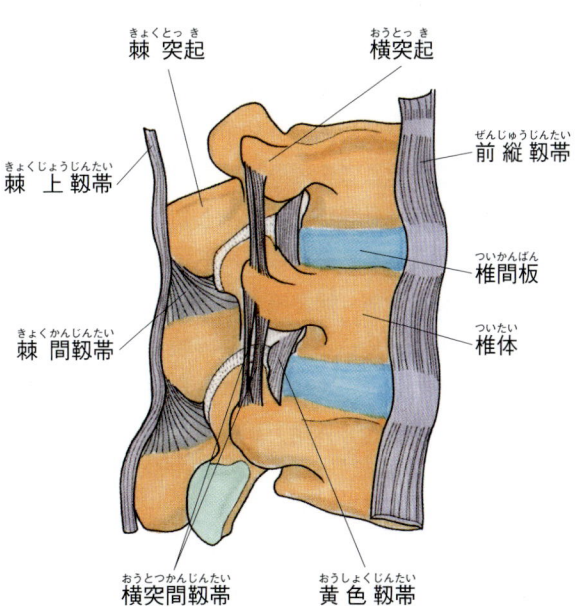

116-4　椎骨の靱帯

117 骨盤の連結

関節・靱帯

1 骨盤を作る寛骨と仙骨は関節で，左右の寛骨は線維軟骨結合で連結している．

1. 寛骨と仙骨はそれぞれの（①　　　）面で関節している．
2. 仙腸関節は，形態からは（②　　　）関節に分類されている．
3. 仙腸関節は仙骨粗面と腸骨粗面の間に張る（③　　　）靱帯などで補強されている．
4. 左右の恥骨間の連結は（④　　　）円板による線維軟骨結合である．

2 骨盤は靱帯によっていくつかの重要な交通孔が作られている．

5. 大坐骨孔を作るのは大坐骨切痕と（⑤　　　）靱帯である．
6. 小坐骨孔を作るのは小坐骨切痕と仙結節靱帯および（⑥　　　）靱帯である．
7. 寛骨の閉鎖孔は大部分（⑦　　　）膜で閉ざされている．
8. 腸骨の上前腸骨棘と恥骨の恥骨結節の間には（⑧　　　）靱帯が張る．

解説

1. 仙骨の耳状面と，腸骨の耳状面が平面関節により関節している．
2. 仙腸関節の関節面は不規則で平面ではないが，わずかの滑り運動だけが可能なので平面関節に分類されている．仙腸関節はしばしば半関節であるといわれるが，これは関節の動きからの不動関節，半関節，可動関節の分類によっている．半関節は「わずかに動く関節」の意味である．
3. その他，前仙腸靱帯，後仙腸靱帯，仙結節靱帯，仙棘靱帯，腸腰靱帯などで補強されている．
4. 恥骨結合の上方は上恥骨靱帯，下方は恥骨弓靱帯により，それぞれ補強されている．
5. 大坐骨孔は寛骨の大坐骨切痕と仙棘靱帯とで囲まれた所．骨盤腔と殿部の交通孔となっている．大坐骨孔はここを通り抜ける梨状筋によって梨状筋上孔と梨状筋下孔に分けられる．
6. 小坐骨孔は寛骨の小坐骨切痕と仙棘靱帯および仙結節靱帯とで囲まれた所．殿部と坐骨直腸窩との交通孔となっている．内閉鎖筋，陰部神経，内陰部動静脈が通る．
7. 閉鎖孔には一部，閉鎖膜の張らない所があり，閉鎖管となっている．骨盤腔と大腿内側部との交通孔となっている．閉鎖動静脈と閉鎖神経が通る．
8. 鼠径靱帯の下は，腹腔および骨盤腔と大腿前面との交通孔で，外側半分に作られる筋裂孔には大腰筋，腸骨筋と外側大腿皮神経と大腿神経が通り，内側の血管裂孔には大腿動静脈とリンパ管が通る．

答　① 耳状　② 平面　③ 骨間仙腸　④ 恥骨間
⑤ 仙棘　⑥ 仙棘　⑦ 閉鎖　⑧ 鼠径

117-1 骨盤前面

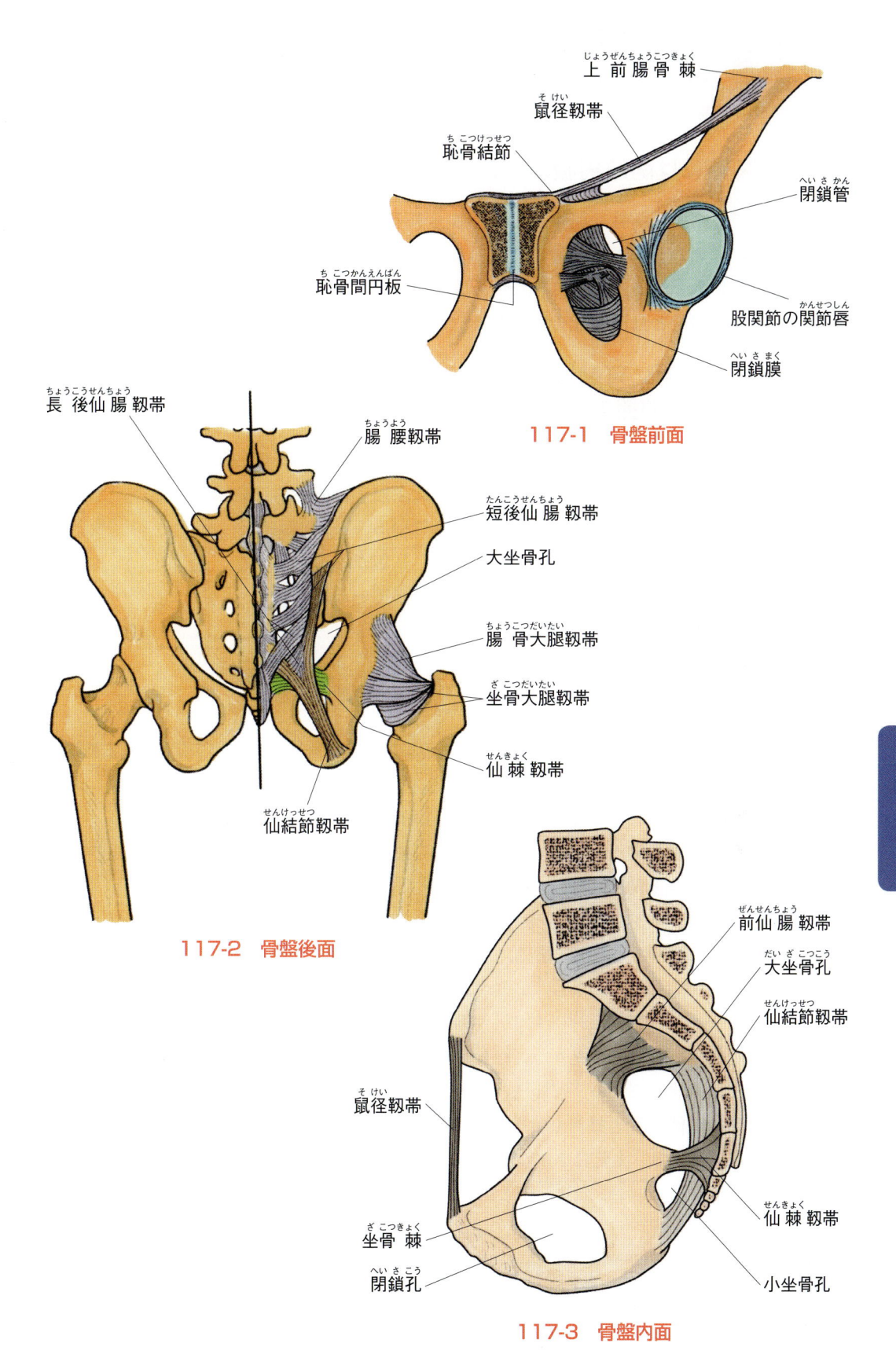

- 上前腸骨棘（じょうぜんちょうこつきょく）
- 鼠径靭帯（そけいじんたい）
- 恥骨結節（ちこつけっせつ）
- 閉鎖管（へいさかん）
- 恥骨間円板（ちこつかんえんばん）
- 股関節の関節唇（かんせつしん）
- 閉鎖膜（へいさまく）

117-2 骨盤後面

- 長後仙腸靭帯（ちょうこうせんちょうじんたい）
- 腸腰靭帯（ちょうようじんたい）
- 短後仙腸靭帯（たんこうせんちょうじんたい）
- 大坐骨孔（だいざこつこう）
- 腸骨大腿靭帯（ちょうこつだいたいじんたい）
- 坐骨大腿靭帯（ざこつだいたいじんたい）
- 仙棘靭帯（せんきょくじんたい）
- 仙結節靭帯（せんけっせつじんたい）

117-3 骨盤内面

- 前仙腸靭帯（ぜんせんちょうじんたい）
- 大坐骨孔（だいざこつこう）
- 仙結節靭帯（せんけっせつじんたい）
- 鼠径靭帯（そけいじんたい）
- 仙棘靭帯（せんきょくじんたい）
- 坐骨棘（ざこつきょく）
- 閉鎖孔（へいさこう）
- 小坐骨孔（しょうざこつこう）

関節・靭帯

233

118 関節・靱帯 胸鎖関節・肩鎖関節・肩関節

1 胸鎖関節には関節円板がある．

1. 胸鎖関節は鎖骨，胸骨，第1肋軟骨で作られる（①　　）関節である．
2. 胸鎖関節は鎖骨と第1肋軟骨の間に張る（②　　）靱帯によって補強されている．
3. 鎖骨と胸骨の間にある（③　　）板は，鎖骨の運動を大きくしている．
4. 肩鎖関節は鎖骨と烏口突起の間に張る（④　　）靱帯で補強されている．

2 肩関節は非常に可動域の大きい球関節であるため，脱臼しやすい関節である．

5. 肩関節の上方には（⑤　　）靱帯があり，肩関節の上方への脱臼を防止している．
6. 肩関節の関節包の前面は（⑥　　）靱帯によって補強されている．
7. 上腕骨頭は約20°の（⑦　　）角を持っている．
8. 肩関節の関節包と三角筋の間には（⑧　　）包がある．
9. 肩関節の関節包内を（⑨　　）筋の腱が走っている．

解説

1. 胸鎖関節は鎖骨の胸骨端と胸骨柄の鎖骨切痕および第1肋軟骨の上面とで構成される鞍関節である．
2. 肋鎖靱帯は鎖骨下面にある肋鎖靱帯圧痕と第1肋軟骨との間の短く非常に強い靱帯．
3. 胸鎖関節では前後方向，上下方向，および回旋運動が可能で，肩の運動の中心となっている．鎖骨と胸骨の間にある関節円板は，鎖骨の運動を大きくしている．
4. 烏口鎖骨靱帯は，鎖骨と肩甲骨の烏口突起を結ぶ強い靱帯．肩鎖関節とは離れているが，鎖骨と肩甲骨をつなぐ重要な靱帯である．菱形靱帯と円錐靱帯に分けられている．
5. 肩関節の関節窩は浅い．しかし，上方へは烏口突起，肩峰およびその両者を結ぶ烏口肩峰靱帯が作るアーチ（烏口肩峰アーチ）によって脱臼しにくくなっている．
6. 関節包の内面には肥厚部があり，これを関節上腕靱帯と呼ぶ．この靱帯はさらに上・中・下の関節上腕靱帯に分けられる．関節包の前面を補強している．
7. 上腕骨下端の内側上顆と外側上顆を結んだ軸に対し，上腕骨頭の軸は20°後方に向いている（後捻角）．このことは，上腕骨を体の前へ持っていく運動すなわち，手を体の前で使うことに有利となる．

答　①鞍　②肋鎖　③関節円　④烏口鎖骨　⑤烏口肩峰　⑥関節上腕　⑦後捻　⑧三角筋下滑液　⑨上腕二頭

8. 肩関節は三角筋に覆われており，肩関節の動きを大きく滑らかにし，かつ，三角筋と肩関節包の癒着を防ぐために滑液包が発達している．烏口肩峰アーチとの間には肩峰下滑液包がある．
9. 上腕二頭筋長頭腱が肩関節内を，上腕骨頭を乗り越えるように走り，関節上結節に付着している．

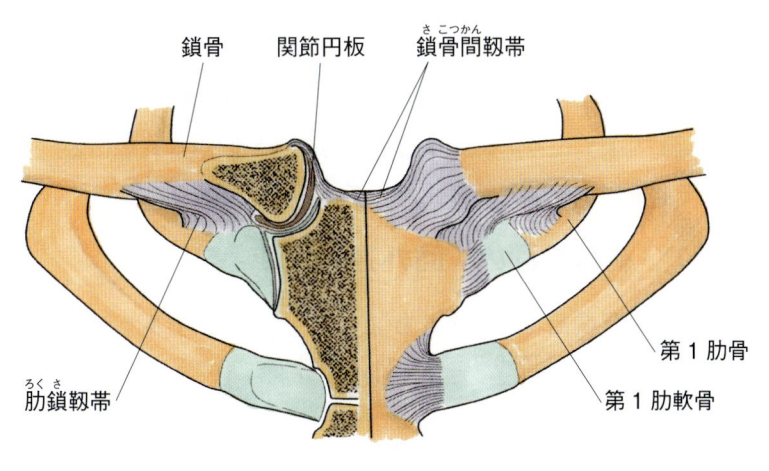

118-1 胸鎖関節

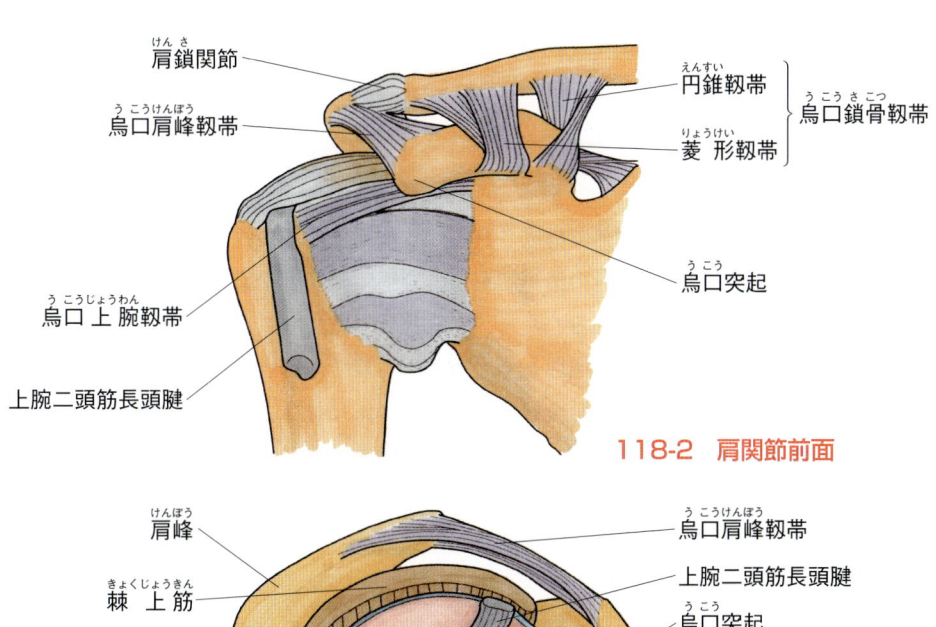

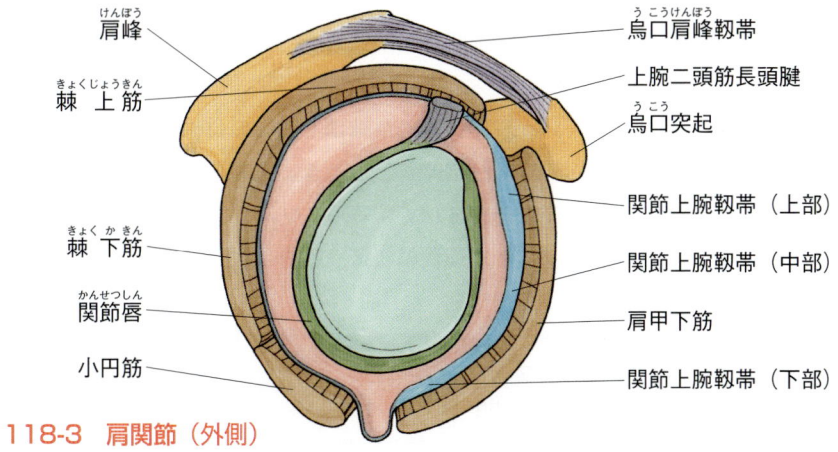

118-2 肩関節前面

118-3 肩関節（外側）

関節・靱帯

119 肘関節・橈尺関節

関節・靭帯

1 肘関節は伸展と屈曲のみができる蝶番関節である．

1. 肘関節は腕尺関節と（①　　　）関節で構成される．
2. 腕尺関節は上腕骨滑車と尺骨の（②　　　）切痕との関節である．
3. 肘関節は蝶番関節でも，軸がずれているため，特に（③　　　）関節と呼ばれる．
4. 肘関節は両側の（④　　　）靭帯で側方への動きを制限されている．
5. 前腕回外位で肘を伸展したとき，上腕と前腕の作る角を（⑤　　　）角という．

2 橈尺関節で，前腕の回内，回外運動ができる．

6. 上橈尺関節と下橈尺関節は，いずれも（⑥　　　）関節である．
7. 上橈尺関節の橈骨頭の周囲は（⑦　　　）靭帯で囲まれている．
8. 回内・回外運動では，前腕の2本の骨のうち（⑧　　　）骨は固定されている．
9. 下橈尺関節では尺骨の茎状突起と橈骨との間にある（⑨　　　）板が両者をしっかり結びつけている．
10. 橈骨と尺骨の骨間縁の間には（⑩　　　）膜が張っている．

解説

1. 肘関節は腕尺関節と腕橈関節で構成される蝶番関節である．
2. 腕尺関節は上腕骨滑車と尺骨の滑車切痕との関節で，蝶番関節である．腕橈関節は上腕骨小頭と橈骨頭の小窩との関節である．
3. 腕尺関節が蝶番関節のため，屈曲と伸展のみが可能である．上腕骨滑車にある溝が上腕骨の長軸に対して斜めであるので，肘を屈曲させたとき，尺骨は上腕骨の内側に位置する．このことは物を口に運ぶ運動に都合がよい．蝶番関節を構成する2つの骨が，互いの軸とずれた動きをする場合，特にラセン関節と呼ぶ．
4. 外側と内側の側副靭帯がある．蝶番関節には側方への動きを制限するために，側副靭帯がある．
5. 肘偏位角あるいは肘角ともいう．前腕骨の長軸は上腕骨の長軸の延長上にはなく橈側に偏位している．そのため，前腕回外位で肘を伸展したとき，上腕と前腕は160～170°の角を作る．
6. 橈尺関節は1軸性の車軸関節に分類されている．
7. 尺骨の橈骨切痕の前縁と後縁に着く輪状の靭帯．上方は広く下方はすぼんでおり，中にはま

答　①腕橈　②滑車　③ラセン　④側副　⑤運搬　⑥車軸　⑦橈骨輪状　⑧尺　⑨関節円　⑩骨間

る橈骨頭が下に抜けないようになっている．この靱帯の内側面は軟骨性で，上部には外側側副靱帯が付着する．

8. 回内，回外運動に際して，尺骨は腕尺関節で固定されるため，橈骨の動きが主体となる．上橈尺関節では，橈骨輪状靱帯と尺骨の橈骨切痕とで囲まれた輪の中で，橈骨頭が回り，下橈尺関節では尺骨頭の周りを橈骨が回る．この結果，回内運動の終わりでは橈骨は尺骨の前を斜めに横切る．

9. 上橈尺関節では橈骨輪状靱帯が橈骨と尺骨をしっかり結びつけており，下橈尺関節では尺骨の茎状突起と橈骨との間にある三角形の関節円板が両者をしっかり結びつけている．

10. 骨間膜は骨をつなぐ線維性連結に属する．回外位で緊張し，回外を制限する．

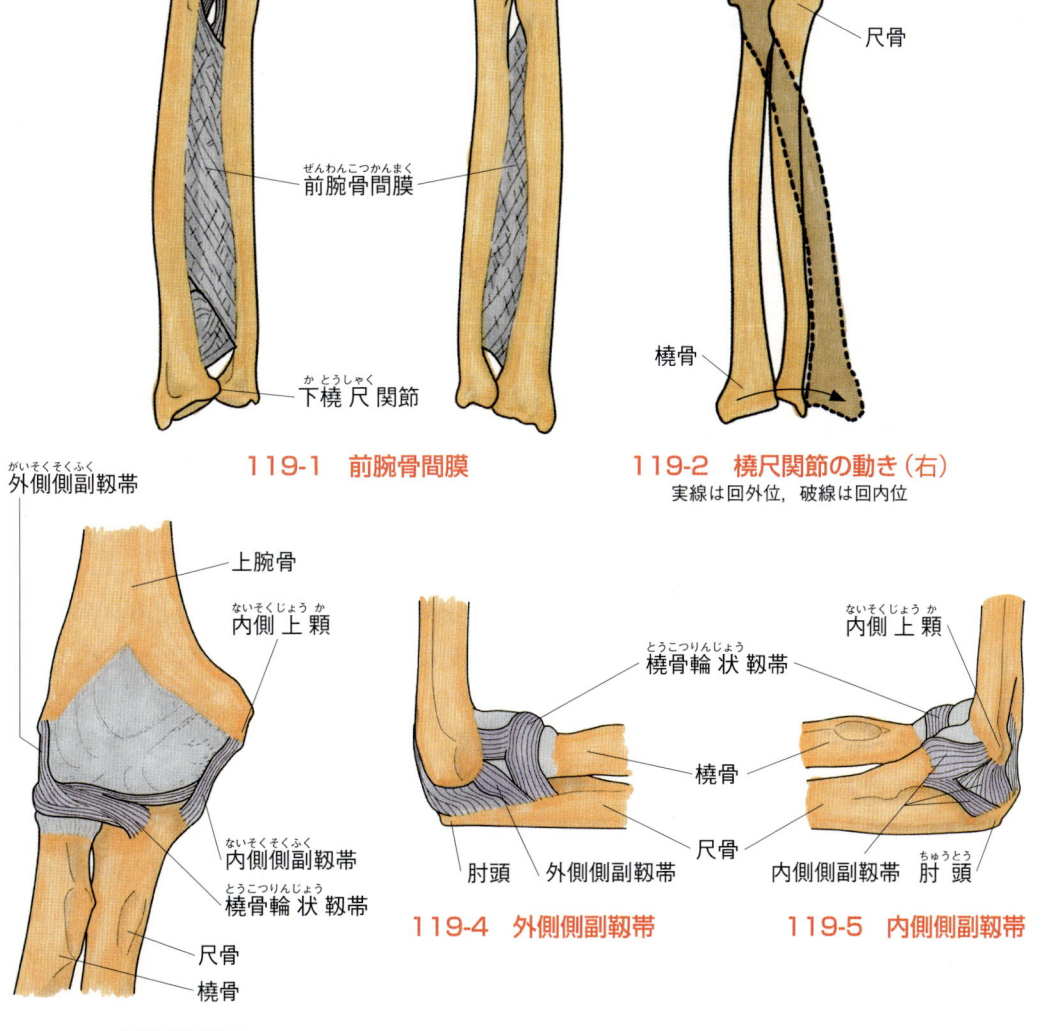

119-1　前腕骨間膜

119-2　橈尺関節の動き（右）
実線は回外位，破線は回内位

119-3　肘関節前面

119-4　外側側副靱帯

119-5　内側側副靱帯

120 手関節・手の関節

関節・靱帯

1 手関節は橈骨手根関節といわれるように尺骨は参加していない．

1. 手関節は（①　　　）関節に分類される．
2. 尺骨と手根骨は（②　　　）板により隔てられている．
3. 手関節の橈側と尺側はそれぞれ外側と内側の（③　　　）靱帯で補強されている．
4. 手関節では屈曲・伸展と（④　　　）が可能である．

2 手の関節では母指の動きが特徴的である．

5. 手根骨の近位列の骨と遠位列の骨との間を（⑤　　　）関節という．
6. 第1中手骨と大菱形骨との間は（⑥　　　）関節に分類されている．
7. 第3指のMP関節では，屈曲・伸展の他（⑦　　　）運動ができる．
8. 母指のMP関節での運動は（⑧　　　）だけである．
9. 母指以外のIP関節は近位と（⑨　　　）位のIP関節がある．

解説

1. 橈骨下端の関節面と，それに連続して尺側にある関節円板を関節窩とし，舟状骨，月状骨，三角骨を関節頭とした楕円関節である．
2. 尺骨と手根骨は関節円板により隔てられているので，尺骨はこの関節には参加していない．また，近位手根骨のうち，豆状骨も参加していない．
3. 橈骨と尺骨の茎状突起から手根骨の間に，外側と内側の手根側副靱帯がある．これらは手関節の橈側と尺側を補強している．
4. 橈骨手根関節は楕円関節であり2軸性で，掌屈（屈曲），背屈（伸展）と橈屈（外転），尺屈（内転）が可能である．また，その複合運動である，分回し運動も行える．
5. 橈側では舟状骨が凸となって大菱形骨，小菱形骨と関節し，尺側では有頭骨と有鈎骨が凸となって舟状骨，月状骨，三角骨と関節している．関節腔は，手根の中央をS字状にうねっている．
6. 第1中手骨と大菱形骨との間を母指の手根中手関節（母指のCM関節）といい，典型的な鞍関節である．
7. 中手指節関節（MP関節）は骨だけで見た場合，この関節は球関節である．しかし，靱帯などにより，回旋はできない．よって，屈曲と伸展，外転と内転，それらの複合運動が行える．MP関節での外転・内転は第3指の中央を通る線から離れる運動が外転で，近づく運動が内転

答 ①楕円　②関節円　③手根側副　④内転・外転
⑤手根中央　⑥鞍　⑦内転・外転　⑧屈曲・伸展　⑨遠

である．従って，第3指は母指側にも小指側にも外転する．
8．母指のMP関節での運動は屈曲と伸展だけであり，母指の外転と内転（解剖用語ではそれぞれ伸展と屈曲）はCM関節で行われる．
9．指節間関節は略してIP関節という．各指の指節骨間の関節で，蝶番関節である．

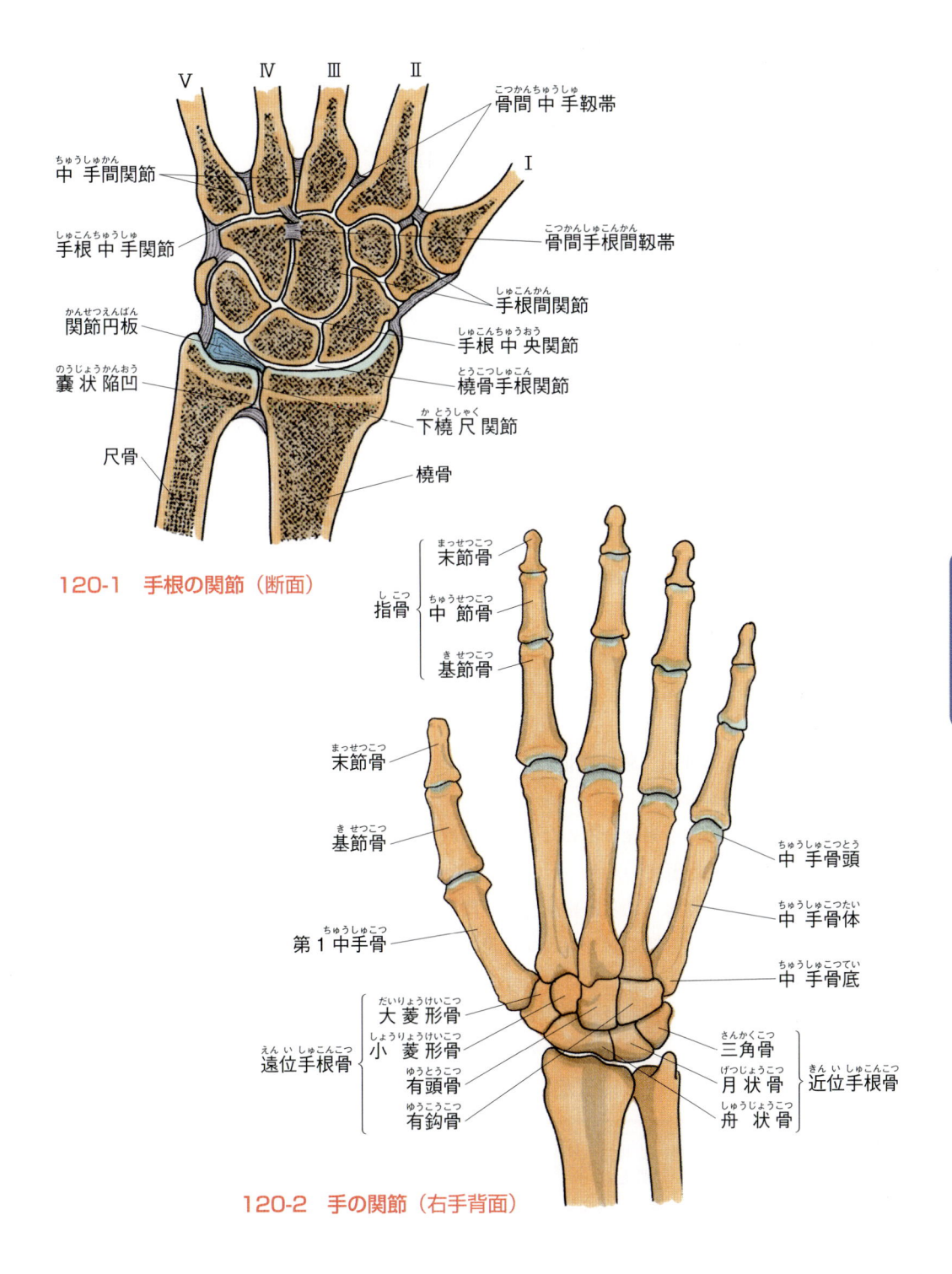

120-1　手根の関節（断面）

120-2　手の関節（右手背面）

121 股関節

関節・靱帯

1 股関節は肩関節に比べてはるかに安定性が高い.

1. 股関節は寛骨の寛骨臼と大腿骨頭で作られる（①　　　）関節である.
2. 股関節を作る大腿骨頭には関節包内靱帯である（②　　　）靱帯が付着している.
3. 股関節の関節包前面は下前腸骨棘から転子間線に付着する（③　　　）靱帯で補強されている.
4. 股関節の関節包後面は（④　　　）靱帯で補強されている.
5. 寛骨臼の周囲は，線維軟骨でできた（⑤　　　）で保護されている.

2 股関節は安定性が高い分，運動の可動域は制限されている.

6. 大腿を前方に上げる運動を股関節の（⑥　　　）という.
7. 股関節の内旋運動は（⑦　　　）靱帯で制限される.
8. 股関節伸展は（⑧　　　）靱帯で制限される.
9. 上前腸骨棘と坐骨結節を結ぶ線を（⑨　　　）線という.

解説

1. 股関節は典型的な球関節（肩関節）に比べ，大腿骨頭が寛骨臼に完全に入るために特に臼状関節といわれる.
2. 寛骨臼切痕の周囲と，大腿骨頭窩を結ぶ．この靱帯の強さは個体によりさまざまである．屈曲した大腿を内転すると緊張し，外転すると弛緩する．大腿骨頭への細い血管（閉鎖動脈の枝）を入れている.
3. 股関節の前方にある非常に強い靱帯．下前腸骨棘から2部に分かれて転子間線に付着する．股関節の伸展を制限する.
4. 股関節の関節包の後方を補強するのは坐骨大腿靱帯．股関節伸展を制限する．関節包の内側は恥骨大腿靱帯で補強されている.
5. 関節唇は，寛骨臼の周縁にある線維軟骨で，関節窩を一層深くし，大腿骨頭が抜けにくいようにしている．また，関節窩周縁を保護する役割もある.
6. 屈曲の可動域は膝関節の状態によって異なる．膝関節伸展位ではハムストリングスの緊張で，90°まで，膝関節屈曲位では，大腿前面が腹部まで接触する.
7. 直立し，膝関節を屈曲した状態で下腿を外方に向けると大腿は内旋する．内旋は坐骨大腿靱

答　①球（臼状）　②大腿骨頭　③腸骨大腿（ビゲロウY）　④坐骨大腿　⑤関節唇　⑥屈曲　⑦坐骨大腿　⑧腸骨大腿　⑨ローザ・ネラトン

帯によって制限される．外旋は腸骨大腿靱帯，恥骨大腿靱帯によって制限される．

8. 伸展は屈曲に比べて明らかに小さい．股関節伸展の可動域も膝関節の状態で変わり，伸展位では20°，屈曲位では大腿直筋の緊張により，約10°となる．

9. 股関節を45°屈曲すると，正常では大転子先端がこの線上に位置する．

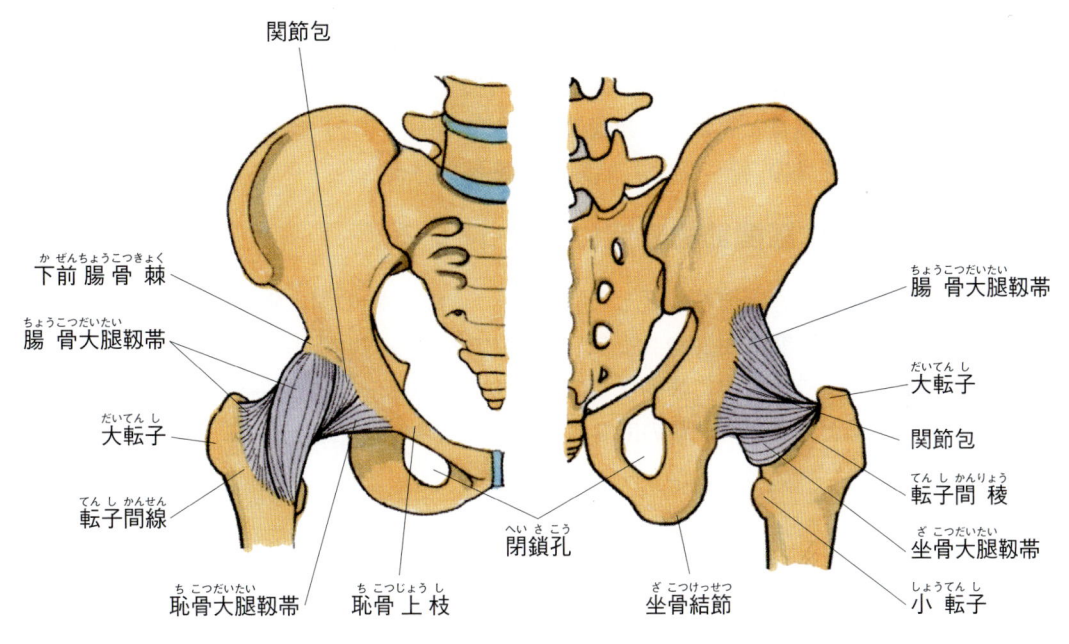

121-1 股関節（左：右前面，右：右後面）

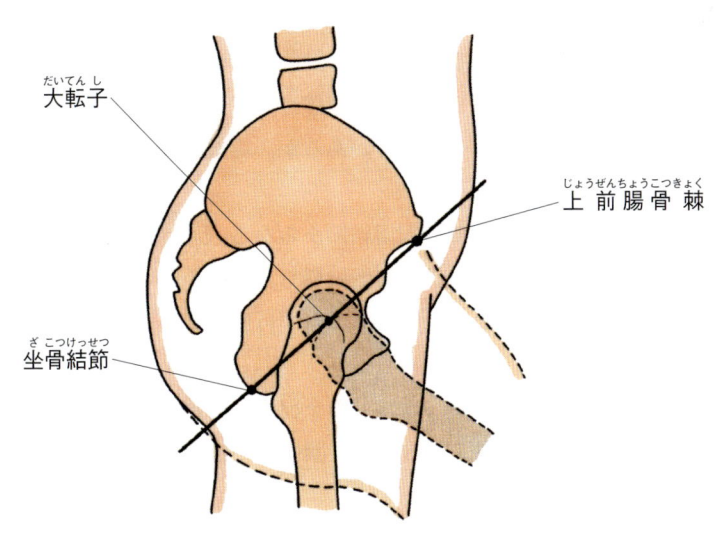

121-2 ローザ・ネラトン線

122 膝関節

関節・靱帯

1 膝関節の安定性を高め，可動域を広げるために関節半月がある．

1. 膝関節は，大腿脛骨関節と（①　　　）関節からなる．
2. 大腿脛骨関節は（②　　　）関節に分類される．
3. 膝関節では屈曲・伸展に加え，（③　　　）運動が可能である．
4. 膝関節の関節包の膝蓋骨両側は内側および外側（④　　　）帯によって補強されている．
5. 関節半月は，大腿骨と脛骨の関節面の間にある（⑤　　　）軟骨の板である．
6. 関節半月は，脛骨の（⑥　　　）結節に付着している．

2 膝十字靱帯は膝関節の安定に役立っている．

7. 前十字靱帯は，脛骨の前顆間区と大腿骨（⑦　　　）顆の間に張る．
8. 膝十字靱帯は，膝関節屈曲や（⑧　　　）位で緊張している．
9. 脛骨の上で大腿骨が後方に移動するのを防ぐのは（⑨　　　）靱帯である．
10. 外側側副靱帯と脛骨の外側顆の間を（⑩　　　）筋の腱が通る．

解説

1. 膝関節は大腿骨と脛骨，膝蓋骨で形成される．腓骨は膝関節に参加しないことに注意する．
2. この関節は蝶番関節に分類されることもあるが，大腿骨内側顆と脛骨内側顆，大腿骨外側顆と脛骨外側顆によって作られる2つの顆状関節が複合した双顆関節とされる．
3. 屈曲と伸展が主な運動である．ただし，屈曲位では脛骨の回旋も可能になる．
4. 関節包の膝蓋骨両側は内側および外側広筋の腱膜である内側および外側膝蓋支帯によって補強され，後面は斜膝窩靱帯と弓状膝窩靱帯で補強されている．
5. 軟骨には硝子軟骨，線維軟骨，弾性軟骨があるが，線維軟骨はコラーゲン線維を多く含むため強度が強い．
6. 脛骨上面の顆間隆起は外側と内側の顆間結節からなる．Cの形をした関節半月はその両端で，顆間結節に付着している．内側半月は内側側副靱帯にしっかりと付着しており，可動性は少ないが，外側半月は外側側副靱帯とは付着しておらず可動性が大きく，膝関節が屈曲位になると約12 mm後退する．
7. 脛骨の前顆間区から大腿骨外側顆に至るものを前十字靱帯（ACL）という．
8. 前・後の十字靱帯はいずれも膝関節伸展位で緊張し，軽度屈曲でゆるみ，屈曲とともに緊張

答　①大腿膝蓋　②双顆　③回旋　④膝蓋支　⑤線維　⑥顆間
　　　⑦外側　⑧伸展　⑨前十字　⑩膝窩

する．

9. 前十字靱帯は脛骨の上で大腿骨が後方に移動するのを防ぐ．膝関節を屈曲したときには，脛骨が前方に移動するのを防ぐ．また，屈曲するときに脛骨の上で大腿骨が後方に転がるのを制限し，回転する運動に変える．
10. 膝窩筋腱は膝関節の関節包の中で，大腿二頭筋腱の一部は関節包の外で，脛骨外側顆と外側側副靱帯の間を通っている．

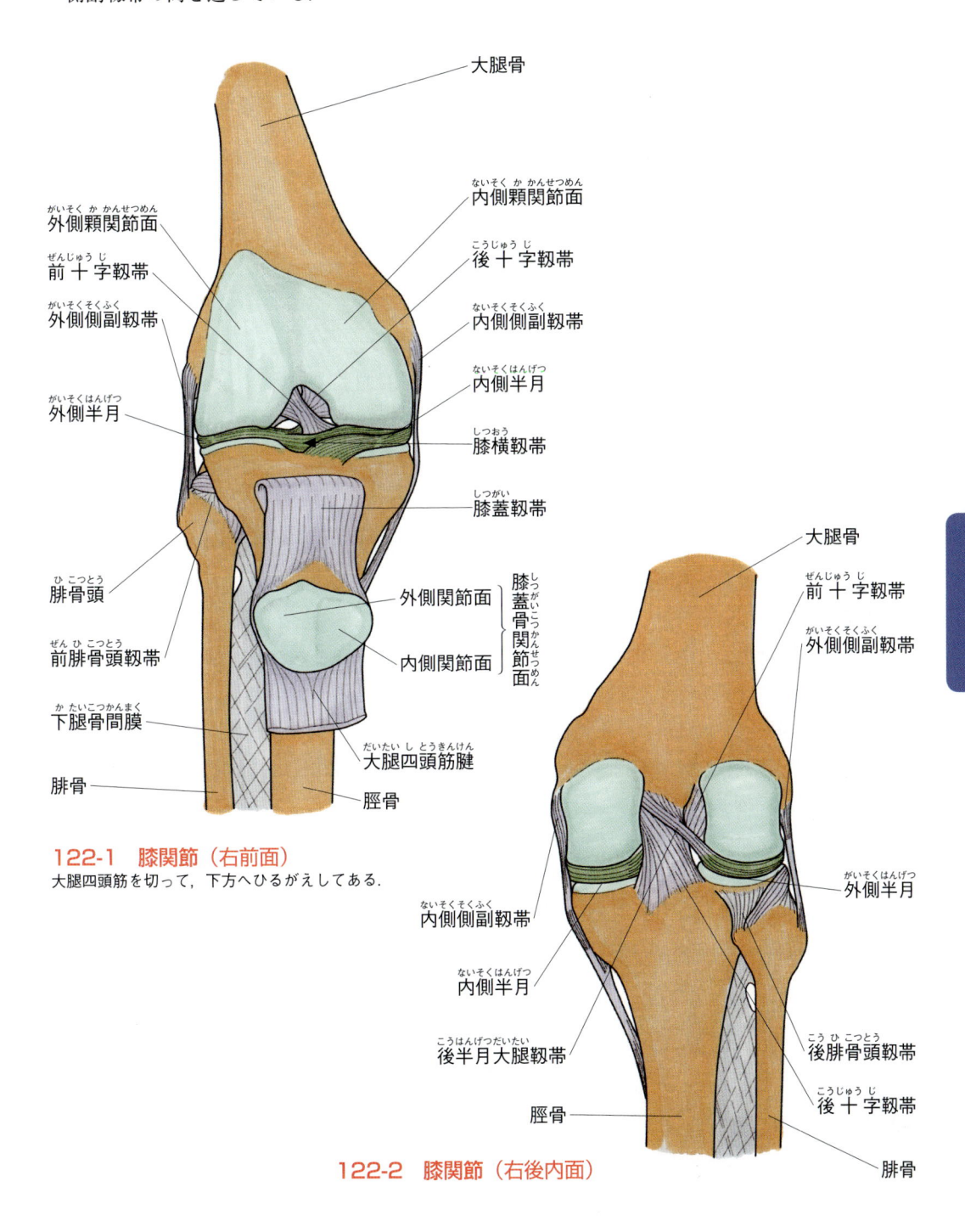

122-1　膝関節（右前面）
大腿四頭筋を切って，下方へひるがえしてある．

122-2　膝関節（右後内面）

123 脛腓関節・足の関節

関節・靱帯

1 脛骨と腓骨は関節と靱帯結合で連結している．

1. 脛腓関節は，（①　　　）関節に分類されている．
2. 脛骨と腓骨は，骨幹部では線維性連結に属す（②　　　）膜で連結している．
3. 腓骨の外果関節面は足根骨の（③　　　）骨と関節面する．

2 足関節は多数の靱帯によって補強されている．

4. 距腿関節は（④　　　）関節に分類されている．
5. 距腿関節の内側靱帯は（⑤　　　）靱帯ともいわれる．
6. 前距腓靱帯は（⑥　　　）靱帯の一部である．
7. 距骨と踵骨の関節面は前後に2つあるが，後ろのものを（⑦　　　）関節という．
8. 距踵舟関節の外側は（⑧　　　）靱帯で補強されている．
9. 内がえし運動を最大に行うと，（⑨　　　）屈を伴う．
10. 距骨下関節と距踵舟関節を合わせて（⑩　　　）関節という．

解説

1. 脛腓関節（上脛腓関節）は，脛骨外側顆にある腓骨関節面と，腓骨頭にある腓骨頭関節面との間の平面関節である．関節包は，前面で前腓骨頭靱帯に，後面で後腓骨頭靱帯に補強され強靱なものになっている．
2. 下腿骨間膜は脛骨と腓骨の骨幹部を連結する靱帯結合の一種である．骨間膜の上部には前脛骨動静脈を通す孔があり，下端にも腓骨動静脈を通す孔がある．
3. 腓骨の外果関節面は足根骨の距骨との関節面で，脛骨に対する関節面ではないことに注意する．脛腓靱帯結合（下脛腓関節ともいわれる）を作るのは脛骨の腓骨切痕と腓骨外果関節面の上部にある粗面である．
4. 距腿関節は脛骨と腓骨が作る関節窩（足関節天蓋）に距骨がはまり込んでできる蝶番関節（ラセン関節）である．
5. 脛骨内果から下方へ向かって三角形に放散するのでこの名がある．部位によって，前脛距部（距骨の前部に着く），脛舟部（舟状骨に着く），脛踵部（踵骨の載距突起に着く），後脛距部（距骨の後部に着く）に分けられる．
6. 外側靱帯は，腓骨から3つの分かれた靱帯（前距腓靱帯，後距腓靱帯，踵腓靱帯）からなる．

答 ①平面 ②下腿骨間 ③距
④蝶番(ラセン) ⑤三角 ⑥外側 ⑦距骨下 ⑧二分 ⑨底 ⑩下跳躍

7. 前のものは距踵舟関節に属す．
8. 距踵舟関節の背面は距舟靱帯，足底は底足踵舟靱帯，外側は二分靱帯で結合されている．
9. 踵骨を内側に回旋させると足の内側を上げ，外側を下げる運動，すなわち「内がえし」と呼ばれる運動となる．これは主に距骨下関節で行われる．運動軸は踵骨の後ろから距骨に向かって斜め内上方に向かう．
10. 距骨下関節と距踵舟関節はいつも一緒に作用するため，両関節を合わせて下跳躍関節という．この場合，距腿関節は上跳躍関節と呼ばれる．

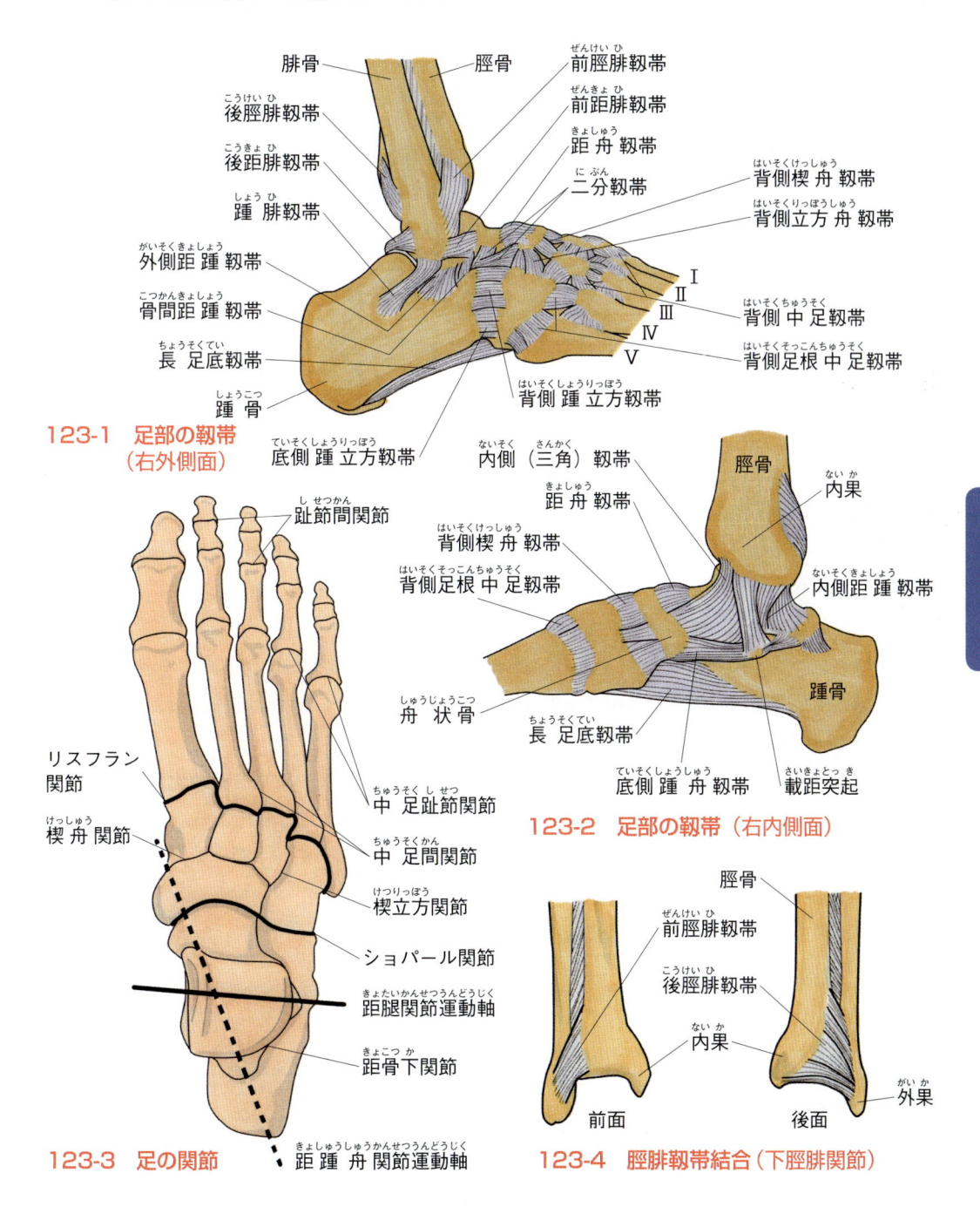

123-1 足部の靱帯（右外側面）

123-2 足部の靱帯（右内側面）

123-3 足の関節

123-4 脛腓靱帯結合（下脛腓関節）

124 頭部の筋：表情筋と咀嚼筋

1 表情筋は皮筋である．

1. 顔の筋は（①　　　）筋と呼ばれる．
2. 顔の筋は皮下組織内に存在し，皮膚に付着を持つ（②　　　）筋である．
3. 目の周囲にあるのは（③　　　）筋である．
4. 表情筋の支配神経は（④　　　）神経である．

2 咀嚼筋は下顎骨の運動に関与する．

5. 咀嚼筋は（⑤　　　）関節を動かす．
6. 下顎骨の筋突起に付着するのは（⑥　　　）筋である．
7. 四角形の筋で，下顎骨の下顎枝と筋突起の外側部を覆うのは（⑦　　　）筋である．
8. 顎関節の関節円板に付着を持ち，下顎骨を前に引くのは（⑧　　　）筋である．
9. 咀嚼筋の支配神経は（⑨　　　）神経である．

解説

1. 顔の筋は表情を作るので，表情筋と呼ばれる．
2. ほとんどの顔の筋は骨や筋膜から起こり，顔面の皮膚に付着する皮筋である．
3. 眼輪筋は括約筋であり，収縮すると目を閉じる．眼輪筋がすべて収縮すると眼は強く閉じられて，まわりの皮膚にしわができる．
4. すべての表情筋は，顔面神経（第7脳神経）により支配される．
5. 咀嚼筋は頭蓋骨から起こって，下顎骨に付着する筋で，側頭下顎関節（顎関節）を運動させる．
6. 側頭筋は広い扇状の筋で，側頭部を覆う強力な咀嚼筋である．起始は側頭窩および側頭筋膜で，停止は下顎骨の筋突起である．
7. 咬筋は，下顎骨を引き上げ，歯をくいしばり，下顎骨の前方への突出を補助する．起始は頬骨弓（下縁および内面）で，停止は下顎骨の下顎枝（外側面）と咬筋粗面である．
8. 外側翼突筋は顎関節の関節円板に付着を持ち，両側ともに働いて，下顎骨を前に引き，顎を下げる．交互に働いて，下顎骨を左右に動かす．
9. 咀嚼筋はすべて三叉神経第3枝である下顎神経の枝で支配される．

答　①表情　②皮　③眼輪　④顔面
　　　⑤側頭下顎（顎）　⑥側頭　⑦咬　⑧外側翼突　⑨下顎

124-1 表情筋

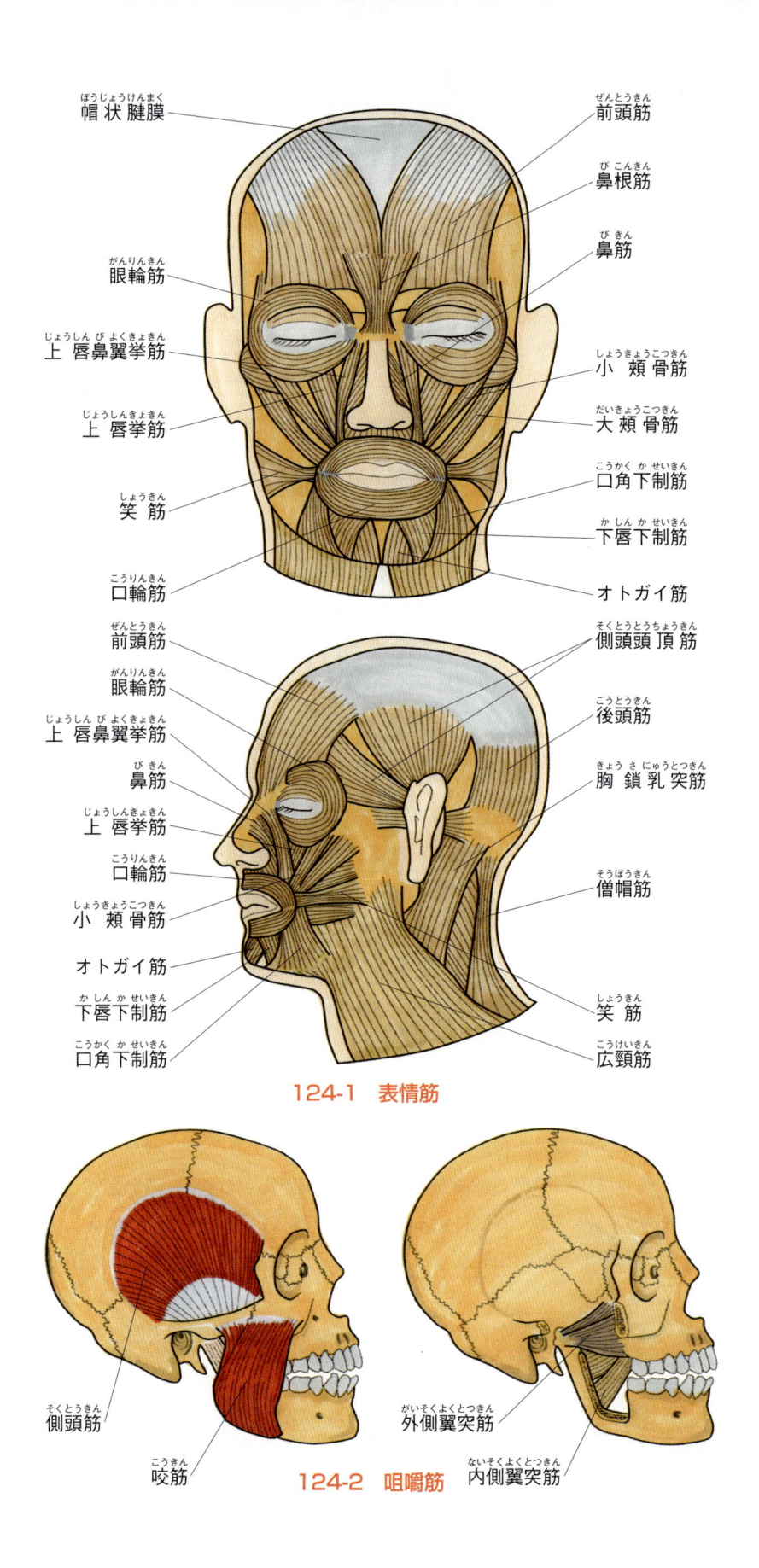

124-2 咀嚼筋

筋系

125 筋系 頸部の筋・1

1 頸部の筋は浅頸筋，外側頸筋，舌骨筋，椎前筋，斜角筋に分類される．

1. 浅頸筋である広頸筋は皮膚に付着を持つ（①　　　）筋である．
2. 外側頸筋である胸鎖乳突筋の支配神経は（②　　　）神経である．
3. 舌骨筋は舌骨上筋と（③　　　）筋に分けられる．
4. 斜角筋は頸椎の（④　　　）突起と第1，2肋骨の間にある．
5. 胸鎖乳突筋の胸骨頭と鎖骨頭の間には三角形の窪みである（⑤　　　）窩がある．

2 舌骨上筋は舌骨を頭蓋骨や下顎骨に結びつける．

6. 口腔の底を作るのはオトガイ舌骨筋と（⑥　　　）筋である．
7. 茎突舌骨筋の支配神経は（⑦　　　）神経である．
8. 顎二腹筋の前腹と後腹の間には（⑧　　　）腱がある．
9. 顎二腹筋の前腹の支配神経は（⑨　　　）神経である．

解説

1. 皮筋は皮下組織の中に存在する骨格筋で，皮膚に付着し，収縮すると皮膚を引っ張る作用がある．ほとんどは顔面と前頸部に存在し，さまざまな表情を作るので，表情筋と呼ばれる．表情筋の支配神経は顔面神経である．表情筋ではない皮筋としては手の小指球の表面にある短掌筋がある．
2. 胸鎖乳突筋の支配神経（運動線維）は第11脳神経の副神経．感覚線維は第2および第3頸神経の前枝から来る．
3. 舌骨筋（群）は舌骨より上で，頭蓋骨との間にある舌骨上筋と，舌骨より下で甲状軟骨や胸骨，肩甲骨との間にある舌骨下筋に分けられる．
4. 斜角筋には前斜角筋，中斜角筋，後斜角筋がある．いずれも頸椎の横突起から起こり，前斜角筋と中斜角筋は第1肋骨に，後斜角筋は第2肋骨に停止する．
5. 小鎖骨上窩の奥には内頸静脈の下端があるため，この部位から針やカテーテルを挿入できる．特に右の内頸静脈のほうが太く垂直に走るため好んで挿入場所として選ばれる．
6. U字型をした下顎骨の底部が口腔底となる．左右のオトガイ舌骨筋と左右の顎舌骨筋が口腔底を作っている．
7. 茎突舌骨筋の支配神経は，茎突舌骨筋が起こる茎状突起と乳様突起の間にある茎乳突孔から

答 ①皮 ②副（第11脳） ③舌骨下 ④横 ⑤小鎖骨上
　　 ⑥顎舌骨 ⑦顔面 ⑧中間 ⑨三叉（下顎）

出る顔面神経（第7脳神経）である．

8．二腹筋は筋腹が2つある筋で，2つの筋腹の間は腱で結ばれている．この中間腱が筋滑車の中を通ることで，筋の作用方向が変えられる．

9．顎二腹筋の前腹は，三叉神経第3枝の下顎神経の支配を受ける．後腹は顔面神経の支配を受ける．

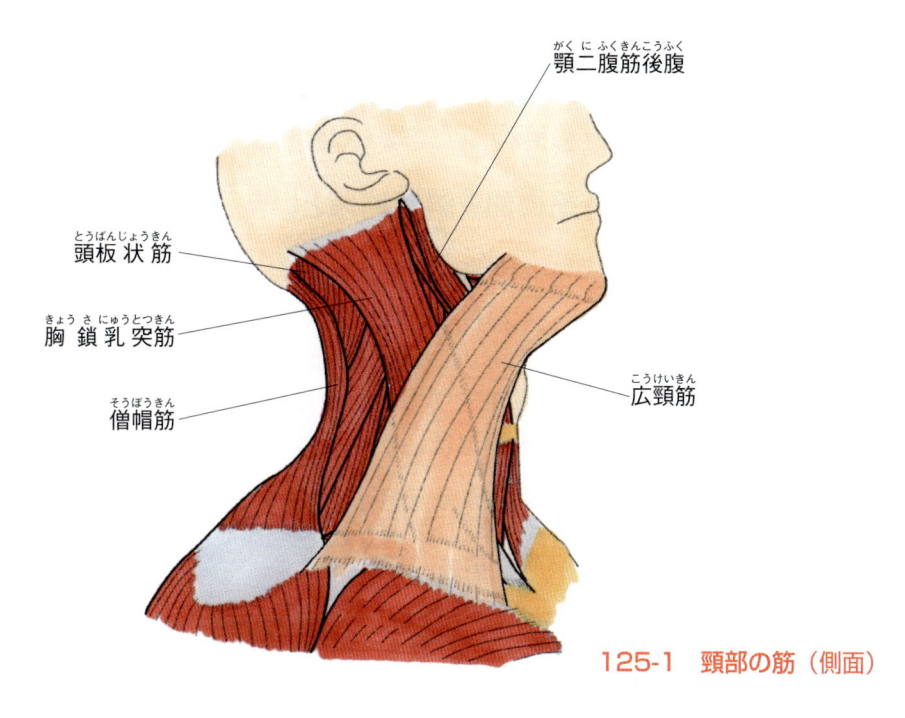

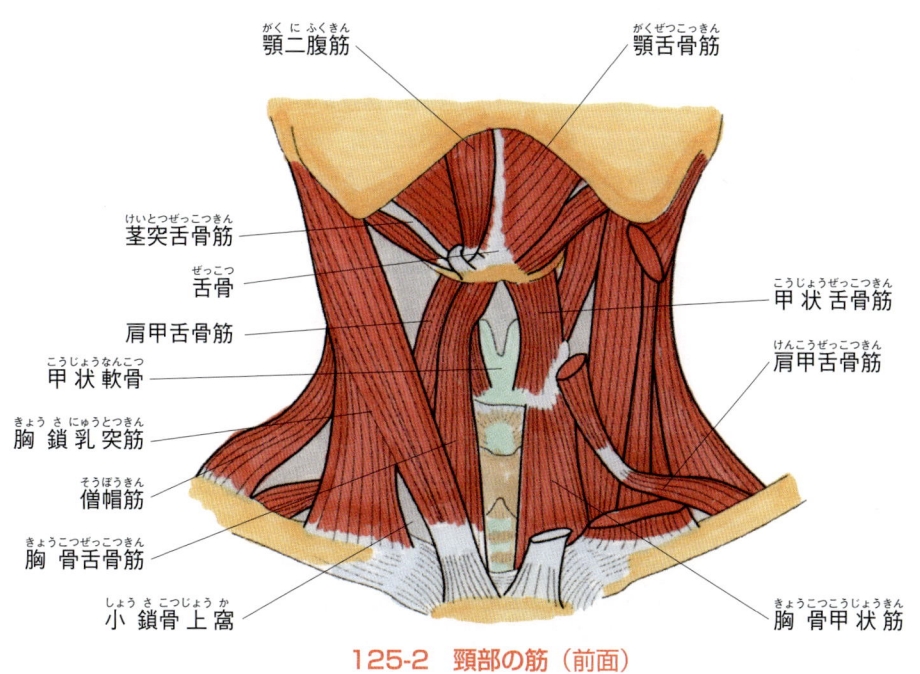

125-1　頸部の筋（側面）

125-2　頸部の筋（前面）

126 筋系 頸部の筋 2

1 舌骨下筋はすべて頸神経ワナで支配されている．

1. 胸骨と舌骨の間にあるのは（①　　　）筋である．
2. 肩甲骨と舌骨の間にあるのは（②　　　）筋である．
3. 舌骨下筋のうち，舌骨に付着していないのは（③　　　）筋である．
4. 甲状舌骨筋の支配神経は（④　　　）である．
5. 舌骨下筋群は嚥下や声を出すときに舌骨や（⑤　　　）を引き下げる．

2 前斜角筋と中斜角筋の間を斜角筋隙という．

6. 鎖骨下動脈は（⑥　　　）斜角筋の後方を通る．
7. 腕神経叢の根は（⑦　　　）斜角筋の前方を通る．
8. 前斜角筋と中斜角筋は第（⑧　　　）肋骨の上面に停止する．
9. 一側の斜角筋が収縮すると頸部を（⑨　　　）屈する．
10. 頸椎が固定されていると，斜角筋は（⑩　　　）を助ける働きがある．

解説

1，2，3． 舌骨下筋は4つある．舌骨と胸骨の間（胸骨舌骨筋），舌骨と肩甲骨の間（肩甲舌骨筋），舌骨と甲状軟骨の間（甲状舌骨筋）の3つは舌骨に付着しているが，胸骨甲状筋は舌骨に付着していない．舌骨下筋は嚥下や会話中に舌骨や喉頭を引き下げる働きがある．

4． 舌骨下筋の支配神経はいずれも頸神経叢から出る頸神経ワナである．頸神経ワナはループ状をしており，そのループからそれぞれの筋に行く神経が枝分かれしている．

5． 舌骨下筋群は，物を飲み込む運動（嚥下）や会話中に舌骨，喉頭を引き下げる．

6，7． 前斜角筋と中斜角筋の間を斜角筋隙とよび，この中を，鎖骨下動脈と腕神経叢の根が通過する．前斜角筋の第1肋骨付着部の前を鎖骨下動脈が通る．頸椎横突起から第1肋骨に向かって斜めに走行する前斜角筋の筋腹の前面を横隔神経が走行する．

8． 前斜角筋と中斜角筋は第1肋骨上面に，後斜角筋は第2肋骨上面に停止する．

9． 第1肋骨や第2肋骨が固定されていると，片側の斜角筋収縮によって頸部は収縮する筋の側に側屈する．

10． もし，頸部が固定されていると両側の斜角筋が働いて，第1肋骨や第2肋骨を引き上げる．これによって，第1肋骨や第2肋骨を固定し，他の肋骨に付着を持つ筋が下部の肋骨を挙上できるように助けることで，強制吸気を助ける働きがある．

答 ①胸骨舌骨　②肩甲舌骨　③胸骨甲状　④頸神経ワナ　⑤喉頭
　　　⑥前　⑦中　⑧1　⑨側　⑩呼吸（吸気）

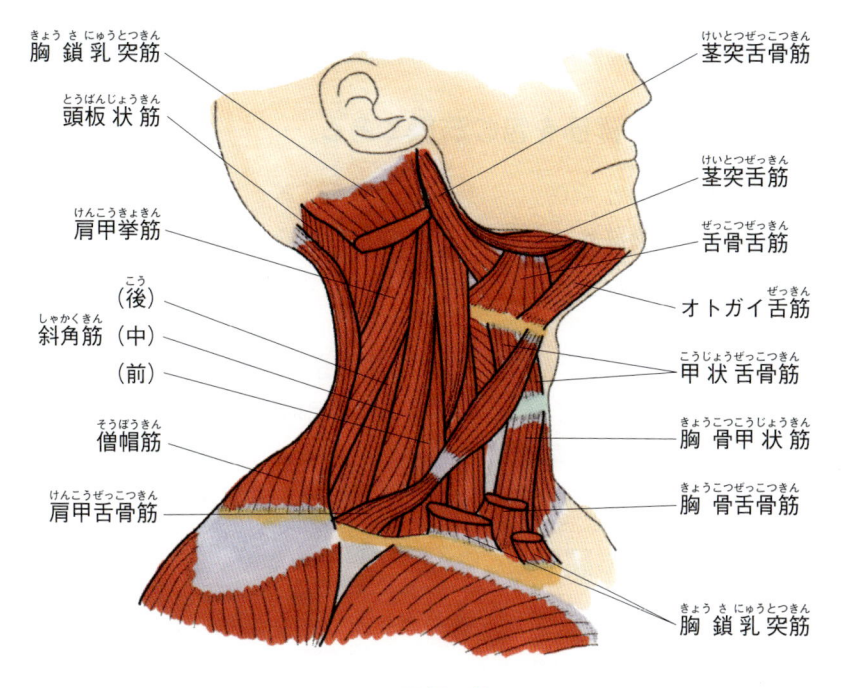

126-1　頸部の筋

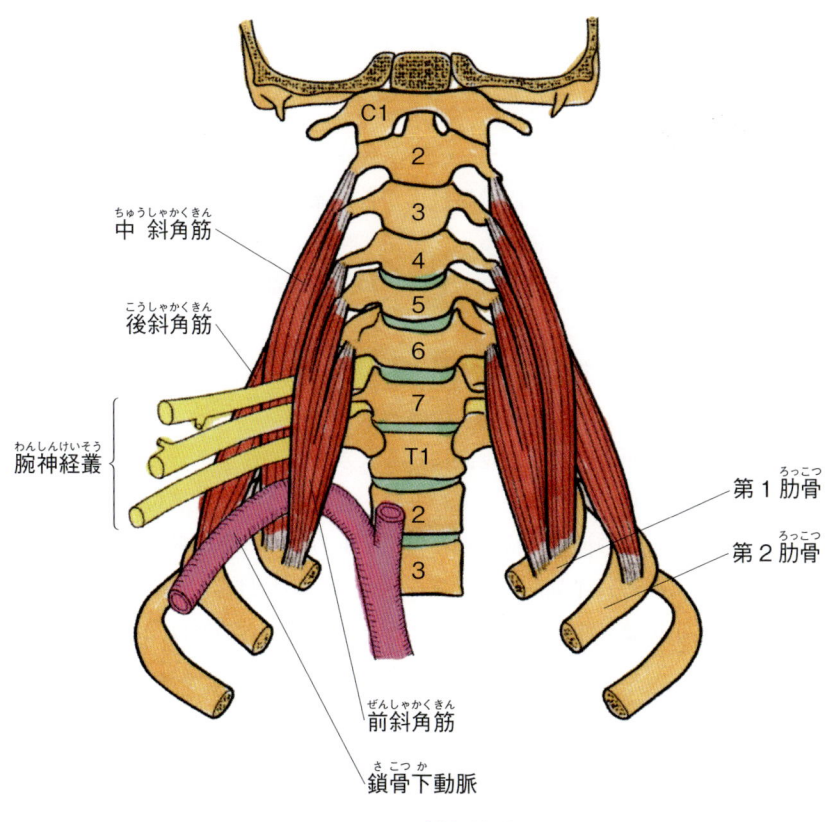

126-2　斜角筋隙

251

127 筋系 固有背筋と胸腰筋膜，広背筋

1 胸腰筋膜は固有背筋を包む筋膜である．

1. 固有背筋は骨盤後面と（①　　　）後面との間にある．
2. 固有背筋の腰部と胸部は（②　　　）膜で覆われている．
3. 固有背筋のうち，頸部の表層には板状筋があり，他の部位の表層には（③　　　）筋がある．
4. 脊柱起立筋は腸肋筋，（④　　　）筋，棘筋に分けられる．
5. 椎骨の横突起から起こって，上部の椎骨の棘突起に停止する筋を（⑤　　　）筋という．
6. 後頭下筋には大，小の後頭直筋と上，下の（⑥　　　）筋がある．
7. 後頭下筋は脊髄神経後枝である（⑦　　　）神経で支配されている．

2 広背筋は浅背筋に属す．

8. 大胸筋は腋窩の前壁を，広背筋は腋窩の（⑧　　　）を形成する．
9. 広背筋の停止は上腕骨の（⑨　　　）稜である．
10. 広背筋の作用は上腕骨の伸展，内転と（⑩　　　）である．
11. 広背筋の支配神経は腕神経叢から出る（⑪　　　）神経である．

解説

1. 固有背筋は椎骨の棘突起の左右で，骨盤後面から頭蓋の後面に向かって，長短多くの筋が集まって，全体として柱のように存在する．
2. 固有背筋は，ひと続きの筋膜で覆われている．腰部と胸部を覆う筋膜を胸腰筋膜と呼び，頸部を覆う筋膜を項筋膜と呼ぶ．
3. 固有背筋は長短多くの筋が集まっており，長い筋はより表層（浅層）にあり，短い筋ほど深部にある．
4. 脊柱起立筋は骨盤から頭蓋にかけて垂直に走る大きく長い筋である．脊柱起立筋は3つの大きな柱に分かれ，外側から内側に向かって腸肋筋，最長筋，棘筋と名付けられている．
5. 横突棘筋は起始である下の椎骨の横突起と停止である上の椎骨の棘突起の間がより離れている（すなわち，より長い）順に半棘筋，多裂筋，回旋筋と名付けられている．
6. 後頭下筋には大，小後頭直筋と上，下頭斜筋がある．これらの筋は，第1頸椎，第2頸椎と後頭骨の間にある．

答　① 頭蓋　② 胸腰筋　③ 脊柱起立（仙棘）　④ 最長　⑤ 横突棘　⑥ 頭斜　⑦ 後頭下　⑧ 後壁　⑨ 小結節　⑩ 内旋　⑪ 胸背

7. 固有背筋の支配神経は脊髄神経後枝である．後頭下筋を支配する C1 の後枝は後頭下神経という．
8. 腋窩（脇の下）に親指を入れ，後ろをつまむと触れられるのが広背筋である．
10. 手を自分のお尻に持っていくような運動のときに使われる．
11. 胸背神経は腕神経叢の後神経束から出る神経で，広背筋だけに分布する．

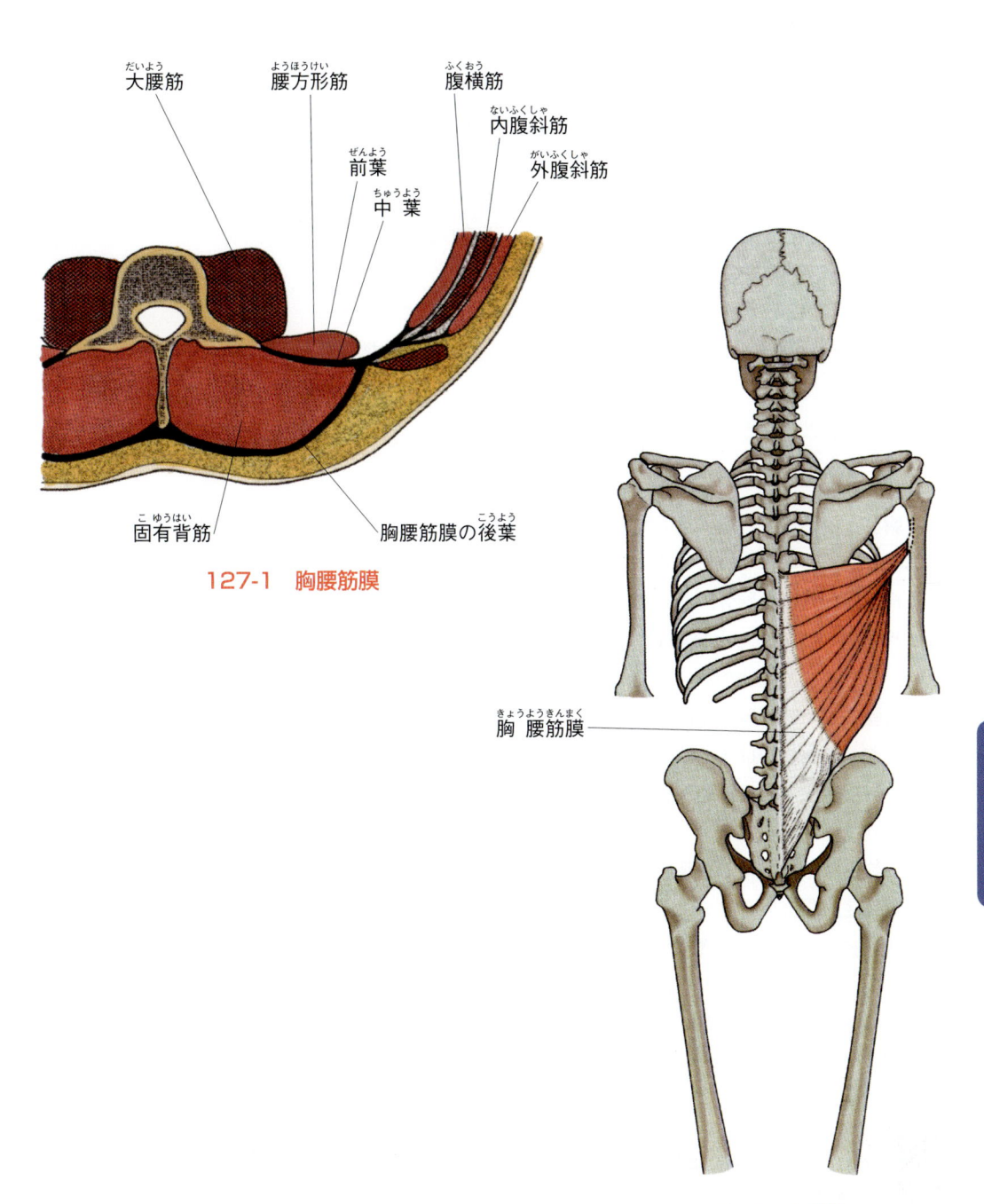

127-1　胸腰筋膜

127-2　広背筋

128 筋系 横隔膜

1 横隔膜は胸腔と腹腔を分ける膜状の筋である．

1. 横隔膜は胸腔と（①　　　）腔を分けるドーム型の薄い筋と腱でできた膜である．
2. ドーム状をした横隔膜の天井部分を（②　　　）中心という．
3. 横隔膜は，呼吸筋であり，収縮すると（③　　　）気が起こる．
4. 横隔膜の支配神経は（④　　　）神経である．

2 横隔膜は，胸腔と腹腔を連絡する開口部が3つある．

5. 横隔膜の大動脈裂孔には大動脈と（⑤　　　）管が通る．
6. 横隔膜の食道裂孔には食道と（⑥　　　）神経が通る．
7. 下大静脈を通すのは（⑦　　　）である．
8. 横隔膜の右下方には（⑧　　　）がある．
9. 横隔膜の腱中心の上は，心臓を包む（⑨　　　）膜が付着している．

解説

1. 胸腔と腹腔を分けるドーム型の薄い筋と腱でできた膜である．ドームは胸腔に向かって凸であり，胸腔の底になっている．
2. 横隔膜の起始は胸骨，肋骨，腰椎で，停止は横隔膜の腱中心である．
3. 横隔膜が収縮すると横隔膜は起始部に近づくため，全体として下方に下がるので胸腔の容積が大きくなり，肺の中に空気が取り入れられる（吸気）．横隔膜は呼吸運動に関与する筋で，横隔膜による呼吸運動を腹式呼吸という．また，横隔膜を腹部の筋とともに収縮させると腹圧が上がり，排便や排尿を助ける．
4. 横隔膜の支配神経は頸神経叢から出る左右の横隔神経である．横隔神経の運動線維は大部分C4から起こる．
5. 胸管はリンパ本管で，腹腔内の乳ビ槽から始まり，横隔膜の大動脈裂孔を通過して，左の静脈角に注ぐ．
6. 横隔膜には2つの裂孔と1つの孔がある．食道裂孔には食道と第10脳神経である迷走神経が通る．大静脈孔は下大静脈を通す．
7. 大静脈孔であり，裂孔ではないことに注意する．
8. 右下にある肝臓と横隔膜とは一部，直接接している所があり，それを肝臓の無漿膜野という．

答 ①腹 ②腱 ③吸 ④横隔 ⑤胸 ⑥迷走 ⑦大静脈孔 ⑧肝臓 ⑨線維性心

従って，大きく息を吸うと，横隔膜が下方に下がることで，肝臓も下方に異動し，右の肋骨弓の所に肝臓を触知することができる．
9．心臓を包む線維性心膜（心嚢の外層）は横隔膜の腱中心とつながっている．

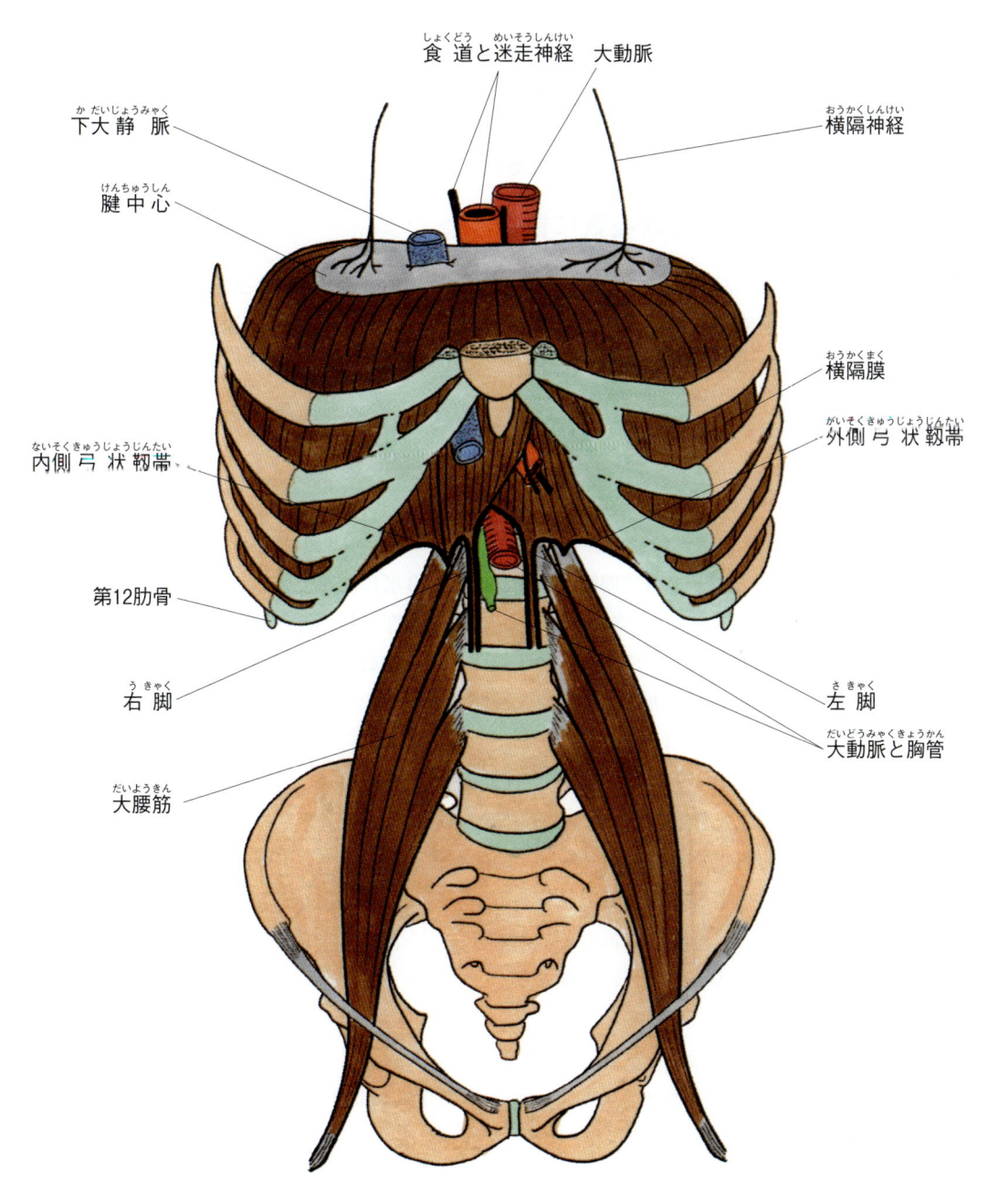

128　横隔膜

129 筋系 肋間筋と胸式呼吸にかかわる筋

1 胸郭は胸椎，肋骨，肋軟骨，胸骨で作られる骨格である．

1. 隣り合う肋骨の間にある筋を（①　　）筋という．
2. 上の肋骨から下の肋骨へ斜め前下方に走るのは（②　　）筋である．
3. 肋間筋の支配神経は（③　　）神経である．
4. 肋間動静脈は内肋間筋と（④　　）筋の間を走る．
5. 肋骨挙筋の支配神経は（⑤　　）である．

2 肋骨を引き上げる筋は吸気に働く．

6. 胸郭の筋はすべて肋骨の動きに関係するので，（⑥　　）運動と関連する．
7. 外肋間筋が収縮すると肋骨は引き上げられ（⑦　　）気が起こる．
8. 第1肋骨を引き上げることで吸気を助けるのは前斜角筋と（⑧　　）筋である．

解説

1. 片側で12本の肋骨があるので，肋骨と肋骨の間（肋間隙）は11である．肋間隙には外から内方に向かって，外肋間筋，内肋間筋，最内肋間筋と3層に並んでいる．
2. 外肋間筋は11対あり，上の肋骨から下の肋骨へ斜め前下方に走っている．これらの筋は肋骨結節から，肋軟骨までの間に存在する．肋軟骨間で外肋間筋は，外肋間膜に置き換わっている．
3. 肋間隙は11であるので，肋間隙を走行する肋間神経は第1肋間神経から第11肋間神経の11対である．
   肋間神経は第1胸神経の前枝から第11胸神経の前枝に付けられた名前である．第12胸神経の前枝は第12肋骨の下方を走るので，肋下神経という．
4. 内肋間筋と最内肋間筋の間を肋間動静脈，肋間神経が走る．
5. 肋骨挙筋は肋骨を椎骨に結びつける筋である．一側につき12個ある．第7頸椎から第11胸椎の横突起から起こり，下外方に向かい，起始のすぐ下，あるいは1つおいて下の肋骨（外上面で肋骨結節と肋骨角の間）に着く．肋骨を引き上げる．この筋だけは他の胸郭の筋と異なり，脊髄神経後枝に支配されている．
6. 胸郭の筋はいずれも肋骨に付着を持っている．肋骨の動きは胸式呼吸に関与する．肋骨が引き上げられると胸腔の容積が大きくなり，肺の中に空気が取り入れられる（吸気）．肋骨が引き下げられると呼気となる．

答 ①肋間　②外肋間　③肋間　④最内肋間　⑤脊髄神経後枝　⑥呼吸　⑦吸　⑧中斜角

7. 肋骨を上下することで，胸式呼吸が行われる．肋骨は斜め下方に向かった位置から上に引き上げられると胸腔の容積が大きくなり，肺の中に空気が取り入れられる（吸気）．内肋間筋は外肋間筋とは反対に，肋骨を引き下げ，呼気を起こす．
8. 強制吸気では，第1肋骨が前斜角筋，中斜角筋と間接的に胸鎖乳突筋によって持ち上げられ，第12肋骨は腰方形筋によって固定される．

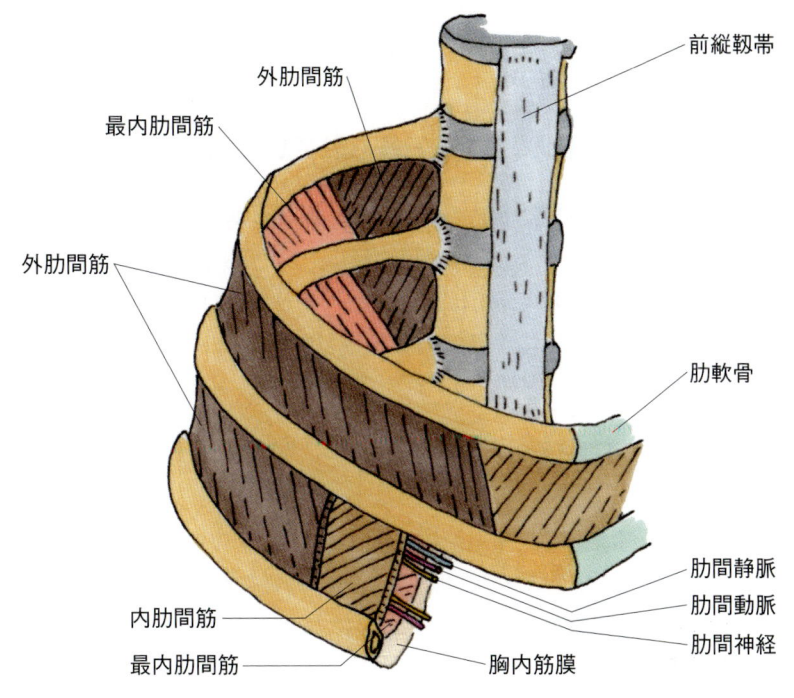

129-1　肋間筋

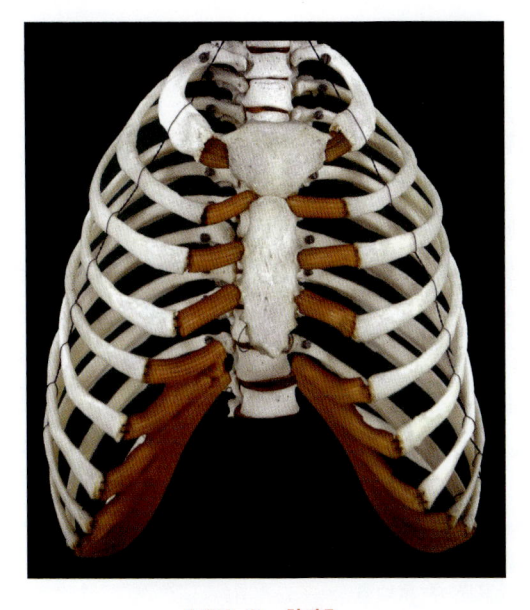

129-2　胸郭

130 筋系 腹部の筋

1 腹部は脊柱の部分を除いて，周囲を筋で囲まれている．

1. 腹直筋は筋腹がいくつかの（①　　）画によって分けられた多腹筋である．
2. 左右の腹直筋はそれぞれ（②　　）鞘で包まれている．
3. 腸骨稜と第12肋骨の間にある（③　　）筋は腹部の後壁を作っている．
4. 左右の腹直筋鞘の間には（④　　）線がある．

2 腹部の側壁は3枚の筋が重なって作られている．

5. 腹部の側壁は外腹斜筋，内腹斜筋，（⑤　　）筋が3層に重なって作られている．
6. 外腹斜筋の下端の腱膜は厚くなっており，（⑥　　）靱帯といわれる．
7. 鼠径管が外腹斜筋の腱膜を貫く開口部を（⑦　　）輪という．
8. 挙睾反射にかかわる（⑧　　）筋は内腹斜筋に由来する．

解説

1. 骨格筋はその形から分類される．基本形は紡錘状筋（中央が膨らんで，両側がしだいに細くなる形の筋）であるが，筋頭が2つあれば二頭筋という．同様に筋腹が2つあれば二腹筋，2つ以上あれば多腹筋という．多腹筋の筋腹は腱によって画されて（分けられて）いるので，この腱を腱画という．
2. 腹直筋を入れる鞘であるので腹直筋鞘という．腹直筋鞘は腹部の側壁を作る3枚の筋の腱膜で作られている．
3. 腰方形筋は第12肋骨を固定し，横隔膜が収縮する際に，横隔膜の起始を安定させる働きがある．
4. 白線は左右の腹直筋鞘を作る腱膜が正中部で合して作られるもので，白線の中央部やや下よりに臍帯が出ていた所である臍輪がある．
5. これらの筋は下位の胸神経前枝で支配されている．
6. 鼠径靱帯というヒモ状の靱帯があるのではなく，外腹斜筋の下方にある腱膜の下端が厚くなった部分を鼠径靱帯という．上前腸骨棘と恥骨結節（恥骨結合ではない）の間に張っている．
7. 外腹斜筋，内腹斜筋，腹横筋を鼠径靱帯のすぐ上で貫くトンネルがある．これを鼠径管という．鼠径管の出口は外腹斜筋の腱膜を貫く所で，浅鼠径輪という．鼠径管を男性では精索が女性では子宮円索が通る．鼠径管を通って腸が飛び出すのを鼠径ヘルニアという．

答 ①腱　②腹直筋　③腰方形　④白　⑤腹横　⑥鼠径　⑦浅鼠径　⑧精巣挙

8. 男性の大腿部内側の皮膚をこすると，その側の精巣が引き上げられる．大腿内側部よりの刺激は，腸骨鼠径神経から第1腰髄節（L1）に入り，L2から陰部大腿神経を介して精巣挙筋を収縮させる．

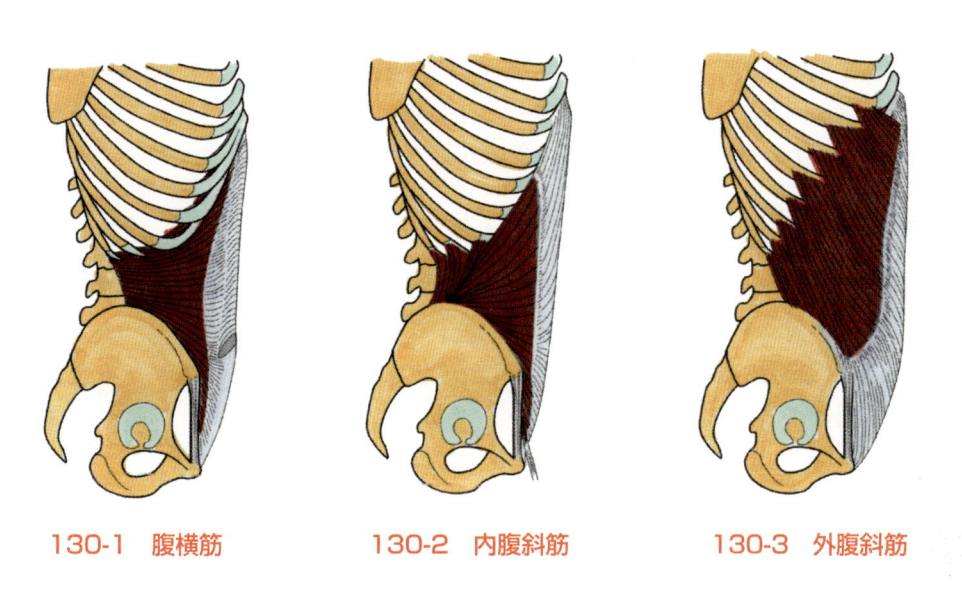

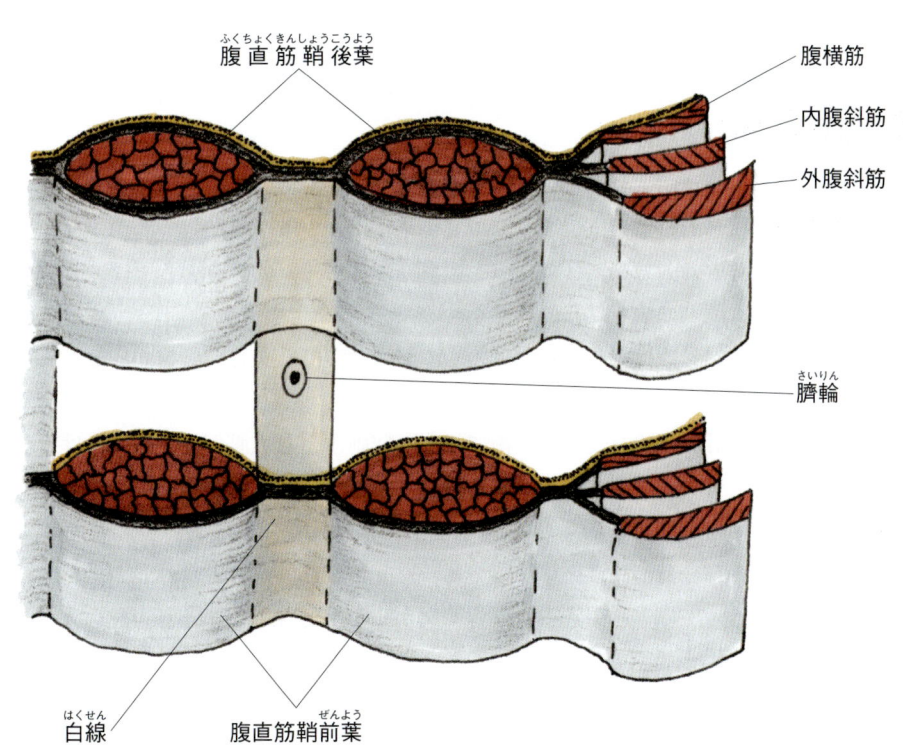

130-1 腹横筋

130-2 内腹斜筋

130-3 外腹斜筋

130-4 腹直筋鞘

131 筋系 腹部と骨盤の筋

1 腰部の側方回旋では同側の内・外腹斜筋は拮抗筋となる．

1. 同側の内・外腹斜筋が収縮すると体幹はその側に（①　　　）曲する．
2. 体幹を左側に回旋する時には，右の外腹斜筋と左側の（②　　　）腹斜筋が働く．
3. 腹部の筋は同時に収縮し，横隔膜を押し上げることで（③　　　）気を助ける．
4. 腹直筋は強力な体幹の（④　　　）作用がある．

2 骨盤の底は骨盤隔膜で閉じられている．

5. 骨盤腔の底を作る骨盤隔膜は，肛門挙筋と（⑤　　　）筋で形成されている．
6. 肛門挙筋の前部を恥骨尾骨筋，後部を（⑥　　　）尾骨筋という．
7. 肛門挙筋の起始である恥骨上枝と坐骨棘の間には（⑦　　　）腱弓がある．
8. 骨盤隔膜は下方に向かって，（⑧　　　）腸が貫いている．

解説

1. 体幹の側屈はその側の固有背筋とともに内・外腹斜筋も同時に働く．
2. 外腹斜筋は，手をズボンのポケットに突っ込む方向に外側上部から内側下部に向かって斜めに走行している．同側の外腹斜筋と内腹斜筋の走行は直行しているが，一側の外腹斜筋と反対側の内腹斜筋は同じ方向に筋線維が走行している．体幹の回旋は，固定された骨盤に上半身が引きつけられる運動としてとらえると理解しやすい．
3. その他，腹部内臓器を圧迫することで排尿・排便や嘔吐を助ける．
4. 腹直筋は体幹の強力な屈筋である．腹直筋は歩行中，肋骨を引き下げ，骨盤を固定する．骨盤の固定は大腿部の筋を効果的に働かせる．
5. 肛門挙筋と尾骨筋はそれぞれ左右のものが合わさり，全体で骨盤の底を形成する骨盤隔膜を作る．
6. 肛門挙筋は骨盤内臓を支える役割に加え，収縮すると直腸下端を持ち上げ，収縮させる作用がある．
7. 恥骨上枝（内面）と坐骨棘（内面）の2点の間は内閉鎖筋を被っている内閉鎖筋膜に付着している．この部分は筋膜が厚くなっており，肛門挙筋腱弓と呼ばれる．
8. 下方に向かっては直腸が通る．前方に向かっては男性では尿道が，女性では尿道と腟が通る．

答　①屈　②内　③呼　④屈曲
　　⑤尾骨　⑥腸骨　⑦肛門挙筋　⑧直

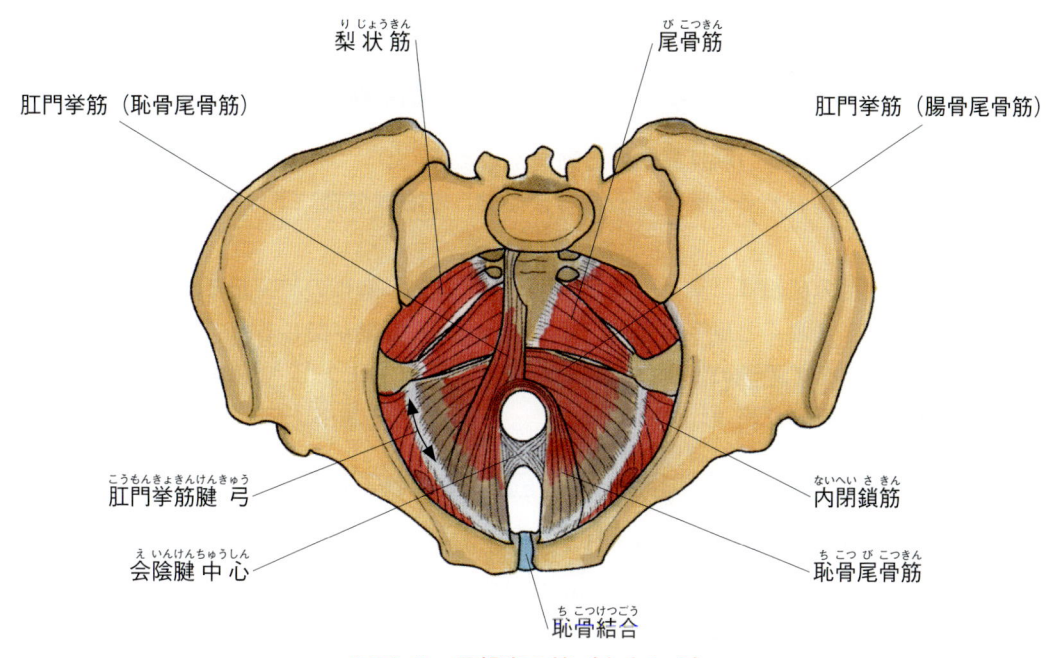

131-1　骨盤底の筋（上方から）

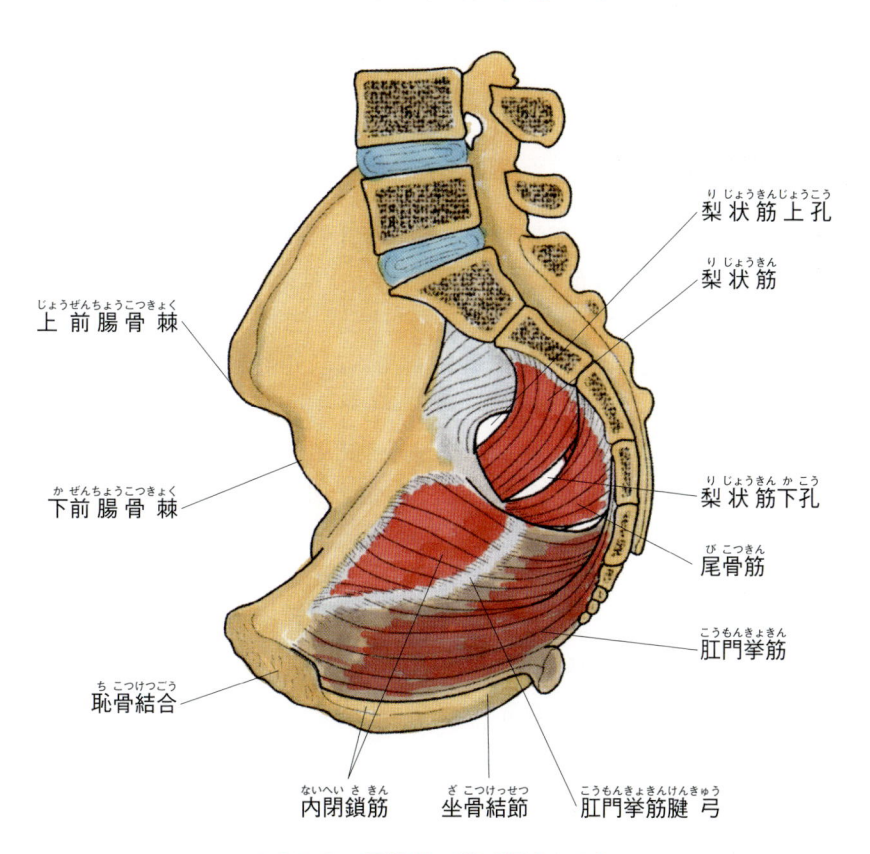

131-2　骨盤底の筋（側方から）

261

132 筋系 僧帽筋，肩甲挙筋，菱形筋

1 僧帽筋，肩甲挙筋，大・小の菱形筋は浅背筋に含まれる．

1. 軸骨格から上肢帯への筋は肩甲骨を動かすことで（①　　）の運動に関与する．
2. 僧帽筋は左右合わせると菱形で，上は後頭骨，左右は肩峰，下は第（②　　）胸椎である．
3. 僧帽筋の中部の起始は，第1胸椎から第（③　　）胸椎の棘突起である．
4. 僧帽筋の上部が働くと肩甲骨の挙上や（④　　）回旋が起こる．
5. 上肢帯を固定して両側の僧帽筋を働かせると，頭が（⑤　　）屈する．
6. 僧帽筋の支配神経は第11脳神経の（⑥　　）神経である．

2 肩甲挙筋と大・小菱形筋は僧帽筋に覆われている．

7. 肩甲挙筋は頸椎の横突起から起こり，肩甲骨の（⑦　　）角に停止する．
8. 大・小菱形筋は第7頸椎から第5胸椎の棘突起から起こり，肩甲骨（⑧　　）縁に停止する．
9. 肩甲挙筋，大・小菱形筋の支配神経は（⑨　　）神経である．
10. 大・小菱形筋は肩甲骨を（⑩　　）転する．

解説

1. 上肢帯を保持するとともに，肩甲骨を動かすことで上肢の運動に関与する．
2. 左右合わせると菱形で，上は後頭骨の外後頭隆起，下は第12胸椎の棘突起，両外側は肩峰にあたる．
3. 中部の停止は，肩峰の内側および肩甲棘の上縁である．中部が働くと肩甲骨を内転（左右の肩甲骨を近づける）する．
4. 上部は肩甲挙筋とともに肩甲骨を挙上する．前鋸筋とともに，腕を頭の上に上げるために肩甲骨を上方回旋する．肩甲骨の上方回旋とは，肩甲骨の関節窩を上に向ける運動．下方回旋は上を向いた関節窩を下に向ける運動である．
5. 片側の僧帽筋を働かせると，頭をその側に側屈する．両側を働かせると後屈する．
6. 副神経の脊髄根は第1から第5頸髄節の前柱より出て，脊柱管内を上行し，大孔から頭蓋腔に入り，頸静脈孔から頭蓋腔の外に出る．これは運動線維で，感覚線維は頸静脈孔を出た後，第2から第4頸神経からの枝として合流する．

答 ①上肢 ②12 ③6 ④上方 ⑤後 ⑥副 ⑦上 ⑧内側 ⑨肩甲背 ⑩内

7. 起始は第1から第4頸椎の横突起，停止は肩甲骨（上角と内側縁上部）．
8. 小菱形筋と大菱形筋の停止の境目は肩甲棘の根部であるが，両者は連続していることが多く，作用も支配神経も同じである．
9. いずれも腕神経叢C5の前枝から出る肩甲背神経で支配されている．
10. 肩甲骨の動きは，関節運動ではなく，一つの骨の動きである．挙上・下制，内転・外転，上方回旋・下方回旋がある．

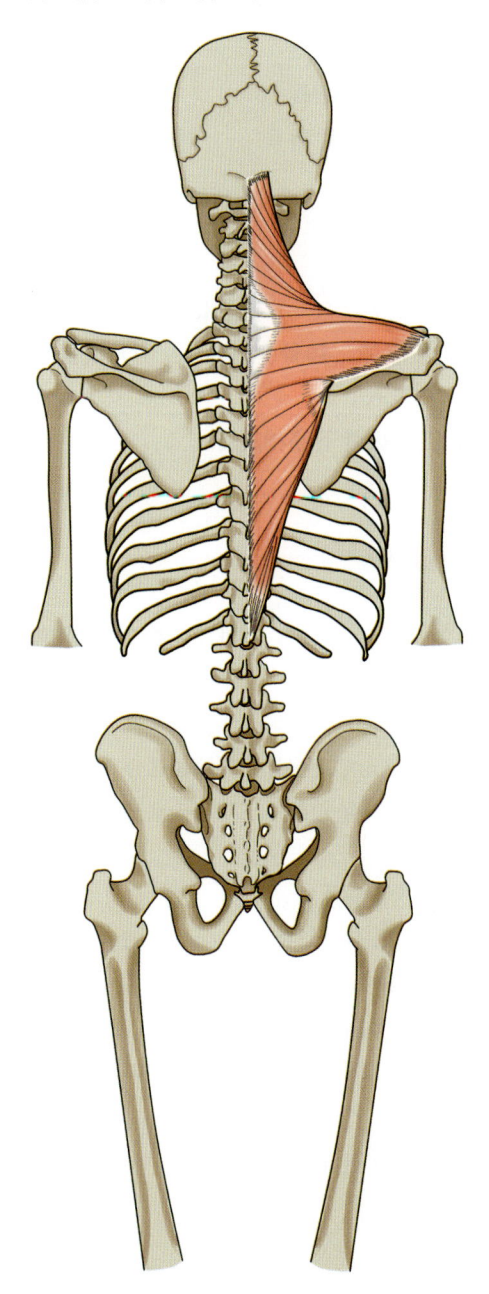

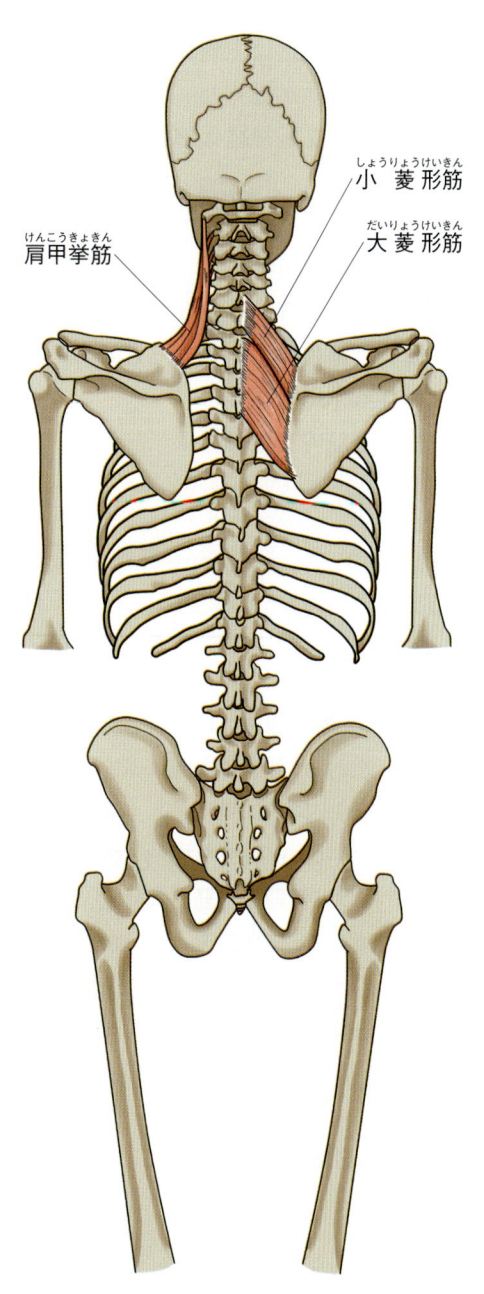

132-1　僧帽筋　　　　132-2　肩甲挙筋と大・小菱形筋

133 筋系 大胸筋，小胸筋，鎖骨下筋

1 大胸筋，小胸筋は浅胸筋に属する．

1. 胸郭から上肢帯に行く筋は胸部の浅層にあるため，（①　　）筋という．
2. 大胸筋は鎖骨部と（②　　）部に分けられる．
3. 大胸筋の停止は上腕骨の（③　　）稜である．
4. 大胸筋全体が働くと，上腕骨の（④　　）と内旋が起こる．
5. 大胸筋の支配神経は腕神経叢から出る（⑤　　）神経である．

2 小胸筋は大胸筋に覆われている．

6. 大胸筋は（⑥　　）窩の前壁を形成する．
7. 小胸筋は第3から第6肋骨から起こり，肩甲骨の（⑦　　）突起に停止する．
8. 鎖骨下筋は第1肋骨から起こり，鎖骨に停止する筋で，鎖骨を（⑧　　）関節に引きつける作用がある．
9. 鎖骨下筋の支配神経は（⑨　　）神経叢から出る鎖骨下筋神経である．

解説

1. 浅胸筋に対して，深胸筋とは，肋骨の間にある胸郭の筋，すなわち，外肋間筋や内肋間筋などである．
2. 胸鎖関節が大胸筋の鎖骨部と胸肋部の間にあたる．
3. 大胸筋は烏口腕筋や上腕二頭筋の短頭と長頭の表面を超えて上腕骨大結節稜に停止する．
4. 筋の全部が同時に働くと，上腕骨の内転と内旋が起こる．鎖骨部は三角筋の前部および烏口腕筋とともに，上腕骨を屈曲・内転する．
5. 鎖骨部は外側胸筋神経（C5, 6, 7）支配で，胸肋部は内側胸筋神経（C8, T1）支配である．
6. 腋窩（脇の下）に親指を入れ，後ろをつまむと触れられるのが広背筋．腋窩に親指以外を入れ，前をつまむと触れられるのが大胸筋で，それぞれ腋窩の後ろと前の壁を作っている．
7. 小胸筋は胸壁に対して肩甲骨を前下方に引くことにより肩甲骨を固定する．
8. 鎖骨下筋は胸鎖関節の関節円板に鎖骨を引きつけることにより，肩関節運動中の鎖骨を固定する．
9. 鎖骨下筋神経は腕神経叢の上神経幹から出る神経で，鎖骨下筋だけに分布する．

答 ①浅胸 ②胸肋 ③大結節 ④内転 ⑤（内側と外側の）胸筋 ⑥腋 ⑦烏口 ⑧胸鎖 ⑨腕

だいきょうきん
大胸筋

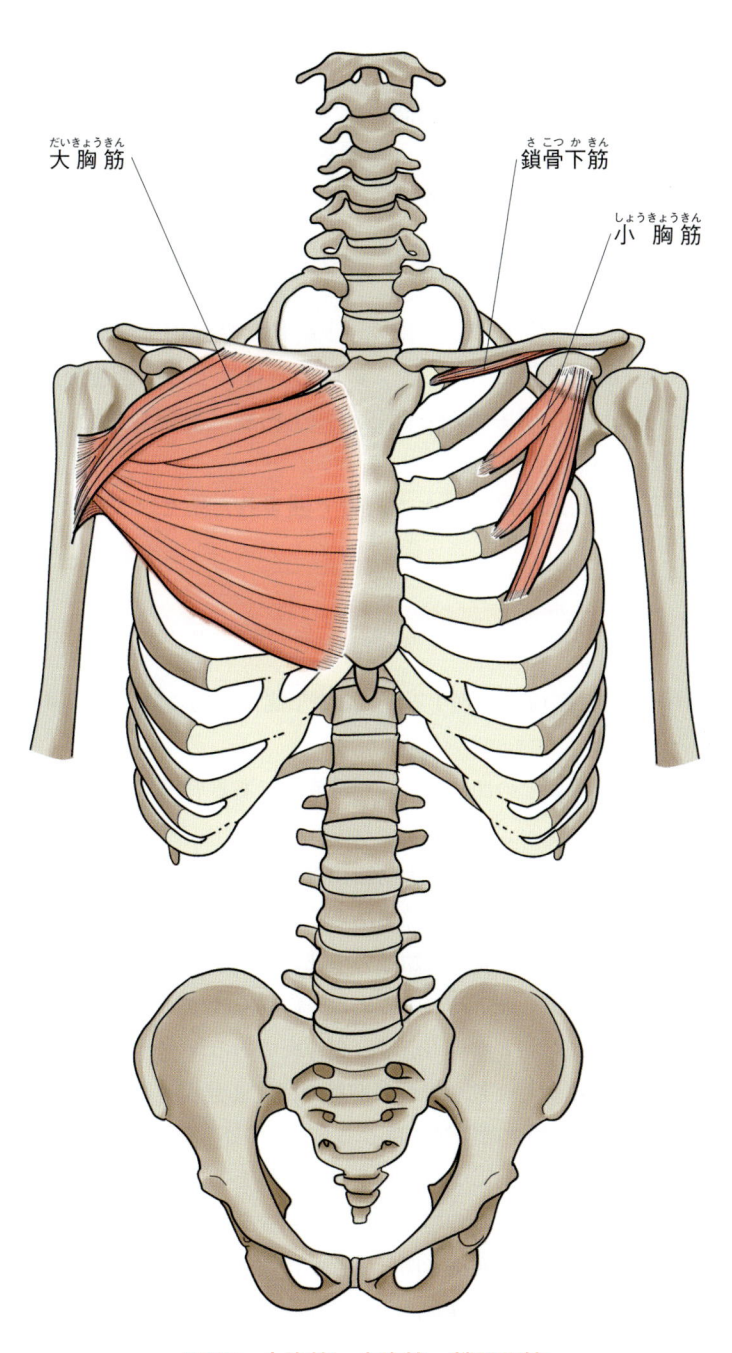

さこつかきん
鎖骨下筋

しょうきょうきん
小 胸 筋

133 大胸筋，小胸筋，鎖骨下筋

筋系

134 筋系 ローテータカフと大円筋

1 上腕骨の運動というのと，肩関節の運動というのは同じである．

1. 肩甲下筋は肩甲骨の肩甲下窩から起こり，上腕骨の（①　　　）に停止する．
2. 肩甲下筋の停止に近い所と肩甲骨の間には（②　　　）包がある．
3. 棘上筋は肩甲骨の棘上窩から起こり，上腕骨の（③　　　）結節の上部に停止する．
4. 棘上筋は肩関節を（④　　　）する．

2 棘上筋，棘下筋，小円筋，肩甲下筋の腱をまとめてローテータカフという．

5. 小円筋は（⑤　　　）筋の下方に位置し，上腕骨大結節の下部に停止する．
6. 棘上筋，棘下筋，肩甲下筋と（⑥　　　）筋の腱はまとめて回旋筋腱板といわれる．
7. 大円筋と小円筋はともに肩甲骨から起こり，小円筋は上腕骨後面に，大円筋は（⑦　　　）に停止する．
8. 小円筋，大円筋，上腕三頭筋長頭と上腕骨で囲まれた所を（⑧　　　）という．

解説

1. 肩甲下筋は肩甲骨の前面（肋骨に面する）の肩甲下窩から起こり，肩関節の前方を通って小結節に着く．
2. 肩甲下筋の停止腱と肩甲頸との間には大きな滑液包である肩甲下包がある．この滑液包は肩関節の関節腔と交通している．
3. 肩甲骨の棘上窩から肩峰の下を通って大結節に着く．
4. 棘上筋は上腕骨を外転し，肩甲骨の関節窩に上腕骨頭を引きつける．
5. 棘下筋は棘下窩から起こって上腕骨大結節の中部に停止する．小円筋は棘下筋の下方を，棘下筋に平行して走行し，停止も棘下筋の下である．作用もほぼ同じであるが，支配神経は棘下筋が肩甲上神経であるのに対して，小円筋は腋窩神経である．
6. 棘上筋，棘下筋，小円筋，肩甲下筋の腱は肩関節の回旋筋腱板（ローテータカフ）と呼ばれる．ローテータカフは，下縁を除いて肩関節を覆っており，肩関節を補強している．また，ローテータカフは肩関節の関節包に入り込んでいる．ただし，棘上筋には，上腕骨の回旋作用はない．
7. 大円筋と小円筋はともに肩甲骨から起こるが，上腕骨を2つの筋が前後で挟むような形で停止する．従って，両者は肩関節の回旋に関して互いに拮抗筋となる．
8. 肩を覆う三角筋に分布する腋窩神経と，それに伴う後上腕回旋動脈が通る．腋窩神経は外側

答 ①小結節 ②滑液 ③大 ④外転
⑤棘下 ⑥小円 ⑦前（小結節稜） ⑧四角隙（外側腋窩隙）

腋窩隙を通る時に小円筋に枝を出す．四角隙に対して小円筋，大円筋，上腕三頭筋長頭に囲まれた所を三角隙（内側腋窩隙）という．

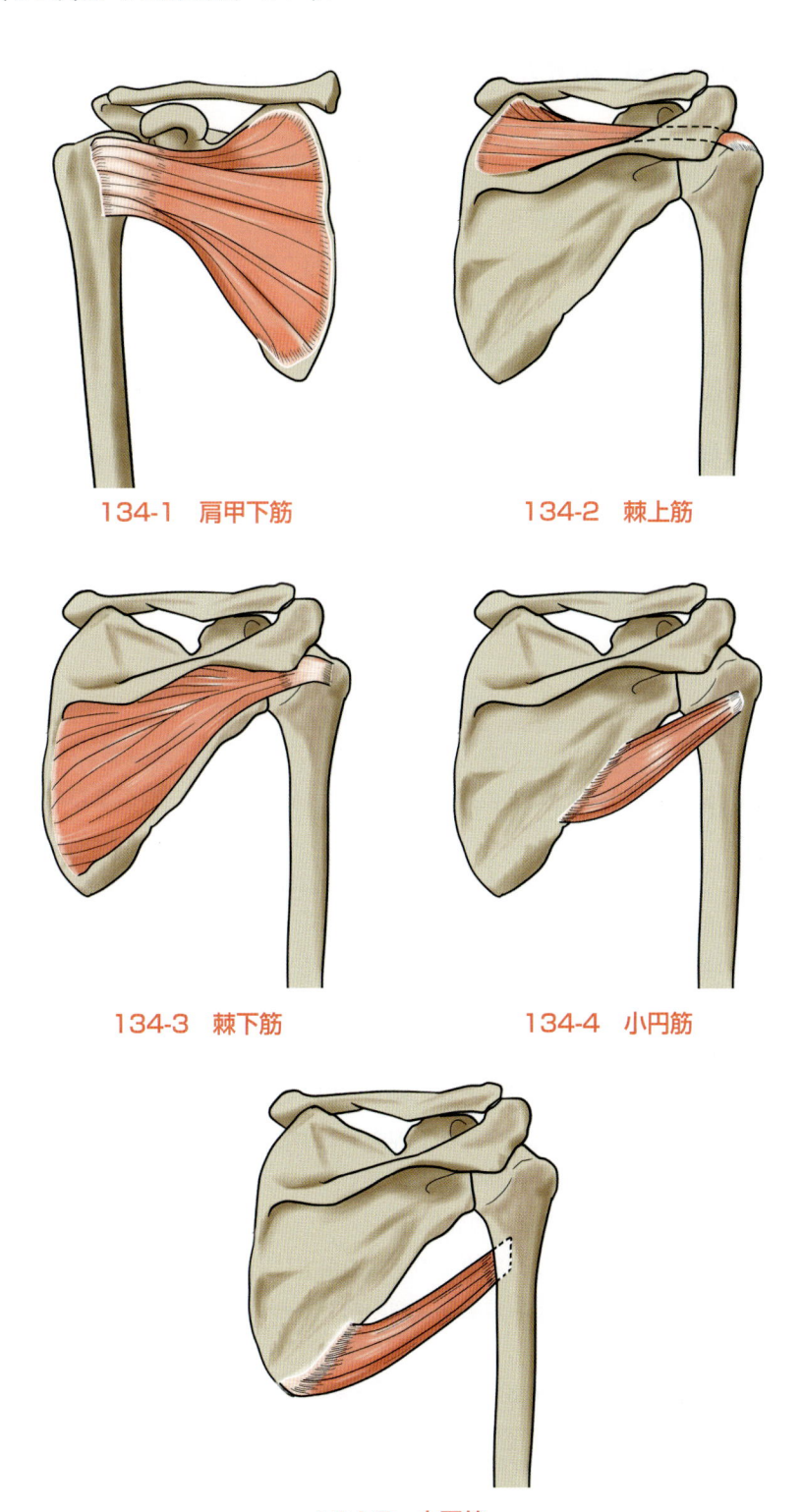

134-1　肩甲下筋

134-2　棘上筋

134-3　棘下筋

134-4　小円筋

134-5　大円筋

135 筋系 三角筋，前鋸筋

1 骨格筋はいろいろな部分がいろいろな強さで働く．

1. 三角筋は鎖骨と肩甲骨から起こり，上腕骨の（①　　　）粗面に停止する．
2. 三角筋は前部，中部，（②　　）部の3部に分けられる．
3. 三角筋の前部が働くと，上腕骨の（③　　）が起こる．
4. 三角筋の後部が働くと，肩関節の（④　　）が起こる．
5. 三角筋の停止は上腕骨の（⑤　　　）である．
6. 三角筋の支配神経は（⑥　　）神経である．
7. 三角筋の前部は上腕を屈曲するときに大胸筋や（⑦　　　）筋とともに働く．

2 鋸筋とは起始部や停止部が鋸（のこぎり）の刃状の形をした筋である．

8. 前鋸筋は上位の肋骨から起こり，肩甲骨の（⑧　　　）縁の前面に停止する．
9. 前鋸筋の下部が働くと，肩甲骨を（⑨　　　）回旋する．
10. 前鋸筋の支配神経は腕神経叢から出る（⑩　　）神経である．

解説

1. 三角筋の起始は鎖骨の外側（3分の1の前縁と上面），肩峰（外側縁と上面）および肩甲棘（下縁）．停止は上腕骨の三角筋粗面である．
2. 三角筋は，厚くて強力な三角形の筋で肩関節を覆う．前部，中部，後部の3部に分けられる．
3. 前部は上腕骨の強力な屈曲および内旋．
4. 後部は上腕骨の強力な伸展および外旋．上腕骨の伸展という表現と，肩関節の伸展というのは同じ意味である．
6. 支配神経は腕神経叢の後神経束から出る腋窩神経である．
7. 運動するときに，三角筋は他の筋群とともに働く．例えば，前部は上腕を屈曲するときに大胸筋や烏口腕筋とともに働く．一方，中部は上腕を外転するときに棘上筋とともに働く．後部は上腕を伸展するときに広背筋や大円筋とともに働く．
8. 前鋸筋は肋骨と肩甲骨前面（肋骨面）の間にある．
9. 前鋸筋の下部は上部よりも強大で，肩甲骨の下角を前方に引くことにより，僧帽筋の肩甲骨の上方回旋作用を助ける．それゆえ，前鋸筋は僧帽筋とともに腕を頭の上に挙げるのに重要な働きをする．
10. 長胸神経はC5からC7の前枝から出て，前鋸筋の表面を下行しながら分布する．

答 ①三角筋 ②後 ③屈曲（内転） ④伸展（外転） ⑤三角筋粗面 ⑥腋窩 ⑦烏口腕
⑧内側 ⑨上方 ⑩長胸

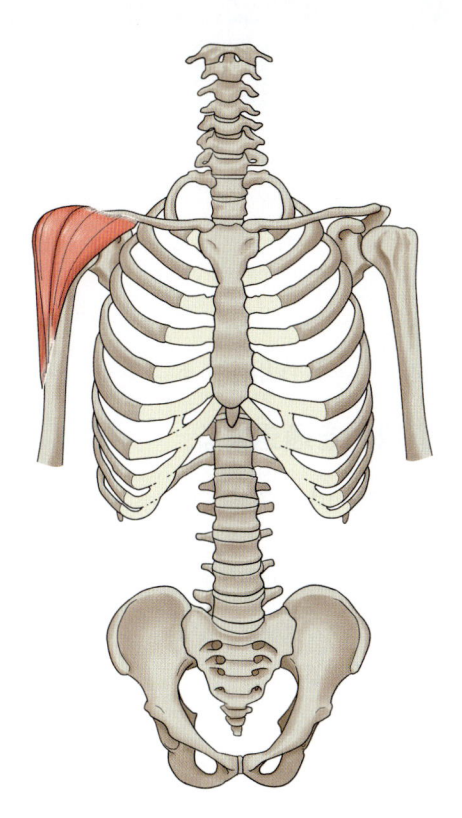

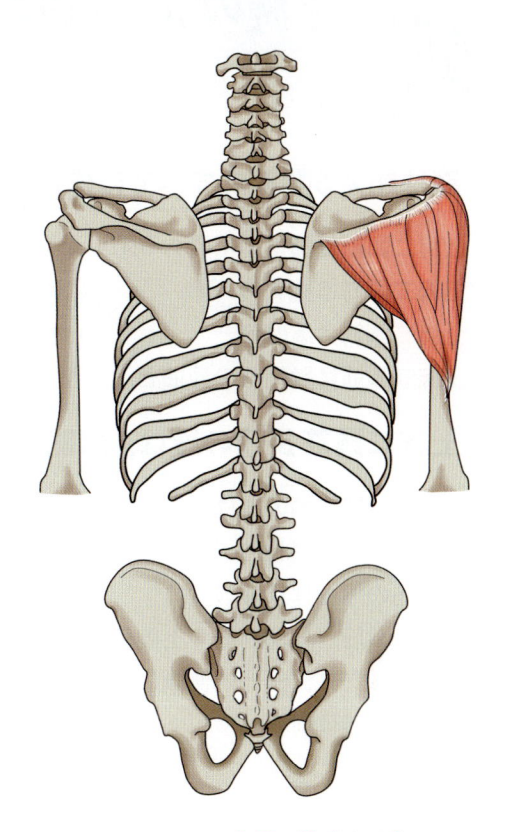

135-1 三角筋（前方から）　　　135-2 三角筋（後方から）

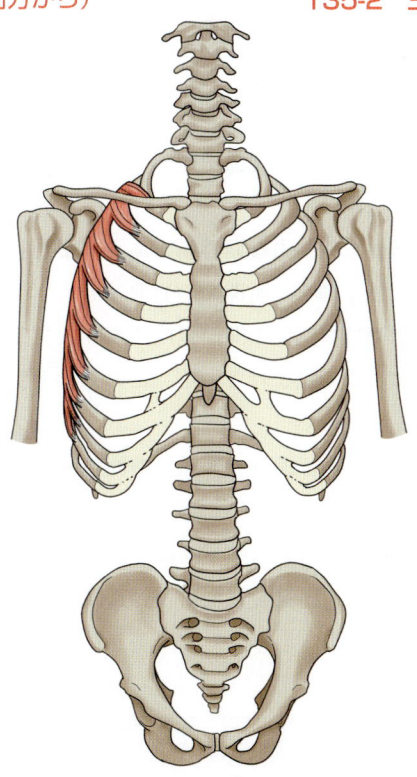

135-3 前鋸筋

筋系

269

136 筋系 上腕の筋：上腕二頭筋，烏口腕筋，上腕三頭筋

1 筋は超える関節のすべてに作用する．

1. 上腕二頭筋長頭は肩甲骨の（①　　）から起こる．
2. 上腕二頭筋は橈骨の（②　　）に停止する．
3. 上腕二頭筋は肩関節と（③　　）関節を超える．
4. 上腕二頭筋は肘関節の屈曲と，前腕の強力な（④　　）作用がある．

2 上腕二頭筋長頭の腱は，肩関節の関節包内を通過する．

5. 上腕二頭筋長頭の腱は（⑤　　）溝を通り，肩関節の中に入っている．
6. 烏口腕筋は肩甲骨の（⑥　　）から起こる．
7. 上腕筋の停止は尺骨の（⑦　　）面である．
8. 上腕二頭筋，烏口腕筋，上腕筋の支配神経は（⑧　　）神経である．
9. 上腕三頭筋外側頭と内側頭の間を（⑨　　）神経が走る．
10. 上腕三頭筋は前腕（⑩　　）の主動筋である．

解説

1. 長頭の起始は肩関節の内部に位置する肩甲骨の関節上結節である．
2. 腱の一部は薄く広い上腕二頭筋腱膜となり，前腕屈筋群の起始部を被う深筋膜と融合する．
3. 上腕二頭筋は肩関節，肘関節と上橈尺関節を超える．従って，これら3つの関節運動に関与する．
4. 上腕二頭筋は橈尺関節に作用する強力な回外筋である．また肘関節の屈曲を行うが，これは前腕が回外位にあるとき最も強く働く．肩関節の屈曲にもわずかに作用する．
5. 長頭の起始である関節上結節は肩関節の関節包内にあり，長頭腱の一部は関節唇と融合している．長頭腱は関節包内では滑膜で包まれている．この腱は上腕骨頭をまたぎ，上腕骨結節間溝を下行する．
6. 起始は肩甲骨の烏口突起で，上腕二頭筋の短頭と共同の腱として起こる．
7. 停止は尺骨鉤状突起の下方（遠位）にある尺骨粗面．
8. いずれも腕神経叢から出る筋皮神経によって支配されている．
9. 上腕三頭筋の外側頭と内側頭は，上腕骨後面の橈骨神経溝を挟んで付着している．橈骨神経とともに上腕深動脈も走る．

答　①関節上結節　②橈骨粗面　③肘（上橈尺）　④回外　⑤結節間　⑥烏口突起　⑦尺骨粗　⑧筋皮　⑨橈骨　⑩伸展

10. 前腕の伸展は、肘関節の伸展というのと同じ意味である．この作用以外に，長頭は肩関節を横切っているので，上腕の伸展と内転の補助をする．

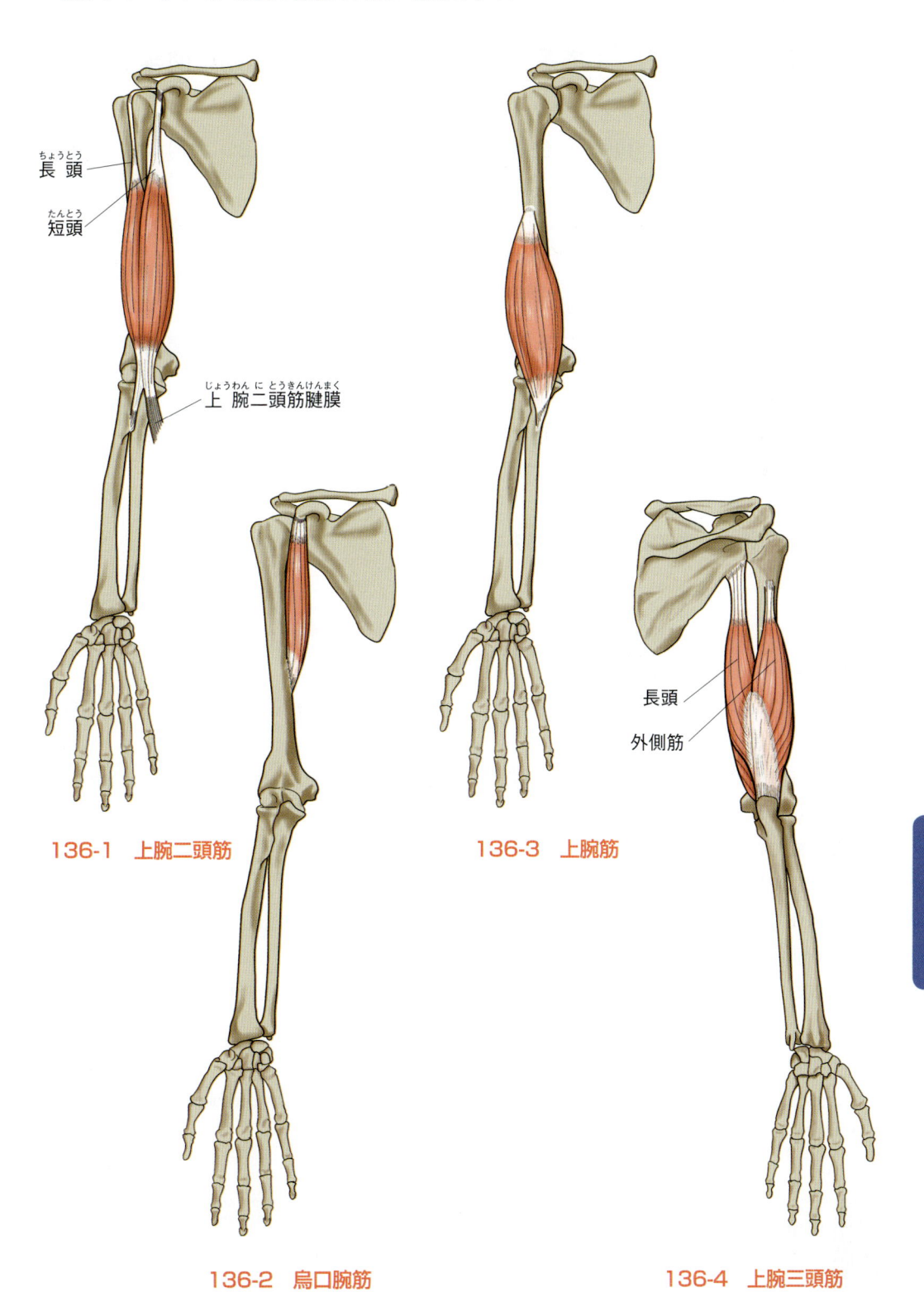

長頭
短頭
上腕二頭筋腱膜

長頭
外側筋

136-1　上腕二頭筋

136-3　上腕筋

136-2　烏口腕筋

136-4　上腕三頭筋

筋系

271

137 筋系 前腕の筋

1 前腕前面の筋は主として手首，手指の屈曲と回内運動に関与する．

1. 前腕浅層の筋は主として上腕骨の（①　　）顆から起こる．
2. 尺側手根屈筋の外側（橈側）に位置し，手掌腱膜を張るのは（②　　）筋である．
3. 浅指屈筋は第2から第5指の（③　　）底に停止する．
4. 深指屈筋は，内側4本の指の（④　　）関節を屈曲する唯一の筋である．
5. 前腕の筋のうち尺骨神経で支配されるのは深指屈筋の内側部と（⑤　　）筋である．
6. 浅指屈筋，深指屈筋，長母指屈筋の腱は（⑥　　）管を通る．

2 前腕後面の筋は主として手首，手指の伸展と回外運動に関与する．

7. 腕橈骨筋は肘関節の（⑦　　）作用がある．
8. 母指と小指および（⑧　　）指には単独の伸筋がある．
9. 尺側手根屈筋と尺側手根伸筋が同時に働くと手関節を（⑨　　）転する．
10. 回外筋の浅部と深部の間を（⑩　　）神経が通る．
11. 伸筋支帯の第1腱区画には長母指外転筋と（⑪　　）筋の腱が通る．

解説

1. 浅層筋は主に上腕骨内側上顆から共同腱によって起こる．深層筋は橈骨，尺骨および前腕骨間膜から起こる．
2. 長掌筋の腱は薄くて長く，母指と小指を対立させて少し力を加え，手首を屈曲すると腱がはっきりと浮かび上がる．この腱を目安にして外側に橈側手根屈筋の腱が，内側に尺側手根屈筋の腱が確認できる．
3. 浅指屈筋は前腕浅層筋に属すが，他の浅層筋群より深い位置にあり，浅層筋と深層筋の中間層を構成する．停止部でそれぞれの腱は2つに分かれ，その間を深指屈筋の腱が貫く．
4. 深指屈筋は4つの腱となり，第2から第5指の末節骨底に停止する．
5. 前腕の筋は原則，正中神経支配で，例外として深指屈筋の内側部と尺側手根屈筋と覚えるとよい．
6. 手根管の中を浅指屈筋の腱，深指屈筋の腱，長母指屈筋の腱および正中神経が通る．屈筋支帯は外側で二葉に分かれており，その間を橈側手根屈筋の腱が通る．尺骨動脈と尺骨神経，および正中神経の皮枝は手根管の外を通る（図103-2参照）．

答 ①内側上 ②長掌 ③中節骨 ④遠位指節間 ⑤尺側手根屈 ⑥手根 ⑦屈曲 ⑧示 ⑨内 ⑩橈骨 ⑪短母指伸

7. 腕橈骨筋は，前腕後面すなわち伸側の筋に分類されているが，これは前腕後面の筋は全て橈骨神経支配とするためである．腕橈骨筋は，肘関節の伸展ではなく屈曲に作用する．
8. 総指伸筋が第2から第5指の中節骨底と末節骨底に着く．しかし，設問の第3指にはそれぞれ独立した伸筋がある．
9. 手関節の屈曲と伸展に関しては，両筋は拮抗筋であるが，内転に関しては互いに協力筋となる．
10. 手の背面には筋がなく，上腕と前腕の後面（伸側）の筋の支配神経は全て橈骨神経である．
11. 伸筋支帯の深部には6つのトンネル（腱区画，腱コンパートメント）が作られていて，コンパートメント内には腱鞘に包まれた伸筋群の腱が通る．腱区画は橈骨側から順に1から6の番号が付けられている．

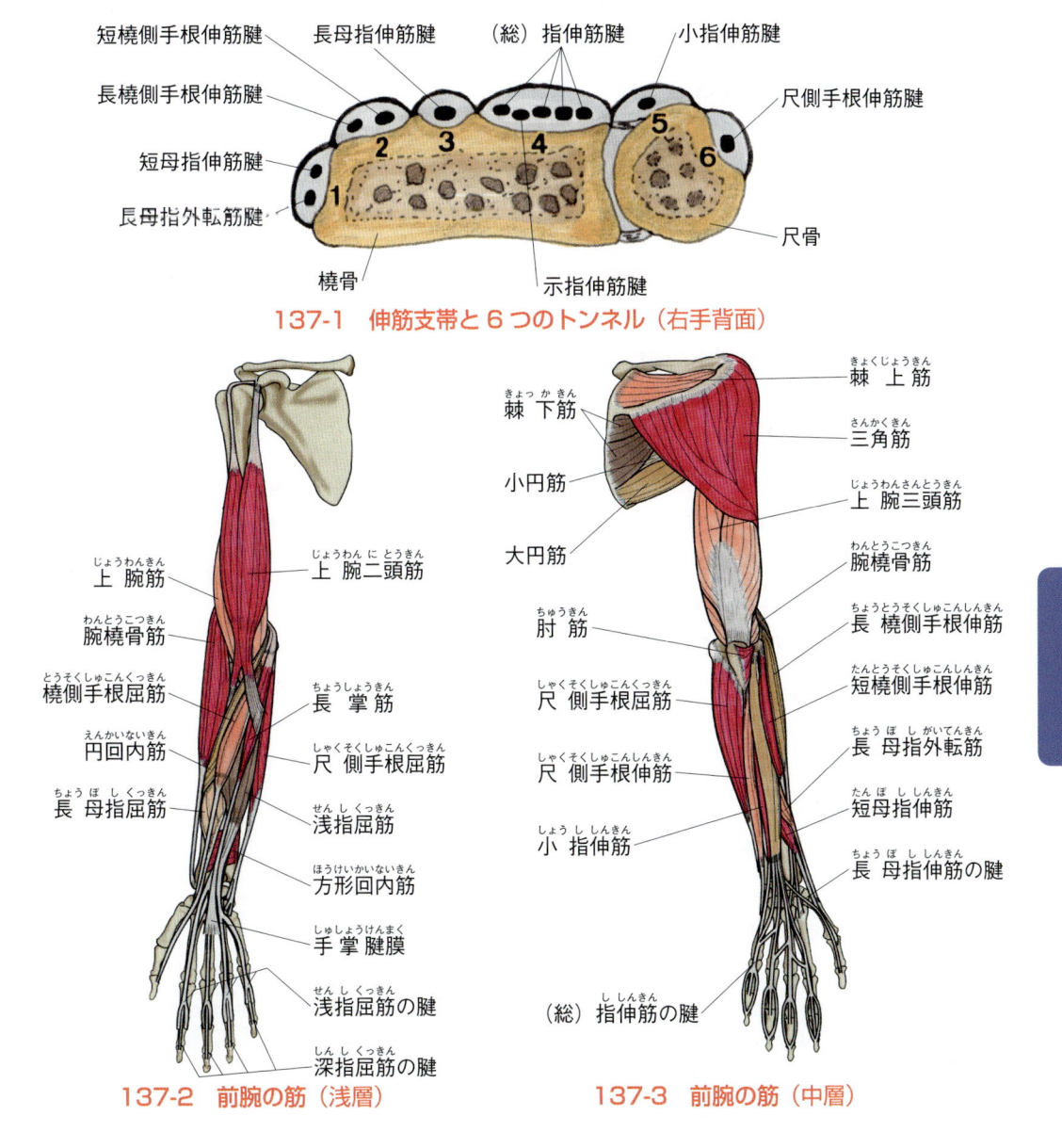

137-1 伸筋支帯と6つのトンネル（右手背面）

137-2 前腕の筋（浅層）

137-3 前腕の筋（中層）

138 筋系 手の筋

1 手の筋は手の中から起こって手の中に着く小さな筋群である．

1. 手の筋は母指球筋，小指球筋および（①　　）筋に分けられる．
2. 母指球の最も表層にあるのは（②　　）筋である．
3. 短母指屈筋の深頭は（③　　）神経支配である．
4. 母指対立筋は母指の中手骨を（④　　）関節で外転，屈曲し，かつ内旋する．
5. 虫様筋は（⑤　　）筋の腱から起こり，指背腱膜に停止する．

2 小指球の筋および骨間筋の支配神経はすべて尺骨神経である．

6. 掌側骨間筋は第2，第4，第5指を（⑥　　）転する．
7. 短掌筋は皮膚に付着を持つ（⑦　　）筋である．
8. 第5中手指節関節で小指の屈曲をするのは（⑧　　）筋である．
9. 小指外転筋の支配神経は（⑨　　）神経である．

解説

1. 手掌で，母指の付け根には，母指を動かすための小さな筋群でできた膨らみがある．これを母指球という．同様に，小指の付け根の膨らみを小指球という．中手筋には骨間筋と虫様筋がある．
2. 薄く比較的扁平な筋で，母指球の最表層にあり，前外側部を構成する．この筋は母指の手根中手関節での外転（掌側外転）作用がある．この運動は，母指を手掌側に持ち上げる運動である．
3. 手の筋の多くは，尺骨神経で支配される．一部の手の筋，短母指外転筋，母指対立筋，短母指屈筋の浅頭．第1および第2虫様筋が正中神経支配である．
4. 母指対立筋は，母指の中手骨を手根中手関節で外転，屈曲し，かつ内旋する．これらの動きを合わせて対立と呼ぶ．この運動で母指の指先を他の指と合わせられる．
5. 虫様筋は第2から第5指の中手指節関節（MP関節）で手指を屈曲させつつ，近位と遠位の指節間関節（IP関節）を伸展する．
6. 手の指は母指を除いてMP関節で内転・外転できる．その基準は第3指の中央を通る線で，この線から遠ざかる運動を外転，近づく運動を内転という．この他，骨間筋は虫様筋の補助をする．
7. 小さな薄い筋で小指球を覆う．この筋は皮筋（皮膚に付着を持つ筋）である．手掌尺側の皮

答　①中手　②短母指外転　③尺骨　④手根中手　⑤深指屈
　　⑥内　⑦皮　⑧短小指屈　⑨尺骨

膚にシワを作り，手掌の椀形を深くすることで物を握ることを補助する．
8．短小指屈筋は有鉤骨鉤および屈筋支帯から起こり，小指の基節骨底に停止する筋で小指外転筋の母指側にある．
9．屈筋支帯は内側（小指側）では2枚に分かれて豆状骨と有鉤骨に付く．2枚に分かれた所にできる管を尺骨管あるいはギヨン管と言い，尺骨神経と尺骨動脈が通り手掌に入る（図103-2参照）．ここで尺骨神経は浅枝と深枝に分かれ，深枝は短掌筋を除く小指球筋に枝を出した後，深部を母指側に向かう．

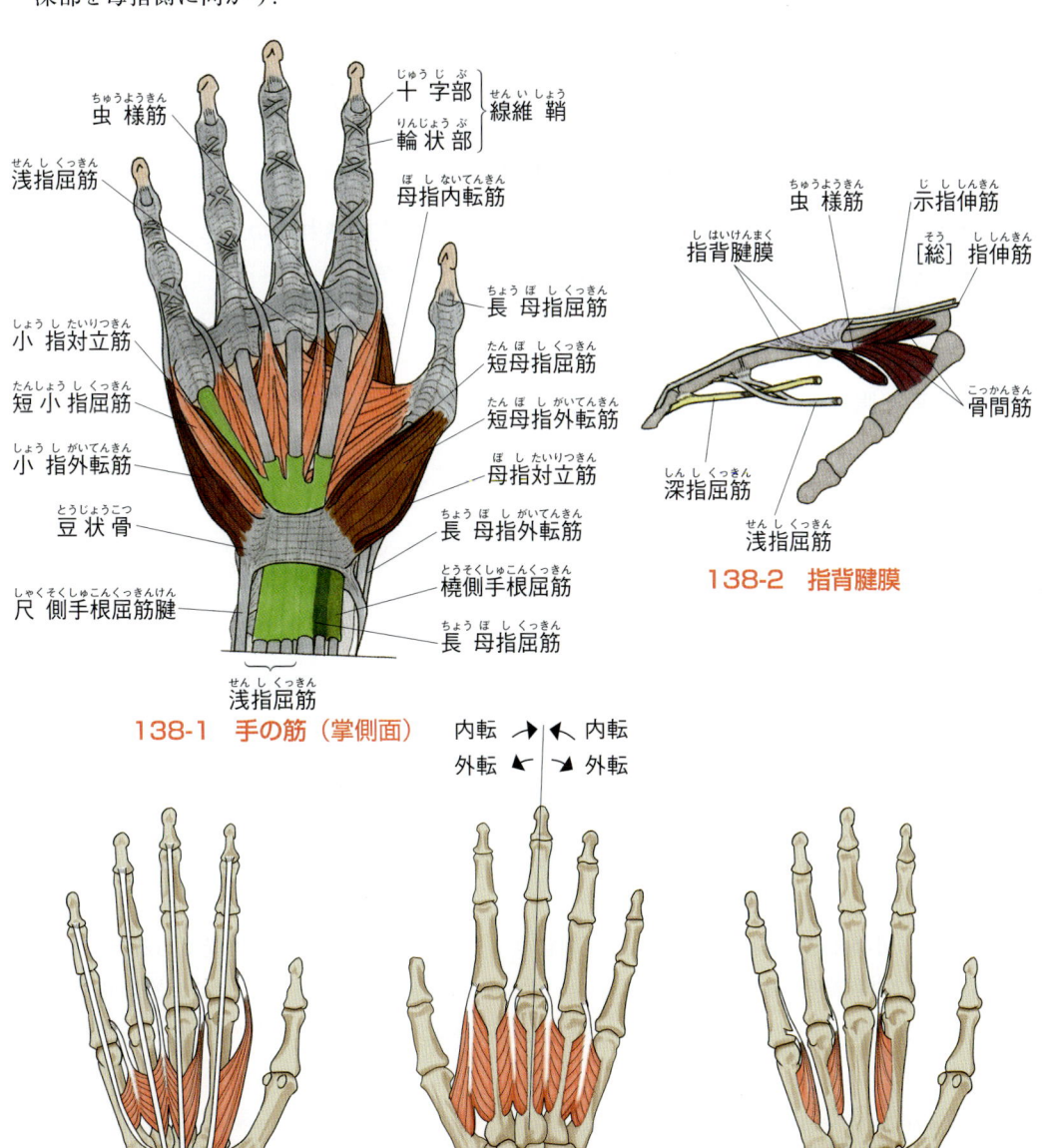

138-1　手の筋（掌側面）

138-2　指背腱膜

138-3　虫様筋

138-4　背側骨間筋

138-5　掌側骨間筋

139 筋系 殿部および股関節の筋

1 「殿部および股関節の筋」は「下肢帯の筋」あるいは「寛骨筋」ともいわれる．

1. 大殿筋は腸脛靱帯と大腿骨の（①　　　）に停止する．
2. 大殿筋は股関節伸展および（②　　　）の主動筋である．
3. 中殿筋の前部は大腿を内旋するが後部は（③　　　）する．
4. 大腿筋膜張筋の支配神経は（④　　　）神経である．

2 大腿の深部には股関節の外旋6筋がある．

5. 外旋6筋のうち外閉鎖筋だけは（⑤　　　）神経で支配されている．
6. 大坐骨孔には仙骨の前面から起こる（⑥　　　）筋が通る．
7. 上双子筋と下双子筋の間には（⑦　　　）筋の腱がある．
8. 大腰筋は鼠径靱帯の下を通過して大腿骨の（⑧　　　）に停止する．
9. 大腰筋と腸骨筋は下部で混じり合い，同じ作用を持つため，まとめて（⑨　　　）筋と呼ばれる．

解説

1. 大腿の筋は大腿筋膜で包まれている．大腿の外側部では，この筋膜が厚くなっており，腸脛靱帯と呼ばれる．腸脛靱帯の下方は脛骨外側顆に付着している．大殿筋は大腿を伸展する主動筋であるが，腸脛靱帯を緊張させることで膝関節を固定する働きもある．
2. 主動筋とは，ある運動をするときに，主として働く筋のこと．主動筋の働きを助ける筋を協力筋という．
3. 中殿筋の主作用は筋全体が収縮することによる大腿の外転である．しかし，筋の前部だけや後部だけが働くと違う運動を引き起こす．
4. 中殿筋，小殿筋，大腿筋膜張筋の支配神経は仙骨神経叢から出る上殿神経である．
5. 梨状筋，内閉鎖筋，上双子筋，下双子筋，大腿方形筋，外閉鎖筋を合わせて外旋6筋という．腰神経叢から出る閉鎖神経で支配される外閉鎖筋以外は仙骨神経叢からの枝（特に名前はない）で支配されている．
6. 梨状筋は仙骨の前面から起こって大坐骨孔を通り，大腿骨の大転子に着く．この筋により大坐骨孔は梨状筋より上の梨状筋上孔と下の梨状筋下孔に二分される．

答
①殿筋粗面　②外旋　③外旋　④上殿
⑤閉鎖　⑥梨状　⑦内閉鎖　⑧小転子　⑨腸腰

7. 上双子筋と下双子筋はそれぞれ小坐骨切痕の上下近くから起こっているが，内閉鎖筋は小坐骨孔を通り2つの筋の間を走って大腿骨の大転子（内側面）に停止する．
8. 大腰筋は腸骨筋とともに，鼠径靱帯の下，筋裂孔を通り，小転子に着く．股関節の強力な屈筋である．
9. 大腰筋と腸骨筋は共通の停止腱を持ち，同じ作用をするので腸腰筋と呼ばれることが多い．

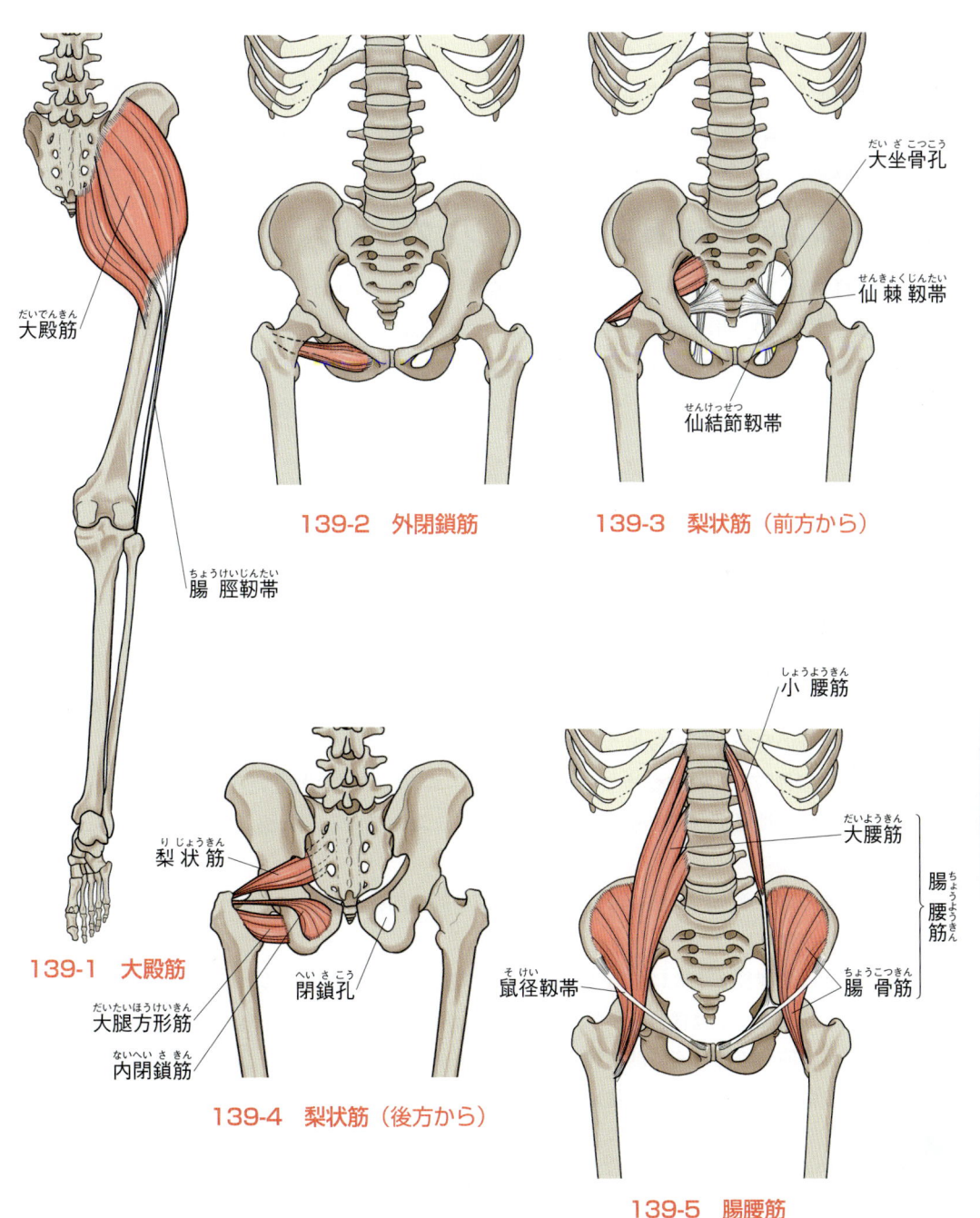

139-1 大殿筋

139-2 外閉鎖筋

139-3 梨状筋（前方から）

139-4 梨状筋（後方から）

139-5 腸腰筋

140 大腿の筋

筋系

1 大腿の筋は筋間中隔によって前面の筋，後面の筋，内側の筋に区分される．

1. 大腿前面の筋は（①　　）神経によって支配されている．
2. 大腿四頭筋のうち股関節屈曲作用を持つのは（②　　）筋である．
3. 大腿内側の筋の主な作用は股関節の（③　　）である．
4. 大腿内転筋の中で，膝関節を横切るのは（④　　）筋だけである．
5. 大腿三角を構成するのは鼠径靱帯，縫工筋と（⑤　　）筋である．
6. 大内転筋の（⑥　　）を大腿動静脈が通る．

2 大腿後面の筋を総称してハムストリングスという．

7. 半膜様筋は（⑦　　）筋の深部にある．
8. 大腿二頭筋の短頭は大腿骨から起こるが，長頭は（⑧　　）から起こる．
9. 縫工筋，薄筋，半腱様筋の腱は停止部近くで合し，（⑨　　）を作る．

解説

1. 原則として大腿前面の筋は大腿神経，後面の筋は坐骨神経，内側の筋は閉鎖神経支配である．例外には注意すること．
2. 大腿四頭筋は3つの広筋と1つの直筋からなるが，3つの広筋はいずれも大腿骨から起こるのに対して，直筋は寛骨（下前腸骨棘）から起こるため，股関節にも作用する．
3. 大腿内側の筋の主な働きは，大腿の内転である．それゆえ，大腿内転筋群と呼ばれる．
4. 薄筋は寛骨の恥骨下枝から起こって，脛骨に着く．
5. 縫工筋，鼠径靱帯，長内転筋で囲まれた三角．スカルパ三角ともいう．この中に大腿静脈，大腿動脈，大腿神経が内側より外側の順に並んで位置している．大腿三角の頂点は内転筋管に続く．
6. 大内転筋の内転部と内転筋結節に着く膝腱部の間を内転筋腱裂孔という．この裂孔を通って，大腿動静脈が膝窩に行く．
7. 半膜様筋は大腿後面中央に位置する筋で，半腱様筋に覆われている．
8. 大腿二頭筋長頭，半腱様筋，半膜様筋はいずれも寛骨の坐骨結節から起こる．
9. 縫工筋，薄筋，半腱様筋の腱は脛骨内側顆の停止部近くで合し，一部は下腿の筋群を包む下腿筋膜に放散する．この状態を鵞足（がそく）と呼ぶ．半膜様筋の腱を加える場合もある．

答　①大腿　②大腿直　③内転　④薄　⑤長内転　⑥内転筋腱裂
　　⑦半腱様　⑧坐骨結節　⑨鵞足

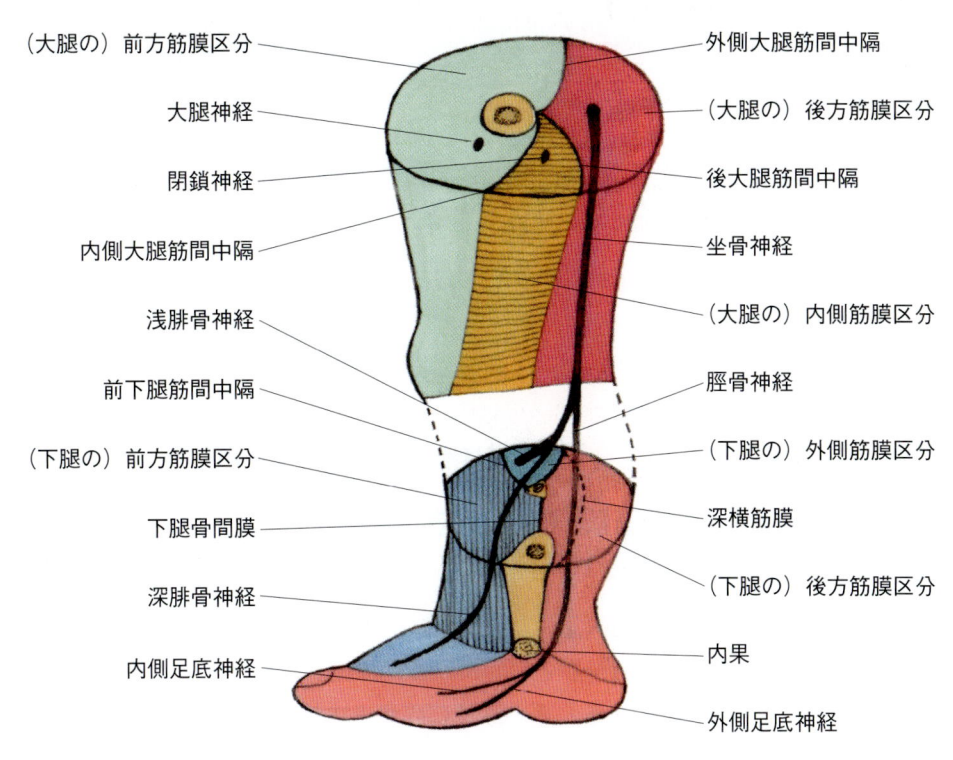

140-1　下肢の筋膜区分と神経支配

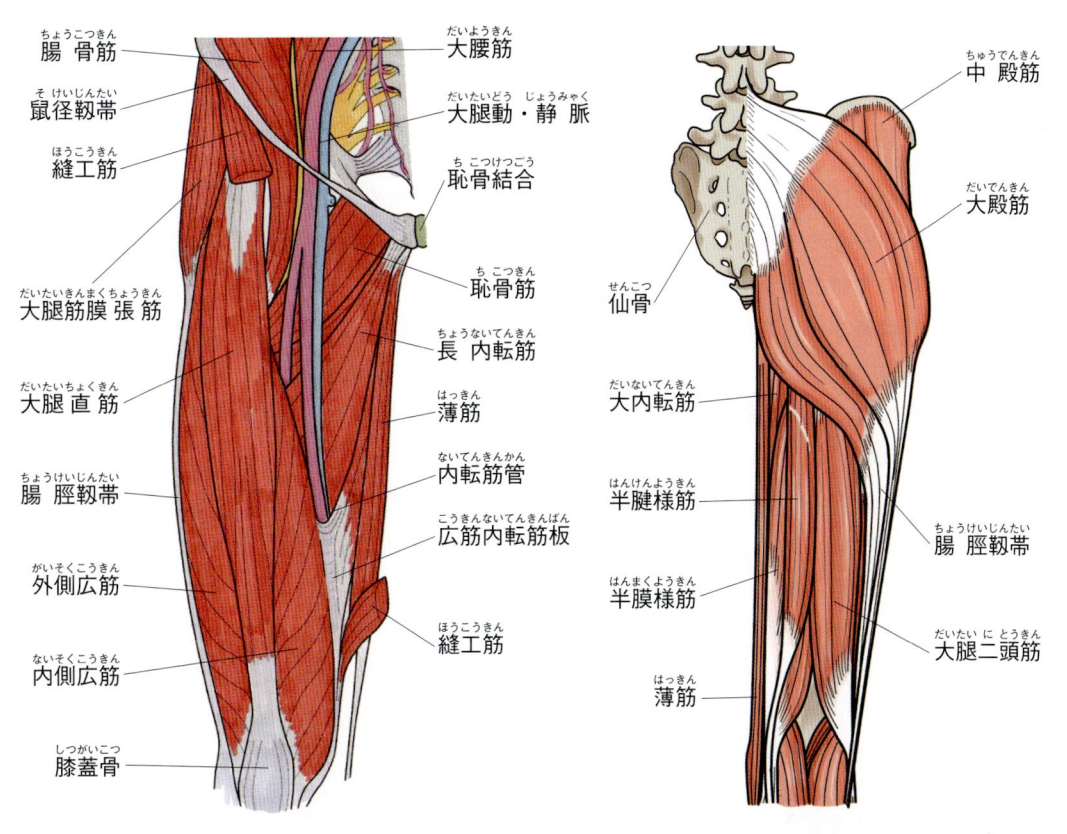

140-2　大腿の前面

140-3　大腿の後面

141 筋系 下腿の筋

1 下腿の筋は骨間膜と，2つの筋間中隔によって前面，外側，後面の3群に分けられる．

1. 下腿前面の筋は（①　　　）神経で支配される．
2. 前脛骨筋は足の背屈と（②　　　）をする．
3. 前脛骨筋の外側に位置する（③　　　）筋は第2から第5趾の中節骨および末節骨に着く．
4. 下腿外側の筋である（④　　　）筋の腱は第1中足骨と内側楔状骨に着く．

2 下腿後面の筋は深横筋膜（横下腿筋間中隔）によって，浅層筋と深層筋に分けられる．

5. 下腿後面浅層の筋はいずれも（⑤　　　）に停止する．
6. ヒラメ筋腱弓の下を後脛骨動静脈と（⑥　　　）神経が通る．
7. 伸展された膝の屈曲を開始するとき，最初に脛骨を内旋して膝を緩めるのは（⑦　　　）筋である．
8. 長趾屈筋の腱は，足底で（⑧　　　）筋の腱と交叉する．

解説

1. 下腿前面の筋は深腓骨神経，外側の筋は浅腓骨神経，後面の筋は脛骨神経で支配されている．
2. 前脛骨筋は脛骨の外側顆および脛骨体外側面から起こり，内側楔状骨と第1中足骨底に付着する筋で足の背屈と内がえしをする．
3. 長趾伸筋は第2から第5趾の伸展と前脛骨筋および長母趾伸筋とともに足を背屈する作用がある．
4. 長腓骨筋の腱は長く，外果の後部で曲がり，上腓骨筋支帯の下を通過する．外果は滑車のように利用される．ここから前方に向かい，踵骨外側面の長腓骨筋腱溝を通る．さらに足底を斜めに横切り，第1中足骨底および内側楔状骨に付着する．足の底屈と外がえしをする．
5. 浅層筋は腓腹筋，ヒラメ筋，足底筋で，腓腹筋とヒラメ筋の腱は合してアキレス腱（踵骨腱）となり，踵骨隆起に着く．足底筋の腱はアキレス腱に混じる．
6. ヒラメ筋腱弓は，脛骨のヒラメ筋線と内側縁の中央，腓骨と脛骨の両起始部の間に張るアーチ状の腱．膝窩動脈はヒラメ筋腱弓の上で，前と後の脛骨動脈に分かれ，ヒラメ筋腱弓の下を

答　①深腓骨　②内がえし　③長趾伸　④長腓骨
　　　⑤踵骨隆起　⑥脛骨　⑦膝窩　⑧長母趾屈

脛骨神経とともに通過する．

7. 膝窩筋は膝関節の関節包内から起こる．腿骨外側顆の外側面と一部の筋線維は，外側半月に隣接した膝関節包の内部から，また外側半月の後面から起こる．作用は大腿骨に対して脛骨を内旋する．あるいは，脛骨が固定されていると，脛骨に対して大腿骨を外旋する．伸展された膝の屈曲を開始するとき，最初に脛骨を内旋して膝を緩める（膝関節の固定解除）．大腿骨の外旋と膝関節の屈曲に際し，半月板後部を後ろに引き，大腿骨と脛骨の間で半月板が押しつぶされないようにするなどである．

8. 長趾屈筋と長母趾屈筋はいずれも下腿後面深層の筋である．母趾は小趾の内側にあるが，長母趾屈筋の起始は長趾屈筋の起始部よりも外側である．従って，2つの筋の腱は足底で交叉する．長趾屈筋の腱の方が長母趾屈筋の腱より浅い．

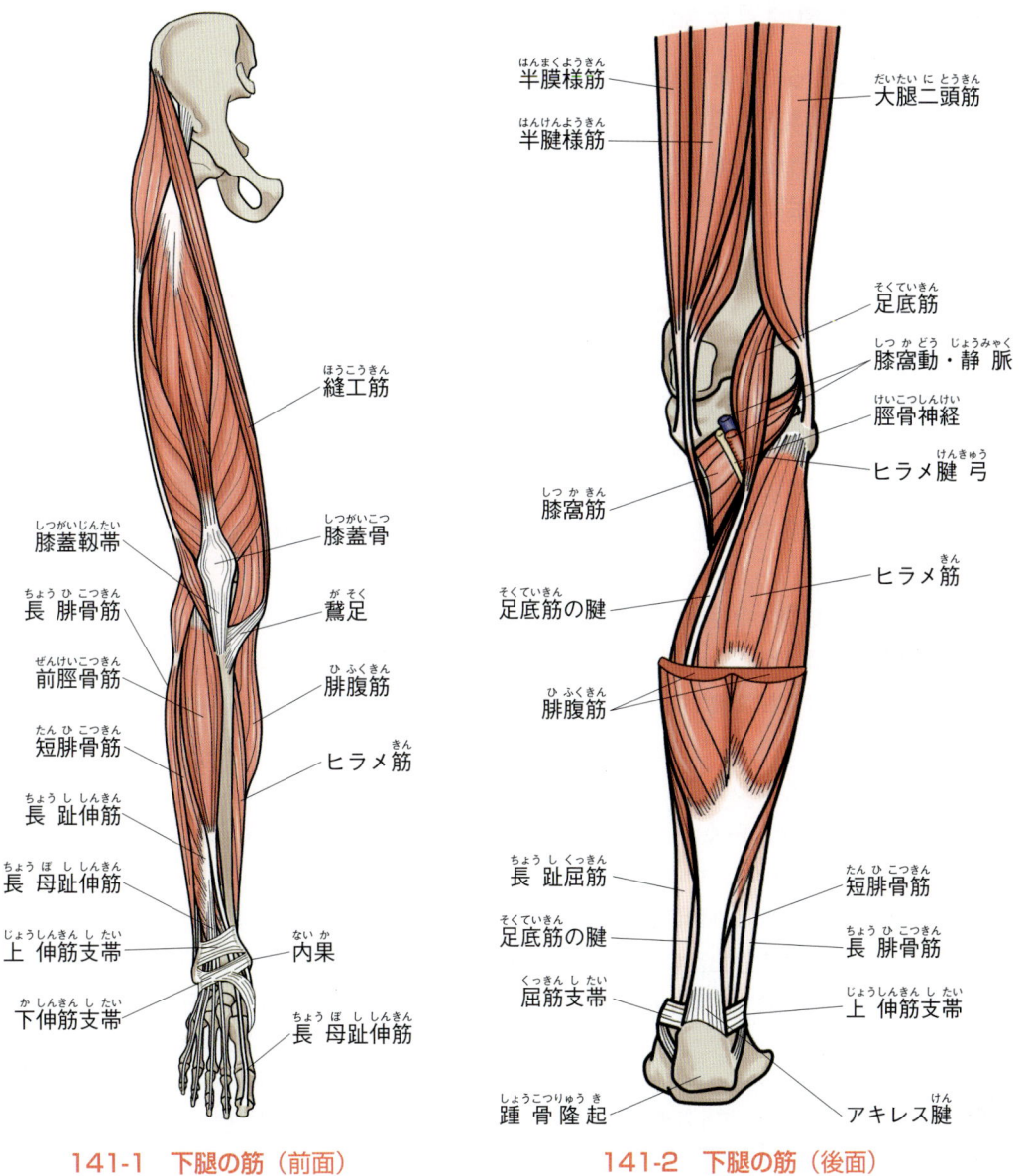

141-1　下腿の筋（前面）　　141-2　下腿の筋（後面）

142 筋系 足の筋

1 手背には筋がないが，足背には筋がある．

1. 足背には足趾を伸ばす働きをする（①　　　）筋がある．
2. 足底筋膜の中央部は非常に厚く，（②　　　）膜と呼ばれる．
3. 足底の筋は母趾球筋，中足筋，（③　　　）筋に分けられる．
4. 短趾屈筋の二分した腱の間を（④　　　）筋の腱が通過する．

2 足底の筋は脛骨神経の続きである内側および外側足底神経で支配されている．

5. 踵骨から起こって長趾屈筋の腱に付着するのは（⑤　　　）筋である．
6. 短母趾屈筋の停止腱の中には（⑥　　　）骨がある．
7. 足趾の内転と外転は第（⑦　　　）趾を通る軸を中心とする．
8. 底側骨間筋は足趾を（⑧　　　）転する．

解説

1. 短趾伸筋は足背の外側面に位置する筋で，足趾を伸ばす働きがある．短趾伸筋のうち，母趾にいく筋を別にして短母趾伸筋と呼ぶことがある．深腓骨神経で支配されている．
2. 足底の筋を覆う深筋膜（足底筋膜）は，手掌と同じように中央部が非常に厚く，足底腱膜と呼ばれる．足底の皮膚と腱膜全体が強固に結合している．足底腱膜は，足の縦足弓の支持にも役立っている．
3. 手の筋が母指球筋，中手筋，小指球筋に分けられたのと同じである．
4. 短趾屈筋の腱は4つに分かれ，第2から第5趾の中節骨体の両側に着く．それぞれの腱は二分し，その間を長趾屈筋腱が通る．これは手における浅指屈筋腱と深指屈筋腱の関係と同じである．
5. 長趾屈筋腱を引くことで第2から第5趾を屈曲する長趾屈筋の補助をする．長趾屈筋腱は足底を斜めに走って趾にいくが，その腱を引くことで作用方向を変える（足趾に対して，長趾屈筋腱が斜めにならないようにする）．
6. 短母趾屈筋は内側部と外側部に分かれ，それぞれからの腱は母趾の基節骨底の内側と外側に着く．それぞれの腱の停止部には種子骨が含まれている．この種子骨の間を長母趾屈筋の腱が通るが，種子骨のお陰で，第1中足骨頭に長母趾屈筋の腱が押しつぶされないですむ．

答 ①短趾伸　②足底腱　③小趾球　④長趾屈
　　　⑤足底方形　⑥種子　⑦2　⑧内

7. 手指の内転外転は第3指を通る軸を中心とするが，足趾の内転と外転は第2趾を通る軸を中心とする．これは骨間筋の作用を簡単に表現するためである．
8. 第2趾を通る軸を中心としたことで，底側骨間筋の作用は足趾の内転，背側骨間筋の作用は外転と簡単に表現できる．

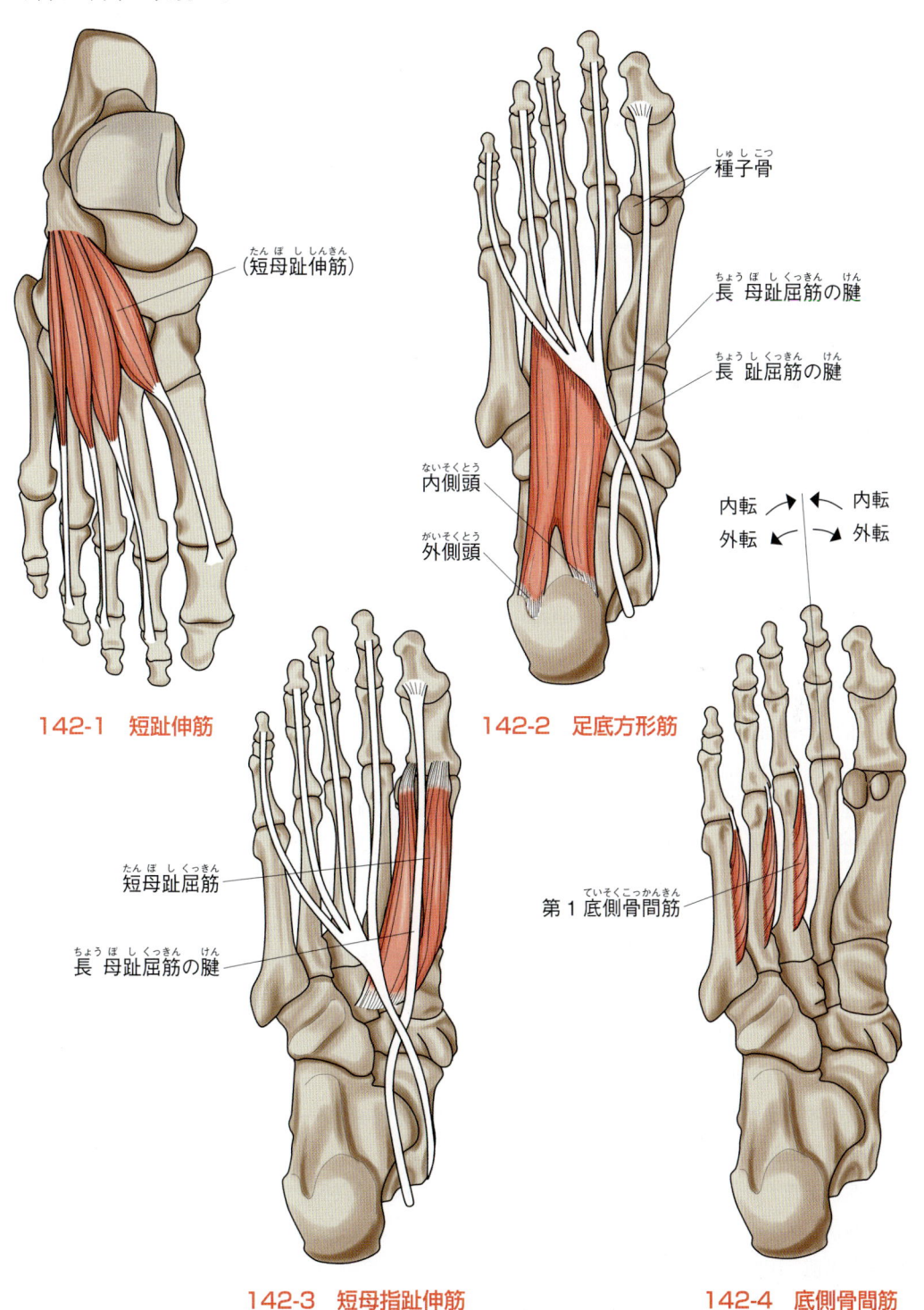

142-1　短趾伸筋

142-2　足底方形筋

142-3　短母指趾伸筋

142-4　底側骨間筋

参考書物

Dake R, Vogl W, Mitchell AWM. Gray's Anatomy for Students. Churchill Livingstone, 2005.
Kandel ER, Schwarts JH, Jessell TM. Principles of Neural Science. 4th ed.
McGrawHill, 2000.
Moore KL, Persaud TVN. The Developing Human. 7th. Ed. Saunders, 2003.
Rogers, AW. Textbook of Anatomy. Churchill Livingstone, 1992.
Standrig, S. Gray's Anatomy. 14th ed. Churchill Livingstone, 2008.
相磯貞和訳　ネッター解剖学アトラス．第5版　南江堂　2011．
坂井建雄，河原克雅　人体の正常構造と機能．日本医事新報社　2008．
坂井建雄，河原光弘訳　プロメテウス解剖学アトラス　頸部・胸部・腹部・骨盤部．医学書院　2008．
坂井建雄，河原光弘訳　プロメテウス解剖学アトラス　頭部・神経解剖学．医学書院　2009．
坂井建雄，松村譲兒訳　プロメテウス解剖学アトラス　解剖学総論/運動器系．第2版　医学書院　2011．
内山安男，相磯貞和訳　人体組織学．原著第2版　南江堂　2004．
佐藤達夫，坂井建雄訳　臨床のための解剖学．メディカルサイエンス・インターナショナル　2008．
日本解剖学会監修　解剖学用語．改定13版　医学書院　2007．
安田峯生，沢野十臓訳　ラングマン人体発生学．第7版　医学書院MYW　1996．
山内昭雄訳　スネル臨床解剖学．第3版　メディカルサイエンス・インターナショナル　2002．
山田英智監訳　図解　解剖学辞典．第2版　医学書院　1989．
渡辺正仁監修　理学療法士・作業療法士・言語聴覚士のための解剖学．第4版　廣川書店　2009．

【図版一覧表】

図版番号	頁	図版名
3	5	方向用語
4-1	7	身体の部位の名称
4-2	7	頭頸部の部位の名称
5-1	9	体腔
5-2	9	頭蓋骨と眼窩
6	11	細胞
7-1	13	神経組織
7-2	13	上皮組織
8	15	上皮組織
9-1	17	疎性結合組織（コラーゲン線維の配列）
9-2	17	軟骨組織
10-1	19	海綿骨と緻密骨
10-2	19	骨の構造
11	21	血球（赤血球以外は白血球に属す）
12-1	23	さまざまなニューロン
12-2	23	神経細胞（ニューロン）
13-1	25	筋の種類
13-2	25	筋線維（筋細胞）
14-1	27	血管の構造
14-2	27	血液循環の模式図（赤色は動脈血）
15-1	29	心膜
15-2	29	心臓の内腔
16-1	31	心臓の弁（心室収縮時）
16-2	31	心臓の弁（心室拡張時）
17-1	33	心臓（前面）
17-2	33	心臓（後面）
18-1	35	大動脈
18-2	35	大動脈から出る主な枝
19-1	37	大脳動脈輪の位置
19-2	37	大脳動脈輪
20-1	39	前大脳動脈と後大脳動脈の分布領域
20-2	39	中大脳動脈の分布領域
20-3	39	脳の動脈分布（内側面）
21-1	41	浅大脳静脈系
21-2	41	深大脳静脈系
22-1	43	顔面に分布する動脈
22-2	43	頸部の動脈
23	45	上肢帯と自由上肢に分布する動脈
24	47	大動脈から出る主な枝
25	49	奇静脈系
26	51	腹大動脈の枝
27-1	53	肝門脈
27-2	53	肝門脈と側副循環路
28	55	総腸骨動脈の枝
29	57	下肢に分布する動脈（前面）
30-1	59	上肢の皮静脈
30-2	59	下肢の皮静脈
31	61	胎児循環
32-1	63	リンパ系
32-2	63	リンパ節
33-1	65	頭頸部の正中断面
33-2	65	呼吸器系
34-1	67	喉頭前面
34-2	67	喉頭後面
35-1	69	気管と気管支

図版番号	頁	図版名
35-2	69	細気管支と肺胞
36-1	71	肺（外側面）
36-2	71	肺（内側面）
37-1	73	肺胸膜
37-2	73	縦隔
38	75	消化器系
39	77	口腔
40-1	79	舌
40-2	79	唾液腺
41-1	81	消化管の基本構造
41-2	81	胃
42-1	83	腹部消化管
42-2	83	胆汁の流れ
43-1	85	回盲部と結腸
43-2	85	肛門
44-1	87	肝臓
44-2	87	肝小葉
45-1	89	十二指腸と膵臓
45-2	89	膵臓
46	91	腹膜（女性）
47-1	93	外分泌腺と内分泌腺
47-2	93	内分泌系
48-1	95	下垂体と松果体
48-2	95	視床下部と下垂体
49-1	97	甲状腺と上皮小体（背側から見た図）
49-2	97	甲状腺の顕微鏡写真
50-1	99	副腎
50-2	99	膵臓（顕微鏡写真）
51-1	101	卵胞の発育
51-2	101	精巣（顕微鏡写真）
52-1	103	泌尿器系
52-2	103	腎臓（断面）
53-1	105	腎臓（模式図）
53-2	105	腎臓の構造
54-1	107	腎杯と腎盤
54-2	107	尿管・膀胱・尿道
55-1	109	男性生殖器
55-2	109	精巣と精巣上体
56-1	111	精嚢と前立腺（膀胱の後面）
56-2	111	陰茎
57-1	113	女性生殖器
57-2	113	女性生殖器
58-1	115	会陰
58-2	115	女性外陰部
59	117	中枢神経と末梢神経
60-1	119	クモ膜
60-2	119	脳硬膜と硬膜静脈洞
61	121	脳室と髄液の流れ
62-1	123	白質と灰白質
62-2	123	自律神経
63-1	125	脊髄と脊髄神経（1）
63-2	125	脊髄と脊髄神経（2）
64-1	127	脳（左外側面）
64-2	127	脳の正中断面
65-1	129	大脳（左外側面）

図版番号	頁	図版名
65-2	129	島
66-1	131	大脳内側面と辺縁葉
66-2	131	海馬
67-1	133	脳の前額断面（1）
67-2	133	脳の前額断面（2）
67-3	133	脳の前額断面（3）
68-1	135	間脳
68-2	135	間脳底面（下垂体は切り取られている）
69-1	137	脳幹の背側面
69-2	137	中脳の断面
70	139	脳幹の腹側面
71-1	141	小脳の組織（左：髄鞘染色, 右：H・E 染色）
71-2	141	小脳の区分
72	143	脊髄髄節と脊髄神経
73-1	145	脊髄と脊髄神経
73-2	145	脊髄神経
74-1	147	頭頸部の皮膚支配
74-2	147	頸神経叢
75	149	腕神経叢
76	151	腰神経叢（下半分は仙骨神経叢）
77	153	仙骨神経叢（上半分は腰神経叢）
78-1	155	自律神経
78-2	155	交感神経
79	157	自律神経の分布
80-1	159	嗅上皮
80-2	159	嗅覚の伝導路
81-1	161	視神経と視覚の伝導路
81-2	161	対光反射
82-1	163	脳神経
82-2	163	眼筋（上面）
83	165	三叉神経
84-1	167	頭頸部の皮膚支配
84-2	167	側頭筋と咬筋
84-3	167	内側翼突筋と外側翼突筋
85	169	顔面神経
86-1	171	蝸牛神経と聴覚の伝導
86-2	171	前庭神経と伝導路
87-1	173	舌咽神経
87-2	173	味覚の伝導路
88	175	迷走神経
89-1	177	副神経
89-2	177	脳神経の運動核（右半分）
90-1	179	外側脊髄視床路（痛覚と温度覚）
90-2	179	後索－内側毛帯路
91-1	181	前脊髄視床路（粗大触覚と圧覚）
91-2	181	後脊髄小脳路（下半身の固有感覚）
91-3	181	前脊髄小脳路（下半身の固有感覚）
91-4	181	副楔状束核小脳路（上半身の固有感覚）
92-1	183	皮質脊髄路
92-2	183	皮質核路（皮質延髄路）
93-1	185	錐体外路（1）
93-2	185	錐体外路（2）
94	187	外皮
95-1	189	眼球
95-2	189	眼球前半部
95-3	189	涙器
96	191	平衡聴覚器

図版番号	頁	図版名
97	193	軸骨格と付属骨格
98-1	195	骨の成長
98-2	195	骨芽細胞（上）と破骨細胞（下）
99-1	197	脊柱（左側面）
99-2	197	椎骨の基本構造
100-1	199	頸椎（後面）
100-2	199	胸椎
100-3	199	典型的な頸椎
100-4	199	仙骨後面
101	201	上肢の骨1
102	203	上肢の骨2
103-1	205	手の骨（手掌面）
103-2	205	屈筋支帯と手根管
104-1	207	骨盤前面
104-2	207	骨盤後面
104-3	207	寛骨（右内面）
104-4	207	寛骨（右外面）
105	209	下肢の骨
106-1	211	足の骨（右背面）
106-2	211	足の骨（右底面）
107	213	胸郭
108-1	215	骨盤前面
108-2	215	骨盤後面
109	217	頭蓋前面
110	219	内頭蓋底
111	221	頭蓋の側面
112	223	外頭蓋底
113-1	225	連結の分類
113-2	225	靱帯結合と釘植
113-3	225	軟骨性連結
114-1	227	関節の一般構造
114-2	227	関節の分類（関節の面の形態による分類）
115-1	229	胸鎖関節
115-2	229	顎関節
115-3	229	環軸関節
116-1	231	前縦靱帯
116-2	231	後縦靱帯
116-3	231	黄色靱帯
116-4	231	椎骨の靱帯
117-1	233	骨盤前面
117-2	233	骨盤後面
117-3	233	骨盤内面
118-1	235	胸鎖関節
118-2	235	肩関節前面
118-3	235	肩関節（外側）
119-1	237	前腕骨間膜
119-2	237	橈尺関節の動き（右）
119-3	237	肘関節前面
119-4	237	外側側副靱帯
119-5	237	内側側副靱帯
120-1	239	手根の関節（断面）
120-2	239	手の関節（右手背面）
121-1	241	股関節（左：右前面, 右：右後面）
121-2	241	ローザ・ネラトン線
122-1	243	膝関節（右前面）
122-2	243	膝関節（右後内面）

図版番号	頁	図版名
123-1	245	足部の靱帯（右外側面）
123-2	245	足部の靱帯（右内側面）
123-3	245	足の関節
123-4	245	脛腓靱帯結合（下脛腓関節）
124-1	247	表情筋
124-2	247	咀嚼筋
125-1	249	頸部の筋（側面）
125-2	249	頸部の筋（前面）
126-1	251	頸部の筋
126-2	251	斜角筋隙
127-1	253	胸腰筋膜
127-2	253	広背筋
128	255	横隔膜
129-1	257	肋間筋
129-2	257	胸郭
130-1	259	腹横筋
130-2	259	内腹斜筋
130-3	259	外腹斜筋
130-4	259	腹直筋鞘
131-1	261	骨盤底の筋（上方から）
131-2	261	骨盤底の筋（側方から）
132-1	263	僧帽筋
132-2	263	肩甲拳筋と大・小菱形筋
133	265	大胸筋，小胸筋，鎖骨下筋
134-1	267	肩甲下筋
134-2	267	棘上筋
134-3	267	棘下筋
134-4	267	小円筋
134-5	267	大円筋
135-1	269	三角筋（前方から）
135-2	269	三角筋（後方から）
135-3	269	前鋸筋
136-1	271	上腕二頭筋
136-2	271	烏口腕筋
136-3	271	上腕筋
136-4	271	上腕三頭筋
137-1	273	伸筋支帯と6つのトンネル（右手背面）
137-2	273	前腕の筋（浅層）
137-3	273	前腕の筋（中層）
138-1	275	手の筋（掌側面）
138-2	275	指背腱膜
138-3	275	虫様筋
138-4	275	背側骨間筋
138-5	275	掌側骨間筋
139-1	277	大殿筋
139-2	277	外閉鎖筋
139-3	277	梨状筋（前方から）
139-4	277	梨状筋（後方から）
139-5	277	腸腰筋
140-1	279	下肢の筋膜区分と神経支配
140-2	279	大腿の前面
140-3	279	大腿の後面
141-1	281	下腿の筋（前面）
141-2	281	下腿の筋（後面）
142-1	283	短趾伸筋
142-2	283	足底方形筋
142-3	283	短母指趾伸筋

図版番号	頁	図版名
142-4	283	底側骨間筋

索　引

あ

IP 関節 …………………… 204
アウエルバッハ筋間神経叢……… 80
アキレス腱……………… 210, 280
アクチン…………………… 24
圧覚 …………………… 178
アブミ骨…………………… 190
アブミ骨筋………………… 190
アブミ骨筋神経…………… 168
アランチウス管…………… 61
α運動ニューロン………… 185
鞍関節 …………………… 227
鞍上槽 …………………… 121
移行上皮…………………… 15
胃十二指腸動脈…………… 50
1 次感覚ニューロン…… 116, 144
1 軸性関節………………… 226
伊東細胞…………………… 86
陰核 ……………………… 115
陰茎 ……………………… 110
陰茎海綿体………………… 110
インスリン………………… 99
咽頭 …………………… 64, 66, 74
喉頭下腔…………………… 66
喉頭小囊…………………… 67
喉頭前庭…………………… 66
咽頭扁桃…………………… 76
陰部神経…………………… 152
陰部大腿神経……………… 150
ウイリス動脈輪…………… 36
烏口肩峰アーチ…………… 234
烏口肩峰靭帯 ………… 200, 234
烏口鎖骨靭帯 ………… 200, 234
烏口突起…………………… 200
烏口腕筋…………………… 270
臼状関節…………………… 240
内がえし…………………… 245
内くるぶし………………… 208
運動神経…………………… 116
運動前野…………………… 182
運動脳神経核……………… 182
永久歯 …………………… 76
会陰 ……………………… 114
会陰腱中心…………… 114, 261
会陰体 …………………… 114
腋窩 ………………… 6, 264
腋窩神経…………………… 149, 266
腋窩動脈…………………… 44

か

S 状結腸動脈……………… 51
S 状静脈洞 ……………… 40, 218
エストロゲン……………… 100
エディンガー・ウエストファル核 … 161
遠位 …………………………… 4
遠位指節間関節…………… 204
嚥下 ……………………… 250
遠心性神経………………… 116
延髄根 …………………… 176
円錐靭帯…………………… 234
延髄網様体………………… 184
横隔神経………… 147, 250, 254
横隔膜 …………………… 254
横下腿筋間中隔…………… 280
横静脈洞…………………… 41
黄色靭帯…………………… 230
横側頭回……………… 134, 170
黄体 ……………………… 100
黄体細胞…………………… 100
横洞溝 …………………… 219
横突起 …………………… 196
横突棘筋…………………… 252
横突孔 …………………… 198
横突肋骨窩…………… 199, 213
黄斑 ……………………… 188
横紋筋 …………………… 24
オキシトシン……………… 95
オステオン………………… 18
オッディ括約筋…………… 82
オトガイ孔………………… 221
オトガイ神経………… 166, 221
オトガイ舌骨……………… 248
親知らず…………………… 76
オリーブ…………………… 139
温度覚 …………………… 178

下位運動ニューロン…… 144, 182
外果 ……………………… 208
回外 ……………………… 236
回外筋 …………………… 272
回外筋稜…………………… 202
外眼筋 …………………… 162
外頸動脈…………………… 42
回結腸動脈………………… 51
外後頭隆起………………… 223
外肛門括約筋…………… 84, 114
外耳孔 ……………… 190, 221

外耳道 …………………… 190
回旋筋 …………………… 252
回旋枝 …………………… 32
外旋 6 筋 ………………… 276
外側腋窩隙 ……… 44, 148, 266
外側環軸関節……………… 229
外側胸筋神経……………… 264
外側胸筋動脈……………… 44
外側溝 …………………… 128
外側膝蓋支帯……………… 242
外側膝状体…………… 134, 160
外側手根隆起……………… 204
外側上顆…………………… 200
外側脊髄視床路…………… 178
外側仙骨稜………………… 199
外側前腕皮神経…………… 148
外側大腿回旋動脈………… 57
外側大腿皮神経…… 150, 151
外側直筋…………………… 162
外側半月…………………… 242
外側皮質脊髄路…………… 182
外側腹側核………………… 134
外側毛帯…………………… 170
外側毛帯核………………… 170
外側網様体脊髄路………… 184
外側翼突筋………………… 246
外側翼突筋神経…………… 166
回腸 ……………………… 82
外腸骨動脈………………… 56
外転神経…………………… 162
外転神経核………………… 177
回内 ……………………… 236
下位脳 …………………… 126
海馬 ……………………… 130
灰白交通枝…………… 154, 155
灰白質 …………………… 122
海馬傍回…………………… 130
外皮 ……………………… 186
外腹斜筋…………… 258, 260
外分泌腺……………… 14, 92
外閉鎖筋…………………… 276
外包 ……………………… 132
解剖学的姿勢……………… 4
海綿骨 …………………… 18
海綿静脈洞………………… 119
回盲弁 …………………… 85
外リンパ…………………… 190
外肋間膜…………………… 256

外肋間筋……………………256	下腸間膜動脈神経節……………156	眼神経……………………164
カウパー腺……………………110	下跳躍関節……………………244	幹神経節……………………155
下オリーブ核……………………139	下直筋……………………162	関節円板……………16, 220, 228
下オリーブ小脳路………………139	下椎切痕……………………199	関節窩……………………226
下顎窩……………………223	滑液……………………226	関節下結節……………………200
下顎角……………………221	顎下神経節……………157, 169	関節環状面……………………202
下顎管……………………166, 221	顎下腺……………………78	関節腔……………………226
下顎孔……………………221	滑車……………………200	関節上結節……………………235
下顎骨……………………216	滑車神経……………………162	関節上腕靱帯……………………234
下顎神経……………………164, 166	滑車神経核……………………177	関節唇……………………240
顎管……………………223	ガッセル神経節……………………164	関節頭……………………226
顎間窩……………………209	滑膜……………………226	関節突起……………………196
眼窩下神経……………………164	滑膜性連結……………………224	関節軟骨……………………226
下眼窩裂……………………164	滑面小胞体……………………11	関節の一般構造…………………226
顎間結節……………………208, 242	括約筋……………………84, 246	関節半月……………………228, 242
顎間隆起……………………208, 242	下殿筋線……………………207	関節包……………………226
下丘……………………136, 170	下殿動脈……………………54	肝臓……………………86
蝸牛管……………………190	可動関節……………………232	杆（状）体細胞…………………160
蝸牛神経……………………170	下頭斜筋……………………252	杆体視細胞……………………188
蝸牛窓……………………191	下鼻甲介……………………216	環椎……………………198
核……………………11, 122	下鼻道……………………64, 218	環椎横靱帯……………………229
顎関節……………………220, 228	下腹壁動脈……………………56	環椎後頭関節……………………228
顎関節の挙上……………………228	下双子筋……………………276	貫通動脈……………………56
顎関節の低下……………………228	下吻合静脈……………………41	眼動脈……………………189, 217
顎舌骨筋……………………248	硝子軟骨……………………16	間脳……………………134
顎動脈……………………42	顆粒白血球……………………20	眼房水……………………189
顎二腹筋……………………248	カルシトニン……………………96	γ運動ニューロン…………185, 186
角膜……………………188	ガレンの静脈……………………41	γループ……………………184
下脛腓関節……………………244	仮肋……………………212	肝三つ組み……………………87
下甲状腺動脈……………………42	下肋骨窩……………………199	顔面神経……………………157, 168
下喉頭神経……………………174	肝円索……………………60	顔面神経核……………………177
下矢状静脈洞……………………41	眼窩……………………8, 216	顔面神経管……………………168, 220
下歯槽神経……………………166, 221	眼窩下孔……………………164	顔面頭蓋……………………216
下歯槽動脈……………………221	感覚神経節……………………123, 178	顔面動脈……………………42
下肢帯……………………6	眼窩前頭皮質……………………158	肝門……………………86
下肢帯骨……………………192, 206	肝鎌状間膜……………………86	眼輪筋……………………246
下斜筋……………………162	含気骨……………………64, 194	疑核……………………176, 183
顆状関節……………………227	眼球……………………188	器官……………………10
下小脳脚……………………139	眼筋……………………188	気管……………………68
下伸筋支帯……………………281	眼瞼……………………188	気管カリーナ……………………68
下心臓神経……………………156	寛骨……………………206	気管筋……………………68
下垂体……………………94	寛骨臼……………………206	気管支……………………68
下垂体窩……………………219	寛骨臼窩……………………206	気管支動脈……………………47, 70
下垂体後葉ホルモン……………134	寛骨筋……………………276	気管腺……………………69
下垂体門脈……………………94	間細胞……………………101, 109	気管軟骨……………………68
下垂体漏斗……………………95	環軸関節……………………229	起始円錐……………………22
鵞足……………………278, 281	冠状静脈洞……………………32	奇静脈……………………48
下側頭線……………………221	冠状動脈……………………32	基節骨……………………205
下腿骨間膜……………………244	冠状縫合……………………221	キーゼルバッハ部位……………64
下大脳静脈……………………41	肝静脈……………………86	偽単極性ニューロン……………23
下腸間膜動脈……………………50	肝小葉……………………86	亀頭……………………111

289

気道……………………64	棘筋……………………252	頸動脈管…………………223
希突起膠細胞………………23	棘孔………………223, 219	頸動脈サイフォン…………36
キヌタ骨………………190	棘上窩…………………200	頸動脈小体……………172
嗅覚……………………178	棘上筋…………………266	頸動脈洞………………172
球関節…………………227	棘上靱帯………………231	茎突咽頭筋……………172
嗅球………………158, 218	棘突起…………………197	茎突舌骨筋……………248
球形嚢…………………170	拳睾反射………………258	茎乳突孔……168, 220, 222, 223
嗅索……………………158	距骨……………………211	脛腓関節…………208, 244
嗅糸………………158, 218	距骨下関節……………244	脛腓靱帯結合…………244
弓状核……………………95	距骨滑車………………210	頸膨大…………………124
球状核…………………140	距舟靱帯………………245	血液……………………20
弓状膝窩靱帯…………242	距踵舟関節……………244	血管裂孔………………232
弓状線…………………214	距腿関節………………244	月経……………………100
球状帯……………………98	ギヨン管…………205, 275	結合組織……………12, 16
弓状動脈………………103	近位………………………4	血漿……………………20
嗅上皮………………64, 158	近位指節間関節………204	楔状骨…………………211
弓状隆起………………219	筋滑車…………………249	月状骨…………………205
嗅神経……………158, 218	筋小胞体…………………25	楔状束………………139, 179
求心性神経……………116	筋性動脈…………………26	楔状束核………………138
橋………………………138	筋組織……………………12	血小板……………………20
橋核……………………138	筋突起…………………220	月状面……………206, 207
胸郭……………………212	筋皮神経………………148	結節間溝………………200
胸郭上口……………72, 212	筋紡錘………………185, 186	結腸……………………84
胸管…………………62, 254	筋裂孔………………232, 277	結腸ヒモ…………………85
胸腔………………………8	区域気管支………………68	結膜……………………188
胸肩峰動脈………………44	空腸………………………82	下鼻道…………………189
頬骨……………………216	屈曲反射………………184	腱画……………………258
胸骨角…………………213	屈筋支帯…………204, 275	肩関節…………………234
頬骨弓…………………221	クッパー星細胞…………86	腱器官…………………187
胸骨甲状筋……………250	クモ膜…………………118	腱区画…………………273
胸骨舌骨筋……………250	クモ膜顆粒…………119, 120	肩甲下筋………………266
胸骨柄…………………213	クモ膜下腔……………118	肩甲下動脈………………44
胸鎖関節………212, 229, 234	クモ膜下槽……………118	肩甲下包………………266
胸鎖乳突筋…………176, 248	クラーク核……………181	肩甲挙筋………………262
胸式呼吸………………256	クララ細胞………………71	肩甲棘…………………200
胸髄核…………………180	グリア細胞…………12, 22	肩甲頸…………………200
強制吸気………………250	グリソン鞘………………86	肩甲骨…………………200
胸腺………………………92	グルカゴン………………99	肩甲舌骨筋……………250
胸大動脈………………34, 46	クローム親性細胞………98	肩甲帯………………6, 192
橋動脈……………………37	頸横神経………………147	肩甲背神経……………263
胸内筋膜………………257	鶏冠……………………219	腱コンパートメント……273
胸背神経………………253	脛骨……………………208	肩鎖関節………………234
胸膜………………………72	脛骨神経………………152	腱索………………………29
胸膜腔……………………72	脛骨粗面………………208	剣状突起………………212
強膜静脈洞……………189	茎状突起……………202, 223	原小脳…………………140
胸膜洞……………………72	頸静脈孔……172, 176, 218, 219	原始卵胞………………100
橋網様体………………184	頸神経…………………142	腱中心…………………255
胸腰筋膜………………252	頸神経節………………156	肩峰……………………200
棘下窩…………………200	頸神経叢………………146	肩峰下滑液包…………235
棘下筋…………………266	頸神経ワナ…………147, 250	鉤…………………132, 158
棘間靱帯………………231	頸切痕…………………213	口蓋骨………………216, 223

後顆間区	208
後角	124
岬角	214
睾丸	108
交感神経	154
交感神経幹	154
後眼房	189
咬筋	246
咬筋神経	166
項筋膜	252
口腔	76
口腔前庭	76
広頸筋	248
後脛骨動脈	56, 280
後頭三角	7
後脛腓靱帯	245
膠原線維	16
硬口蓋	76, 222
後骨間動脈	44
後根	144
後根神経節	122, 178
虹彩	188
後索−内側毛帯路	179
後枝	145
後室間枝	32
後斜角筋	248
後十字靱帯	208, 243
後縦靱帯	230
甲状頸動脈	42
甲状舌骨筋	250
甲状腺	96
鈎状突起	202
甲状軟骨	67
後上腕回旋動脈	44, 45, 266
項靱帯	228
後脊髄小脳路	180
後仙骨孔	144
後仙腸靱帯	232
後泉門	223
後退	228
後大腿筋間中隔	279
後大腿皮神経	153
後大脳動脈	37, 39
後柱	124
後殿筋線	207
後頭顆	223
喉頭蓋軟骨	67
後頭下筋	252
後頭下神経	253
後頭骨	216, 221
後頭前切痕	129
喉頭前庭	174
後頭直筋	252
後頭葉	129
喉頭隆起	67
後捻角	234
広背筋	252
後鼻孔	223
後腓骨頭靱帯	244
硬膜	118
硬膜上腔	124
硬膜静脈洞	40, 118
後毛様体動脈	189
肛門	84
肛門挙筋	114, 260
肛門挙筋腱弓	260
肝門脈	52
口輪筋	247
交連線維	130
股関節	240
黒質	136
黒質線条体路	136
鼓索神経	157, 166, 169
鼓室	9, 190
鼓室階	190
鼓室神経	172
孤束核	169
骨格	192
骨芽細胞	18
骨幹	194
骨間筋	274
骨間手根間靱帯	239
骨間膜	224
骨間膜（前腕の）	237
骨間膜（下腿の）	244
骨口蓋	222
骨細管	19
骨細胞	19
骨小腔	19
骨髄腔	195
骨組織	18
骨端	194
骨端線	195
骨端軟骨	195
骨端板	195
骨盤	214
骨盤隔膜	214, 260
骨盤下口	214
骨盤腔	8, 214
骨盤上口	214
骨盤内臓神経	156
骨膜	18, 226
古皮質	128
鼓膜	190
鼓膜張筋	166, 190
固有胃腺	80
固有感覚	140, 178, 186
固有感覚の伝導路	180
固有肝動脈	50
固有口腔	76
固有背筋	252
固有卵巣索	113
コラーゲン線維	16
ゴル核	138
ゴルジ装置	11
コルチ器	190
コルチコイド	98
混合腺	14

さ

サーファクタント	71
細気管支	68
鰓弓	3
載距突起	210
サイログロブリン	96
最上胸動脈	44
臍静脈	60
臍帯動脈	54
左胃大網動脈	50, 51
最長筋	252
左胃動脈	50
臍動脈	54
臍動脈索	54
最内肋間筋	256
細胞	10
細胞外液	62
細胞間質	16
細胞質	10
細胞内小器官	10
臍輪	258
サイロキシン	96
杯細胞	69
左結腸動脈	51
鎖骨	200
坐骨	206
鎖骨下筋	264
鎖骨下筋神経	264
鎖骨下静脈溝	213
鎖骨下動脈	34, 44
鎖骨下動脈溝	213
鎖骨間靱帯	229
坐骨棘	206
坐骨結節	214

291

鎖骨上神経……………………147	視床前腹側核……………………134	重層扁平上皮……………………15
坐骨神経……………………152	糸状乳頭……………………78	終動脈……………………103
鎖骨切痕……………………200	茸状乳頭……………………78	十二指腸……………………82
坐骨大腿靱帯……………………241	矢状面……………………4	十二指腸堤筋……………………82
坐骨直腸窩……………………152	視神経……………………160	終脳……………………126, 128
嗄声……………………3	視神経管……………………217, 219	終末槽……………………25
三角筋……………………268	耳神経節……………………157	自由肋……………………198, 212
三角隙……………………267	耳石……………………190	手関節……………………238
三角骨……………………205	指節間関節……………………204, 239	手根管……………………204, 272
産科的真結合線……………………214	歯槽……………………221	手根溝……………………204
三叉神経……………………164	膝窩……………………6	手根骨……………………204
三叉神経圧痕……………………219	膝蓋骨……………………206	手根中手関節……………………238
三叉神経節……………………164, 178	膝蓋靱帯……………………208	主細胞……………………81
三尖弁……………………29	膝窩筋……………………281, 243	種子骨……………194, 204, 206, 282
三半規管……………………170, 190	膝窩静脈……………………58	樹状突起……………………22
CM 関節……………………238	膝窩動脈……………………56	受精……………………112
耳介……………………190	室間孔……………………120	シュレム管……………………189
視蓋脊髄路……………………136, 160	膝関節……………………242	シュワン細胞……………………23
耳介側頭神経……………………157, 166	実質臓器……………………11	上位脳……………………126
視覚……………………178	櫛状筋……………………28	小陰唇……………………114
四角隙……………………44, 266	膝神経節……………………168	漿液腺……………………14, 79
耳下腺……………………78, 172	室頂核……………………140	小円筋……………………266
耳下腺管……………………79	室ヒダ……………………66	上オリーブ核……………………170
耳下腺咬筋部……………………6	室傍核……………………95	上外側上腕皮神経……………………149
耳下腺乳頭……………………79	歯突起……………………198	消化管……………………74
耳管……………………190	指背腱膜……………………275	上顎骨……………………216, 223
耳管咽頭口……………………64, 190	篩板……………………218, 219	上顎神経……………………164, 168
識別力のある触覚……………………178	視放線……………………134, 160	上顎洞……………………64
識別力のない触覚……………………180	斜角筋……………………248	小角軟骨……………………67
子宮……………………112	斜角筋隙……………………148, 250	松果体……………………92
子宮円索……………………112, 258	尺骨神経……………………272	上眼窩裂……………………162, 217
糸球体……………………104	尺骨切痕……………………202	上眼瞼挙筋……………………162
四丘体……………………136	尺骨粗面……………………270	上丘……………………136
軸骨格……………………192	尺骨動脈……………………44, 272	小胸筋……………………264
軸索……………………22	尺側手根屈筋……………………272	上頸神経節……………………156
軸索小丘……………………22	尺側手根伸筋……………………272	小膠細胞……………………22
軸椎……………………198	尺側皮静脈……………………58	上甲状腺動脈……………………42
視交叉……………………160	車軸関節……………………227	上項線……………………223
篩骨……………………216	斜膝窩靱帯……………………242	小後頭神経……………………147
篩骨洞……………………64	射精管……………………111	上喉頭神経……………………174
視索上核……………………95	斜台……………………219	上喉頭動脈……………………42
支持組織……………………12, 16	尺骨神経……………………149	上行腰静脈……………………48
視床……………………134	シャピー線維……………………18	踵骨……………………211
矢状……………………2	縦隔……………………72	踵骨腱……………………210, 280
歯状回……………………130	自由下肢骨……………………192	小骨盤……………………214
歯状核……………………140	集合管……………………104	踵骨隆起……………………210, 280
視床下溝……………………134	終糸……………………124	小坐骨孔……………………232
視床下部……………94, 134, 158	終室……………………124	小鎖骨上窩……………………6, 248
視床間橋……………………134	自由終末……………………187	小指外転筋……………………274
耳小骨……………………192	舟状骨……………………211, 205	小指球筋……………………274
視床前核……………………134	自由上肢骨……………………192	小十二指腸乳頭……………………82

上矢状静脈洞 41	上吻合静脈 41	腎動脈 50
上歯槽神経 164	静脈角 63	腎乳頭 104
硝子体 189	小網 90	腎杯 104
上肢帯 6	小菱形筋 262	腎盤 104, 106
上肢帯骨 192, 200	小菱形骨 205	真皮 186
上斜筋 162	上肋骨窩 199	新皮質 128
小循環 26	上腕骨顆 200	深部感覚 178, 180
上小脳脚 136	上腕三頭筋 270	心膜 28, 255
上小脳動脈 38	上腕静脈 58	心膜腔 28
上歯裂弓 223	上腕深動脈 44, 270	腎門 102
上伸筋支帯 281	上腕動脈 44	真肋 212
上心臓神経 156	上腕二頭筋 270	随意筋 24
上錐体静脈洞 119	上腕二頭筋腱膜 270	水解小体 11
小錐体神経 157	食道 80	錘外線維 186
小節 140	食道動脈 47	髄核 230
上前腸骨棘 207	食道裂孔 175, 254	膵管 82
小泉門 223	鋤骨 216	髄腔 19
上側頭線 221	触覚 178	髄鞘 22
上大脳静脈 41	ショパール関節 245	水晶体 189
上唾液核 169	自律神経 116, 154	錐（状）体細胞 160
上恥骨靱帯 232	自律神経節 122, 154	髄節 125, 142
小腸 82	シルビウス溝 128	膵臓 88
上腸間膜動脈 50	歯列弓 76	錐体 138, 182, 219
上腸間膜動脈神経節 156	腎盂 104	錐体外路 182
上跳躍関節 245	深会陰横筋 110	錐体外路系 136
上直腸動脈 51	深横筋膜 279, 280	錐体交叉 138, 182
上直筋 162	心外膜 28	錐体細胞 188
上椎切痕 199	深胸筋 264	錐体路 182
小殿筋 276	伸筋支帯 273	錘内線維 186
小転子 206	神経膠細胞 12, 22	髄膜 118
上殿神経 152	神経細胞 12, 22	スカルパ三角 278
上殿動脈 54	神経節 122, 144	ステロイドホルモン 98
小頭 200	神経節細胞 160	精液 110
上頭斜筋 252	神経線維 22	正円孔 164, 218, 219
小内臓神経 157	神経叢 147	精管 110
小脳 140	神経組織 12	精管膨大部 108
小脳核 140	神経突起 22	精細管 108
小脳活樹 140	心耳 28	精細触圧覚 178
小脳脚 140	深指屈筋 272	精索 110, 258
小脳視床路 141	人字縫合 221	精子 100
小脳髄質 122	腎小体 104	星状神経節 156
小脳赤核路 141	深掌動脈弓 44	精上皮 100
小脳テント 118, 140	腎静脈 102	精巣 100, 108
小脳皮質 122, 140	腎錐体 104	精巣挙筋 259
上鼻甲介 217	腎臓 102	精巣上体 108
上腓骨筋支帯 280	深側頭神経 166	精巣静脈 110
上皮小体 96	靱帯 228	精巣動脈 50
踵腓靱帯 244	靱帯結合 224	声帯ヒダ 66, 174
上皮組織 12, 14	深腸骨回旋動脈 56	正中環軸関節 198, 229
小伏在静脈 58	伸張反射 184	正中神経 149, 272
上双子筋 276	喉頭室 66	正中仙骨稜 199

293

正中線	4	仙棘靱帯	206, 232	泉門	222
成長軟骨	195	前距腓靱帯	244	前立腺	106, 110
精嚢	110	前脛骨筋	280	前肋間動脈	47
声門	66	前脛骨動脈	56	前腕骨間膜	237
赤核	136	前頸三角	7	双顆関節	242
赤核脊髄路	184	仙結節靱帯	232	総肝管	83
脊髄	124	仙骨	197	総肝動脈	50
脊髄円錐	124	前骨間動脈	44	双極細胞	160
脊髄根	176	仙骨神経	143	総頸動脈	34
脊髄神経	142	仙骨神経叢	152	総指伸筋	273
脊髄神経節	122, 178	前根	144	総胆管	82, 87
脊髄反射	184	前枝	145	総腸骨動脈	34
脊髄毛帯	136	浅指屈筋	272	総腓骨神経	152
脊柱	196	前室間枝	32	僧帽筋	176, 262
脊柱管	8, 116, 196, 218	前斜角筋	248	僧帽細胞	158
脊柱起立筋	252	前斜角筋結節	213	僧帽弁	29
脊柱の連結	230	前十字靱帯	208, 242	足関節天蓋	244
赤脾髄	62	前縦靱帯	230	足根骨	210
舌	76, 78	前障	132	束状帯	98
舌咽神経	157, 166, 172	栓状核	140	足底筋	280
舌下神経	172	線条体	133	足底腱膜	282
舌下神経核	177	浅掌動脈弓	44	足底神経	152
舌下神経管	219	染色質	10	足底動脈	57
舌下腺	78	染色体	10	足底動脈弓	57
舌筋	173	前脊髄視床路	180	足底方形筋	283
赤血球	20	前仙骨孔	144	側頭下窩	166
節後線維	154	前仙腸靱帯	232	側頭下顎関節	220, 228
舌骨下筋	248, 250	前泉門	223	側頭筋	246
舌骨上筋	248	浅側頭動脈	42	側頭骨	221
節後ニューロン	154	浅鼠径輪	110, 150, 258	側頭骨錐体	220
舌神経	166	前大脳動脈	37, 39	側頭葉	129
節前線維	154	前柱	124	側脳室	120
節前ニューロン	154	浅中大脳静脈	41	足背動脈	56
舌動脈	42	仙腸関節	206, 232	側副靱帯	236
舌乳頭	78	仙椎	196	鼠径管	50, 110, 258
舌扁桃	76	前庭階	190	鼠径靱帯	258
セルトリ細胞	108	前庭小脳路	141, 170	鼠径ヘルニア	258
線維性結合組織	16	前庭神経	170	組織	10
線維性連結	224	前庭神経核	140, 170, 184	組織液	62
線維軟骨	16	前庭脊髄路	170	咀嚼筋	166, 246
線維軟骨結合	224	前庭ヒダ	66	疎性結合組織	16
線維輪	230	前殿筋線	207	粗線	209
浅会陰横筋	114	前頭骨	216, 221	粗大触圧覚	180
前顆間区	208	前頭神経	164	外くるぶし	208
前角	124	前頭洞	64	ソマトスタチン	99
前下小脳動脈	38	前頭葉	129	粗面小胞体	11
前下腿筋間中隔	279	前突	228		
前眼房	189	前腓骨頭靱帯	244	**た**	
浅胸筋	264	前皮質脊髄路	183	大陰唇	114
前胸鎖靱帯	229	前網様体脊髄路	184	大円筋	266
前鋸筋	268	前毛様体動脈	189	大胸筋	252, 264

294

体腔	8	大腰筋	276	中間仙骨稜	199
台形体	170	第4脳室	120	中空臓器	11
大孔	218	対立	274	中硬膜動脈	42
大口蓋孔	223	大菱形筋	263	中斜角筋	248
大後頭神経	146	大菱形骨	205	中手筋	274
対光反射	160	唾液腺	78	中手骨	204
大骨盤	214	楕円関節	227	中手指節関節	238
大坐骨孔	232, 276	多極性ニューロン	23	中小脳脚	138
大坐骨切痕	206	ダグラス窩	91, 112	中心管	124
第3脳室	120	多軸性関節	226	中心溝	128
大耳介神経	147	多腹筋	258	中心静脈	86
大十二指腸乳頭	82	多裂円柱上皮	15	中心臓神経	156
帯状回	130	多裂筋	252	虫垂	84
大静脈孔	254	短回	129	虫垂動脈	51
大食細胞	62	単球	20	肘正中皮静脈	58
大錐体神経	157, 168	短骨	194	中節骨	205
体性感覚	178, 186	短趾屈筋	282	中足骨	210
大前庭腺	110, 115	短趾伸筋	282	中大脳動脈	37, 39
大泉門	223	胆汁	82	中殿筋	276
大腿筋膜張筋	276, 279	短掌筋	248, 274	肘頭	202
大腿脛骨関節	242	短小指屈筋	275	肘頭窩	202
大腿骨	206	弾性動脈	26	中脳	136
大腿骨頭靱帯	54, 240	弾性軟骨	16	中脳蓋	136
大腿三角	278	単層円柱上皮	15	中脳水道	120
大腿膝蓋関節	242	淡蒼球	132	中皮	72
大腿四頭筋	278	単層扁平上皮	15	中鼻甲介	217
大腿神経	150	単層立方上皮	15	肘偏位角	236
大腿深動脈	56	胆嚢	82, 86	虫様筋	274
大腿二頭筋	278	胆嚢管	82	長回	129
大大脳静脈	41	胆嚢動脈	50	聴覚	178
大腿方形筋	276	短母指外転筋	274	腸間膜	82, 91
大腸	84	短母指屈筋	274, 282	長胸神経	149, 268
大殿筋	276	短母趾伸筋	282	鳥距溝	160
大転子	206	短母指伸筋腱	273	蝶形骨	216, 218, 219
大動脈	34	知覚神経	116	蝶形骨洞	64, 219
大動脈弓	34	知覚神経節	123	腸脛靱帯	279
大動脈弁	29	恥丘	114	長骨	194
大動脈裂孔	254	恥骨	206	腸骨	206
大内臓神経	157	恥骨下角	214	腸骨下腹神経	150
大内転筋	278	恥骨間円板	233	腸骨筋	276
大脳横裂	140	恥骨弓靱帯	232	腸骨鼠径神経	150
大脳鎌	118	恥骨結合	215	腸骨大腿靱帯	241
大脳基底核	132	恥骨結節	207	腸骨尾骨筋	261
大脳脚	136, 182	恥骨大腿靱帯	241	腸骨翼	214
大脳髄質	122	恥骨尾骨筋	261	長趾屈筋	281
大脳動脈輪	36	腟円蓋	113	長趾屈筋腱	282
大脳半球	126	腟前庭	106, 114	長趾伸筋	280
大脳皮質	122, 128	緻密骨	18	長掌筋	272
胎盤	60, 100	肘窩	6	聴神経	170
大伏在静脈	58	肘角	236	腸恥隆起	207
大網	91	肘関節	236	長内転筋	278

蝶番関節	227	橈骨輪状靱帯	237	内転筋結節	209, 278
長腓骨筋腱溝	280	橈尺関節	236	内転筋腱裂孔	278
聴放線	134, 170	投射線維	130	内尿道括約筋	107
長母指外転筋	272	豆状骨	205	内尿道口	106
長母趾屈筋	281, 282	橈側手根屈筋	272	内皮	12
長母趾屈筋腱溝	210	橈側皮静脈	58	内皮細胞	26
長母趾伸筋	280	島中心溝	129	内腹斜筋	258, 260
腸腰筋	277	頭頂後頭溝	129	内分泌腺	14, 92
腸腰靱帯	232	頭頂骨	216, 221	内閉鎖筋	260, 276
腸肋筋	252	頭頂葉	129	内包	130, 137, 182
直静脈洞	41	洞房結節	32	内リンパ	190
直腸	84	動脈	26	内肋間筋	256
直腸子宮窩	91, 112	動脈管	60	軟口蓋	76, 222
チン氏帯	189	動脈管索	61	軟骨基質	16
椎間円板	224	洞様毛細血管	26, 86	軟骨結合	224
椎間関節	230	特殊感覚	178, 186	軟骨性連結	224
椎間板	16	登上線維	139	軟骨組織	16
椎弓	196	トライツ靱帯	82	軟骨内骨化	194
椎孔	197	トリヨードサイロニ	96	軟膜	118
椎骨動脈	36, 198	トルコ鞍	219	Ⅱ型肺胞上皮細胞	71
椎前神経節	155, 156			二次運動野	182
椎体	196	**な**		二頭筋	258
痛覚	178	内陰部動脈	50, 54	二腹筋	258
ツチ骨	190	内側腋窩隙	267	二分靱帯	245
DIP 関節	204	内果	208	乳歯	76
T細管	25	内眼角	189	乳頭筋	29
釘植	2, 225	内眼筋	162	乳頭体	130, 134
底側骨間筋	283	内弓状線維	179	乳ビ槽	63
底足踵舟靱帯	245	内胸動脈	46	乳様突起	221, 223
ディッセ腔	86	内頸静脈	218	ニューロン	12, 22
Tリンパ球	21	内頸動脈	36	尿管	102, 104, 106
テストステロン	109	内肛門括約筋	84	尿管口	106
殿筋粗面	209	内耳孔	168, 219, 220	尿細管	104
転子窩	209	内耳神経	170	尿生殖隔膜	107, 110, 114
転子間線	209	内臓感覚系	178	尿道	102, 106
転子間稜	209	内側胸筋神経	264	尿道海綿体	110
頭蓋冠	222	内側膝蓋支帯	242	尿道括約筋	107, 110
頭蓋腔	8	内側膝状体	134, 170	妊娠黄体	100
動眼神経	156, 162	内側縦束	136, 160, 170	ネフロン	104
動眼神経核	177	内側手根隆起	204	粘液腺	14
動眼神経副核	160	内側上顆（上腕骨の）	200, 272	粘膜下組織	80
瞳孔	189	内側大腿回旋動脈	57	脳幹	126, 136
瞳孔括約筋	162, 188	内側大腿筋間中隔	279	脳弓	130, 134
瞳孔散大筋	162, 188	内側直筋	162	脳砂	92
橈骨手根関節	238	内側半月	242	脳脊髄液	118, 120
橈骨静脈	58	内側毛帯	136, 179	脳卒中動脈	38
橈骨神経	149, 270	内側翼突筋	247	脳底静脈	41
橈骨神経溝	270	内側翼突筋神経	166	脳底動脈	37
橈骨切痕	202	内大脳静脈	41	脳頭蓋	216
橈骨粗面	202	内腸骨動脈	54	脳梁	130
橈骨動脈	44	内転筋管	56, 278		

は

肺	70
背核	181
肺循環	26
肺静脈	70
肺小葉	70
肺尖	70
背側骨間筋	283
肺動脈	70
肺動脈弁	29
肺胞	69
肺胞嚢	68
肺門	70
バウヒン弁	85
白交通枝	155
白質	122
白線	258
薄束	139, 179
薄束核	138
白脾髄	62
破骨細胞	18, 195
バソプレッシン	95
パチニ小体	186
薄筋	278
白血球	20
ハバース管	18
ハムストリングス	278
パラソルモン	96
バルトリン腺	110, 115
破裂孔	219, 223
反回神経	174
半関節	232
半奇静脈	48
半棘筋	252
半月神経節	164
半月ヒダ	84
半月弁	30
半腱様筋	278
板状筋	252
半膜様筋	278
PIP 関節	204
被殻	132
皮下組織	16, 186
皮筋	246, 248, 274
ビゲロウY靱帯	240
腓骨	208
尾骨	197
鼻骨	216, 221
尾骨筋	260, 261
腓骨筋滑車	210
尾骨神経	143
皮枝	146
皮質核路	182
皮質橋小脳路	138
皮質橋路	137, 138
皮質脊髄路	138, 182
皮質視蓋路	184
皮質網様体脊髄路	184
皮質網様体路	184
尾状核	132
皮静脈	58
尾状葉	86
皮神経	146
脾臓	62
鼻中隔	64, 216
尾椎	196
尾骶骨	196
脾動脈	50
ヒト絨毛性性腺刺激ホルモン	100
皮膚	186
皮膚感覚	178
腓腹筋	280
ヒューター三角	202
ヒューター線	202
表在感覚	178
表在感覚の伝導路	180
表情筋	246
標的器官	92
表皮	186
ヒラメ筋	280
ヒラメ筋腱弓	280
ヒラメ筋線	208
Bリンパ球	21
鼻涙管	64, 189
披裂軟骨	67
ファーター乳頭	83
フォルクマン管	19
不規則骨	194
腹横筋	258
副楔状束核小脳路	181
副交感神経	154
伏在神経	151
副細胞	81
伏在裂孔	58
腹式呼吸	254
副腎	98
副神経	176, 262
副腎動脈	98
腹大動脈	34, 50
腹直筋	258
腹直筋鞘	258
副半奇静脈	48
副鼻腔	64, 219
腹膜	90
腹膜腔	90, 91
腹膜後器官	90
不随意筋	24
付属骨格	192
腹腔	8
腹腔神経節	156
腹腔動脈	50
不動関節	232
ブドウ膜	188
浮遊肋	198
プルキンエ細胞	139, 140
ブルダッハ核	138
プロゲステロン	100
分界線	214
分節的神経支配	146
吻側	126
分回し運動	238
噴門	80
平滑筋	12, 24
平衡覚	170, 178
平衡砂膜	190
平衡斑	170, 190
閉鎖管	232
閉鎖溝	207
閉鎖孔	207, 232
閉鎖神経	150
閉鎖動脈	54
閉鎖膜	232
平面関節	227
壁細胞	81
ペースメーカー	32
ヘッシェル回	134
辺縁葉	130
弁蓋	128
扁桃	76
扁桃腺	77
扁桃体	132, 158
扁平骨	194
片葉	140
方形葉	86
縫合	216, 224
膀胱	102, 106
縫工筋	278
膀胱三角	107
膀胱子宮窩	112
縫合靱帯	224
房室結節	32
房室弁	29

297

帽状腱膜……………………… 247	毛様体神経節………… 157, 161, 162	リボゾーム……………………… 11
胞状卵胞……………………… 100	門脈……………………………… 52	隆椎…………………………… 198
紡錘状筋……………………… 258	モンロー孔…………………… 120	菱形窩………………………… 138
放線冠………………………… 136		菱形靱帯……………………… 234
膨大部稜………………… 170, 190	**や**	稜上平面……………………… 199
傍濾胞細胞…………………… 96	ヤコビー線…………………… 199	輪状溝………………………… 129
母指球筋……………………… 274	有郭乳頭……………………… 78	輪状甲状筋…………………… 174
母指主動脈…………………… 45	有鈎骨………………………… 205	輪状甲状動脈………………… 42
星状膠細胞…………………… 22	有頭骨………………………… 205	輪状軟骨……………………… 67
母指対立筋…………………… 274	有毛細胞……………………… 190	輪状ヒダ…………………… 82, 89
ボタロー管…………………… 61	幽門…………………………… 80	リンパ………………………… 20
ホルモン……………………… 92	遊離肋…………………… 198, 212	リンパ球…………………… 20, 21
	輸出リンパ管………………… 63	リンパ小節…………………… 82
ま	輸入リンパ管………………… 63	リンパ節……………………… 62
マイスナー粘膜下神経叢…… 80	葉気管支……………………… 68	ルイ角………………………… 213
マイスネル小体……………… 186	葉状乳頭……………………… 78	頬骨…………………………… 18
膜性骨化………………… 194, 222	腰神経叢……………………… 150	涙骨…………………… 216, 221
膜迷路………………………… 190	腰仙骨神経幹………………… 152	涙小管………………………… 188
マクロファージ…………… 20, 62	腰動脈………………………… 50	涙点…………………………… 188
マジャンディー孔…………… 120	腰方形筋……………………… 258	頬洞…………………………… 86
末節骨………………………… 205	腰膨大………………………… 124	涙嚢…………………………… 188
マルピーギ小体……………… 104	翼口蓋窩………………… 164, 218	ルテイン細胞………………… 100
ミオシン……………………… 24	翼口蓋神経節………… 157, 168	連合線維……………………… 130
ミオフィラメント…………… 24	翼状突起………………… 219, 223	レンズ核……………………… 132
味覚…………………………… 178		レンズ核線条体動脈………… 38
右胃動脈……………………… 51	**ら**	ローザ・ネラトン線………… 241
右結腸動脈…………………… 51	ライソゾーム………………… 11	肋間隙………………………… 256
右リンパ本幹………………… 62	ライディッヒ細胞……… 101, 109	肋鎖靱帯……………………… 234
密性結合組織……………… 16, 228	ラセン関節…………………… 236	肋鎖靱帯圧痕………………… 234
ミトコンドリア……………… 11	ラセン神経節………………… 171	肋下神経……………………… 256
脈絡叢………………………… 120	ラムダ縫合…………………… 221	肋下動脈……………………… 46
脈絡膜………………………… 188	卵円孔………… 60, 61, 166, 219, 223	肋間神経……………………… 256
味蕾……………………… 76, 172	卵管…………………………… 112	肋間動脈……………………… 47
無髄膜野……………………… 254	卵管采………………………… 112	肋頚動脈……………………… 46
迷走神経……………… 156, 174, 254	卵管膨大部…………………… 112	肋骨挙筋……………………… 256
メズサの頭…………………… 52	卵管漏斗……………………… 112	肋骨結節………………… 198, 213
メラトニン…………………… 92	卵形嚢………………………… 170	ローテータカフ……………… 266
メルケル盤…………………… 186	ランゲルハンス島…………… 98	濾胞…………………………… 96
免疫…………………………… 21	卵巣…………………… 100, 112	ローランド溝………………… 128
毛細血管……………………… 26	卵巣静脈……………………… 113	
網状帯………………………… 98	卵巣堤索……………………… 113	**わ**
毛帯交叉……………………… 179	卵巣動脈………………… 50, 113	ワルダイエルの咽頭輪……… 76
盲腸…………………………… 84	梨状筋…………………… 261, 276	腕尺関節……………………… 236
網膜…………………………… 188	梨状筋下孔……………… 232, 261	腕神経叢……………………… 148
網膜中心動脈………………… 189	梨状筋上孔……………… 232, 261	腕橈関節……………………… 236
網様体………………………… 138	梨状野………………………… 158	腕橈骨筋……………………… 273
毛様体………………………… 189	リスフラン関節……………… 245	腕頭動脈……………………… 34
毛様体筋………………… 162, 188	立方骨………………………… 211	
毛様体小帯…………………… 189	立毛筋………………………… 187	

【著者略歴】

渡辺　正仁（わたなべ　まさひと）

現在の所属
学校法人玉手山学園　関西福祉科学大学保健医療学部リハビリテーション学科
教授・学部長

大阪医科大学解剖学教室助手，講師，准教授を経て，平成21年大阪保健医療大学教授．平成23年より関西福祉科学大学保健医療学部教授．この間，英国シェフィールド大学客員研究員，京都大学医学部，香川医科大学，大阪府立大学大学院総合リハビリテーション学科などの非常勤講師を歴任．学位は医学博士．教育の専門は「解剖学」，研究の専門は細胞生物学．日本解剖学会評議員，日本組織細胞化学学会評議員，日本神経科学会会員，保健医療学学会編集委員．主な著書に『理学療法士・作業療法士・言語聴覚士のための解剖学（廣川書店）』，『理学療法士・作業療法士・言語聴覚士のための生理学（廣川書店）』，『看護学生のための自己学習，解剖生理学（金芳堂）』，『医療・福祉系学生のための専門基礎科目（金芳堂）』など．

【イラストレーター】

目崎　聖子（めさき　せいこ）

平成16年関西医療技術専門学校卒業．作業療法士．同年，医療法人嘉誠会山本医院リハビリテーションセンターに勤務し，脳卒中や認知症の方の生活支援を経験する．学生時代から医学関係のイラスト提供を続け，平成24年，フリーのメディカルイラストレーターとして独立．現在，解剖学や難病のテキストを中心にイラストを提供中．

PT・OT自己学習
解剖学

2012年10月20日　第1版第1刷発行

著　者　　渡辺正仁　　WATANABE, Masahito
発行者　　市井輝和
発行所　　株式会社金芳堂
　　　　　〒606-8425 京都市左京区鹿ヶ谷西寺ノ前町34番地
　　　　　振替　01030-1-15605
　　　　　電話　075-751-1111（代）
　　　　　http://www.kinpodo-pub.co.jp/
制　作　　株式会社見聞社
印　刷　　株式会社サンエムカラー
製　本　　新日本製本株式会社

ⓒ渡辺正仁，2012
落丁・乱丁本は弊社へお送り下さい．お取り替え致します．

Printed in Japan
ISBN978-4-7653-1540-1

JCOPY　＜(社)出版者著作権管理機構　委託出版物＞
本書の無断複写は著作権法上での例外を除き禁じられています．複写される場合は，そのつど事前に，(社)出版者著作権管理機構（電話 03-3513-6969，FAX 03-3513-6979，e-mail: info@jcopy.or.jp）の許諾を得てください．

●本書のコピー，スキャン，デジタル化等の無断複製は著作権法上での例外を除き禁じられています．本書を代行業者等の第三者に依頼してスキャンやデジタル化することは，たとえ個人や家庭内の利用でも著作権法違反です．